日常診療のための 泌尿器科診断学
VISUAL LECTURE FOR PRACTICE

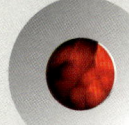

① 感染症の検査——性器・尿路
② CT・MRI
③ 遺伝学的検査
④ 膀胱尿道鏡検査
⑤ ウロダイナミクス
⑥ 超音波検査
⑦ 女性尿失禁の検査
⑧ 尿路結石の検査
⑨ 男性不妊症の検査
⑩ 勃起障害(ED)の検査
⑪ 前立腺肥大症の検査
⑫ 前立腺癌の検査
⑬ 泌尿器科癌への診断的アプローチ

序　文

日常診療のための泌尿器科診断学
VISUAL LECTURE FOR PRACTICE

京都大学名誉教授
奈良県立医科大学学長　吉田　修

　本書は、進歩の著しい泌尿器科診断学の最先端を、多忙な泌尿器科医が日常診療で応用できるよう編纂したものである。

　前立腺癌や膀胱癌などの泌尿器科癌、尿路結石、不妊症、ED、尿失禁など、よく遭遇する疾患の診断法の実際と、目覚ましい進歩の見られるCT・MRIによる画像診断、将来さらに重要となる遺伝学的診断などが横断的に取り上げられ、詳しく解説されている。

　本書の特徴は、ビジュアルであること、必要な理論と実際がもれなく記載されていること、さらに、実用的に編纂されていることなどを挙げることができる。しかし、本書はいわゆる教科書ではない。主要な泌尿器科疾患の診断法につき、重点的に、実際に即して書かれたものである。

　また、検査法のみならず、診断に必要な一般的事項も解説されている。例えば、遺伝性疾患が疑われた場合に、診断の基本となる家族図の標準的記載方法や、遺伝学的検査を行うために必要な説明と同意（informed consent）のような基本事項などである。

　本書が、読者諸氏の診察室の机上にあって、泌尿器科診療に大いに活用されることを念ずるものである。

CONTENTS
日常診療のための泌尿器科診断学
VISUAL LECTURE FOR PRACTICE

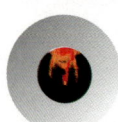 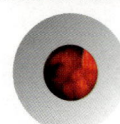 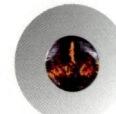

序 文
京都大学名誉教授・奈良県立医科大学学長
吉田 修 ……………………………………………………… 3

① 感染症の検査──性器・尿路
九州大学大学院医学研究院泌尿器科学分野助教授
田中正利
九州大学大学院医学研究院泌尿器科学分野教授
内藤誠二 ……………………………………………………… 7

② CT・MRI
京都大学医学部放射線部助手
上田浩之
京都大学大学院医学研究科映像医療学講座助教授
富樫かおり ……………………………………………………… 31

③ 遺伝学的検査
香川医科大学泌尿器科教授
筧 善行 ……………………………………………………… 55

④ 膀胱尿道鏡検査
東京医科大学名誉教授・新宿石川病院顧問
三木 誠 ……………………………………………………… 71

⑤ ウロダイナミクス
旭川医科大学泌尿器科助教授
金子茂男
旭川医科大学泌尿器科教授
八竹 直
旭川医科大学泌尿器科助手
谷口成実
旭川医科大学泌尿器科助手
沼田 篤 ……………………………………………………… 91

⑥ 超音波検査
中川クリニック院長
中川修一
京都府立医科大学泌尿器科講師
浮村 理 ……………………………………………………………111

⑦ 女性尿失禁の検査
名古屋大学大学院医学研究科病態外科学講座泌尿器科学講師
後藤百万
名古屋大学大学院医学研究科病態外科学講座泌尿器科学教授
大島伸一 ……………………………………………………………135

⑧ 尿路結石の検査
名古屋市立大学医学部泌尿器科教授
郡 健二郎 ……………………………………………………………151

⑨ 男性不妊症の検査
聖マリアンナ医科大学泌尿器科教授
岩本晃明 ……………………………………………………………179

⑩ 勃起障害(ED)の検査
東邦大学医学部泌尿器科学第一講座講師
永尾光一
東邦大学医学部泌尿器科学第一講座教授
石井延久 ……………………………………………………………199

⑪ 前立腺肥大症の検査
北里大学医学部泌尿器科教授
馬場志郎 ……………………………………………………………219

⑫ 前立腺癌の検査
東北大学大学院医学系研究科泌尿器科学教授
荒井陽一 ……………………………………………………………239

⑬ 泌尿器科癌への診断的アプローチ
国立がんセンター中央病院泌尿器科医長
藤元博行 ……………………………………………………………259

日常診療のための
泌尿器科診断学
VISUAL LECTURE FOR PRACTICE

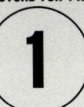

感染症の検査──性器・尿路

九州大学大学院医学研究院
泌尿器科学分野助教授　田中正利

九州大学大学院医学研究院
泌尿器科学分野教授　内藤誠二

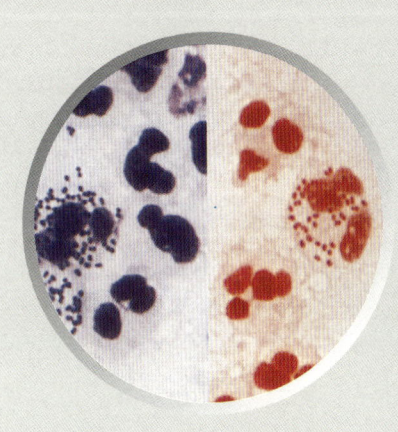

VISUAL LECTURE FOR PRACTICE

日常診療のための泌尿器科診断学■感染症の検査――性器・尿路

性感染症の動向

男性では尿道炎が多く、淋菌性の増加が著しい

性感染症(sexually transmitted disease：STD)とは、性行為を介して感染する疾患の総称である。旧性病予防法に定められていた梅毒、淋病、軟性下疳、性病性リンパ肉芽腫の4疾患のほか、現在多種類の疾患が含まれている。

男性のSTDの中では尿道炎が圧倒的に多く、全STDの9割弱を占めている。次に、性器ヘルペスが多く、以下、毛じらみ、尖圭コンジローム、梅毒の順になっている。

尿道炎においては、非淋菌性尿道炎が淋菌性尿道炎より多いものの、最近、淋菌性尿道炎の増加が著しい。

尿道炎の主要原因微生物は、*Neisseria gonorrhoeae*(淋菌)と*Chlamydia trachomatis*(クラミジア)である。最近は、淋菌の分離頻度がクラミジアのそれよりやや高い。淋菌もクラミジアも検出されない非淋菌・非クラミジア性尿道炎の20～30%において、*Mycoplasma genitalium*が原因微生物と考えられている。

淋菌性尿道炎の感染源としては、主にオーラルセックスを行う風俗女性が多く、クラミジア性尿道炎では一般女性が多い。

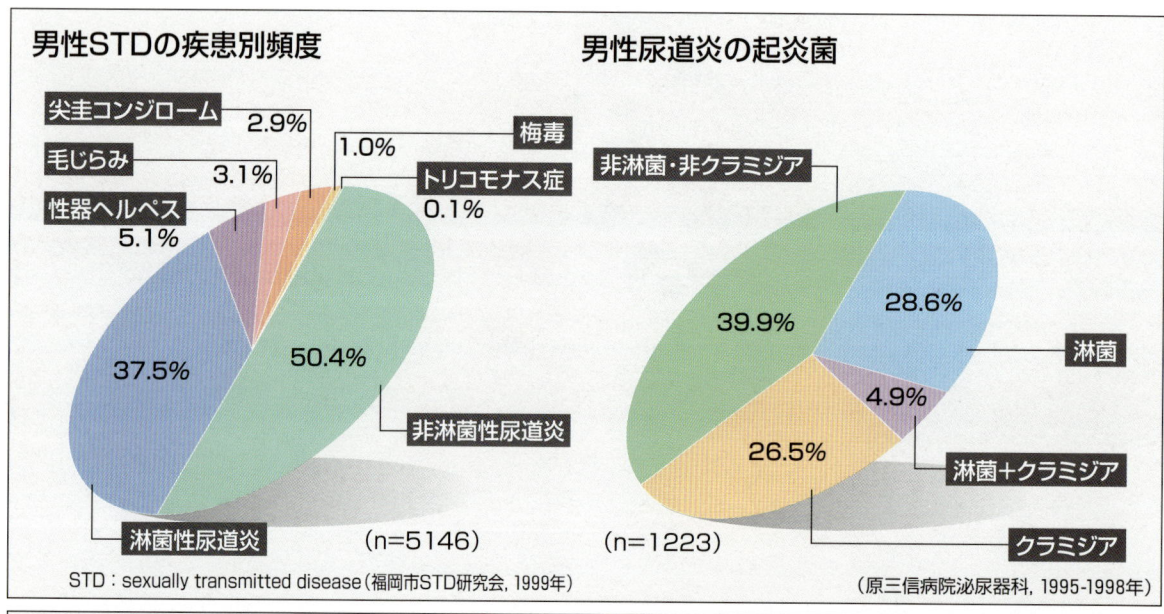

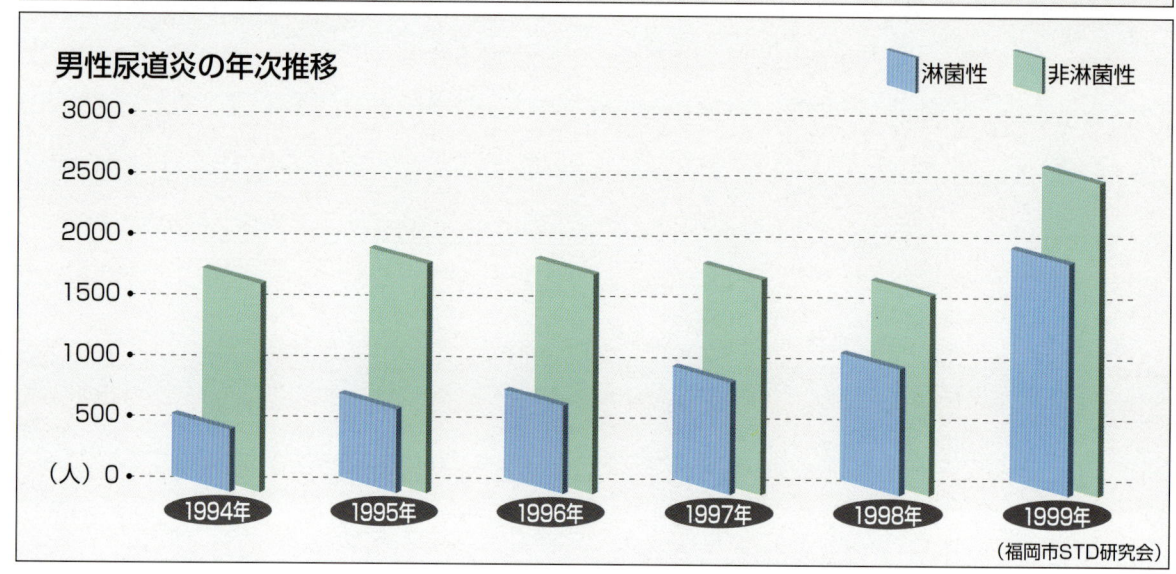

性感染症（男性尿道炎）の診断手順

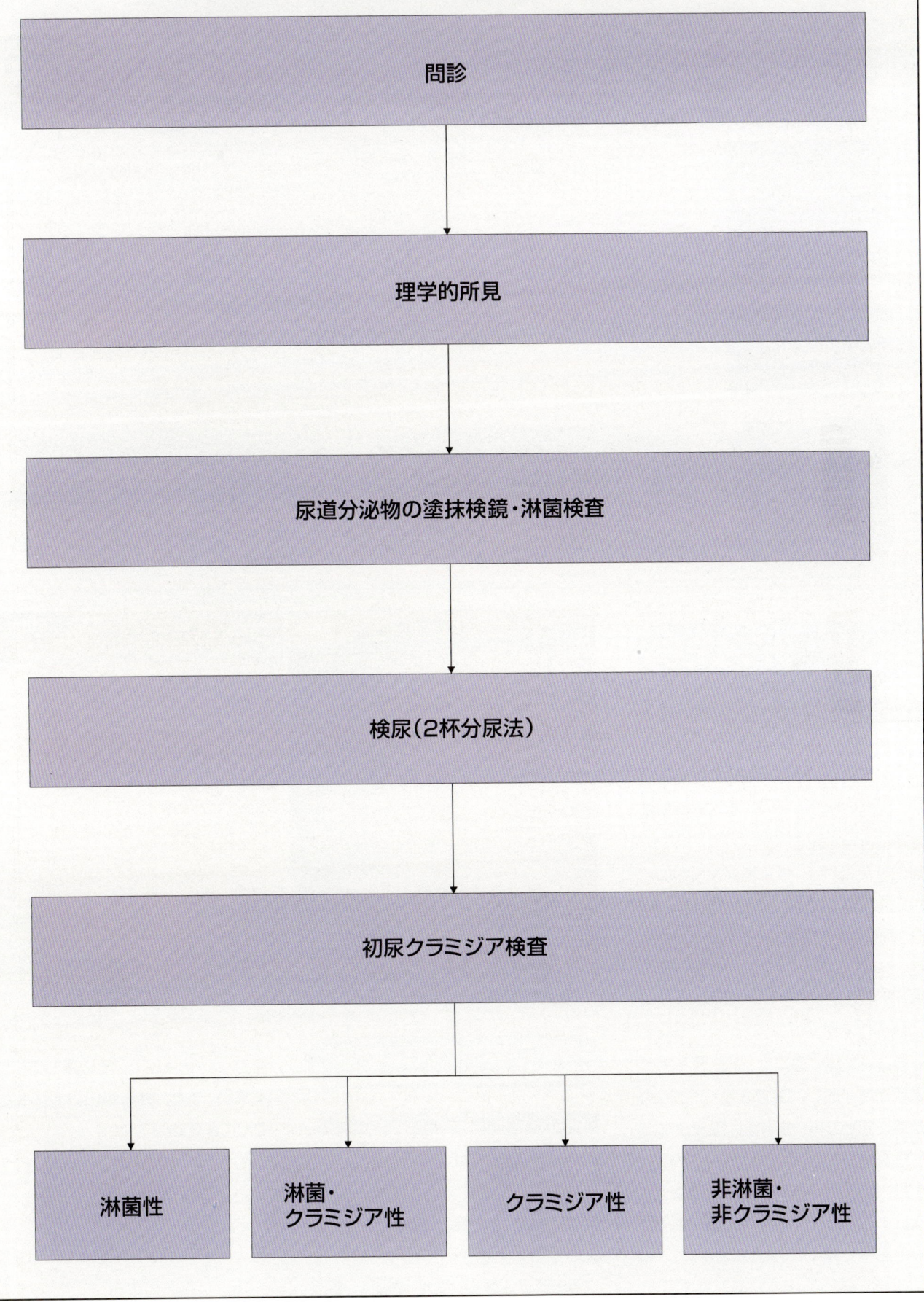

男性尿道炎の診断

尿道炎の診断は臨床症状、理学的所見、検尿、および細菌学的検査に基づいて行う。初診時には淋菌性と、クラミジアを主要原因微生物とする非淋菌性を鑑別診断し、治療方針を決定する。

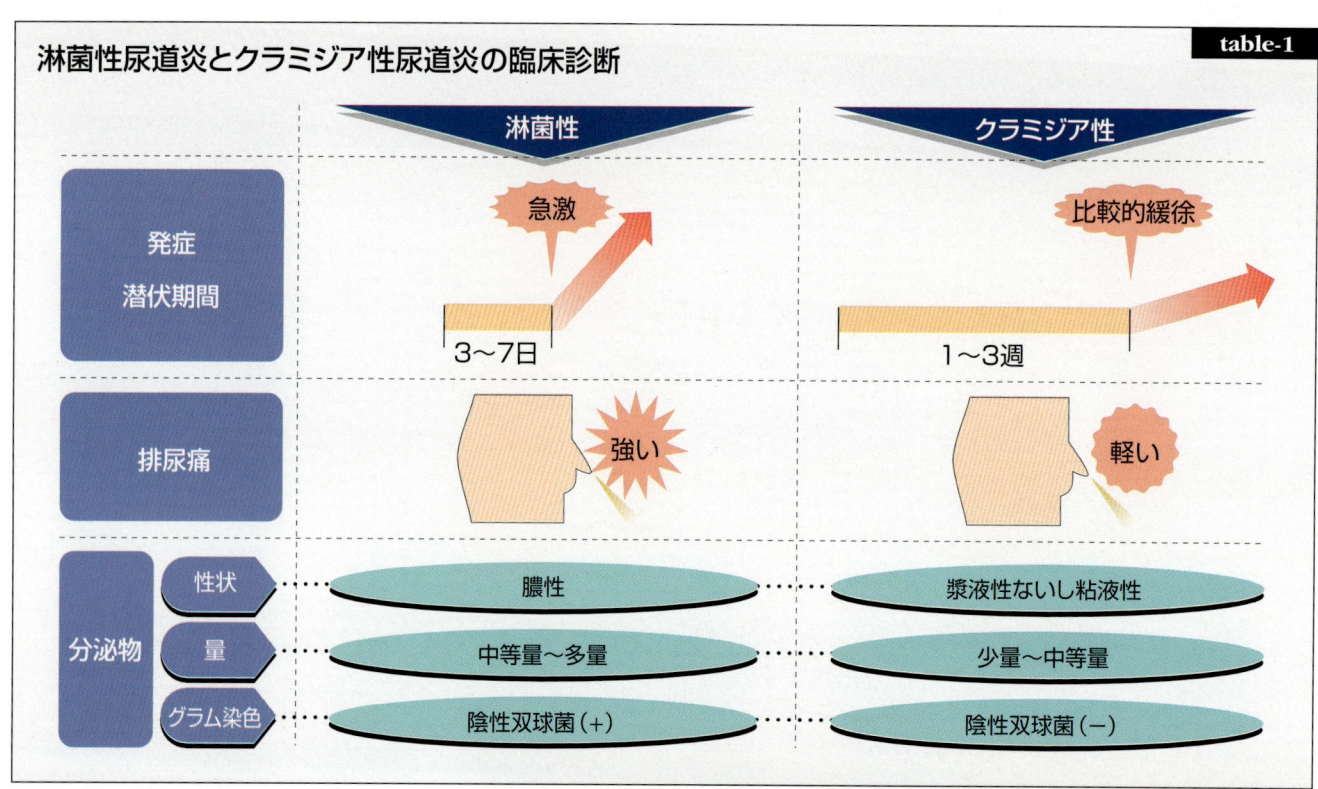

table-1 淋菌性尿道炎とクラミジア性尿道炎の臨床診断

	淋菌性	クラミジア性
発症 潜伏期間	急激 3〜7日	比較的緩徐 1〜3週
排尿痛	強い	軽い
分泌物 性状	膿性	漿液性ないし粘液性
分泌物 量	中等量〜多量	少量〜中等量
分泌物 グラム染色	陰性双球菌(+)	陰性双球菌(−)

問診

table-1

淋菌性尿道炎とクラミジア性尿道炎は、臨床経過・症状がかなり異なるので、詳細に問診すれば、ある程度鑑別することができる。

淋菌性尿道炎は、感染機会から約3〜7日の潜伏期間の後、急激に発症する。外尿道口より濃厚な膿の排泄、排尿痛、外尿道口の発赤などの症状を認める。オーラルセックスによる感染が増加傾向にある。

クラミジア性尿道炎は、淋菌性と比べ潜伏期間が約1〜3週間と長く、比較的緩徐に発症する。分泌物は漿液性ないし粘液性で、その量もあまり多くない。また、排尿痛は軽い。オーラルセックスによる感染者の頻度は、淋菌性尿道炎と比べて高くない。

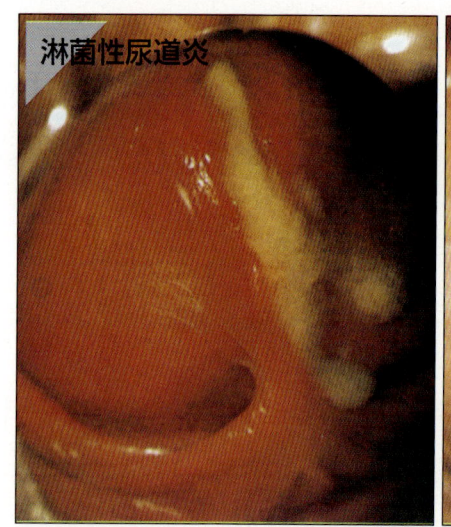
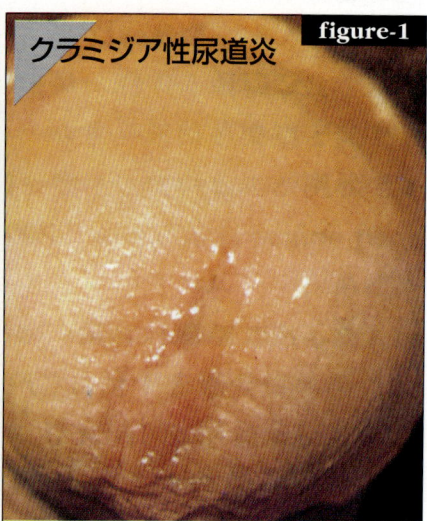

figure-1 淋菌性尿道炎 / クラミジア性尿道炎

Klinische Visite, Neue Informa 10, 11, 日本ベーリンガーインゲルハイム(株), 1980.

理学的所見

figure-1

淋菌性尿道炎では、外尿道口より濃厚な膿の排泄を認め、その量も多い。また、外尿道口の発赤を認める(写真左)。

クラミジア性尿道炎の分泌物は、漿液性ないし粘液性で、その量もあまり多くない。また、外尿道口の発赤も強くない(写真右)。

尿道分泌物採取法

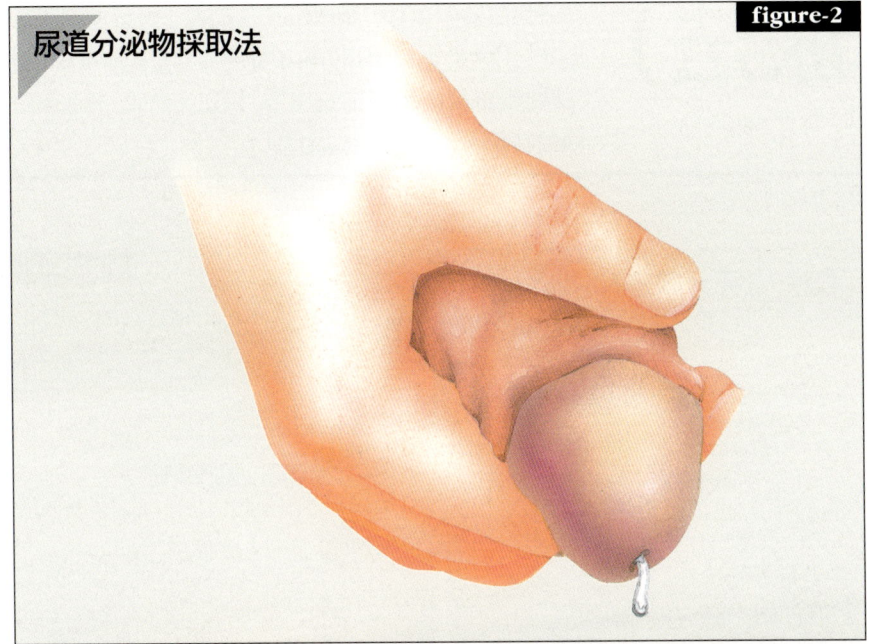

尿道分泌物採取法

figure-2

男性の尿道を中央腹側より外尿道口に向かってしごくように圧迫し、滅菌綿棒で分泌物を採取する。
これで得られない場合は、外尿道口を清拭後、滅菌水で湿らせた綿棒を、外尿道口から2〜3cm挿入し、軽く回転して採取する。

尿道分泌物検鏡

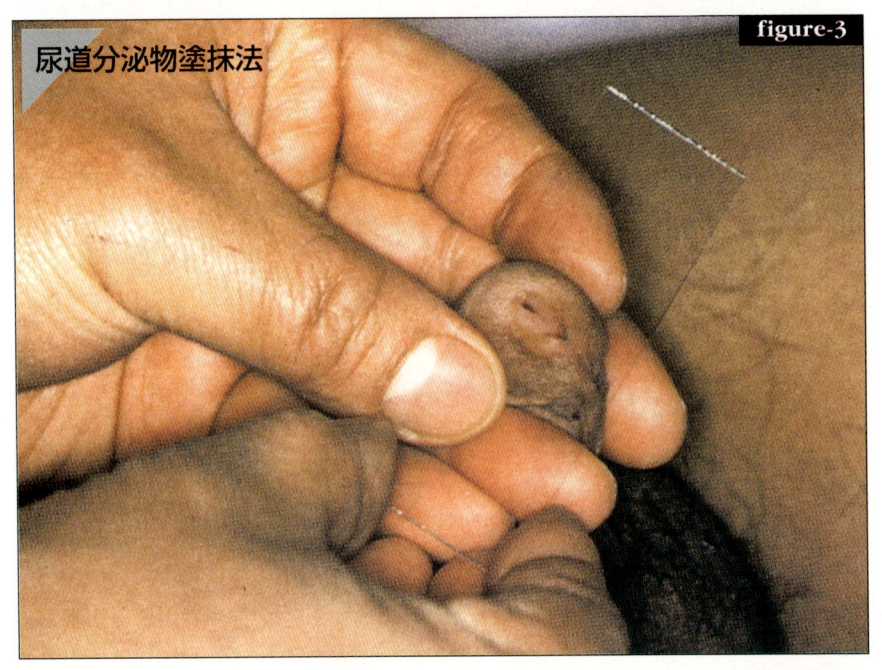

尿道分泌物塗抹法

figure-3

尿道分泌物の塗抹標本を作成するには、綿棒を用いる方法と、外尿道口を広げて直接スライドグラスに当てる方法(スタンピング法)がある。分泌物が少ない場合は、後者の方法がよい。
いずれも、あまり濃厚に塗ると、個々の菌を分離して観察できないし、薄すぎると観察に不便である。適当に薄く塗抹することが大切である。

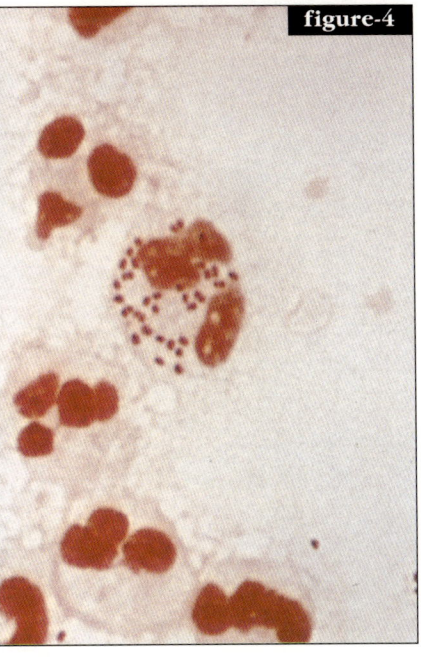

尿道分泌物染色検鏡

figure-4

メチレンブルーによる単染色(写真左)、またはグラム染色(写真右)を行い、油浸レンズ(1000倍)で観察する。
単染色では、淋菌とブドウ球菌などのグラム陽性球菌との鑑別が困難で、グラム染色のほうが信頼性が高い。
淋菌はグラム染色では、多形核白血球内に貪食された腎臓ないしコーヒー豆形をした、一対のグラム陰性双球菌として観察される。
非淋菌性尿道炎では、白血球は観察されるものの、グラム陰性双球菌は認められない。
なお、女性の子宮頸管分泌物には雑菌の混入が多く、グラム染色検鏡法の信頼性は低い。

検尿（2杯分尿法）

尿道炎診断のための検尿においては、2杯分尿検査を必ず行う。まず、20〜30mlを排尿させて初尿とし、次に残りを排尿させ中間尿とする。尿道炎では、初尿の白血球数が中間尿のそれより多い。

figure-5

2杯分尿法は、尿道炎や膀胱炎などの感染部位を判断するのに有用である。男性患者では、まず20〜30mlを排尿させて初尿とし、次に残りを排尿させ中間尿とする。
初尿の異常（膿尿など）が強ければ前部尿道に、中間尿の異常が強ければ後部尿道、膀胱頸部に、両者とも同じように異常があれば膀胱、上部尿路に病変が疑われる。

figure-6

尿検査試験紙による検尿では、尿道炎の初尿の白血球エステラーゼ活性検出反応は、中間尿のそれより強い（WBCで示されている部位が紫色に変色しているが、その程度は初尿のほうが強い）。
また、尿沈渣の検鏡では、尿道炎の初尿の白血球数は中間尿のそれより多い。

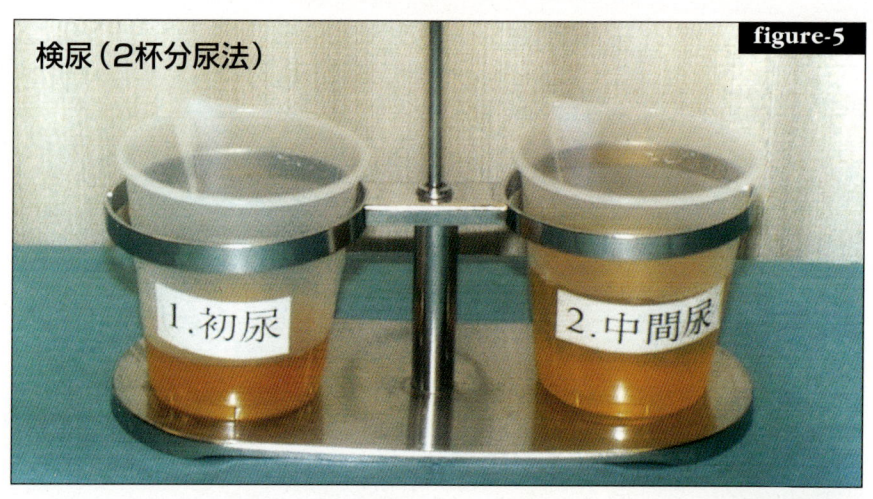

検尿（2杯分尿法）

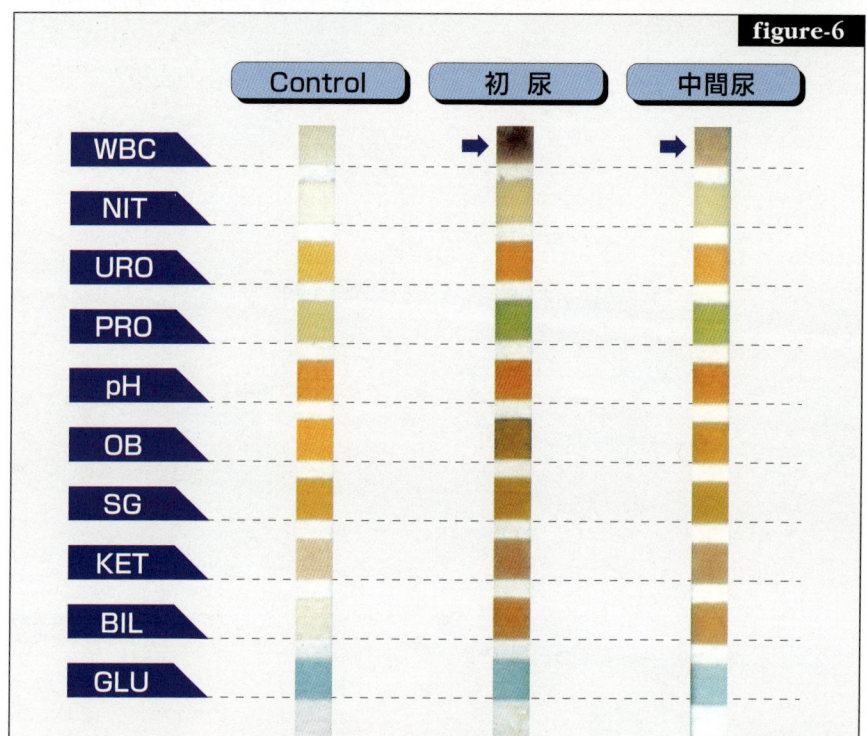

table-2

尿検査試験紙の反応結果を読み取る半自動式尿分析器（クリニテック®200＋）による判定でも、尿道炎の初尿の白血球エステラーゼ活性検出反応（WBC2＋）は、中間尿のそれ（WBC＋/−）より強い。

初尿

GLU	−	BIL	−
KET	−	SG	1.025
■OB	1+	pH	5.0
■PRO	30mg/dL	URO	0.1 E.U./dL
NIT	−	■WBC	2+

中間尿

GLU	−	BIL	−
KET	−	SG	1.025
■OB	+/−	pH	5.0
■PRO	+/−	URO	0.1 E.U./dL
NIT	−	■WBC	+/−

起炎菌──淋菌

最近、淋菌は男性尿道炎の起炎菌の中で最も分離頻度が高い。淋菌の検出は、分泌物のグラム染色標本の検鏡と分離培養が基本である。淋菌は、抗菌薬に耐性を獲得しやすいので、薬剤感受性に注意する必要がある。

table-3 淋菌の薬剤感受性

抗菌薬	年	MIC (μg/ml) 50%	90%	範囲
Ciprofloxacin	1981〜1984	0.008	0.063	≦0.001 - 0.25
	1993〜1994	0.031 (4×)[a]	0.5 (8×)	≦0.001 - 1
	1995〜1996	0.031 (4×)	1 (16×)	0.004 - 16
	1997〜1998	0.031 (4×)	8 (128×)	0.002 - 16
Levofloxacin	1981〜1984	0.016	0.031	0.002 - 0.125
	1993〜1994	0.031 (2×)	0.25 (8×)	≦0.001 - 0.5
	1995〜1996	0.063 (4×)	1 (32×)	0.008 - 8
	1997〜1998	0.063 (4×)	8 (256×)	0.004 - 16
Sparfloxacin	1981〜1984	0.004	0.016	≦0.001 - 0.063
	1993〜1994	0.016 (4×)	0.125 (8×)	≦0.001 - 0.5
	1995〜1996	0.063 (16×)	0.25 (16×)	≦0.001 - 8
	1997〜1998	0.016 (4×)	2 (128×)	0.002 - 8
Penicillin G[b]	1981〜1984	1	2	0.063 - 2
	1993〜1994	0.25 (0.25×)	2 (1×)	0.008 - 2
	1995〜1996	0.125 (0.125×)	1 (0.5×)	0.016 - 2
	1997〜1998	0.25 (0.25×)	2 (1×)	0.031 - 4
Ceftriaxone	1981〜1984	0.016	0.063	0.002 - 0.063
	1993〜1994	0.016 (1×)	0.063 (1×)	≦0.001 - 0.25
	1995〜1996	0.016 (1×)	0.125 (2×)	≦0.001 - 0.125
	1997〜1998	0.008 (0.5×)	0.125 (2×)	≦0.001 - 0.25
Cefixime	1981〜1984	0.016	0.063	0.004 - 0.063
	1993〜1994	0.016 (1×)	0.125 (2×)	≦0.001 - 0.25
	1995〜1996	0.008 (0.5×)	0.063 (1×)	≦0.001 - 0.125
	1997〜1998	0.016 (1×)	0.125 (2×)	0.002 - 0.5
Tetracycline	1981〜1984	1	4	0.25 - 4
	1993〜1994	0.5 (0.5×)	1 (0.25×)	0.063 - 8
	1995〜1996	0.25 (0.25×)	1 (0.25×)	0.063 - 4
	1997〜1998	0.25 (0.25×)	2 (0.5×)	0.063 - 2
Azithromycin	1981〜1984	0.125	0.25	0.031 - 0.5
	1993〜1994	0.063 (0.5×)	0.25 (1×)	0.008 - 1
	1995〜1996	0.063 (0.5×)	0.125 (0.5×)	0.016 - 0.5
	1997〜1998	0.125 (1×)	0.25 (1×)	0.016 - 1
Spectinomycin	1981〜1984	16	16	8 - 32
	1993〜1994	8 (0.5×)	8 (0.5×)	2 - 16
	1995〜1996	8 (0.5×)	16 (1×)	4 - 16
	1997〜1998	8 (0.5×)	16 (1×)	4 - 16

1981〜1984年分離27株、1993〜1994年分離151株、1995〜1996年分離154株、1997〜1998年分離197株、合計529株について測定。
[a] ( ) 内の数値はMIC値の変化 (各期間分離株に対するMIC値／1981〜1984年分離株に対するMIC値)。
[b] non-PPNG株のみのMIC値を示す。

table-3

淋菌は薬剤耐性を獲得しやすいため、各種薬剤に対する耐性化状況を把握しておくことが、抗菌化学療法を行ううえで重要である。

最近、わが国で分離される淋菌においては、ペニシリナーゼ産生淋菌 (PPNG) の分離頻度は2%程度に低下しているものの、ニューキノロン系薬 (ciprofloxacin, levofloxacin, sparfloxacinなど) に対する著しい耐性化が目立っている。

セフェム系薬 (ceftriaxone, cefiximeなど) やspectinomycinに対しては、目立った耐性化は認められない。

figure-7

淋菌は温度変化・乾燥などに抵抗力が弱いため、検体は採取後、直ちに培地に接種する必要がある。

また、栄養要求も複雑で、普通寒天培地には発育せず、ヘモグロビン入りの培地を使用する。一般培地としては、チョコレート寒天培地、GC培地などがある。

ほかの混合菌の発育を抑制するための抗菌薬が加えられた選択培地としては、Thayer-Martin培地、New York City培地などがある。

培養には適度の温度 (35〜37℃)、炭酸ガス (3〜10%)、湿度が必要で、ロウソク培養、CO_2インキュベーターなどで培養する。

$β$-ラクタマーゼ産生能は、迅速なペーパー・アシドメトリー法やクロモジェニック・セファロスポリン法で判定する。

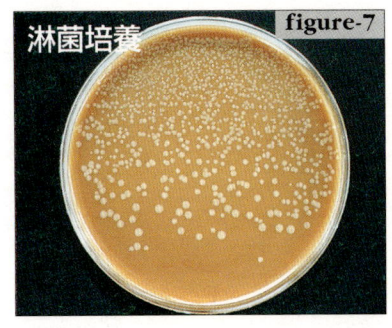

figure-7 淋菌培養

起炎菌──クラミジア

クラミジア診断法としては、抗原検出法と遺伝子診断法が一般臨床で普及している。尿道炎では初尿を、子宮頸管炎では頸管スワブまたは膣分泌物を検体とする。

CT診断法

table-4

クラミジアは偏性細胞内寄生性微生物で、分離培養には手間のかかる細胞培養の技術を必要とするため、一般臨床における診断法として培養法は適さない。

ルーチン検査法としては、簡便・迅速な抗原検出法や遺伝子診断法が普及している。尿道炎においては、原則として初尿を検体とする。

抗原検出法としては、酵素免疫法（EIA法）が普及している。判定が客観的で、コストが安い。ただし、ほかのクラミジア属や、大菌量の他菌種との交差反応を示すことに注意する。

遺伝子診断法には、DNAプローブ法、PCR法、LCR法がある。DNAプローブ法は、核酸ハイブリダイゼーションを利用し、クラミジアのリボソームRNAを検出する。

PCR法とLCR法は核酸増幅検出法といわれ、クラミジアの特異的核酸部分を増幅して検出するので、感度・特異性とも極めて高い。

遺伝子診断法は菌種特異性が高く、ほかのクラミジア属や他菌種との交差反応がみられない。また、1検体で淋菌も検出できる。ただし、抗原検出法に比べ、コストが高い。なお、DNAプローブ法は、初尿からのクラミジア検出には適さない。

血清学的診断法は、精巣上体炎など感染局所から直接クラミジアを検出するのが困難な疾患の診断に有用である。

主な Chlamydia trachomatis (CT) 診断法の特徴

table-4

		原理	感度	特異性	手技	判定	検体
抗原検出法	IDEIA PCE法	属特異的モノクローナル抗体によるEIA法	$9×10$ EB/assay	属すべてに反応	やや簡便（90分）	吸光度 客観的	初尿 スワブ
	Chlamydiazyme法	属特異的ポリクローナル抗体によるEIA法	10^4 EB/assay	属すべてに反応 一部細菌と交差	やや簡便（4時間）	吸光度 客観的	初尿 スワブ
遺伝子診断法	PCR法	CTのplasmid DNAの一部を増幅	$2〜4$ EB/assay	極めて高い	やや簡便（3〜5時間）	吸光度 客観的	初尿 スワブ
	LCR法	CTのplasmid DNAの一部を増幅	$2〜4$ EB/assay	極めて高い	簡便（2〜3時間）	蛍光量 客観的	初尿 スワブ
	DNAプローブ法	CTのrRNAの一部を核酸ハイブリダイゼーションで検出	$10^3〜10^4$ EB/assay	極めて高い	簡便（2時間）	発光度 客観的	スワブ 初尿は不可

クラミジア検出におけるEIA法とPCR法の比較

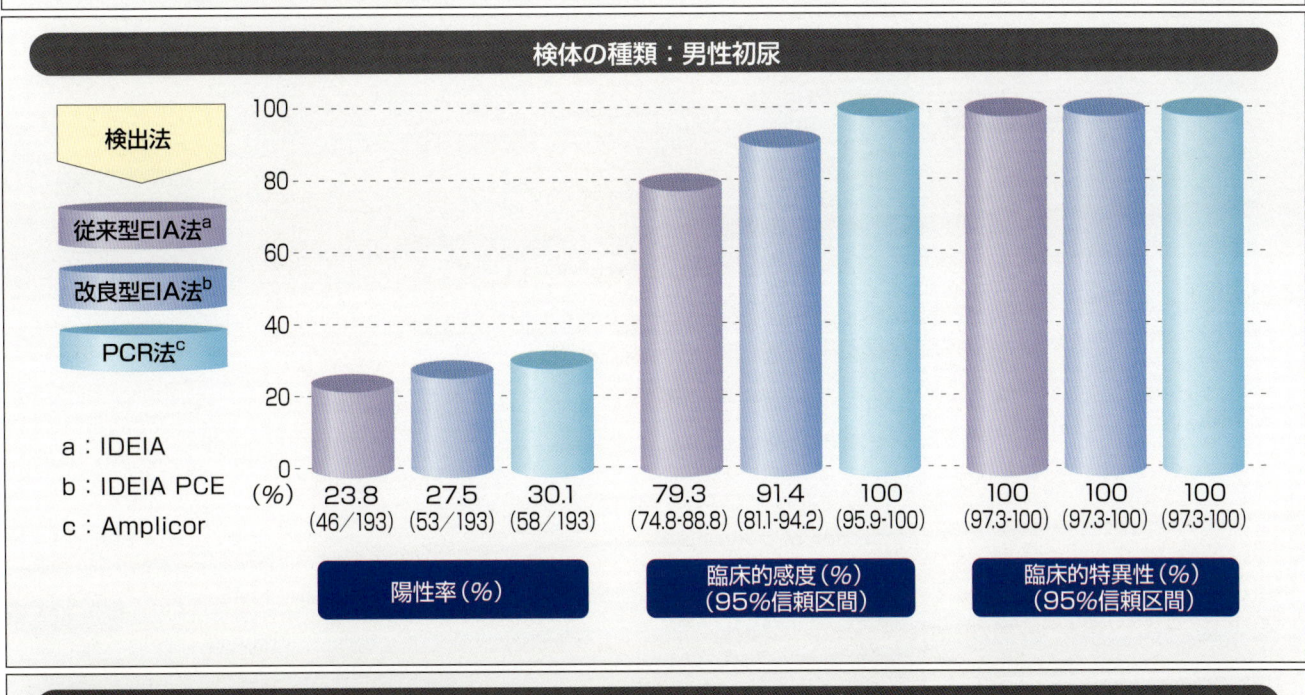

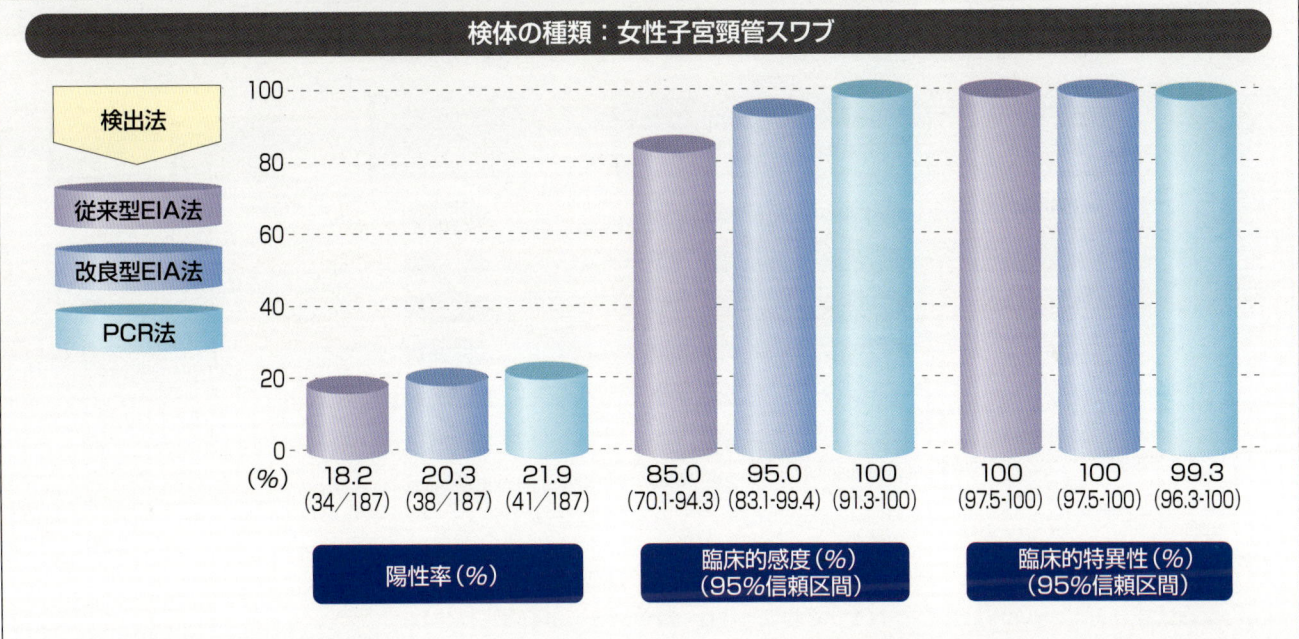

EIA法・PCR法

figure-8

従来型EIA法（IDEIA法）の検出感度は、遺伝子増幅法のPCR法に比べて劣っていた。

しかし、最近開発された改良型EIA法（IDEIA PCE法）の検出感度は改善されている。

最大の改良点は、ポリマーに複数の抗クラミジアLPS抗体と標識酵素を結合させたものを、標識2次抗体として使用していることである。

これにより、わずかなクラミジア抗原と反応した場合も、その発色が強くなり、結果として感度が上昇する。男性尿道炎からのクラミジア検出においてこれら3法を比較した。

従来型EIA法、改良型EIA法、およびPCR法の臨床的感度は、それぞれ79.3％、91.4％、100％であった。一方、臨床的特異性は、すべて100％であった。

また、女性子宮頸管炎からのクラミジア検出において、これら3法を比較した。

従来型EIA法、改良型EIA法、およびPCR法の臨床的感度は、それぞれ85.0％、95.0％、100％であった。一方、臨床的特異性は、それぞれ100％、100％、99.3％であった。

このように、改良型EIA法の検出感度は、PCR法よりわずかに劣るものの、従来型EIA法より明らかに優れている。

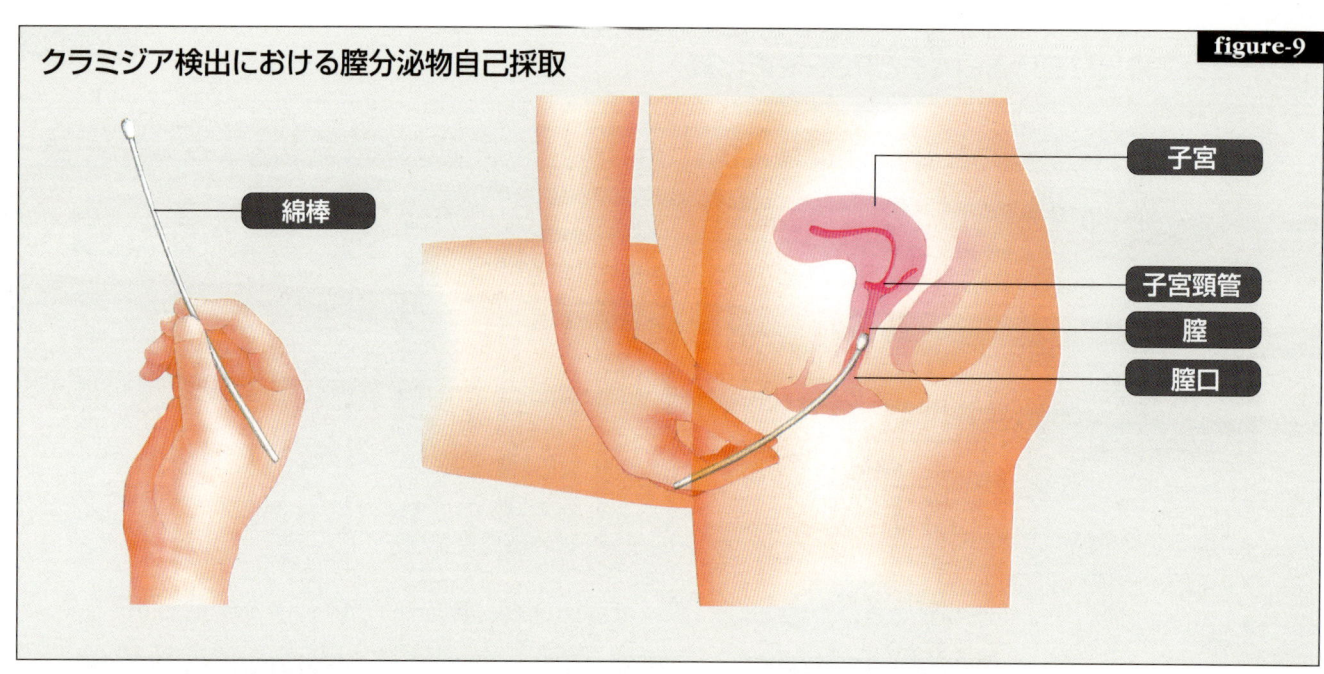

figure-9 クラミジア検出における膣分泌物自己採取

患者自己採取膣分泌物からのクラミジア検出 table-5

例数	IDEIA PCE 自己採取膣分泌物	IDEIA PCE 医師採取膣分泌物	IDEIA PCE 医師採取頸管スワブ	Amplicor PCR 医師採取頸管スワブ	判定結果 陽性	判定結果 陰性
64	−	−	−	−	0	64
20	+	+	+	+	20	0
3	−	−	+	+	3	0
1	+	+	−	−	1	0
1	+	+	−	+	1	0
1	−	−	−	+	1	0
1[a]	+	−	−	−	1	0
計 (n=91)	23[b]	21	25	25	27	64

a：確認試験（IDEIA PCE blocking test）で陽性　　b：各検出法による陽性検体数

膣分泌物からの検出

figure-9

以前から、子宮頸管炎からのクラミジア検出においては、頸管粘膜擦過物（スワブ）が検体として用いられている。

しかし、産婦人科以外の医師が、膣鏡を用いて頸管スワブを確実に採取することは容易ではない。

最近の研究から、医師が採取した膣分泌物、さらには患者が自己採取した膣分泌物からも、クラミジア検出が可能であることが明らかになってきた。

自己採取においては、患者が膣口より綿棒を約3cm挿入し、数回回転させながら出し入れして、膣分泌物を採取する。

table-5

91例の子宮頸管炎を対象に、IDEIA PCE法を用い、自己採取による膣分泌物からのクラミジア検出の臨床的有用性を検討した。

IDEIA PCE法による膣分泌物からの臨床的感度は、自己採取85.2％（23/27）、医師採取77.8％（21/27）であった。

また、医師採取頸管スワブの臨床的感度は、IDEIA PCE法およびPCR法ともに92.6％（25/27）であった。

このように、患者の自己採取による膣分泌物からのクラミジア検出は、臨床的に十分満足できる検出感度を示す。

そのほかの性感染症

性感染症の中で、主として皮膚病変が発生するものに、性器ヘルペス、尖圭コンジローム、梅毒などがある。これらにおいては感染局所に特徴的な、びらん、潰瘍、丘疹などが発生する。

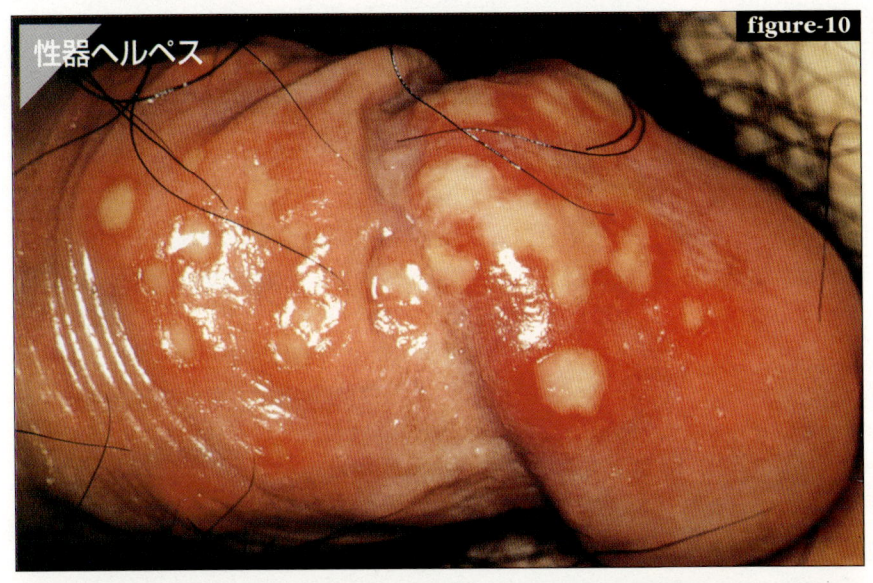

figure-10 性器ヘルペス

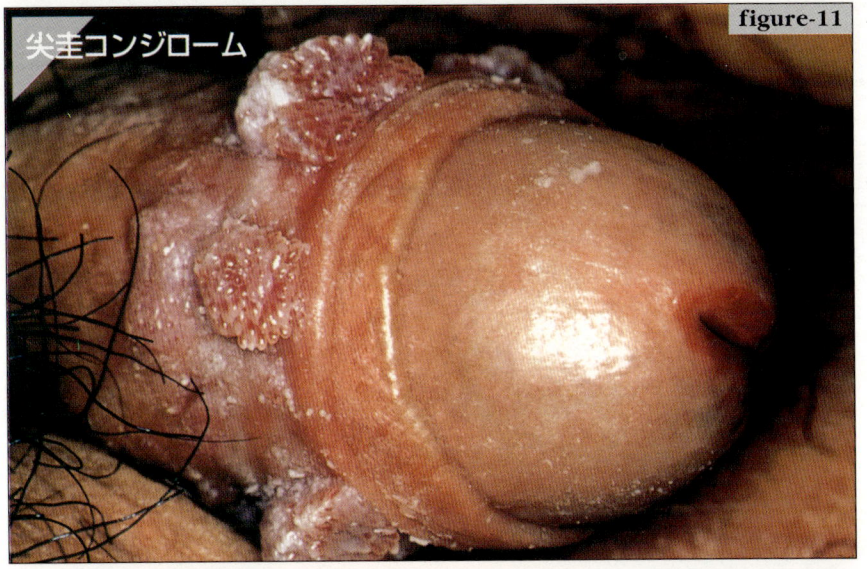

figure-11 尖圭コンジローム

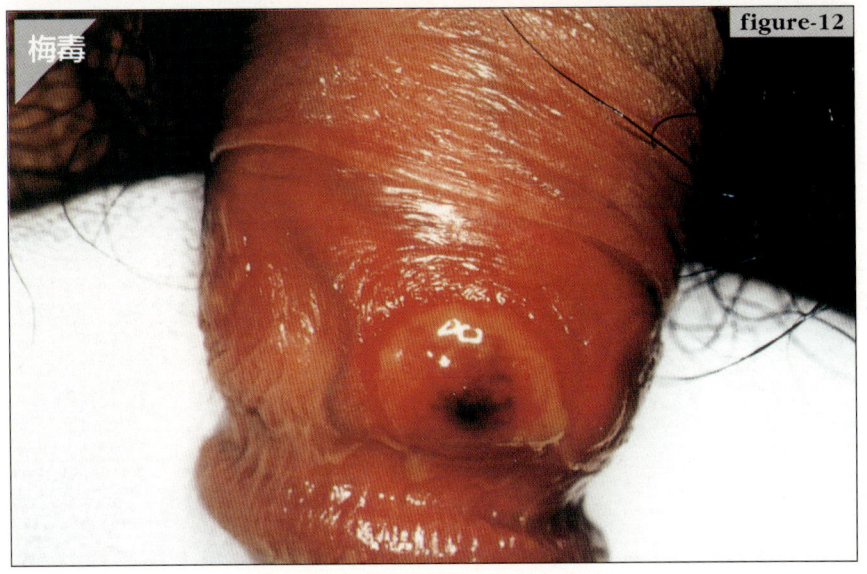

figure-12 梅毒

性器ヘルペス

figure-10

性器ヘルペスは、単純ヘルペスウイルス1型、または2型が病原体で、外陰部に水疱やびらんを形成する疾患である。

臨床的に、急性型と再発型に分けられる。神経節に潜伏したウイルスは、ストレスなどにより活性化され、再発を繰り返す。わが国においては、急性型（初感染）では1型が、再発型では2型が多い。

尖圭コンジローム

figure-11

尖圭コンジロームは、ヒト乳頭腫ウイルス（HPV）を病原体とし、外陰部や肛門周囲に乳頭状、鶏冠状の特徴的な疣贅が発生する性感染症である。HPVの分離・培養は不可能で、HPVの検出にはDNAを決定する方法が行われている。本症からのDNA型は、ほとんどが6型ないし11型である。
なお、陰茎癌、子宮頸癌からはHPVの16型、18型が高率に検出される。

梅 毒

figure-12

梅毒は、梅毒トレポネーマ（Tp）が病原体で、慢性の全身性感染症である。第1期梅毒では、感染後3週ごろにTpが侵入した局所に初期硬結が生じ、速やかに硬性下疳と呼ばれる潰瘍に進展する。
硬性下疳は、周辺が隆起し、軟骨様の硬さがあるが、疼痛は少ない。

前立腺炎の起炎菌

急性は大腸菌が圧倒的。慢性は非細菌性が8割

前立腺炎は、一般的に臨床病型により急性細菌性前立腺炎、慢性細菌性前立腺炎、非細菌性前立腺炎、およびプロスタトディニアに分類される。

プロスタトディニアは、前立腺に炎症所見を認めないのに、前立腺に由来する独特の痛みを有する疾患群と考えられている。

急性細菌性前立腺炎の起炎菌は、グラム陰性桿菌が圧倒的に多く、中でも大腸菌が約7割を占め、稀に肺炎桿菌なども分離される。

慢性細菌性前立腺炎においては、大腸菌のほか、肺炎桿菌、シトロバクター、プロテウス、セラチア、緑膿菌などのグラム陰性桿菌、および腸球菌、表皮ブドウ球菌などのグラム陽性球菌も分離される。なお、表皮ブドウ球菌は、尿道の常在菌であることより、その前立腺への病原性には議論がある。

非細菌性前立腺炎は、慢性細菌性前立腺炎とほぼ同様の炎症所見を認めるものの、一般細菌が証明されない。本症にはクラミジア、マイコプラズマなどによる前立腺炎が含まれている可能性がある。本症は、前立腺炎の中でも最も頻度が高く、細菌性を含む慢性前立腺炎の約8割を占める。

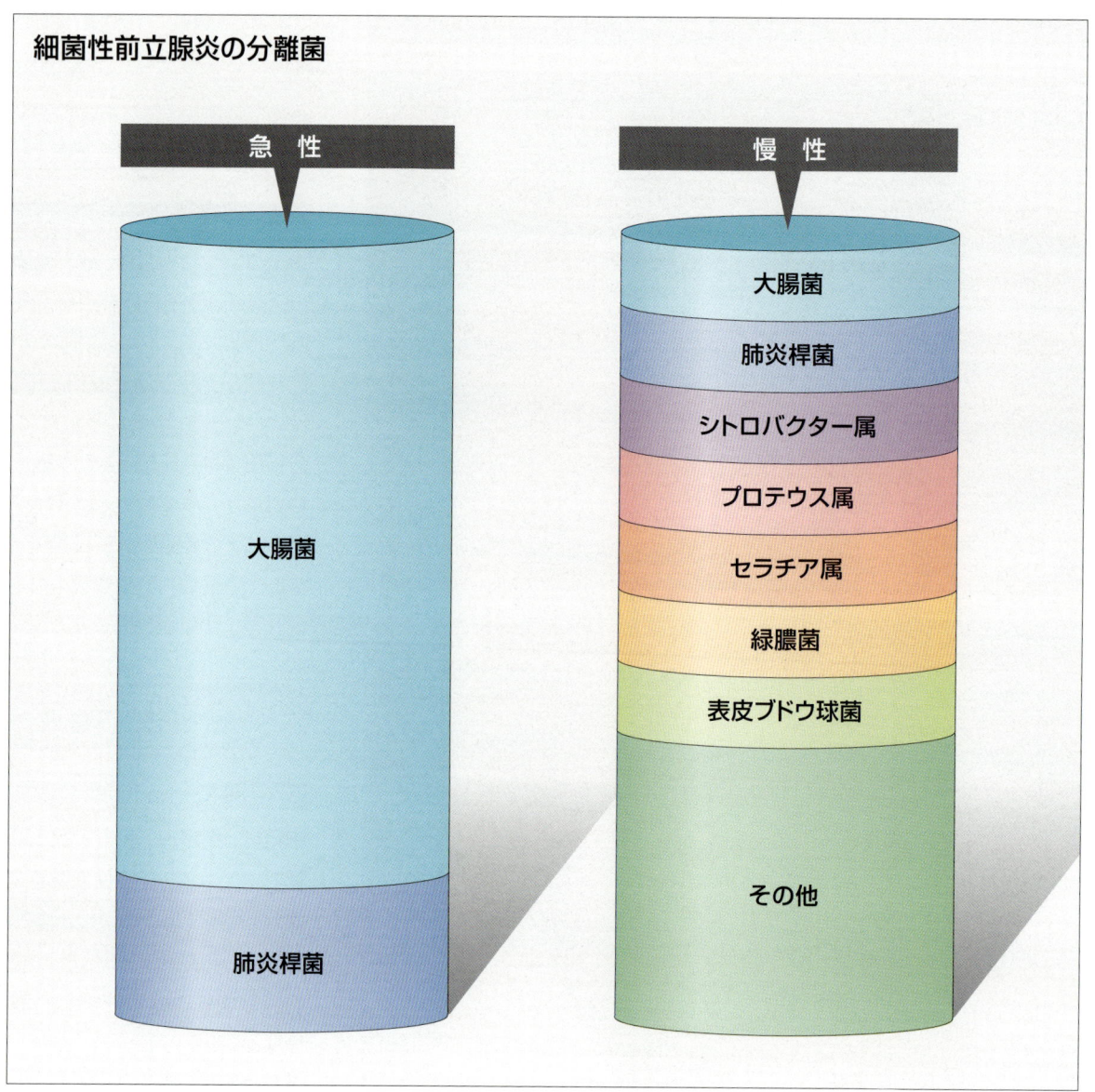

細菌性前立腺炎の分離菌

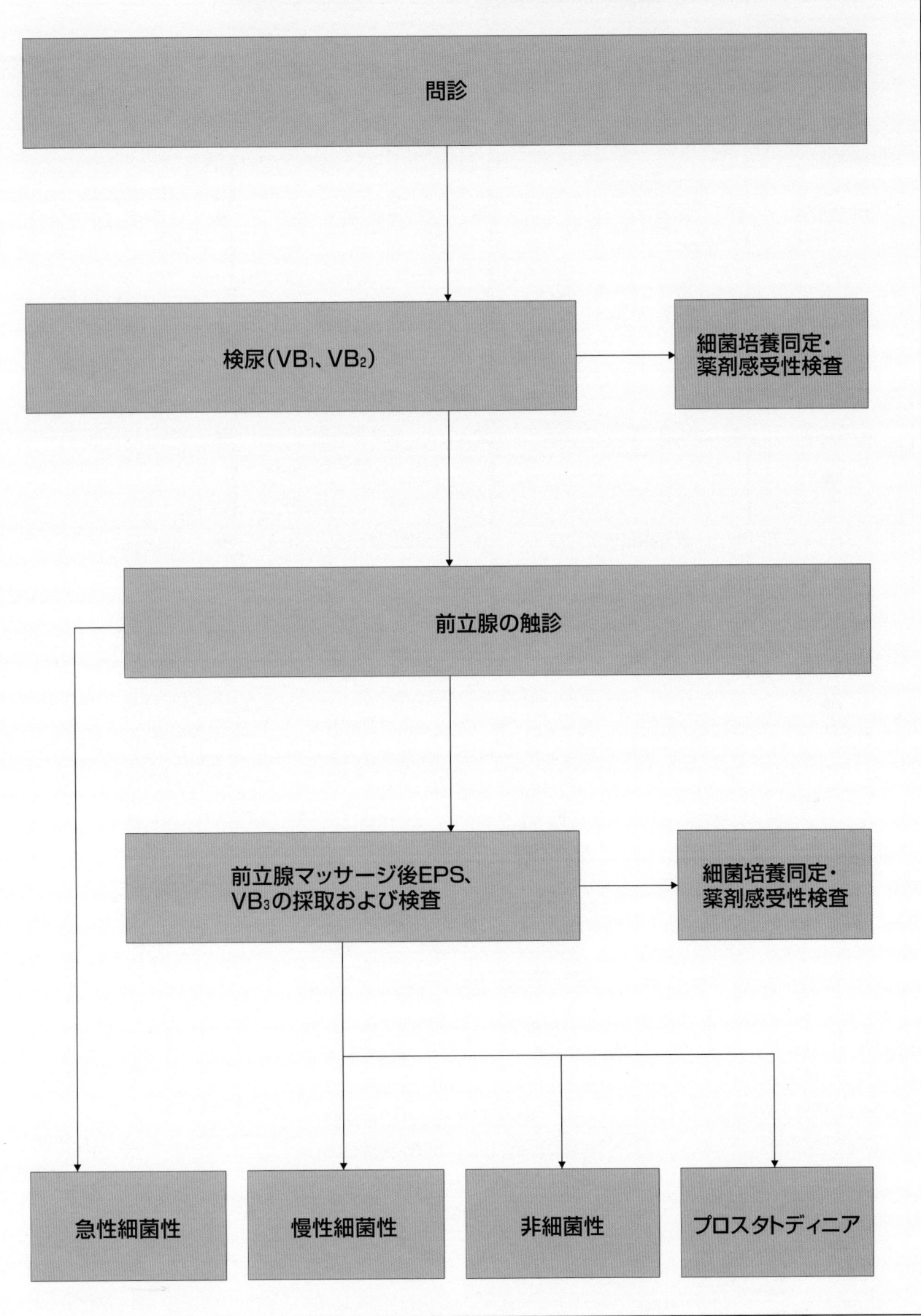

前立腺炎の診断

前立腺炎の診断は、臨床症状、前立腺触診所見、および尿・前立腺圧出液検査により行う。

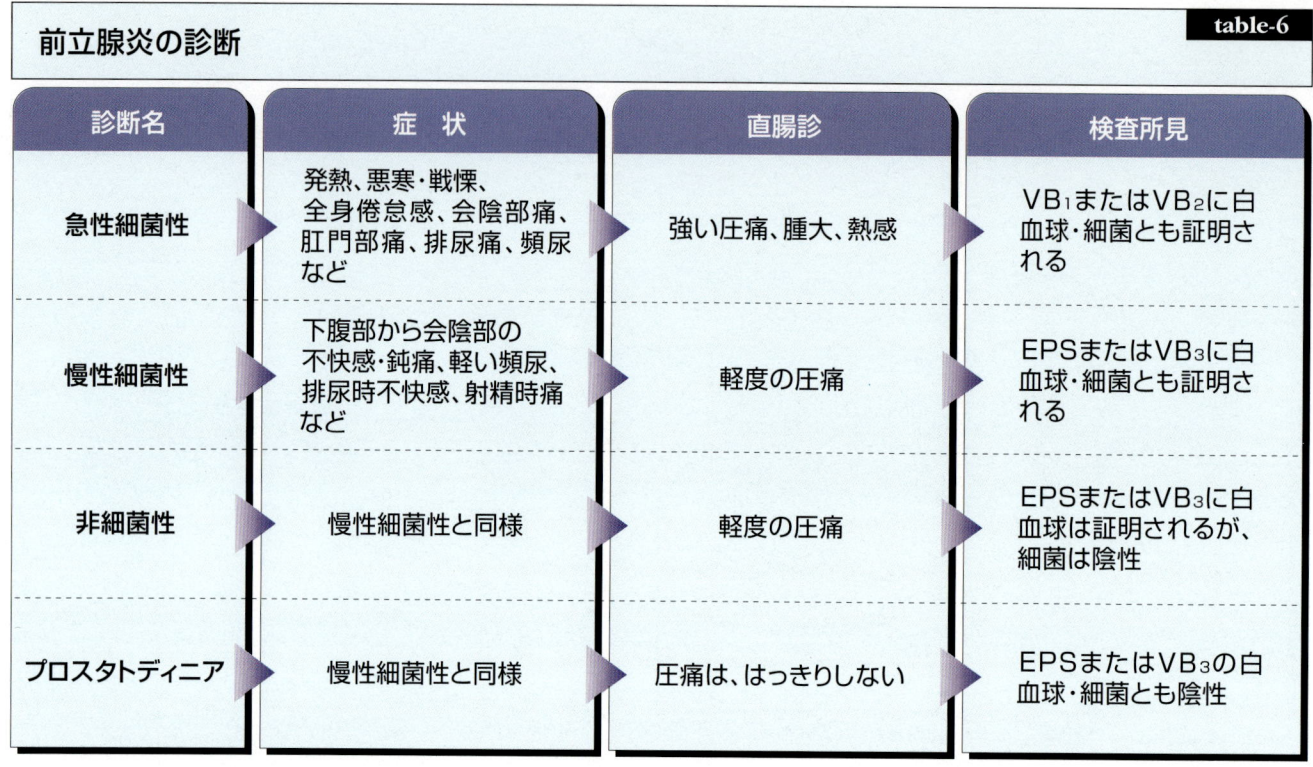

table-6 前立腺炎の診断

診断名	症状	直腸診	検査所見
急性細菌性	発熱、悪寒・戦慄、全身倦怠感、会陰部痛、肛門部痛、排尿痛、頻尿など	強い圧痛、腫大、熱感	VB_1またはVB_2に白血球・細菌とも証明される
慢性細菌性	下腹部から会陰部の不快感・鈍痛、軽い頻尿、排尿時不快感、射精時痛など	軽度の圧痛	EPSまたはVB_3に白血球・細菌とも証明される
非細菌性	慢性細菌性と同様	軽度の圧痛	EPSまたはVB_3に白血球は証明されるが、細菌は陰性
プロスタトディニア	慢性細菌性と同様	圧痛は、はっきりしない	EPSまたはVB_3の白血球・細菌とも陰性

問診

table-6

急性細菌性前立腺炎は発熱、悪寒・戦慄、全身倦怠感などの全身症状を伴って発症し、局所症状としては会陰部痛、肛門部痛を認める。尿路症状は排尿痛、頻尿、排尿障害を認め、まれに尿閉となることがある。

慢性細菌性前立腺炎では、症状は軽く、下腹部から会陰部の不快感・鈍痛、軽い頻尿、排尿時不快感、射精時痛などがみられる。

非細菌性前立腺炎とプロスタトディニアも、慢性細菌性前立腺炎とほぼ同様の軽い症状を認める。

触診

table-6

急性細菌性前立腺炎は、前立腺の強い圧痛、腫大、および熱感を認める。また、波動を認めることもある。

慢性細菌性前立腺炎および非細菌性前立腺炎では、軽い圧痛を認めるものの、腫脹は顕著ではない。

プロスタトディニアでは、圧痛ははっきりしない。

検査

table-6

急性細菌性前立腺炎の急性期における前立腺マッサージは、菌血症を誘発する可能性があるので禁忌である。よって、前立腺圧出液(EPS)は採取できないため、尿を用いる。初尿(VB_1)または中間尿(VB_2)中に、白血球(≧10個/HPF)、細菌(≧10^4CFU/ml)を認める。

慢性細菌性前立腺炎では、EPSまたはマッサージ後の初尿(VB_3)中に白血球を認め、培養で細菌が分離される(EPSまたはVB_3中の菌数がVB_1、VB_2の10倍以上で、かつ≧10^3CFU/mlであれば、原因菌と判定してよい。ただし、Enterococcus faecalis以外のグラム陽性菌では≧10^4CFU/mlとする)。

しかし、化学療法の適応か否かを決めるには、基準に定める定量的表現に合致していなくても、EPSやVB_3で最多の菌数を認めれば原因菌としてもよいと考えられる。

非細菌性前立腺炎では、EPSまたはVB_3中に白血球を認めるものの、培養で細菌が分離されない。

プロスタトディニアでは、EPSまたはVB_3中に白血球を認めず、また培養で細菌が分離されない。

尿・前立腺圧出液の採取

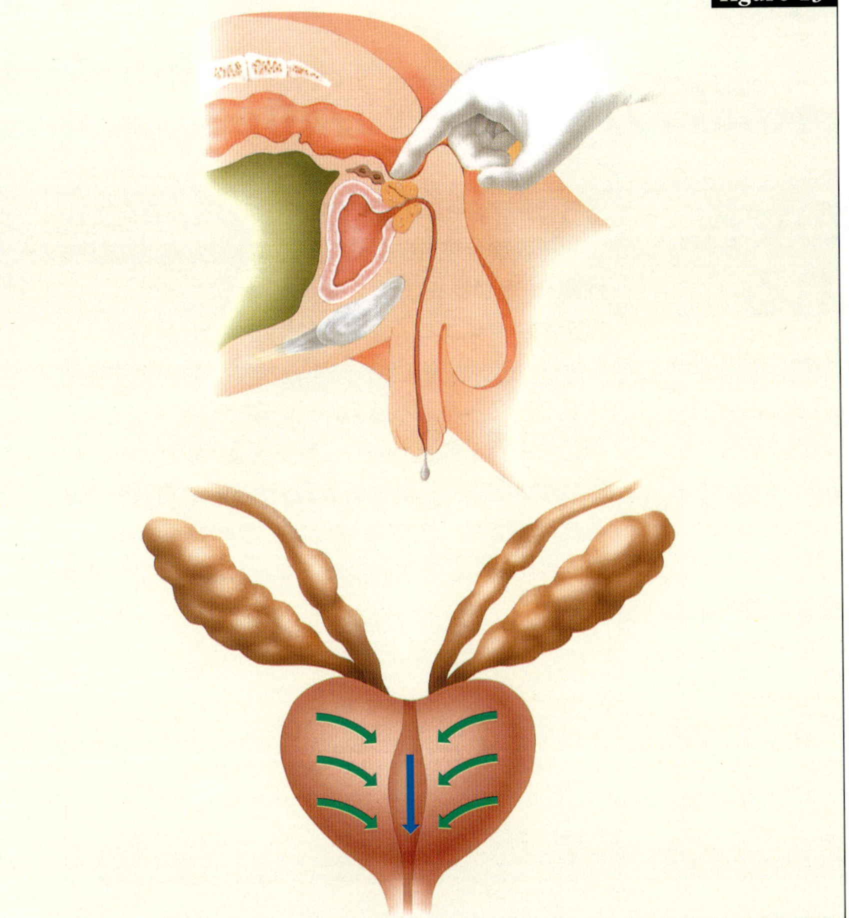

figure-13

前立腺マッサージ法には、2つの方法が知られている。

ひとつ目の方法は、患者に下腿を広げた膝肘位をとらせ、下向きに前立腺をマッサージし、外尿道口から流出するEPSを採取する。

もうひとつの方法は、患者に仰臥位をとらせ、下肢を軽度に開いた状態で、両手で両膝を胸に抱え込んで、殿部を露出させる。マッサージ中は、もう一方の中指と薬指で尿道を圧迫し、EPSがこぼれるのを防止する。

前立腺マッサージは、前立腺の全体に満遍なく行うが、炎症は一般にperipheral zoneに起こりやすいことから、前立腺側方から中央の尿道に向けて行い、最後に前立腺溝に沿って底部から尖部に向かってマッサージするのが基本である。

守殿貞夫ら:男性性器の非特異的感染症の診断と治療, 新図説泌尿器科学講座, 第2巻, p146, 1999.

figure-14

前立腺炎の診断においては、尿・EPS採取法を用いることが重要である。

まず、患者にあらかじめ摂水させ、十分蓄尿させておく。

最初に排尿させた10mlをVB_1とし、次に約200mlを排尿させた後の10mlをVB_2とする。

経直腸的に前立腺マッサージをしながらEPSを採取後、さらに少量の排尿をさせた10mlをVB_3とする。

なお、EPSの採取が困難な場合は、VB_3を代用する。

前立腺炎における尿および前立腺圧出液（EPS）採取法

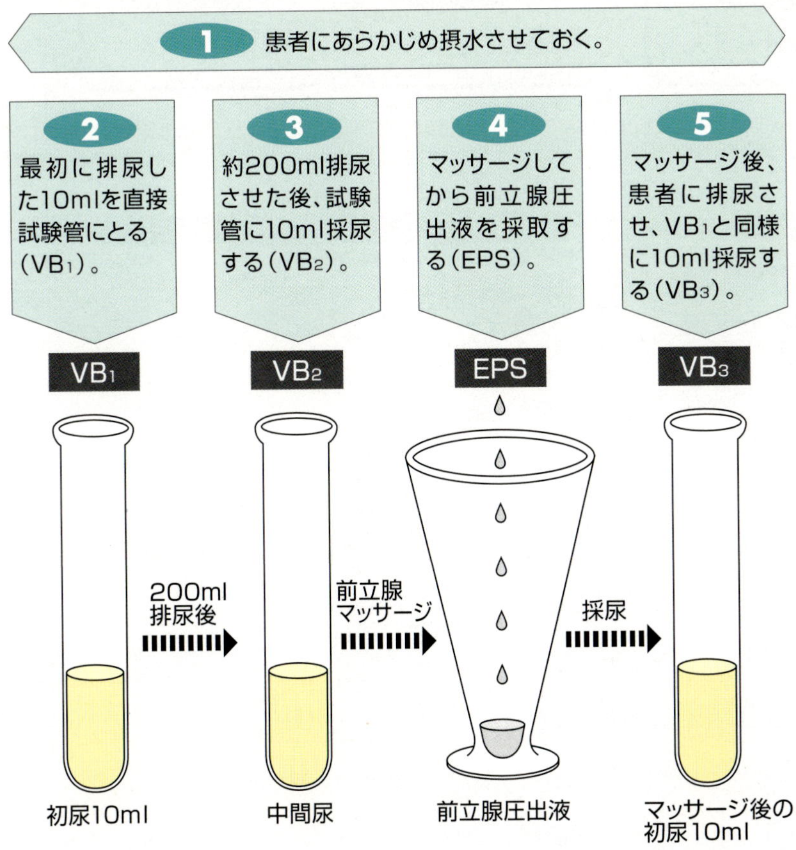

1. 患者にあらかじめ摂水させておく。
2. 最初に排尿した10mlを直接試験管にとる（VB_1）。
3. 約200ml排尿させた後、試験管に10ml採尿する（VB_2）。
4. マッサージしてから前立腺圧出液を採取する（EPS）。
5. マッサージ後、患者に排尿させ、VB_1と同様に10ml採尿する（VB_3）。

Meares and Stamey, 1968（改変）.

日常診療のための泌尿器科診断学■感染症の検査——性器・尿路

尿路感染症の分類・年齢分布

小児、性的活動期の女性、高齢者に多くみられる

尿路感染症は、主に尿路を逆行性に上行した細菌が膀胱や腎に達して発症する。一般に、尿路感染症は、感染部位により膀胱炎と腎盂腎炎に大別することができる。また、尿路感染症は、臨床経過により急性と慢性に、基礎疾患の有無により単純性と複雑性に分類される。

一般に、単純性は急性の、複雑性は慢性の経過をとる。しかし、複雑性でも発熱、腰痛などの急性症状を呈する場合があり、急性増悪と呼ばれる。尿路における各種疾患が複雑性尿路感染症の基礎疾患になる。これら基礎疾患を的確に治療しないと、尿路感染症は再発・再燃を繰り返し、難治化する。

尿路感染症は小児、性的活動期の女性、高齢者に多くみられる。小児には、先天性水腎症や膀胱尿管逆流症などの尿路における先天奇形を基礎疾患とする複雑性尿路感染症が多い。性的活動期の女性には、単純性膀胱炎や単純性腎盂腎炎が多い。高齢者では前立腺肥大症、前立腺腫瘍などの腫瘍性病変や神経因性膀胱などを基礎疾患とする複雑性尿路感染症が多い。

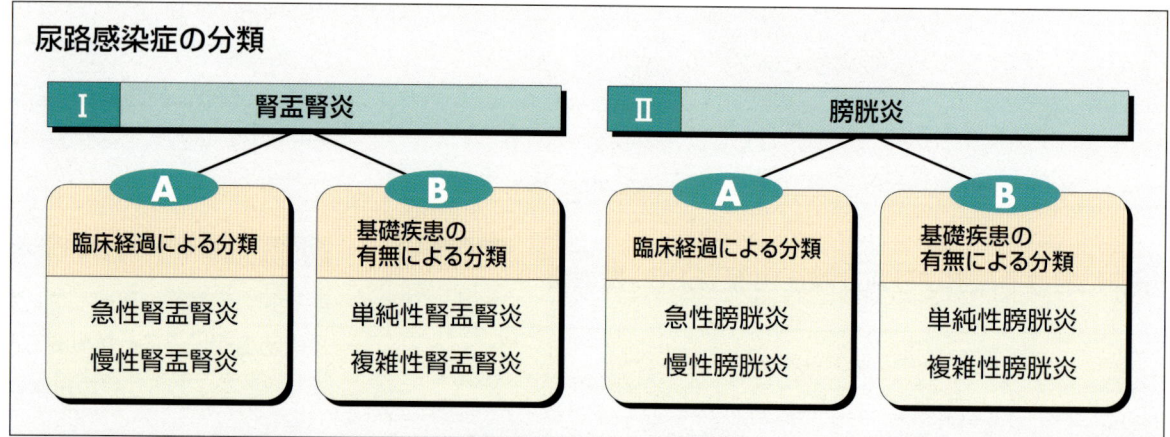

尿路感染症の分類

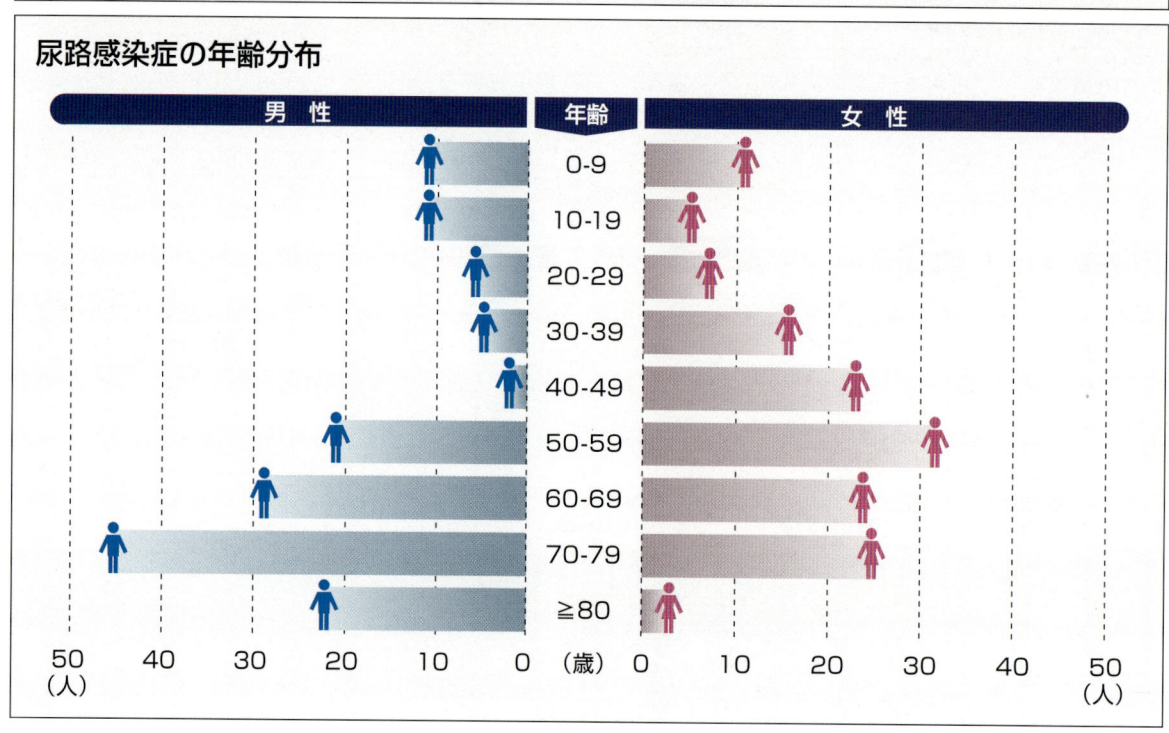

尿路感染症の年齢分布

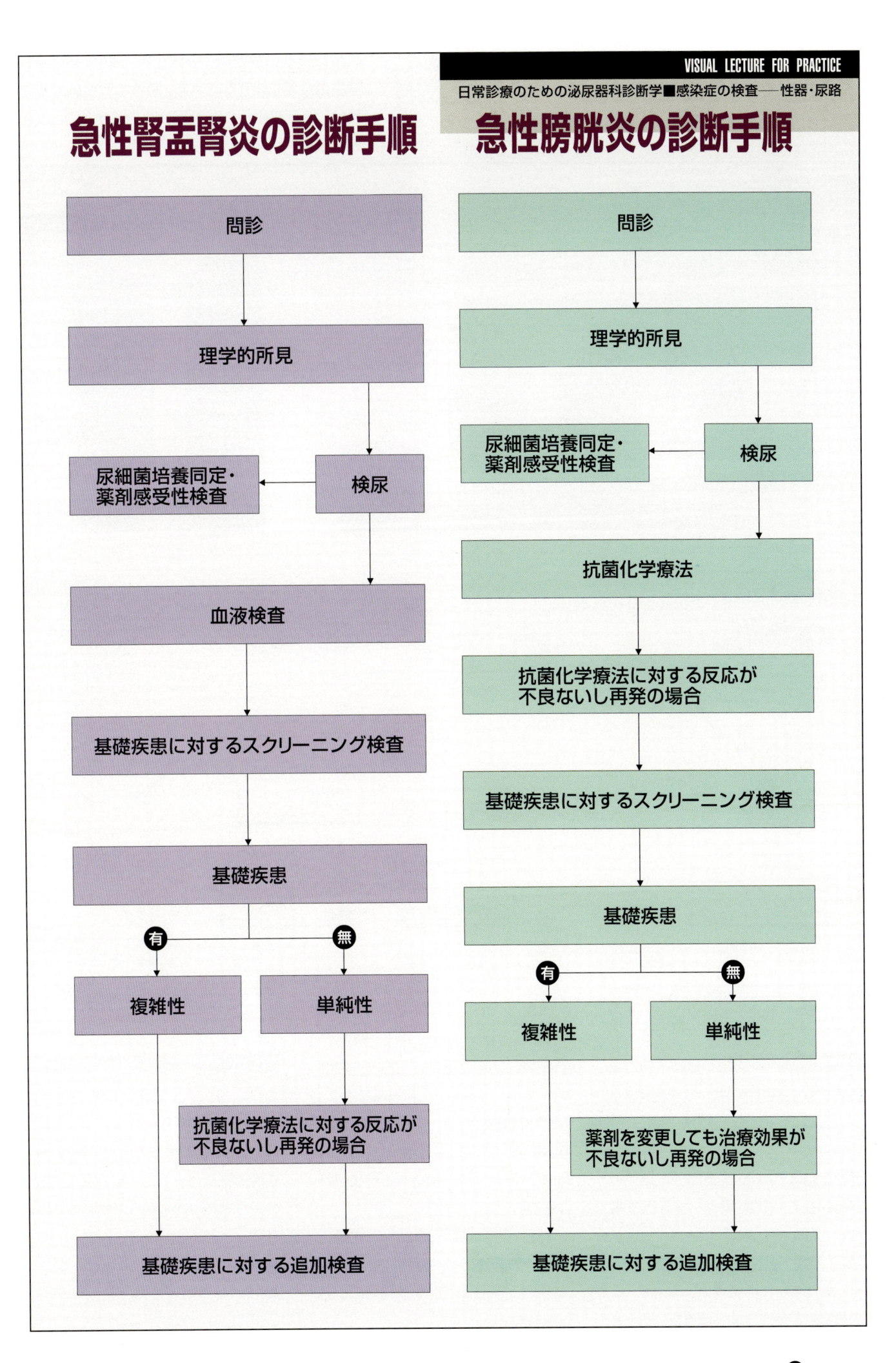

VISUAL LECTURE FOR PRACTICE
日常診療のための泌尿器科診断学 ■感染症の検査——性器・尿路

急性腎盂腎炎の診断手順

問診
↓
理学的所見
↓
検尿 → 尿細菌培養同定・薬剤感受性検査
↓
血液検査
↓
基礎疾患に対するスクリーニング検査
↓
基礎疾患
├─有→ 複雑性
└─無→ 単純性
↓
抗菌化学療法に対する反応が不良ないし再発の場合
↓
基礎疾患に対する追加検査

急性膀胱炎の診断手順

問診
↓
理学的所見
↓
検尿 → 尿細菌培養同定・薬剤感受性検査
↓
抗菌化学療法
↓
抗菌化学療法に対する反応が不良ないし再発の場合
↓
基礎疾患に対するスクリーニング検査
↓
基礎疾患
├─有→ 複雑性
└─無→ 単純性
↓
薬剤を変更しても治療効果が不良ないし再発の場合
↓
基礎疾患に対する追加検査

尿路感染症の診断

尿路感染症の診断は、臨床症状、膿尿、および細菌尿の証明によりなされる。急性の尿路感染症の場合、臨床症状から感染部位を推定することが可能である。

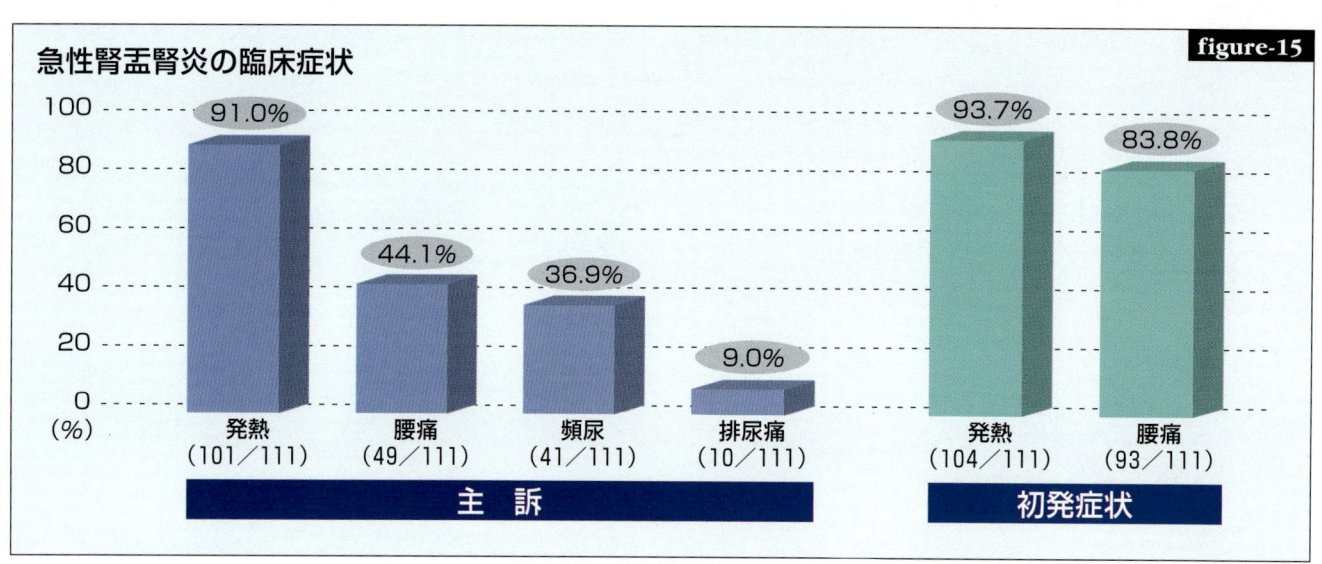

figure-15 急性腎盂腎炎の臨床症状

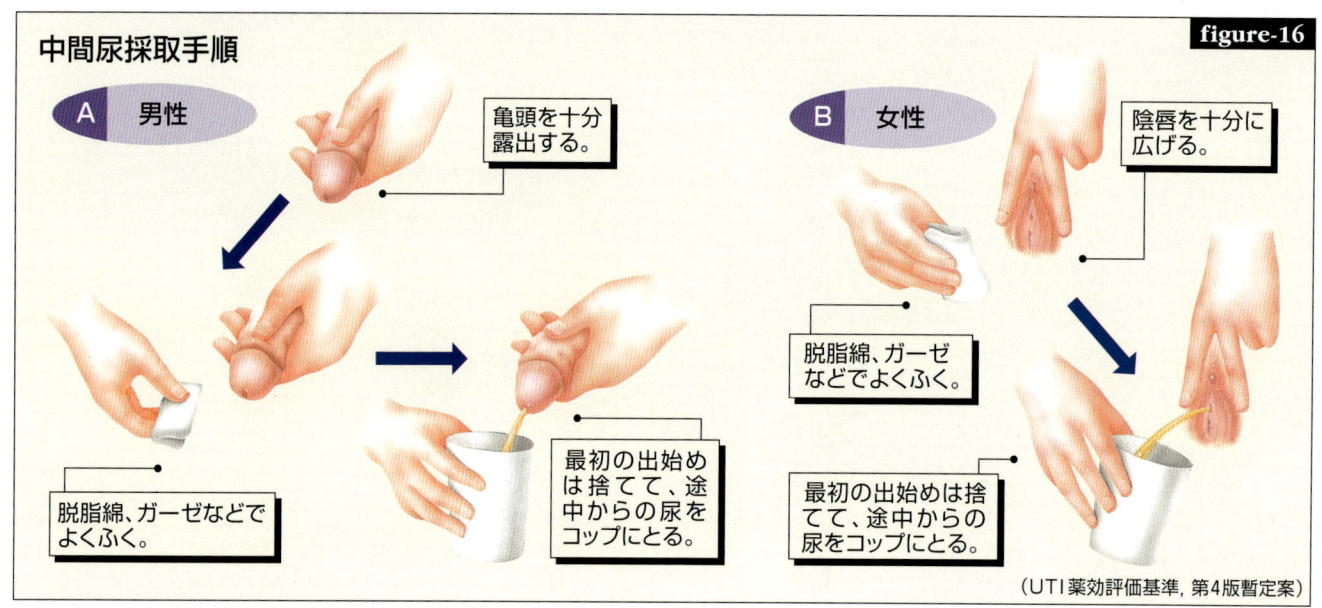

figure-16 中間尿採取手順

(UTI薬効評価基準, 第4版暫定案)

問診

figure-15

急性の尿路感染症では、臨床症状より感染部位の診断が可能である。

急性腎盂腎炎の特徴的な臨床症状は、発熱と腰痛である。発熱は38℃以上のことが多く、悪寒・戦慄、全身倦怠感なども認められる。

悪心、嘔吐、食欲不振などの消化器症状、急性膀胱炎の合併による頻尿、排尿痛などの膀胱刺激症状を訴えることもある。

急性膀胱炎では排尿痛、頻尿、残尿感、尿混濁などが認められる。しかし、発熱は認められず、全身症状もほとんどない。

慢性腎盂腎炎は、軽度の全身倦怠感、軽い腰痛、漠然とした消化器症状、微熱など、不定愁訴と思われる症状がみられる。

慢性膀胱炎では頻尿、排尿痛、残尿感などを認めるが、急性膀胱炎に比べ軽い。慢性尿路感染症は、無症状のことも少なくない。

中間尿採取

figure-16

採尿においては、雑菌の混入を避けるため、中間尿を採取する。

男性では亀頭を十分露出。外尿道口を脱脂綿やガーゼでよくふき、出始めの尿は捨て、途中からの尿をコップにとる。

女性では陰唇を十分に広げ、清拭する。なお、女性ではカテーテル導尿が望ましい。

起炎菌

figure-17

尿路感染症の起炎菌は、基礎疾患のない単純性と、基礎疾患を有する複雑性で大きく異なるものの、腎盂腎炎と膀胱炎では、ほとんど差は認めない。単純性尿路感染症の起炎菌においては、大腸菌が圧倒的に多く約7割を占め、クレブシエラ、プロテウス、ブドウ球菌なども検出される。単純性尿路感染症の多くは、単独菌の感染である。

一方、複雑性尿路感染症においては、大腸菌のほか、緑膿菌、腸球菌、クレブシエラ、エンテロバクター、シトロバクター、セラチア、プロテウスなど、多種類の菌が分離される。
しかも、複雑性尿路感染症は、複数菌感染のことが少なくない。
また、複雑性尿路感染症の分離菌は、年次的変遷を示すとともに、施設間で差が認められる。
高齢者尿路感染症の起炎菌に関する全国調査によると、単純性尿路感染症の起炎菌においては、大腸菌の頻度が最も高いものの、高齢化に伴って大腸菌の頻度は低くなり、それに替わって緑膿菌をはじめとする弱毒グラム陰性桿菌の頻度が高くなる。
一方、複雑性では、年齢別の起炎菌に大差はない。
また、より高齢者、単純性に比べ複雑性、およびカテーテル非留置例に比べ留置例由来株の薬剤感受性は低い。

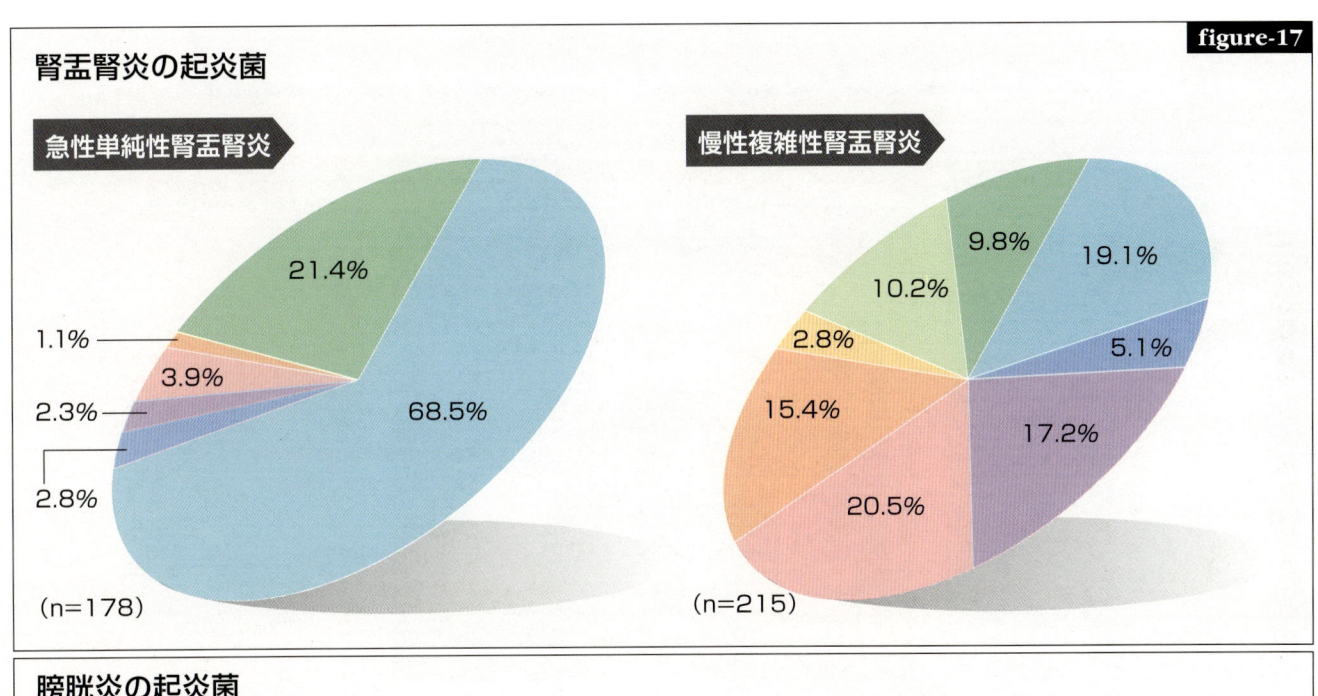

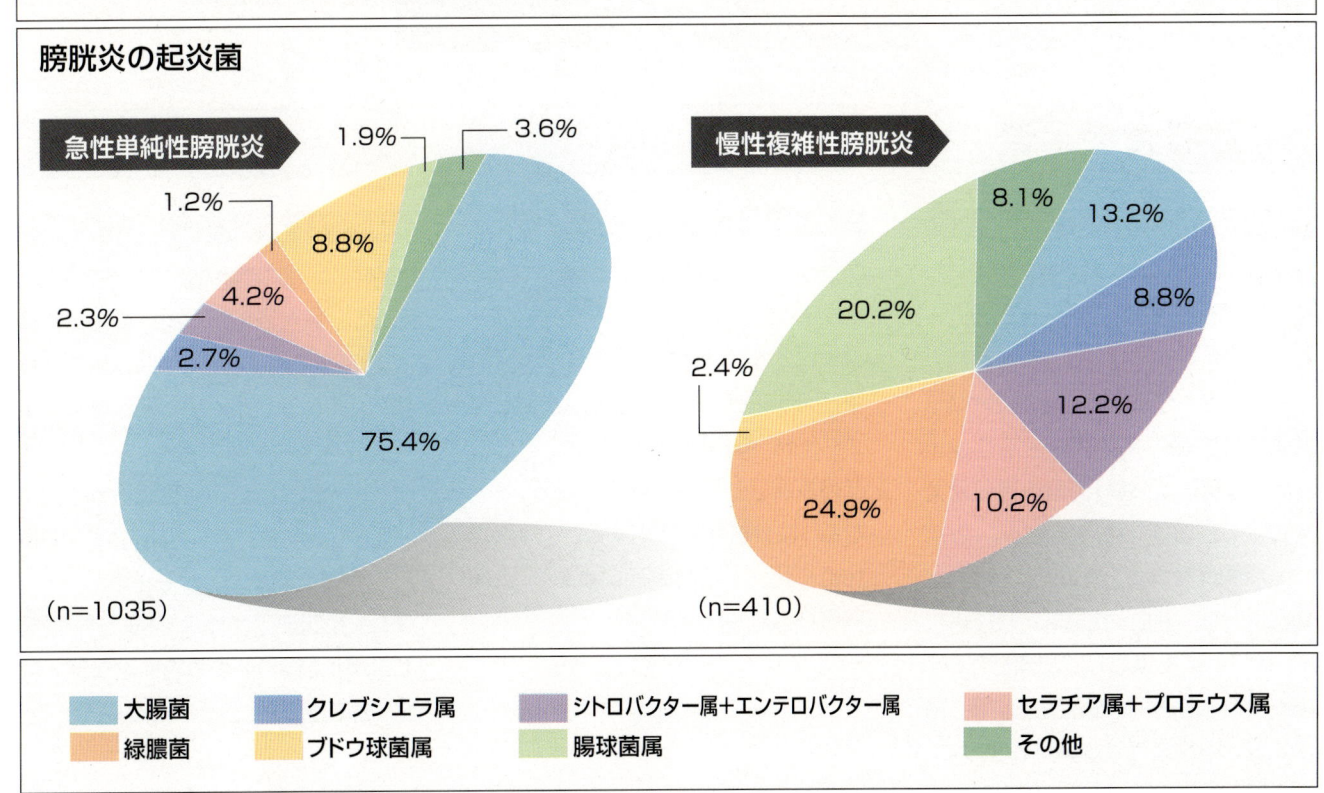

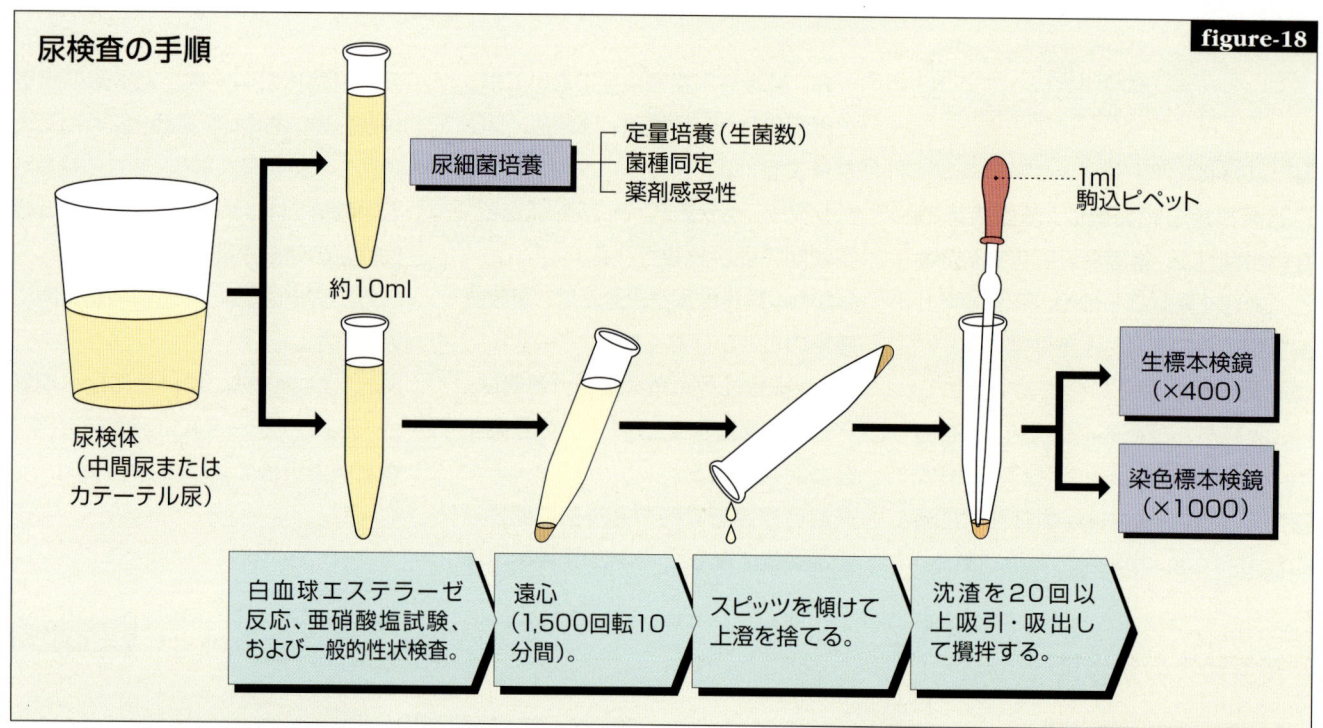

尿検査の手順

figure-18

- 尿検体（中間尿またはカテーテル尿）
- 約10ml → 尿細菌培養 ─ 定量培養（生菌数）／菌種同定／薬剤感受性
- 白血球エステラーゼ反応、亜硝酸塩試験、および一般的性状検査。
- 遠心（1,500回転10分間）。
- スピッツを傾けて上澄を捨てる。
- 沈渣を20回以上吸引・吸出して攪拌する。
- 1ml駒込ピペット
- 生標本検鏡（×400）
- 染色標本検鏡（×1000）

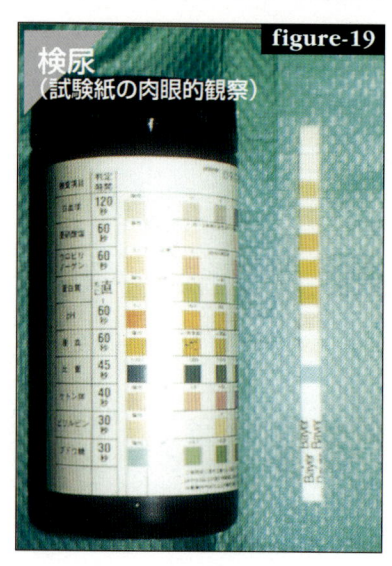

figure-19　検尿（試験紙の肉眼的観察）

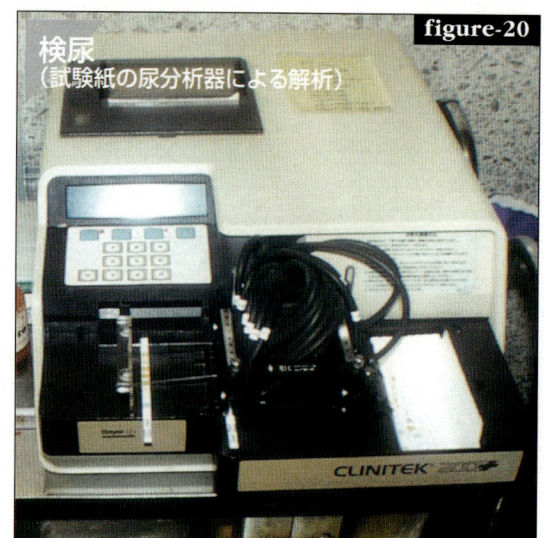

figure-20　検尿（試験紙の尿分析器による解析）

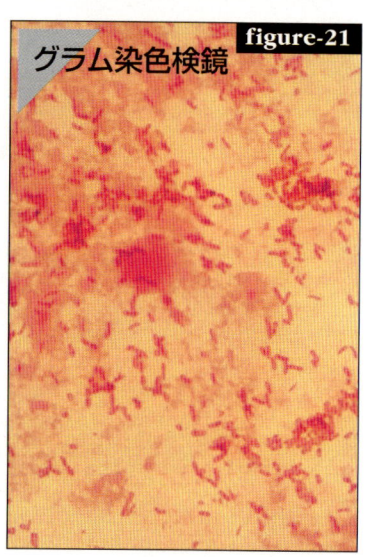

figure-21　グラム染色検鏡

尿検査の手順

figure-18

検尿は、尿路感染症の診断において、最も大切な検査である。

まず、滅菌コップに中間尿、またはカテーテル尿を採取する。尿検査試験紙による白血球エステラーゼ活性検出反応、亜硝酸塩試験（硝酸塩還元酵素を有する細菌尿で陽性となる）、および一般的性状検査（ウロビリノーゲン、蛋白質、pH、潜血、比重など）を行い、その約10mlを遠心して沈渣を作成、検鏡する。感染尿は細菌定量培養、菌種同定、薬剤感受性検査に提出する。

検　尿

figure-19,20

スクリーニング検査としては、試験紙による尿検査を行う。

試験紙では、白血球エステラーゼ活性検出反応、亜硝酸塩試験、ウロビリノーゲン、蛋白質、pH、潜血、比重などの多項目が同時に検査できる。

なお、尿分析器を使用すると、肉眼的比色に比べ、精度の高い試験成績が得られる。

検　鏡

figure-21

細菌尿は、尿定量培養法で判定する。しかし、尿沈渣の塗抹染色標本の検鏡（1000倍）で、毎視野に細菌が証明される場合は、有意の細菌尿と考えてよい。

なお、メチレンブルーによる単染色より、グラム染色を行ったほうが、より多くの情報を得ることができる。

また、尿沈渣の生標本を400倍で観察し、5個以上／HPFの白血球を認めれば、尿路感染症が疑われる。

基礎疾患

尿路における基礎疾患は、尿路感染防御機構に障害を与え、易感染状態を作る。尿路に基礎疾患を有する複雑性尿路感染症は、再発・再燃を繰り返し、難治性で慢性の経過をとり、基礎疾患に対する的確な治療を行わなければ完治しないことが多い。

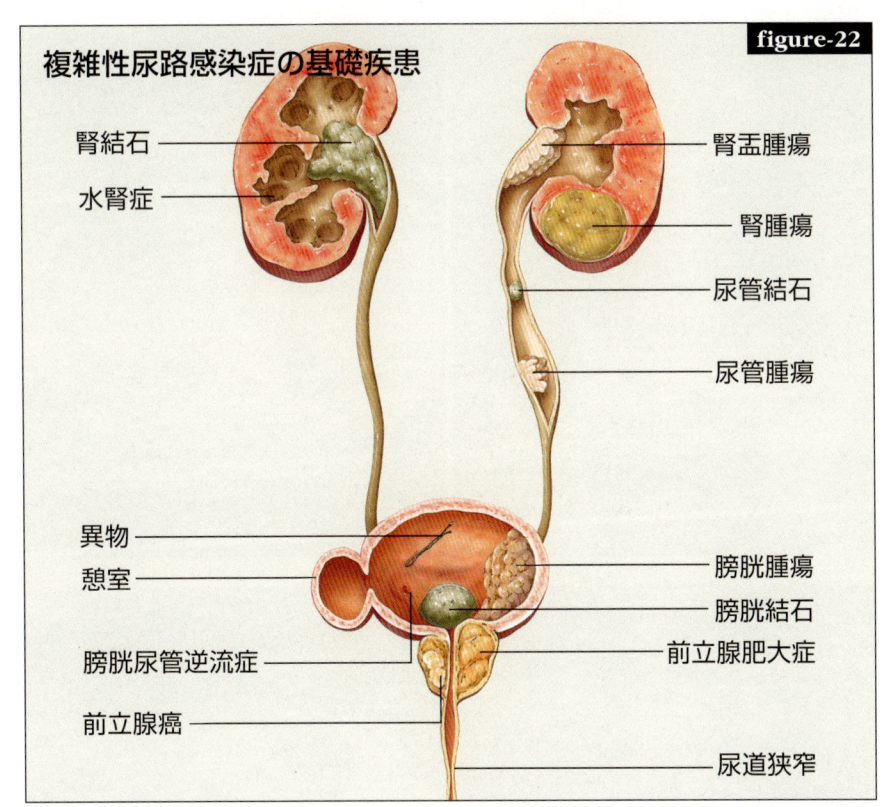

複雑性尿路感染症の基礎疾患 figure-22

腎結石、水腎症、腎盂腫瘍、腎腫瘍、尿管結石、尿管腫瘍、異物、憩室、膀胱尿管逆流症、前立腺癌、膀胱腫瘍、膀胱結石、前立腺肥大症、尿道狭窄

figure-22

尿路の感染防御機構を障害する基礎疾患は、尿路感染症の発症における宿主側の要因として重要である。

尿路の感染防御機構には、尿管の蠕動運動や膀胱・尿道の排尿による洗浄作用、尿路上皮脱落による細菌の粘膜内侵入防止、尿路粘膜からの免疫抗体の分泌、食細胞による食菌能などがあり、これらが巧みに協調している。しかし、これらの防御能を基礎疾患が障害し、感染が成立しやすくなる。

例えば、尿路の閉塞や神経因性膀胱などで尿の停滞が起こると、細菌が増殖しやすくなる。また、尿路の内圧が上昇して細菌が組織の中に誘導され、腎盂腎炎の重症化や尿路敗血症が起こりやすくなる。

結石などの異物は、尿路粘膜上皮を破壊して感染を成立しやすくするとともに、難治化させる。

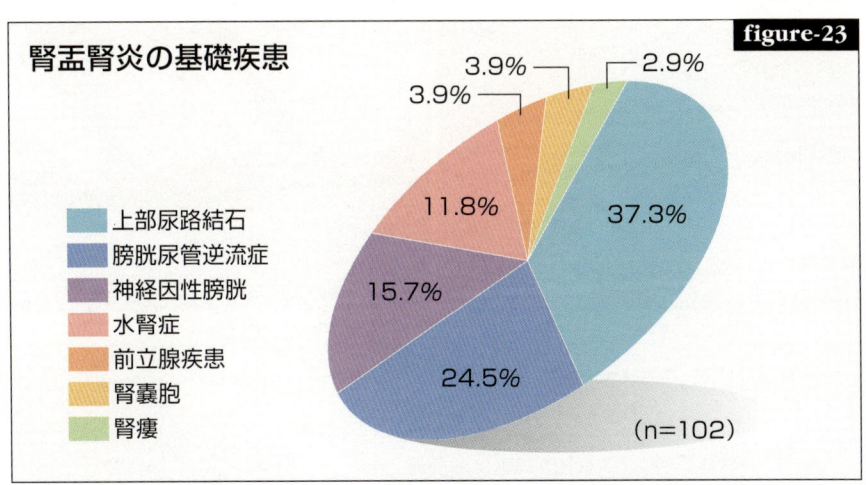

腎盂腎炎の基礎疾患 figure-23

上部尿路結石 37.3%、膀胱尿管逆流症 24.5%、神経因性膀胱 15.7%、水腎症 11.8%、前立腺疾患 3.9%、腎嚢胞 3.9%、腎瘻 2.9% (n=102)

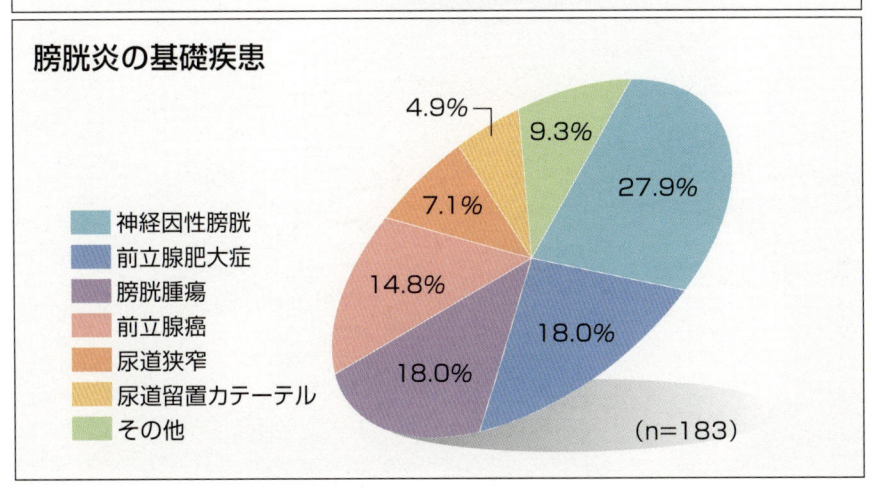

膀胱炎の基礎疾患

神経因性膀胱 27.9%、前立腺肥大症 18.0%、膀胱腫瘍 18.0%、前立腺癌 14.8%、尿道狭窄 7.1%、尿道留置カテーテル 4.9%、その他 9.3% (n=183)

figure-23

各種尿路疾患が、尿路感染症の基礎疾患になる。

腎盂腎炎では上部尿路結石、膀胱尿管逆流症、神経因性膀胱などが多い。一方、膀胱炎では神経因性膀胱、前立腺肥大症、膀胱腫瘍などが多い。長期の尿道留置カテーテル症例では、尿路感染が必発する。

また、基礎疾患は年齢や性により、その頻度が異なる。小児期には、先天性疾患の頻度が高い。男性の高齢者では、腫瘍性疾患の頻度が高く、女性では神経因性膀胱の頻度が高い。

画像検査

泌尿器科領域の画像検査には、各種撮影法がある。スクリーニング検査には、腹部超音波検査、腎膀胱単純撮影、腎盂造影などの侵襲が少なく、比較的簡単に行える検査が適する。必要に応じて、排尿時膀胱造影、逆行性尿道造影、逆行性腎盂造影、経直腸的超音波検査、CT、MRIなどを追加する。

急性腎盂腎炎

figure-24

一般に、急性腎盂腎炎に特徴的なDIP所見はないが、患側腎の腫大を認めることがある。また、腎機能低下のため造影剤の排出が患側で遅延し、描出が悪いことがある（写真左）。
CTでも特徴的な所見はないが、血管周囲炎や間質の炎症性変化に伴う患側腎の腫大、炎症部の変化を認めることもある（写真右）。

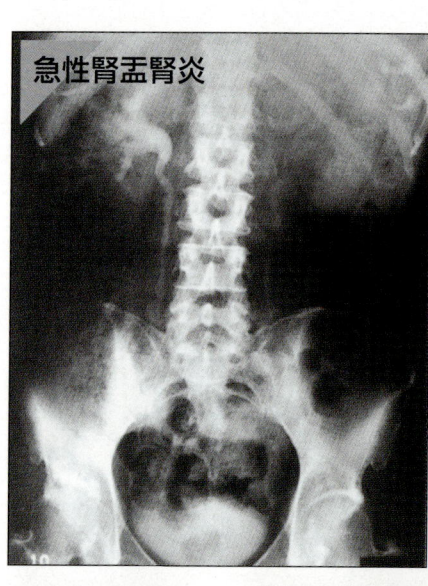
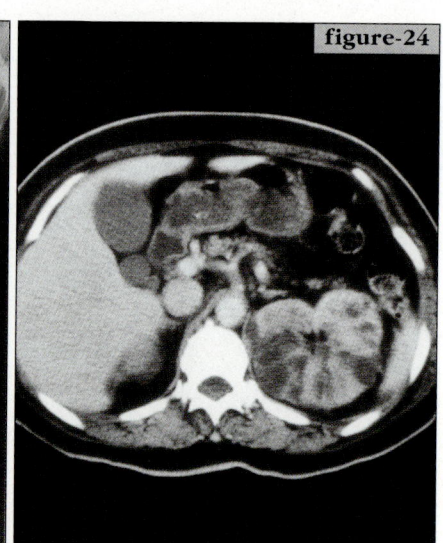

慢性腎盂腎炎

figure-25

慢性腎盂腎炎のDIP所見としては、腎杯の鈍円化、棍棒状変化、腎盂腎杯の拡張や不整変化、腎全体の萎縮・変形、腎機能低下による描出不良などを認める。
CTでは腎盂腎杯の拡張・不整変化、腎萎縮・変形などを認める。
写真左：DIP。両側腎杯の鈍円化、棍棒状変化を認める。
写真右：CT。左腎の萎縮、瘢痕形成を認める。

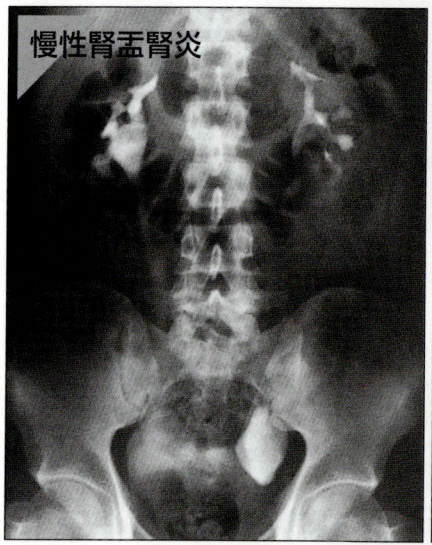
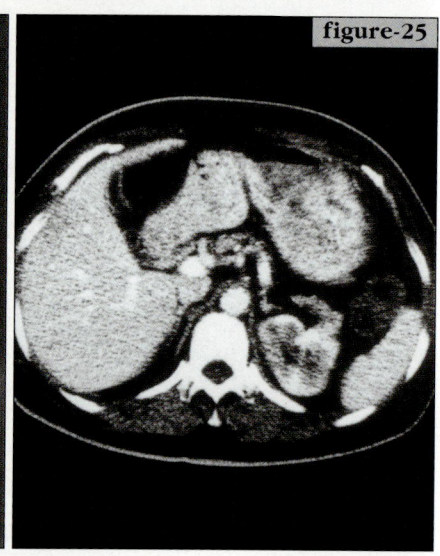

膀胱尿管逆流症

figure-26

膀胱尿管逆流症（VUR）は、小児期の再発性尿路感染症の基礎疾患として重要である。
写真左：VCG（排尿時膀胱造影）。右側にⅣ度のVURを認める。
写真右：DIP。右腎杯の変形と尿管の拡張、屈曲を認める。

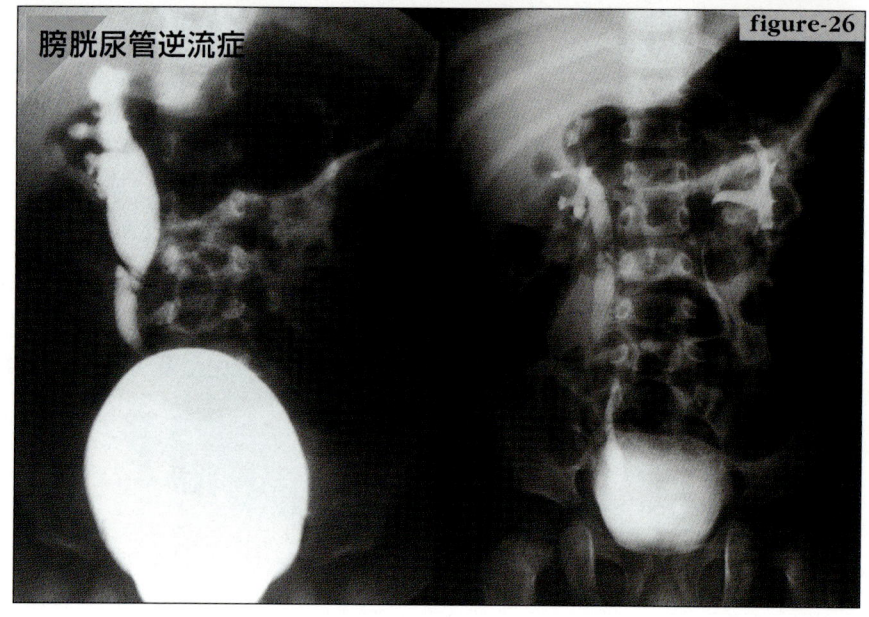

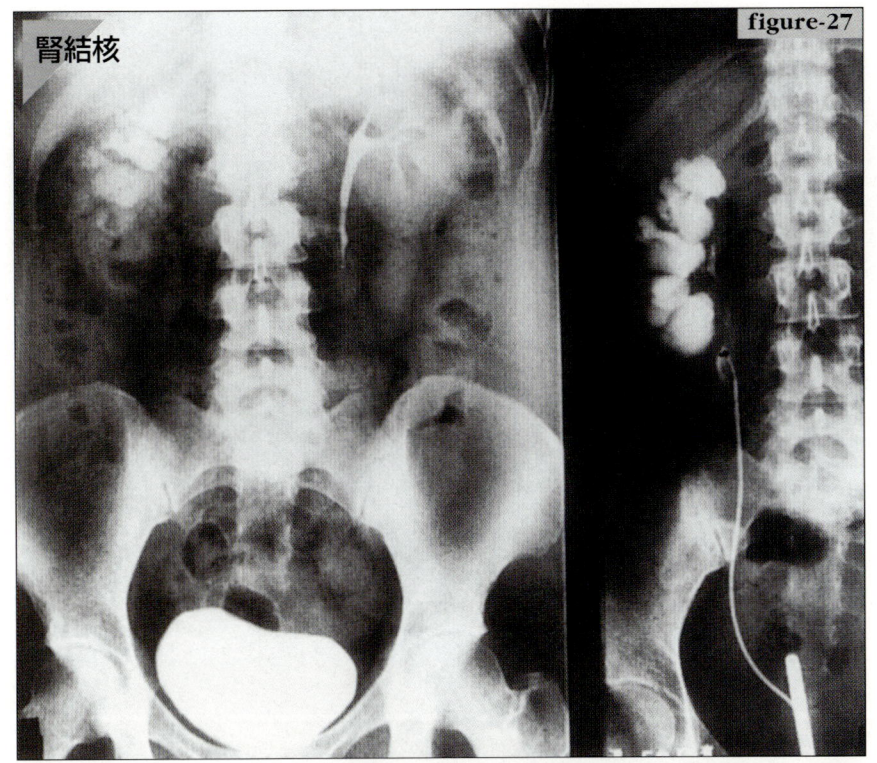

腎結核

figure-27

腎結核とは、結核菌が腎内に病巣を形成したものをいう。感染経路は血行性のことが多い。

腎結核のKUB所見では、慢性時に漆喰腎といわれる腎の石灰化陰影が特徴的である。

DIP所見としては、異常を認めないものから、無機能腎まで多様な所見がある。

写真左：DIP。右腎杯の虫食い像、空洞像。尿路通過障害による腎盂腎杯の拡張像を認める。

写真右：同一症例の逆行性腎盂造影。

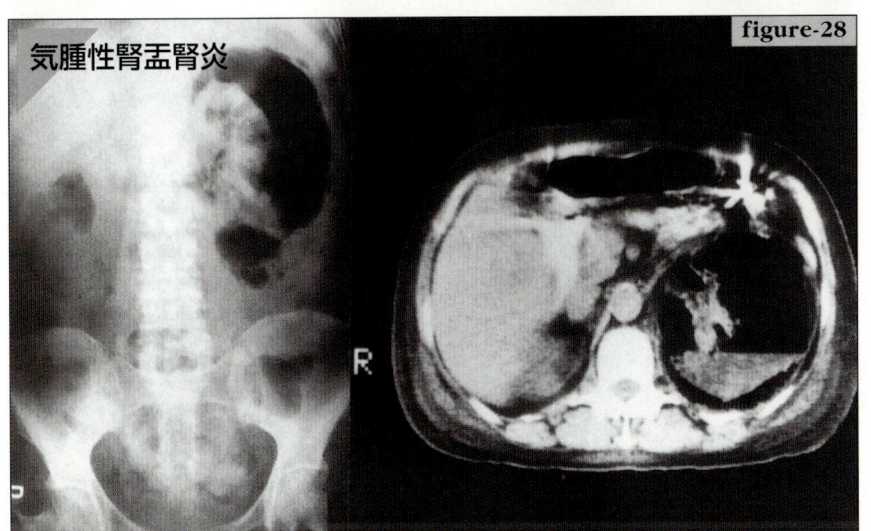

気腫性腎盂腎炎

figure-28

気腫性腎盂腎炎とは、腎実質、腎周囲にガスを発生する腎の化膿性疾患で、KUBやCTで腎部に一致してガス像を認める。基礎疾患に糖尿病、尿路通過障害を有することが多い。起炎菌としては大腸菌、クレブシエラなどが多い。

写真左：KUB。左腎周囲を中心にガス像を認める。

写真右：CT。左腎の著明な変形・萎縮、ガス像、膿の貯留を認める。

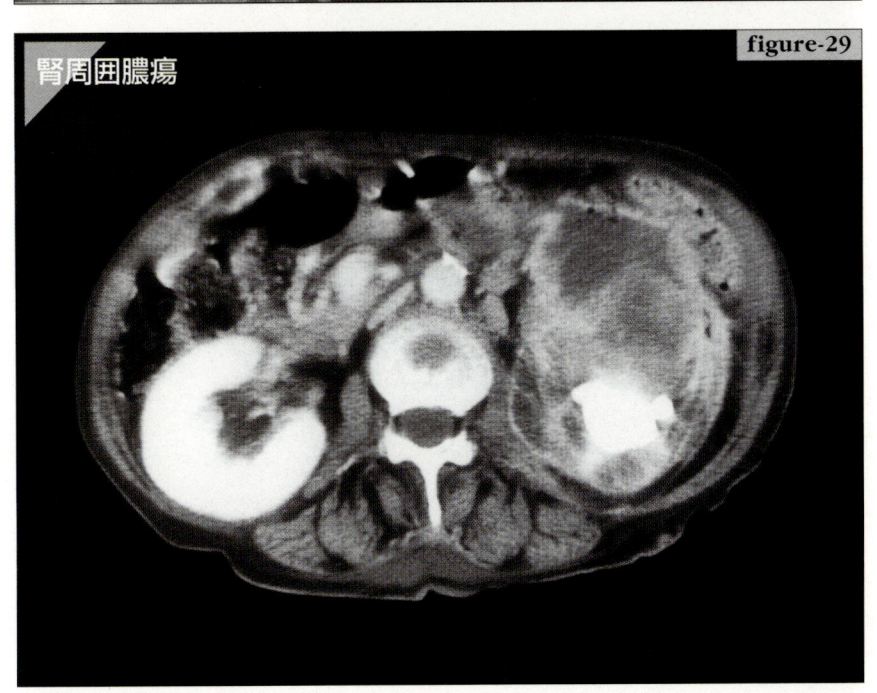

腎周囲膿瘍

figure-29

腎周囲膿瘍とは、腎とGerota筋膜との間の腎周囲脂肪組織に形成された膿瘍をいう。

膿腎症など腎の炎症が波及したものと、腎以外の化膿性病巣からの血行性、またはリンパ行性の病巣感染によるものが考えられている。

本症例では、左腎結石を基礎疾患として発症した膿腎症の炎症が、周囲に波及して腎周囲膿瘍が形成された。

日常診療のための
泌尿器科診断学
VISUAL LECTURE FOR PRACTICE
②

CT・MRI

京都大学医学部　上田浩之　京都大学大学院医学研究科　富樫かおり
放射線部助手　　　　　　映像医療学講座助教授

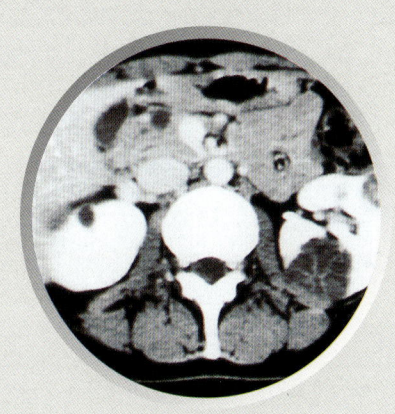

VISUAL LECTURE FOR PRACTICE
日常診療のための泌尿器科診断学■CT・MRI

CT・MRIの特性

CT・MRIをいかに、的確に使いこなすかが大事である

　CTとMRIは、撮像原理が大きく異なるものの似通った面も多く、まとめて扱われることが多い。両者に共通する点は、侵襲なく体内の断層像が得られる点、前世紀末より急速に普及し、広く臨床応用されるようになった点、現在もまだまだ進歩しつつあり、それに応じて適応となる部位や疾患が変化している点などである。

　体内の状態を侵襲なく客観的に観察できるという優れた特性により、現在多くの分野でCT・MRIは欠くことのできない検査方法となっており、これは泌尿器科領域においても、例外ではない。しかし、臨床のすべての場面で有用なわけではけっしてなく、CT・MRIを用いても評価が困難な疾患があるのは当然のこと、逆に、超音波、IVPのような従来広く使われてきた画像検査のほうが有用な場合もある。また、画像所見より臨床所見のほうが優先する場面も多い。

　要するに大事なのは、CT・MRIをいかにうまく使いこなすかということである。そのためには各疾患が呈するCT・MRIの所見のみでなく、CT・MRIそれぞれの特性、適応、限界をある程度は知っておく必要がある。

　本冊子では、臨床医としてこれだけは知っておくとよいと思われるCT・MRIの特性について簡単に述べた後、日常診療で遭遇する代表的な疾患の画像について解説する。また、まれではあるが知ってさえいれば診断可能な疾患についても、ある程度触れる。

　日常診療の場で少しでもお役に立てれば幸甚である。

CT・MRIの性能

　一口にCT・MRIといってもメーカー、年代によりその性能はさまざまである。CTに関してはコントラスト（用語解説参照）自体が変わるわけではないが、MRIに関しては画像のコントラスト自体が変わってくることがあり注意を要する。CTは以下のように大まかに3種類に分類できる。MRIは多種多様であり、CTのようにクリアカットには分類できず、大まかな傾向を示す。

CTの種類

❶conventional CT：1スライス撮影するごとにテーブルを移動する。撮影は遅い。

❷ヘリカル CT：テーブル移動を連続的に行うことで、結果的に体の周りを螺旋状にX線が走査。この技術により、腫瘍などの造影効果を経時的に観察するダイナミックCTが可能になった。

❸多検出器 CT（multidetector CT, multislice CT）：ヘリカルCTの進化型。撮像時間が大幅に短縮された。さらに画像再構成による冠状断、矢状断など任意方向の画像表示、血管などの精密な3次元表示が可能となった。

MRIの分類

こちらは時期、メーカー、価格により、性能に天と地ほどの差がある。以下のように覚えておくとよい。

●低磁場（0.2-0.3Tesla）のものから高磁場（1-1.5Tesla）のものまでが存在する。一般に、高磁場装置のほうが画質は良好。

●新しいもの、高価なものほど使用可能な撮像法（特に高速撮像法）が多く、画質も良好。

●機種が同じでも購入したコイル（用語解説参照）の種類、内部のコンピューターにインストールされているアプリケーションにより、できることが異なる。

泌尿器科領域で使用されることが多いMRIの撮像法

いろいろな名称のシーケンスが多数あり、同一の撮像法でもメーカーによって名前が異なったりとややこしい。

●コントラストにより、おおまかにT1強調像に近いもの、T2強調像に近いものに分類できる。

●撮像法は大まかにspin echo系とgradient echo系に分類される。

撮像速度 \ コントラスト	T1強調	T2強調
低速	spin echo	spin echo（現在はほとんど使われていない）
↑↓	高速spin echo（fast spin echo=FSE）	FSE, STIR*
高速	spoiled GRASS*（SPGR, FLASH）	single-shot FSE（ssfse, HASTE, RARE）*

黒字はspin echo、青字はgradient echo、赤字はその他
その他の撮像法として、血管を無信号域として描出するblack blood法（静脈浸潤の有無などに有用と思われる）や造影MRAなどの撮像法を使用している。
*用語解説参照

CT・MRIの特性、限界

	CT	MRI
原理	voxelごとのX線吸収値を画像化。（用語解説→CT→濃度を参照）	磁気共鳴現象による緩和時間を画像化。（用語解説→MRI→信号強度を参照）
禁忌（絶対覚えること）	相対禁忌のみ（妊娠の可能性のある女性）	ペースメーカー装着者、閉所恐怖症[*1] 生命維持装置装着者 動脈瘤クリップ[*2]
造影剤	非イオン性ヨード造影剤 副作用3-5%。ショックなど重篤なものもけっして少なくはない。腎機能障害がある場合は禁忌。	ガドリニウム製剤 副作用はごくまれ。 しかし、死亡例の報告もある。
石灰化の検出能	良好	不良
任意方向の撮影	不可能[*3]	可能
撮像範囲の制限	広範囲にわたる撮像が可能。（特に制限なし）	信号を受診するコイルの感度の問題で撮像範囲が限られる。
被曝	あり	なし
検査時間	短い（数分）	長い（20分以上）
画像の特徴	MRIはCTに比べ呼吸、心大血管の拍動の影響を受けやすい。	
アーチファクト（共通）	体動・呼吸・心拍動によるアーチファクト。部分容積現象。金属によるアーチファクト（CT<MRI）	
アーチファクト（固有）	泌尿器科領域では、特に問題となるものはない。	chemical shift。血流による偽像。折り返し。susceptibility artifactなど。

[*1]：オープン型のMRIならOK。
[*2]：MRI普及後は非磁性体が使われており、まず問題ない（1990年以降のものは、まず大丈夫）。
[*3]：多検出器CTなら、良好な多方向再構成画像が得られる。
*アーチファクトについては用語解説参照。

適応

CTとMRIの適応に関するガイドラインは今のところ存在しない。各施設の機械の台数、予約状況、機械の性能といった施設ごとの状況に応じて検査を組み立てざるを得ないのが現状である。おおざっぱに言って上腹部の評価や広範囲の撮影にはCT、骨盤内臓器の評価はMRIが適していると言ってよいであろう。また、CTのほうが短時間で検査が施行でき、患者の状態のモニターも楽であり、外傷など救急の場ではCTを優先したほうがよいことが多い。
各臓器、疾患に対するCT・MRIの使い分けについては、各論を参照されたい。

放射線科医から検査をオーダーするうえでのお願い

- 検査目的は明確にする。特にMRIでは検査の目的により撮像方法が大きく異なってくる。
- 適応、検査の可否で迷ったら、放射線科医や技師に相談する。
- 緊急検査は直接口頭で依頼したほうがよい。
- レポートでわからないことがあれば、気軽に聞いてください。

CT・MRIでの診断上手がかりとなる濃度、信号

CT
脂肪（水より低濃度）、石灰化（高濃度）、空気（脂肪より低濃度）

MRI
多くの病変はT1低信号、T2高信号を呈する。T1高信号、T2低信号を呈するものを覚えておくと便利。

- T1高信号 --- 血腫（時期による）、脂肪、腸管内容、高蛋白の液体
- T2低信号 --- 線維化、血腫（時期による）、高細胞密度（前2者よりは高信号）、金属の存在
- Flow void --- 血管の存在を示す

VISUAL LECTURE FOR PRACTICE

日常診療のための泌尿器科診断学 ■ CT・MRI

撮像から読影までの手順

撮 像

- **検査オーダー** → オーダーをみて、さらに撮影に必要な臨床情報があれば獲得（主治医に確認、カルテの確認）
- **撮像プランの選択** → FOV、スライス厚、ギャップ、シーケンス（MRI）、コイルの選択（MRI）、造影の有無、タイミングなどの選択（用語については用語解説参照）
- **撮像** → 撮像時に、患者が本人であることを必ず確認！

読 影

何はともあれ、フィルムが患者本人のものであることを確認！

↓

検査自体の評価

検査自体を評価するうえでのポイント
- 検査目的に対し、必要かつ十分な検査が行われたか？
- 画質は診断するのに十分か？
- 画質が悪いとすれば原因は何か？ 対処方法は？ ほかの検査で代替できるか？

↓

異常所見の拾い上げ — 異常所見なし →

↓ 異常所見あり

「異常所見」が真に病変か否か
- Y → 病変の検討
- N → ●アーチファクト ●normal variant など

病変を評価するうえでのポイント
- 病変の広がり、性状は？
- 複数の病変が存在する場合、その関連付けは？

↓

鑑別診断

鑑別診断を考えるうえで私が心がけているポイント
- 画像から考えられる疾患と臨床情報（年齢、性別、症状など）をつきあわせ、考えやすいものから順に並べる。
- あまりに多くの鑑別診断を羅列しないこと。個人的には3個までと思っている。
- 調べたり、人に聞いたりしてもわからなかったことは、正直にわからないとすること。
- やや考えにくい鑑別診断でも、それをはずすと治療方針に大きく影響するものは含めること。例えば、どうみても手術不能な悪性腫瘍があった時、悪性リンパ腫の可能性が少しでもあれば鑑別に挙げている。悪性リンパ腫以外なら有効な治療法がないことも多いが、悪性リンパ腫の場合、多くは治療による改善が期待できるからである。

↓

確定診断には至らず / **確定診断**

↓

可能なら次の検査、方針を示唆

↓

読影終了

☆ 緊急に何らかの処置を要すると思われる場合や、画像所見があまりに複雑で文章ではうまく伝わりそうにない場合などには、主治医に直接連絡したほうがよい。
☆ なお、可能な限り以前のフィルム、カルテを手元に置いて参照しながら読影したほうがよい。

CT・MRIの用語解説

共通

【コントラスト】画像の白黒のこと。

【スライス厚】CT・MRIとも、ある厚みを持った画像である。この厚みのことをスライス厚と呼ぶ。

【スライスギャップ】スライス間の情報のない部分のこと。

【スライスインターバル】スライス厚＋ギャップ。

【部分容積現象】上記のようにCT、MRIともある厚みを持った画像であり、2つの濃度、信号の異なるものがその厚みの中に存在する時、その濃度、信号はそれら2つの平均値になる。これを部分容積現象(partial volume effect)と呼ぶ。これにより本来境界明瞭な腫瘍が境界不明瞭にみえたり、真の濃度、信号と異なる濃度、信号が描出されたりするので注意が必要。(図)

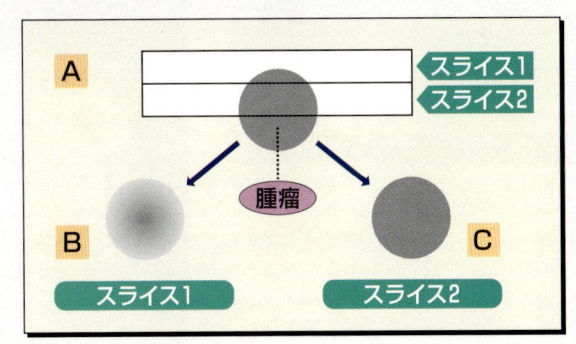

【FOV=field of view】その断面における撮像範囲のこと。

【Matrix】デジタルカメラの画素数に相当する。CT・MRIでは256×256もしくは512×512。

【Motion artifact】読んで字のとおり動きによる画質の劣化を指す。

【Voxel】二次元画像におけるpixelに相当する。CT・MRIは厚みを持った画像なので、このように呼ばれている。CT・MRIの画像は512×512(もしくは256×256)のvoxelの集合である。

CT

【濃度】CTにおける画像の白黒のこと。水のX線吸収値0、空気を−1000として計算される。計算された値のことをCT値と呼ぶ。単位はHU(Hounsfield unit)。

【Beam hardening artifact】大きく濃度が異なるものが接している時にみられるartifact。

MRI

アーチファクト(読影上問題となる)

【拍動性血流によるアーチファクト】血管と同様の形をした、繰り返す信号の上昇域。腹部では大動脈、腸骨動脈などの大血管の前後にみられ、時々腫瘍と紛らわしい。前後の画像を注意深くみると、いずれのスライスでも同じように写っているので判定できる。

【折り返し】撮像範囲外の構造が撮像領域内部に表示されること。体幹部で腹部のみ撮像範囲としていたのに、その外側にある手が腹部に重なって表示されてしまうような場合を指す。

【Chemical shift artifact】脂肪を含んでいる組織は含んでいない組織と比べ、位置が動いてみえる現象。

【Susceptibility artifact(磁化率アーチファクト)】空気、金属などに接した部位の信号が低下する現象。

【コイル】体内で発生したMRの信号を受信し、コンピューターに送る装置。頭部用、体幹部用、乳房用、関節用などさまざまな形状のものが存在する。コイルの選択は画質、撮像範囲に大きく影響する。

【脂肪抑制】読んで字のとおり、脂肪の信号を抑制すること。脂肪が黒く写る。

【シーケンス】MRIにおける撮像法のこと。T1、T2をはじめ、多彩なシーケンスが存在する。

【信号強度】CTにおける濃度と同じく、画像の白黒を示す。白ければ高信号、黒ければ低信号である。

【Flow void】速い血流が無信号域として描出されること。血管の存在を意味する。

【STIR】脂肪抑制T2強調画像とほとんど同義。

【Spoiled GRASS】in-phaseとout-of-phase(組織内脂肪の有無の評価に有用)、dynamic MRIに使用される。

【Single-shot FSE(ssfse, HASTE, RARE)】MR urographyに使用されるシーケンス。

【T1、T2の短縮、延長】T1短縮(延長)＝信号強度が高く(低く)なる、T2短縮(延長)＝信号強度が低く(高く)なる。ややこしい言葉なので使わないほうがよい。

腎疾患

腎病変の画像による精査はMRIよりCTを第一選択とする。CTのほうが画質が安定し、解釈も容易である。造影剤が使えない場合、冠状断・矢状断での評価が望ましい場合などはMRIを撮像する。この場合も、単純CTはあったほうがよい。

腫瘍性腎疾患(嚢胞を含む)

von-Hippel-Lindau病(腎嚢胞‐腎癌)

figure-1,2,3

figure-1：単純CT、figure-2：造影CT動脈相、figure-3：造影CT平衡相。

腎嚢胞(➡)、嚢胞性腎癌(▶)、充実性腎癌(⇨)がみられる症例である。
腎嚢胞はすべてのphaseで造影されず、低濃度を呈する。嚢胞性腎癌は、厚い隔壁を有する多房性嚢胞として描出されている。充実性腎癌は境界明瞭な腫瘤で、動脈相で腎皮質と同程度に強く造影され、平衡相では造影剤のwash outがみられる。典型的な腎癌の所見である。
右腎の嚢胞のサイズが相によって異なるのは、息の止め方が異なるためである。

【腎嚢胞の画像診断のポイント】
●単純CTで低濃度、MRIではT1強調像で低信号、T2強調像で高信号(脳脊髄液と同程度の信号)、CT・MRIとも造影効果はない。
●しばしば内部に出血を起こすことがある。この場合、単純CTで高濃度、MRI T1強調像で高信号を呈する。なお、超音波で明らかに腎嚢胞と診断されたものについては、特にCT・MRIを施行する必要はない。

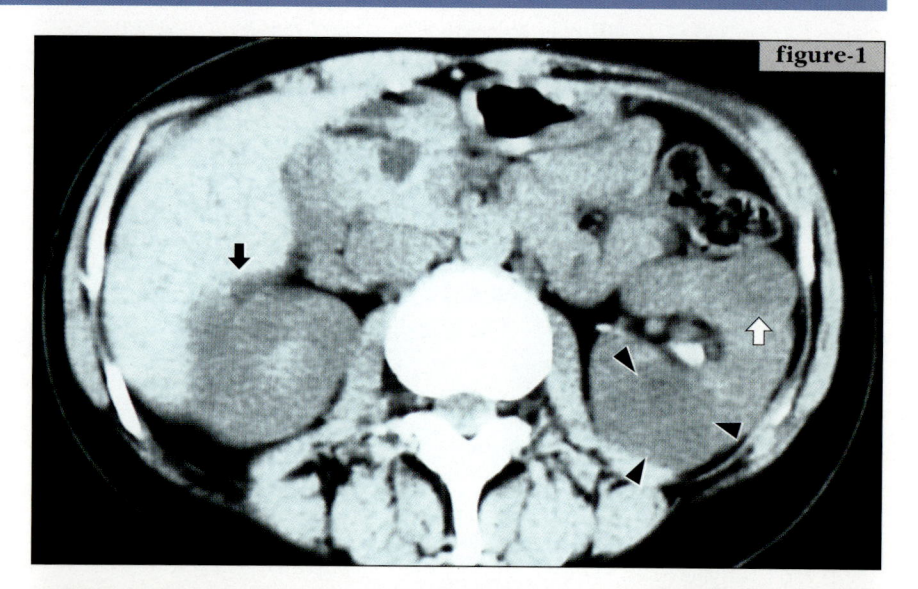

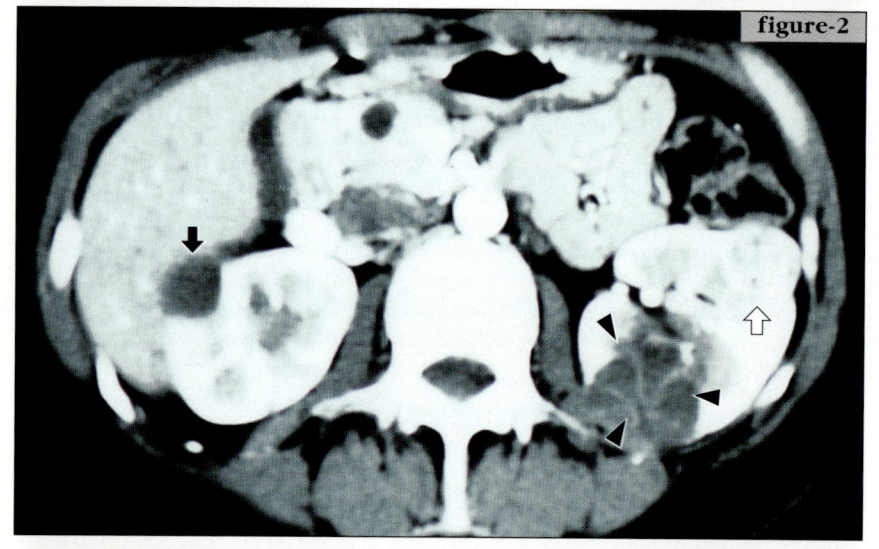

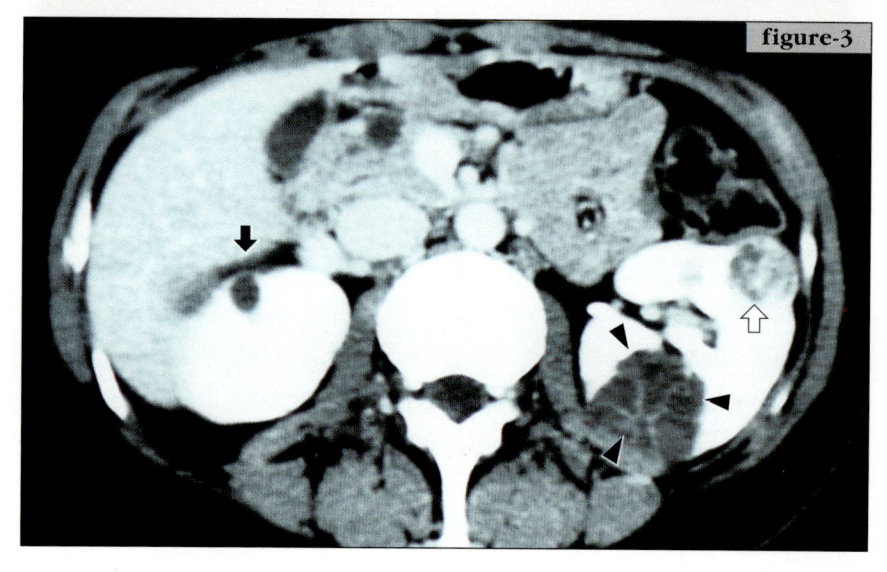

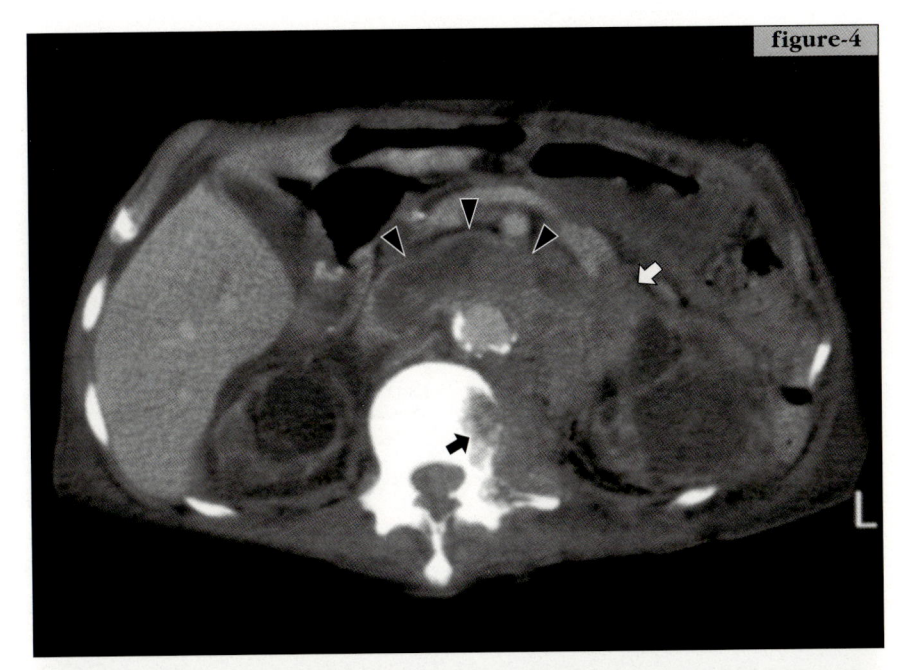

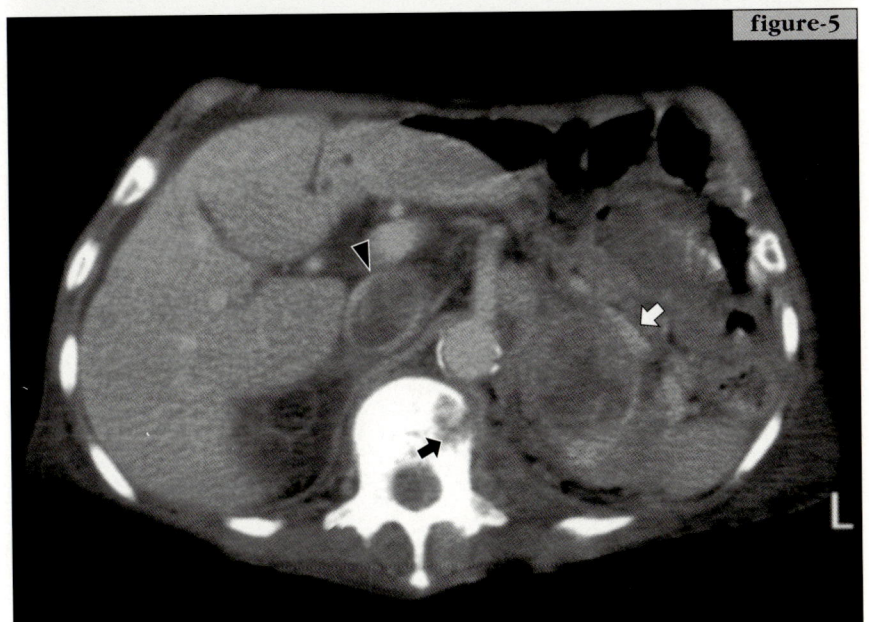

透析腎に発生、腎静脈腫瘍塞栓を起こした腎癌

figure-4, 5

figure-4, 5ともに造影CT。
左腎臓には、不均一に造影される腫瘤を認める(⇨)。また、左腎静脈から下大静脈内部も同様の腫瘍で占められている(▶)。また、骨転移も認められる(➡)。
右腎は萎縮し、多数の嚢胞がみられる。透析に伴うacquired cystic kidney disease(ACKD)の状態である(p.38、polycystic disease参照)。

【腎癌の画像診断のポイント】

- 腎皮質より発生、膨張性発育を呈し、境界明瞭な腫瘤を形成。
- 単純CTでは腎実質と等濃度、ダイナミックCT, MRIの動脈相で強く造影され(hypervascular)、平衡相では腎より低濃度。
- 腎癌の同定には、平衡相がいちばんわかりやすい。
- 腎静脈腫瘍塞栓。
- しかし、乏血性・浸潤性の腎癌もけっして少なくはない。
- ACKDは腎癌の高リスク。

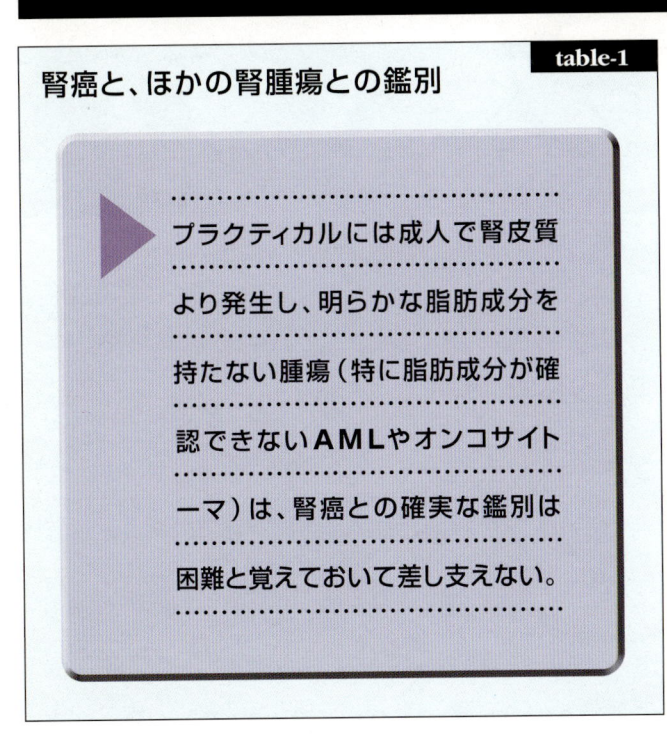

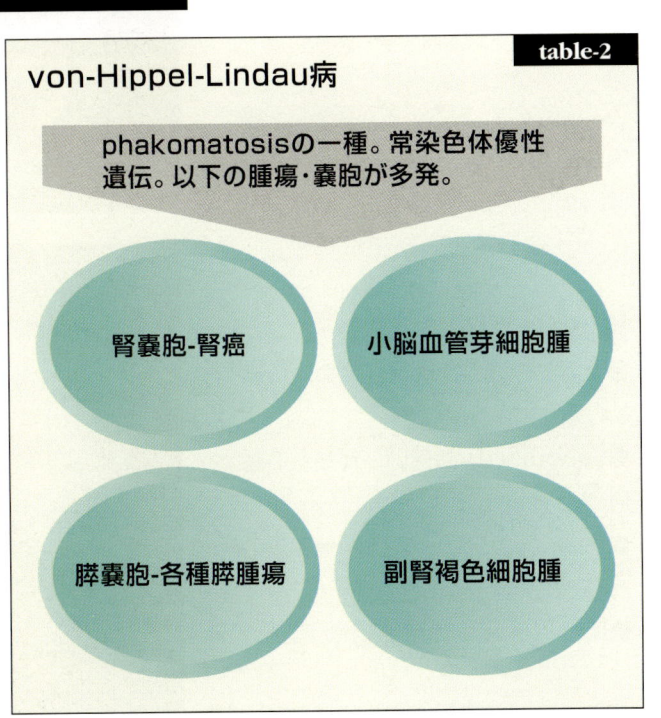

table-1 腎癌と、ほかの腎腫瘍との鑑別

▶ プラクティカルには成人で腎皮質より発生し、明らかな脂肪成分を持たない腫瘍(特に脂肪成分が確認できないAMLやオンコサイトーマ)は、腎癌との確実な鑑別は困難と覚えておいて差し支えない。

table-2 von-Hippel-Lindau病

phakomatosisの一種。常染色体優性遺伝。以下の腫瘍・嚢胞が多発。

- 腎嚢胞-腎癌
- 小脳血管芽細胞腫
- 膵嚢胞-各種膵腫瘍
- 副腎褐色細胞腫

polycystic disease

figure-6, 7

figure-6, 7：単純CT。

両側腎は腫大し、無数の嚢胞が認められる。正常腎実質は確認できない。また、石灰化した部位も認められる。肝臓にも嚢胞が認められる（figure-6：➡）。

腫瘍性疾患とは言えないが、嚢胞との関連でここに入れた。

腎盂癌

figure-8, 9

figure-8, 9：ともに造影CT。

腎盂に、境界不明瞭な低濃度を呈する腫瘤が認められる（figure-8：➡）。その下方、腎静脈のレベルでは傍大動脈のリンパ節腫大が認められ、転移と考えられる（figure-9：⇨）。

また、腎盂の拡張（▶）、腎実質の造影効果の低下（右腎と比較せよ）が認められるが、これは水腎症の所見である。

この症例では、腎盂のほか尿管にも腫瘍が認められた。このように腎盂癌は、尿管癌・膀胱癌と合併する頻度が高い（p.46〜47、尿管癌の項参照）。

【腎盂癌の画像の特徴】

- 腎盂内の境界不明瞭な腫瘤→腎癌との鑑別点。
- **vascularity**は低い→腎癌との鑑別点。
- 末梢の腎盂、腎杯の拡張、腎実質の造影効果の低下。
- 尿管・膀胱腫瘍の合併。

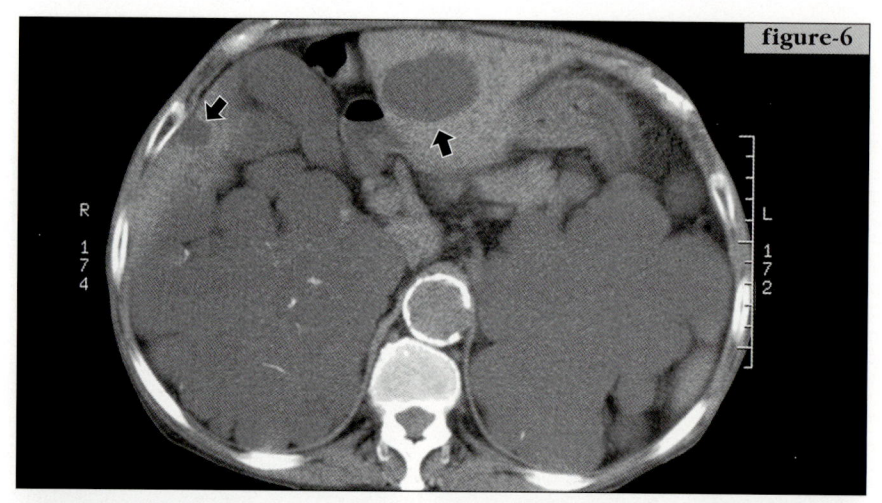

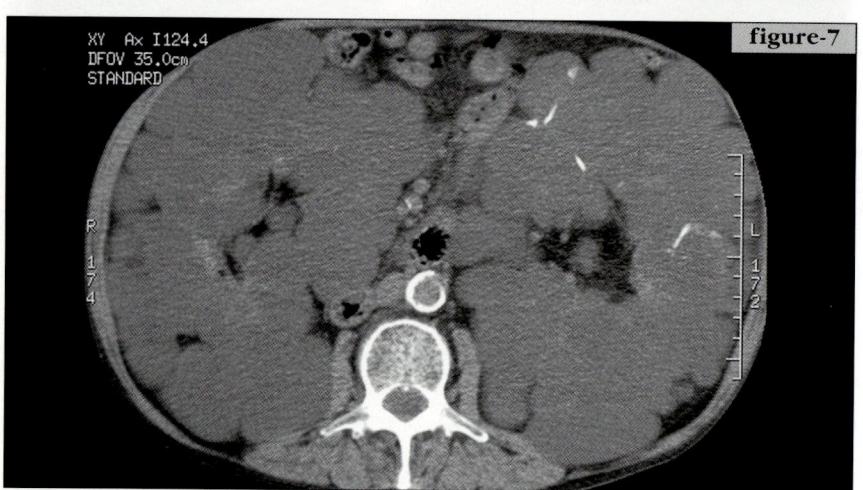

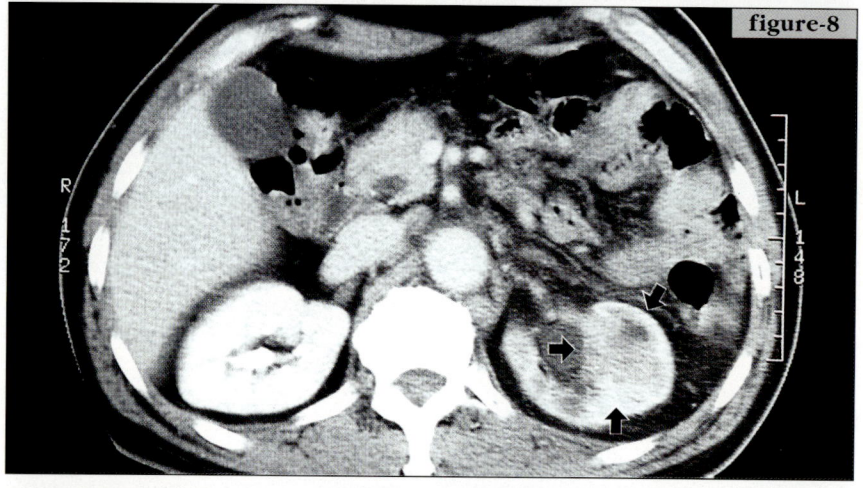

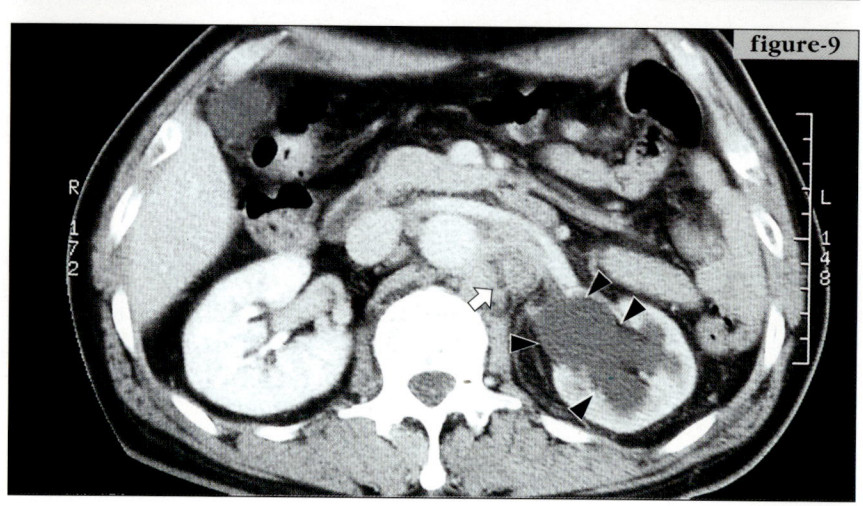

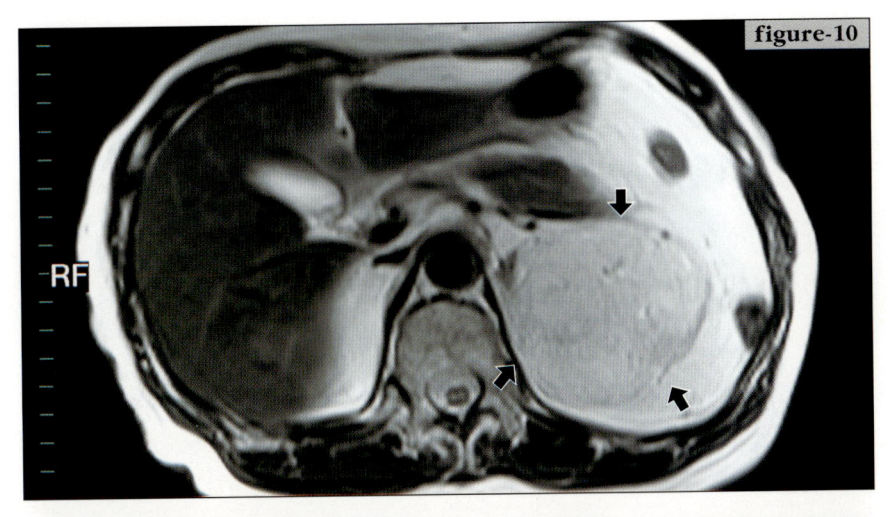

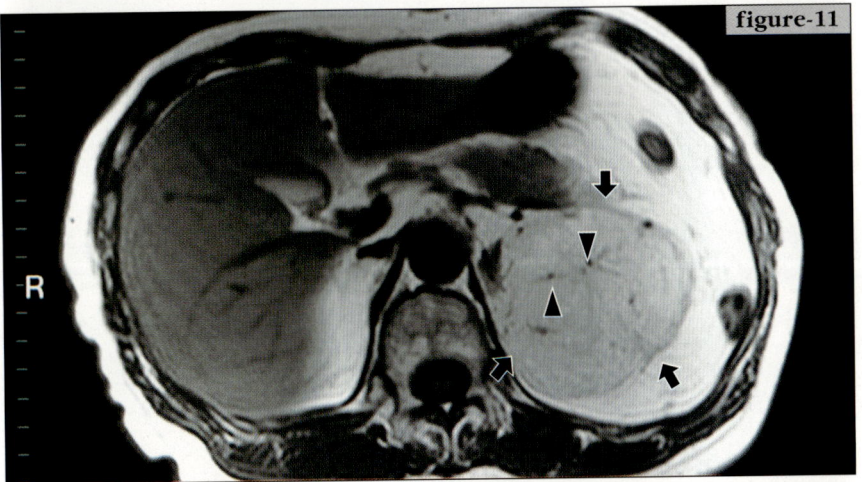

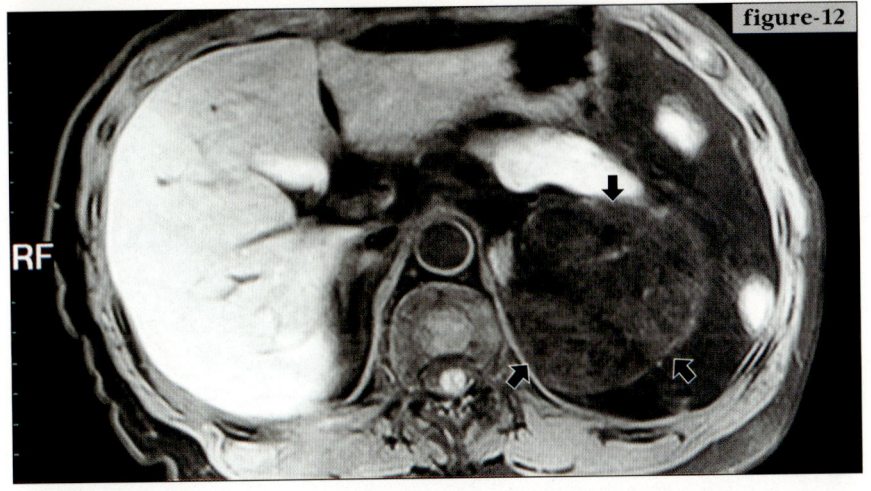

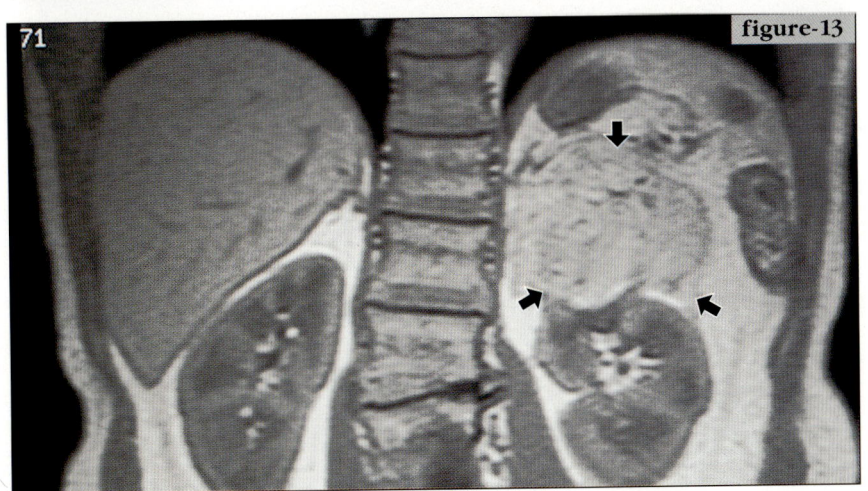

脂肪が多くサイズも大きい腎血管筋脂肪腫(AML)

figure-10~13

figure-10：T2強調横断像、figure-11：T1強調横断像、figure-12：脂肪抑制T1強調横断像、figure-13：T1強調冠状断像。

腎臓の上部に腫瘤を認める(➡)。腫瘤はすべてのシーケンスで脂肪と同程度の信号強度を呈し、また脂肪抑制T1強調像で抑制されており、脂肪を含んでいることがわかる。

さらに、腫瘤内部にはflow void*が多数認められ、血流に富む腫瘍であることがわかる(▶)。*p.35、用語解説。

【AMLの画像診断のポイント】

- 単純に脂肪があればAML、なければ腎癌との鑑別は困難と覚えておいて差し支えないであろう。
- 脂肪の含有量は、ほとんど脂肪成分からなるものから、顕微鏡レベルでしか脂肪が含まれないものまで多彩である。
- なお、脂肪の存在がCTで疑われるが断定できない場合には、薄いスライスでCTを再検するか、MRI(脂肪抑制前後のT1強調像)を撮像すればはっきりすることがある。
- 結節性硬化症に合併することがある。

【脂肪の存在診断】

- CT値が0未満(-10HUくらいまでは誤差の範囲ではある)。
- MRIでは、すべてのシーケンスで皮下脂肪と同程度の信号(T1強調像で高信号)を呈し、chemical shift artifactがみられることで同定できる。
- わかりにくい時は脂肪抑制法を使い、信号が低下すれば脂肪である。

Notice！：
AMLの診断→とにかく脂肪の存在を確認。

腎腫瘍の鑑別診断

◎印は頻度の高いもの。○は時々みるもの。その他は、ほとんどみることがない。

table-3

嚢胞性腫瘍

Bosniakの分類〈覚えておくと便利〉

- Category1 ……● 良性の単純性嚢胞。壁は薄く、内容は水と同じ濃度、信号。
- Category2 ……● 隔壁、壁の石灰化、出血など。大部分が良性。
- Category3 ……● 隔壁が不整なもの、壁が厚いもの。悪性の可能性あり。
- Category4 ……● 充実性部分あり。大部分悪性。

◎	単純嚢胞
◎	ACKD(acquired cystic kidney disease)
○	嚢胞腎（優性、成人型）
その他	von-Hippel-Lindau病, multicystic dysplastic kidney, multilocular cystic nephromaなど

充実性腫瘍

成人

悪性

◎	腎細胞癌
◎	腎盂癌：移行上皮癌が多い。
その他	各種肉腫、悪性リンパ腫（腎のみに限局するものはまれ）など

良性

◎	血管筋脂肪腫
	傍糸球体腫瘍：まれではあるが、レニンを産生する。
その他	oncocytoma, renal cortical adenoma, medullary fibromaなど
	各種炎症は腫瘍様にみえることがあり、注意を要する。

小児（そもそも、まれ）

	Wilms腫瘍
その他	rhabdoid tumor, nephroblastomatosisなど

腎臓に多発する嚢胞の鑑別

単純嚢胞の多発	正常腎実質が同定できる。嚢胞の個数はどうにか勘定できる。
ACKD	腎実質は萎縮。透析のhistoryあり。出血性嚢胞を含むことも多い。おのおのの嚢胞は大部分が1cm以下と小さい。
polycystic disease (adult type)	常染色体優性遺伝。比較的頻度が高い（200～1000人に1人）。成人発症。腎実質は嚢胞でほぼ置換され、腎の著明な腫大をみる。高率に腎実質の石灰化をきたす。
polycystic disease (infantile type)	常染色体劣性遺伝で幼児期に発症する。これは名前はpolycysticであるが、画像的には嚢胞はみられない。**腎実質の放射状の造影効果を認める**（尿細管の嚢胞状拡張）。

※parapelvic cyst, peripelvic cystについて	両者とも腎盂に（接して）できる嚢胞である。成因は異なるとされるが、あまり厳密に考える必要はない。水腎症と間違えないことが大事。

非腫瘍性腎疾患

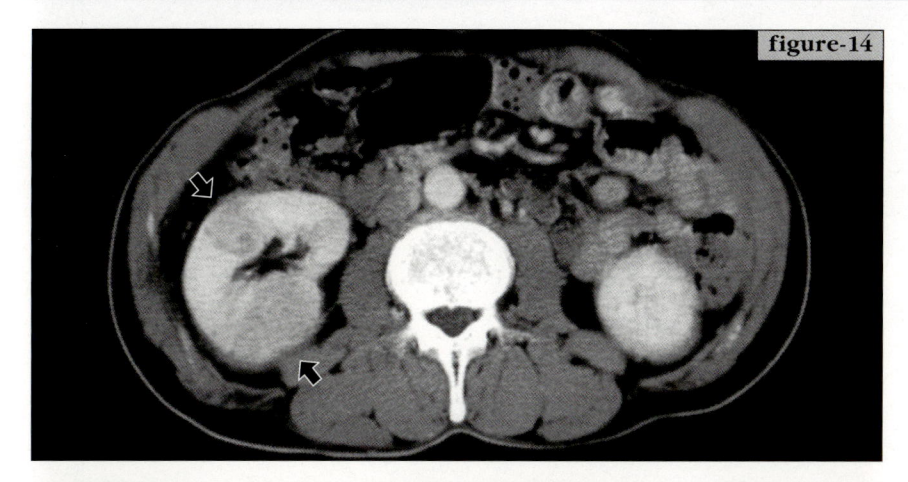

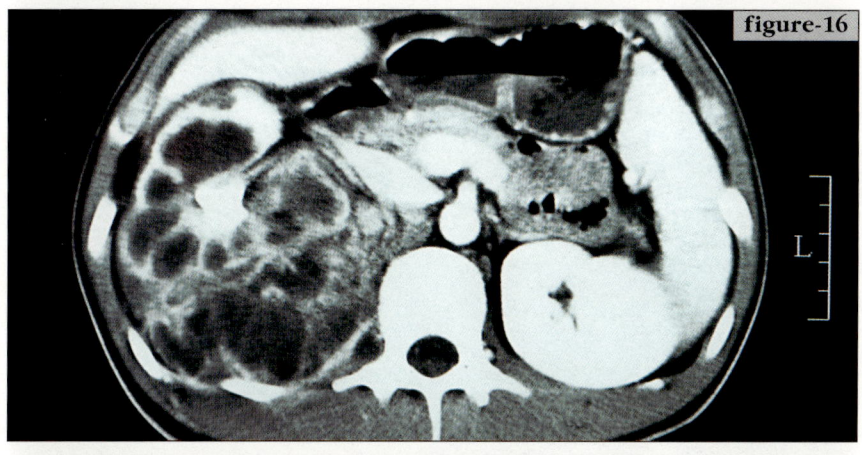

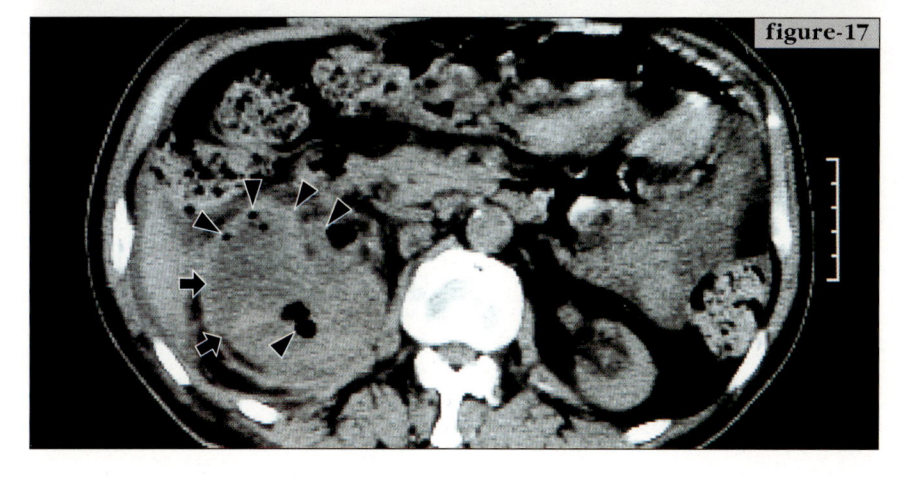

腎盂腎炎

figure-14

figure-14：造影CT。
右腎は腫大、皮質〜髄質にくさび形の造影不良域が多発している（➡）。臨床情報と併せ腎盂腎炎と診断、抗生薬投与にて治癒した。

【注意】
尿路感染症すべてがCTで描出されるわけではなく、CTの主な役割は診断の確定というよりは膿瘍形成など合併症の有無、そのほかの疾患の除外になる。
しかし、不明熱の精査で偶然発見される機会も少なくはなく、画像所見については知っておく必要があるであろう。
また、後述する腎梗塞との鑑別は画像のみでは必ずしも容易ではなく、臨床所見が重要となる。

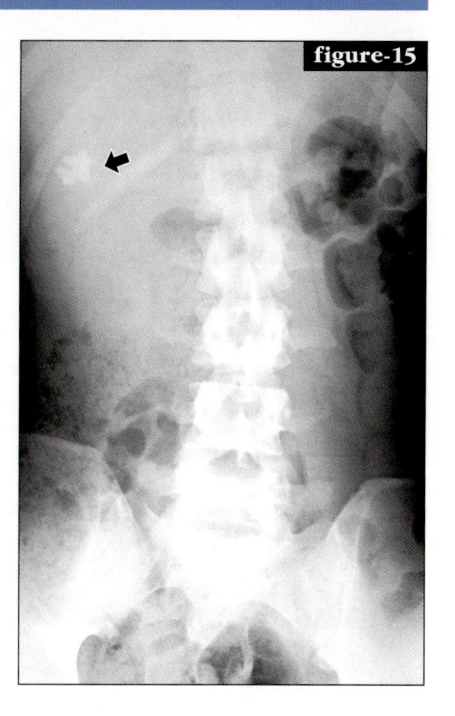

黄色肉芽腫性腎盂腎炎

figure-15,16

figure-15：KUB。figure-16：造影CT。
KUBでは右腎にいわゆるさんご状結石が認められる（➡）。造影CTでは、右腎は腫大して不均一な濃度を呈する腫瘤様にみえる。黄色肉芽腫性腎盂腎炎の典型像である。
傍大動脈領域にリンパ節腫大を認めることもあり、悪性腫瘍との鑑別が問題となる。

気腫性腎盂腎炎

figure-17

figure-17：単純CT。
右腎は、腫大内部には膿瘍化と思われる低吸収域（➡）及び空気が認められる（▶）。気腫性腎盂腎炎は気腫性胆嚢炎、Fournier's gangreneなどとともに糖尿病患者にみられる重傷感染症であり、ドレナージを含む早急な加療を要する。

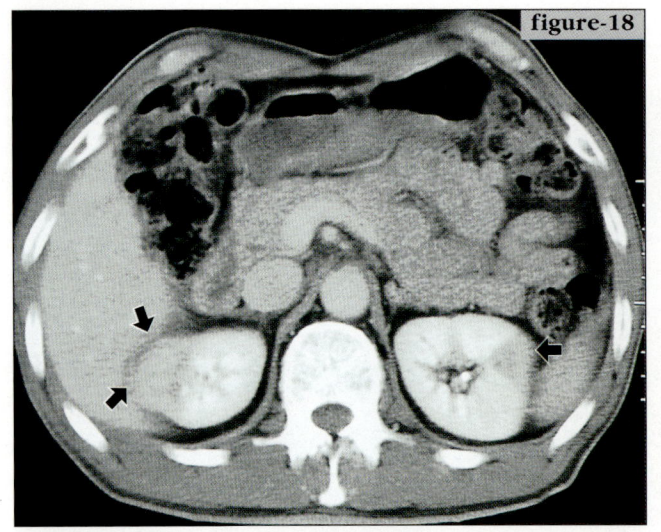

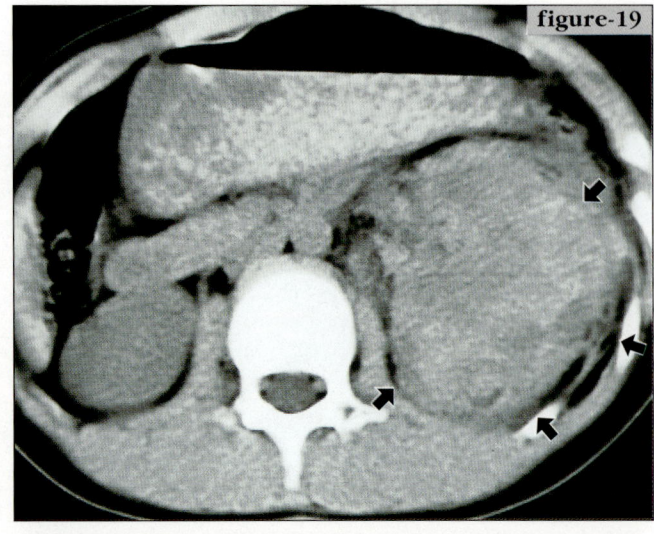

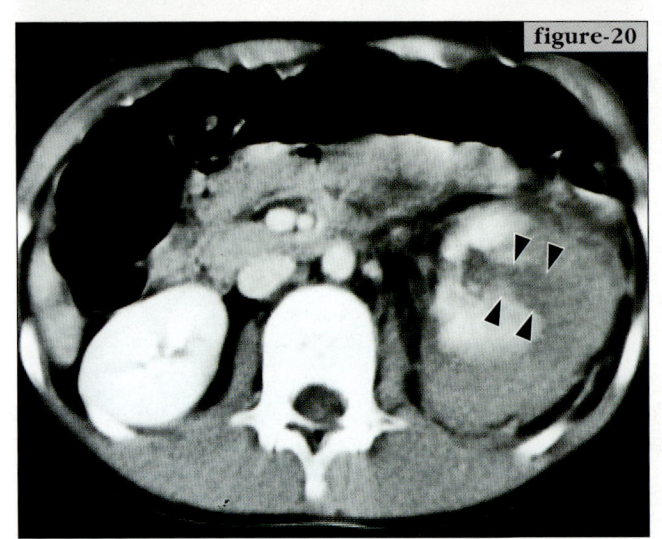

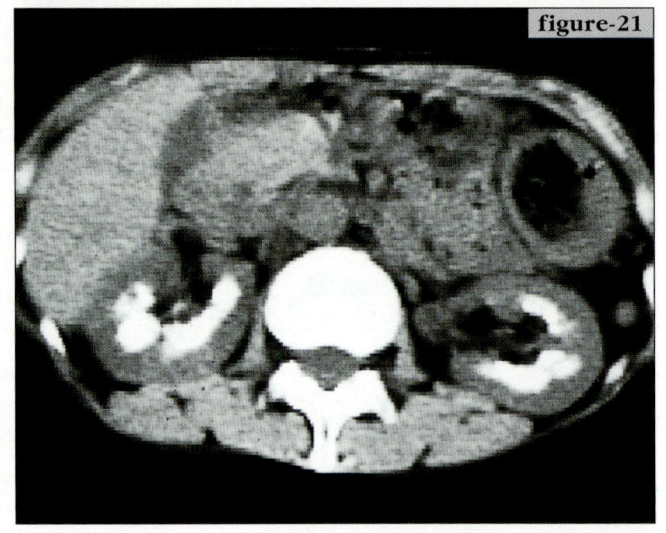

腎梗塞

figure-18

figure-18：造影CT。
両腎にくさび形の低吸収域が多発している。前述したように腎盂腎炎との鑑別は必ずしも容易ではなく、臨床所見（心房細動の有無、発熱、炎症所見、膿尿の有無など）を参考にする。

腎外傷

figure-19,20

figure-19：単純CT（受傷直後に撮影）、figure-20：造影CT（follow upのため、数日後に撮影された）。
単純CTにて、左腎周囲に高濃度を呈する血腫が認められる（➡）。造影CTでは血腫は縮小しており、単純CTではわかりにくい腎裂傷（▶）、がはっきりしている。

【腎外傷のパターン、ポイント】
- **腎挫傷・裂傷**：腎周囲の血腫、腎実質の断裂。断裂が腎盂まで及ぶ場合をrenal fractureと呼ぶ。
- **腎盂・尿管損傷**：urinary extravasation, urinoma形成。
- **腎茎部損傷**：腎実質の一部もしくは全体の造影欠損。
- ある程度以上の腹部外傷では、CTでの評価が有用。
- 当然、他部位の損傷の有無も確認。
- 単純CTで血腫は高濃度、尿は低濃度。

Notice!：
外傷では他部位も確認！

Sjögren症候群によるnephrocalcinosis

figure-21

figure-21：単純CT。
腎髄質にびまん性の石灰化を認める。nephrocalcinosisに典型的な所見である。

【nephrocalcinosisを起こす主な疾患】
- renal tubular acidosis（Sjögren症候群によるものを含む）
- medullary sponge kidney
- Bartter's syndrome
- hyperparathyroidism

副腎疾患

主に、腫瘍の検索および質的診断がCT・MRIの役割である。萎縮、肥大に関しては、評価が難しいことが多い。副腎は小さい臓器であり、副腎をターゲットとした検査をするにあたっては、5mm以下の薄いスライスを用いるとよい。

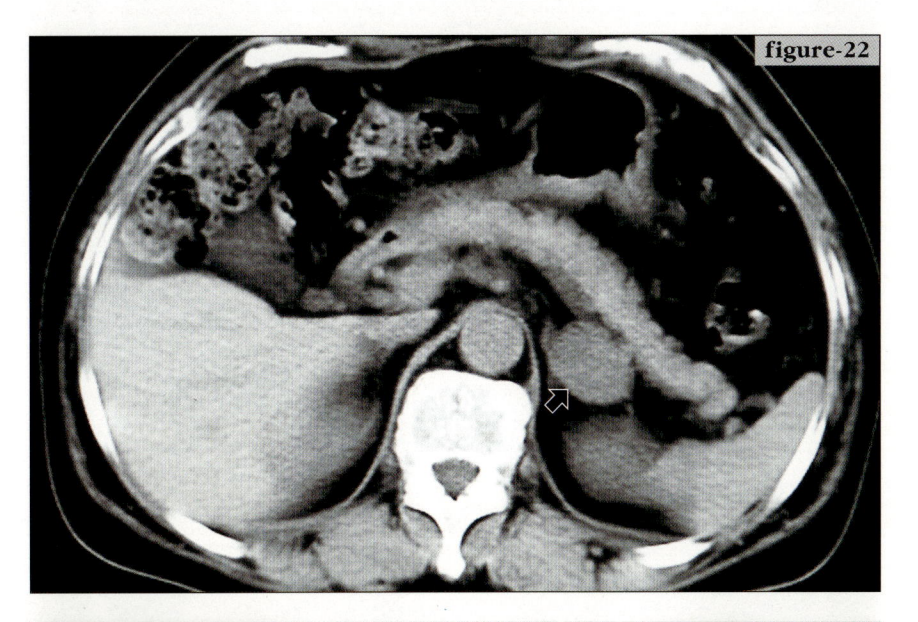

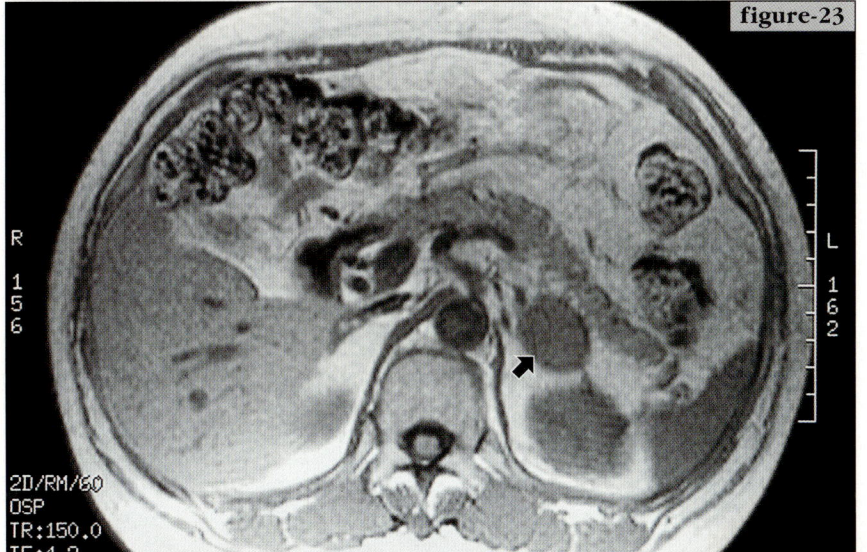

副腎腺腫

figure-22～25

figure-22：単純CT、figure-23：MRI spoiled GRASS in-phase、figure-24：spoiled GRASS out-of-phase、figure-25：T2強調像。左副腎に単純CTで低濃度を呈する腫瘤を認める（➡）。MRI spoiled GRASSでは、out-of-phaseよりin-phaseのほうが高信号である（➡）。なお、T2強調像の信号は非特異的である。

副腎腺腫における単純CTでの低濃度、MRI spoiled GRASSにおけるin-phaseとout-of-phaseでの信号差は腫瘍細胞内の豊富なlipidを反映した所見といわれ、副腎腺腫にかなり特徴的な所見とされている。

特に、非機能性腺腫においては、この所見が鑑別診断の足がかりになる。

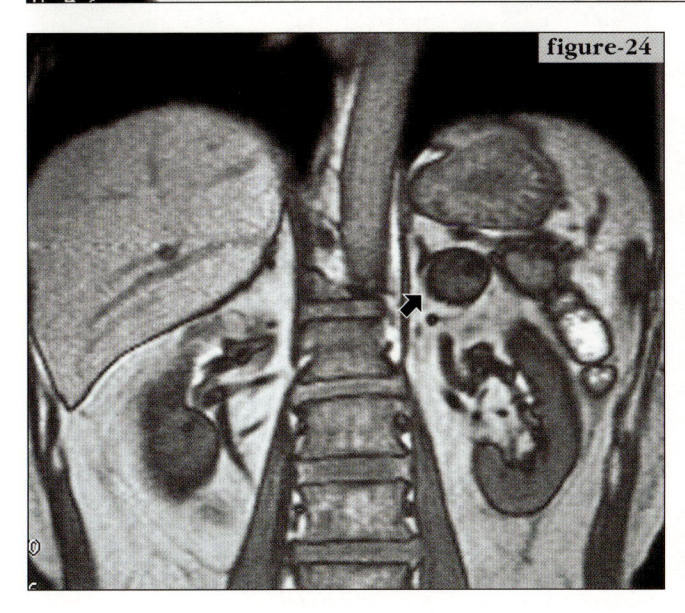

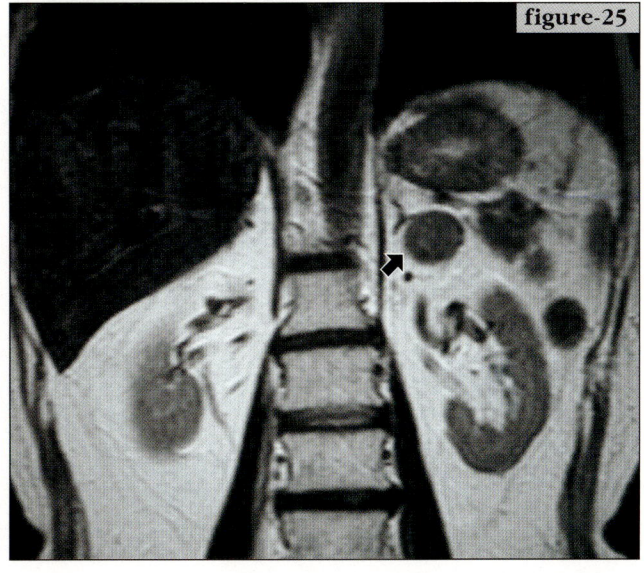

副腎褐色細胞腫

figure-26, 27, 28

figure-26：単純CT、figure-27：造影CT動脈相、figure-28：造影CT平衡相。臨床的に高血圧がみられ、血中・尿中カテコールアミンも高値であった症例。

左副腎に腫瘤を認める（➡）。腫瘤は単純CTで筋肉と同程度の濃度である（腺腫に比べ高濃度。副腎腺腫の項、p43参照）。動脈相では強く造影され、平衡相では造影剤がややwash outされており、血流に富む腫瘤であることがわかる。

褐色細胞腫は術中にクリーゼに陥ることがあり、特に高血圧を有さず、血液・尿中カテコールアミンともに正常の症例では、画像診断において褐色細胞腫の可能性を示唆することは重要である。

なお、単純CTで高濃度（CT値が10以上）の副腎腫瘍で臨床的に鑑別が難しいものについては、血流評価のためのダイナミックCT（MRI）を施行したほうがよい。

（褐色細胞腫の画像所見については【副腎腫瘍の鑑別】の項、p45を参照。）

AIMAH

figure-29

ACTH非依存性両側副腎皮質大結節性過形成（AIMAH）。舌をかみそうな名前の疾患である。副腎は腫大、表面の凹凸が著しい。しかし全体としては元々の形状が保たれている（➡）。

ACTH非依存性のCushing症候群でこのような像を呈するものは、AIMAHに特徴的である。画像所見はあまり知られていないが、知っていれば、さほど診断に苦慮することはない。

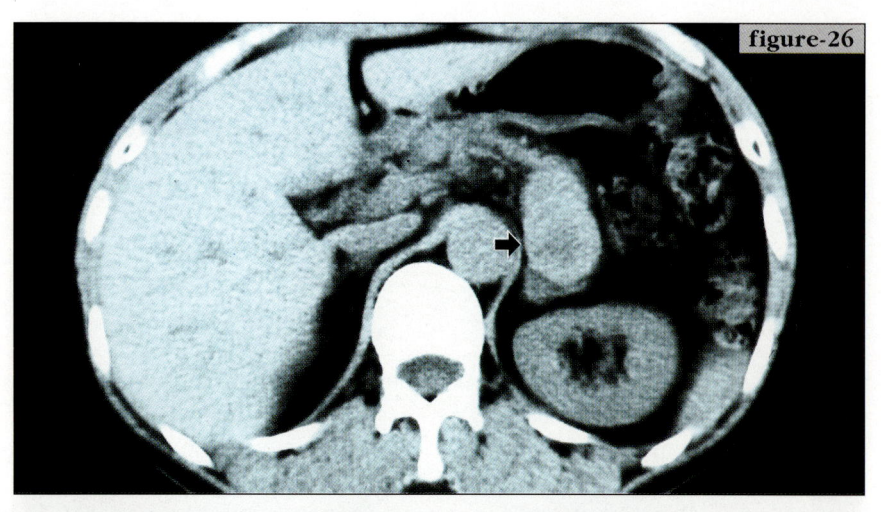

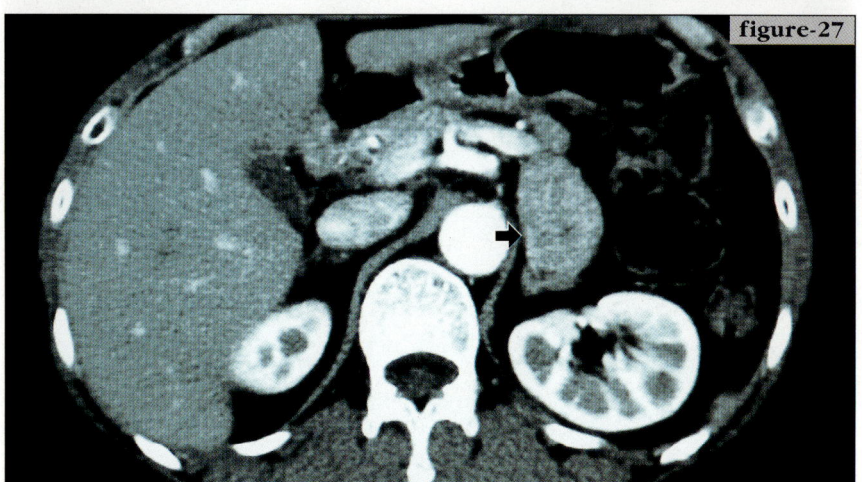

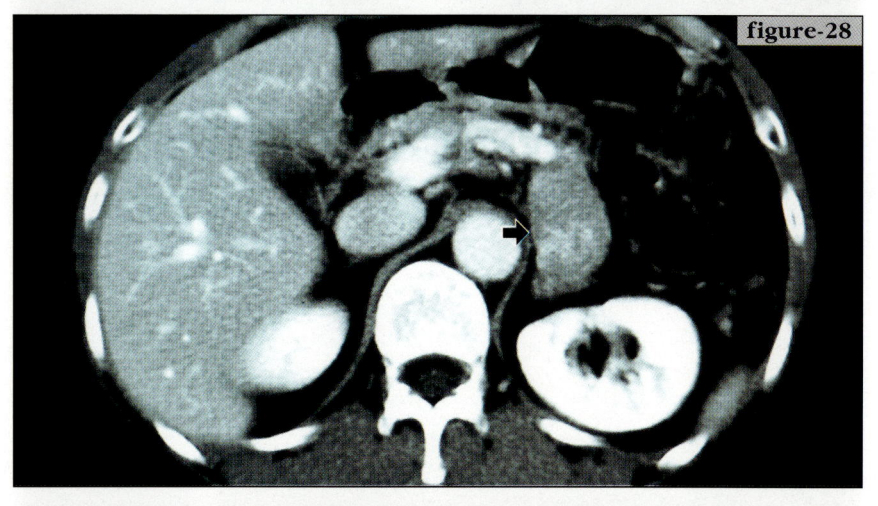

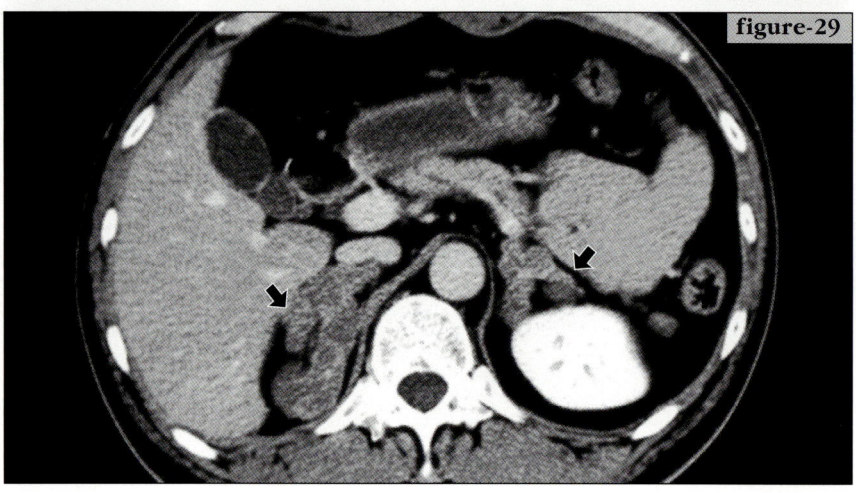

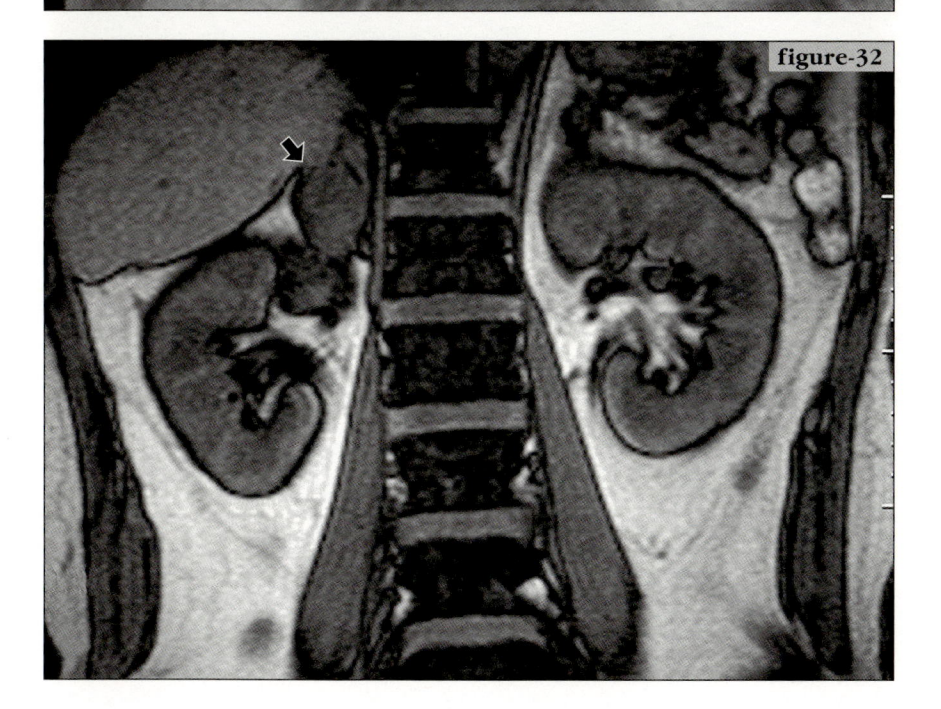

副腎転移（大腸癌）

figure-30, 31, 32

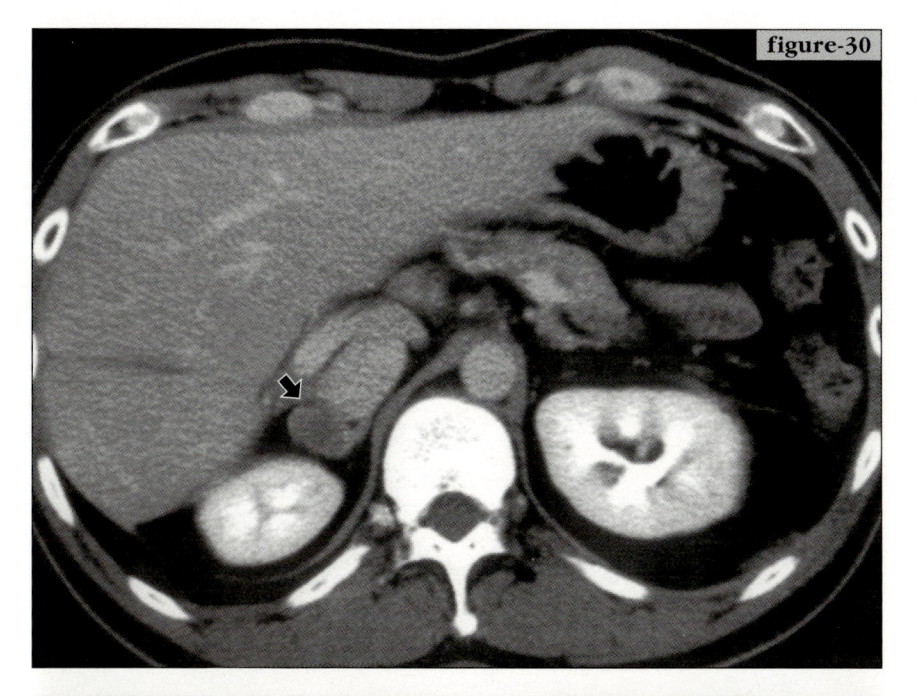

figure-30：造影CT、figure-31：spoiled GRASS in-phase、figure-32：同 out-of-phase。
転移検索で施行された造影CTにて、右副腎に不均一に造影される腫瘤（figure-30：➡）を認めるが、この像のみでは非特異的である。鑑別のためMRIが撮影された。in-phaseとout-of-phaseの間で信号強度に差は認められず（figure-31, 32：➡）、腺腫ではないと診断できる。経過と併せ、最終的に転移と診断された。

【副腎腫瘍の鑑別】

● 腺腫、褐色細胞腫、転移が主な鑑別の対象となる。
● 腺腫は細胞内に存在するlipidにより**単純CTで低濃度**（CT値で0-10HU）。MRIのspoiled GRASSで**in-phase**の信号が**out-of-phase**の信号より高い。ただし、転移などでも壊死により、CTにて低濃度を示すことがあり、注意は必要。
● 褐色細胞腫は、カテコールアミンを産生するものは診断が容易である。しないものについては、**hypervascular**である点が鑑別の足がかりとなる。これは後腹膜のparagangliomaについても当てはまる。内部に出血・壊死がみられることが多い。
● 副腎転移は原発巣の性状を反映し、さまざまな像をとりうる。当然のことながら経過が重要である。なお、**副腎転移を契機として発見される悪性腫瘍は、肺癌の頻度が高い**。
● 骨髄脂肪腫は明らかな脂肪成分がみられる場合、鑑別が可能である。サイズが大きい場合、腎のAMLとの鑑別が問題となることがある。

尿管・膀胱病変

尿管・膀胱の評価では膀胱鏡、尿細胞診、**IVP**、**RP**などの泌尿器科的検査が優先され、CT・MRIの主な役割は悪性腫瘍の進展度、転移の検索である。また、泌尿器科的検査で確診のつかなかった症例に対しても、CT・MRIが有用なことが多い。

尿管癌（1）

figure-33, 34, 35

figure-33, 34, 35：造影CT。
腎盂癌で提示した症例と同一症例である。腎下極レベル、骨盤内上部、尿管膀胱移行部の尿管に一致して造影される腫瘤〜尿管壁の肥厚を認める（➡）。これら腫瘤により、近位の水腎・水尿管が引き起こされている（figure-9参照）。

腫瘤が尿管内部なのか外部（特にリンパ節）なのかに関しては、上下のスライスを注意深く観察して、拡張した尿管との連続性を確認する必要がある。また、尿管癌ではこの症例のように病変が複数みられる（skip lesion）ことも多く、1か所病変をみつけたからといって安心してはならない。

Notice！：
尿管癌は1か所とはかぎらない！

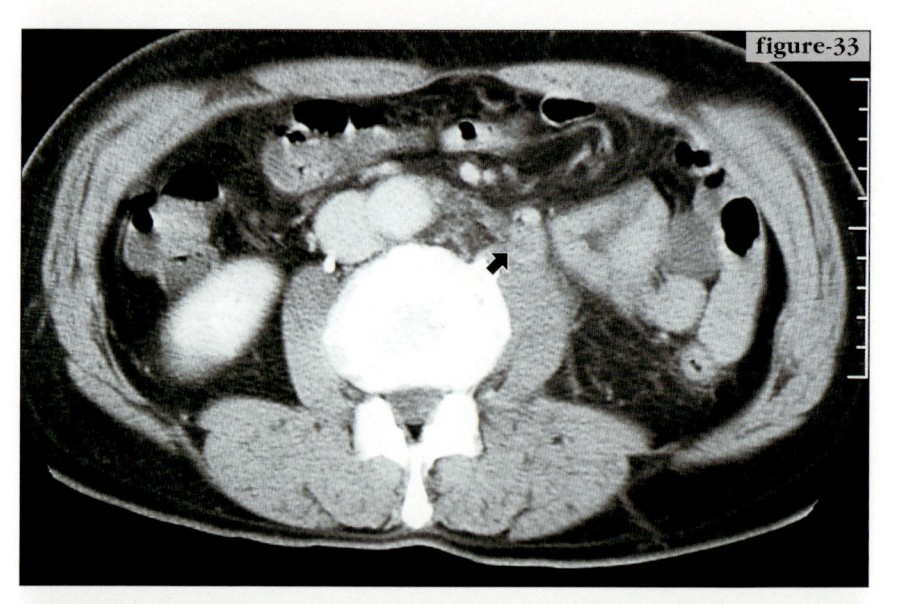

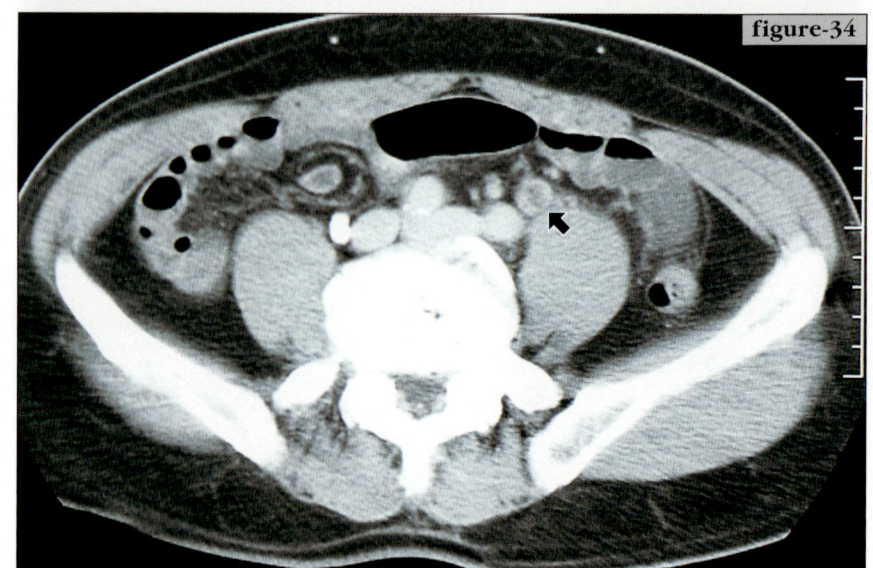

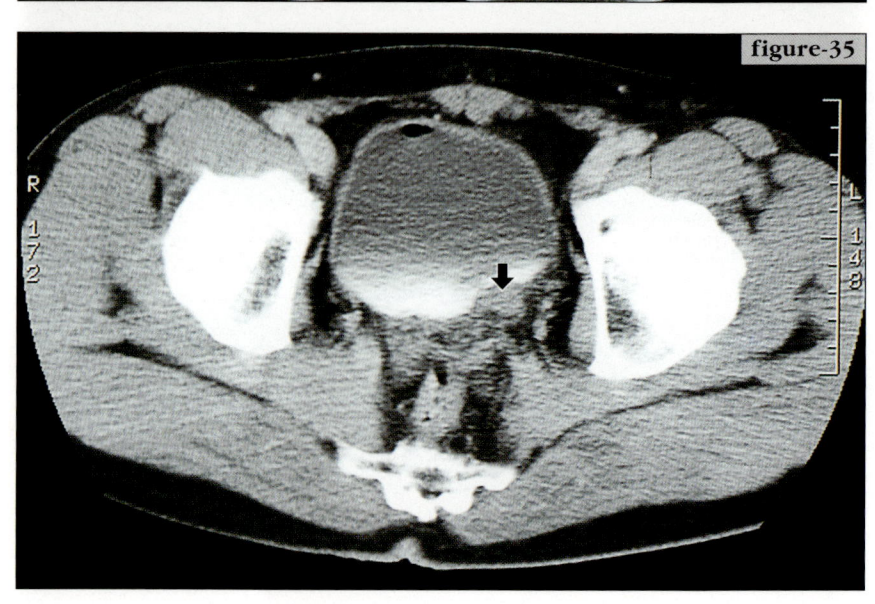

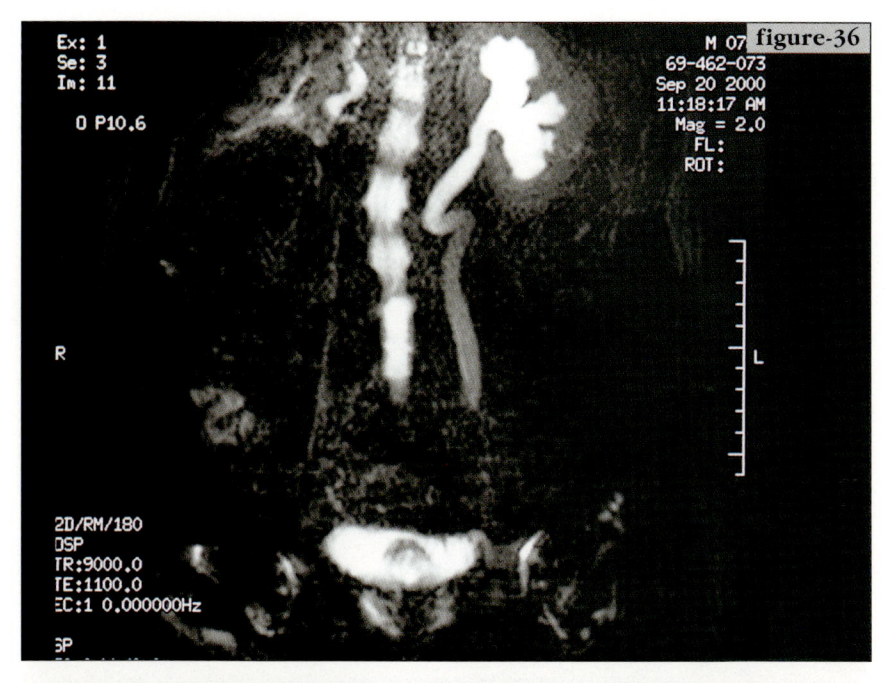

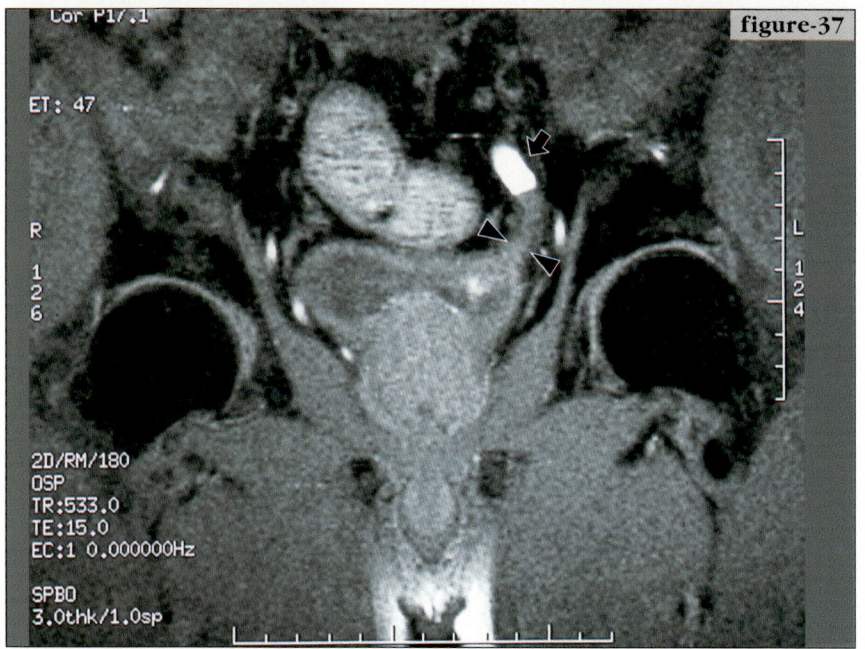

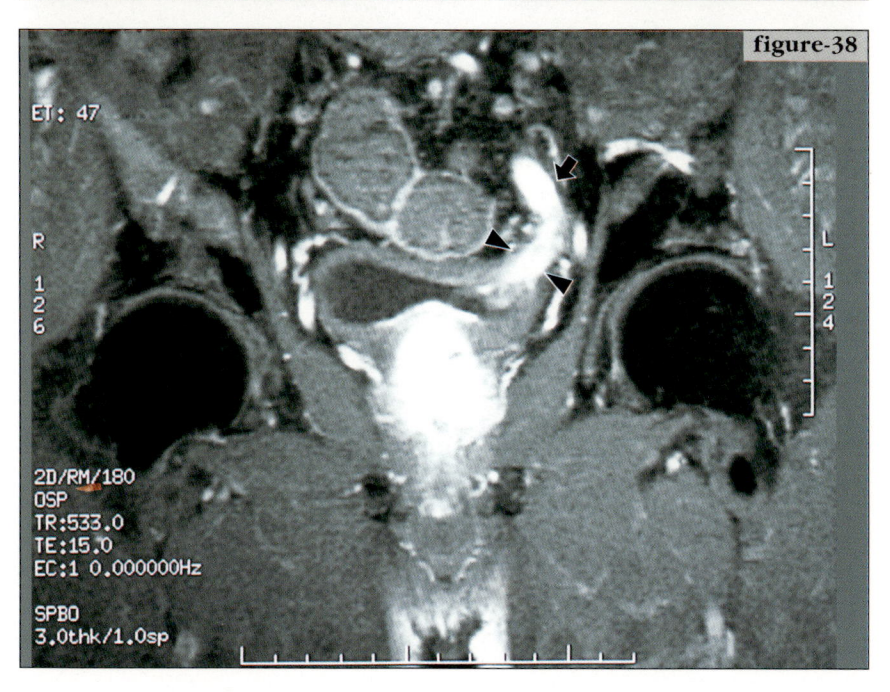

尿管癌（2）

figure-36,37,38

figure-36：MR urography、figure-37：MRI冠状断T1強調像、figure-38：同じく造影T1強調像。

多量の血尿を主訴として来院。水腎・水尿管を指摘された症例。CT（画像は提示されていない）では、血液による尿管タンポナーデなのか腫瘍による尿管閉塞なのかわからなかった。
MR urographyでは、下部尿管閉塞によると考えられる水腎・水尿管がみられる。MRIではT1強調像で高信号を呈し造影されない血液貯留（➡）と、T1強調像で比較的低信号を呈し造影される腫瘍（▶）とが明瞭に描出されている。

【尿管癌の診断】

●尿管に一致して造影される腫瘤〜尿管壁の肥厚。
●近位の水腎・水尿管。
●尿管癌では**病変がスキップして存在**したり、腎盂、膀胱にも病変が認められたりすることも多く、広範囲に撮像できるCTを第一選択としたほうがよい。
●しかし、尿管癌（2）の症例のように検査対象となる部位が限局されている場合はMRIが有用なことがある。
●また、病変の評価にはCT・MRIのみでは不足のことも多く、IVP、RPと併せて判定することが望ましい。

膀胱癌

figure-39~42

figure-39：造影CT、figure-40：MRI T2強調横断像、figure-41：MRI T1強調横断像、figure-42：MRI造影後T1強調横断像。

膀胱左前壁に、内腔へ突出する腫瘤を認める（➡）。腫瘤は、CTにてよく造影されている。筋層浸潤の有無まではわからない。

MRIでは、腫瘤はT2強調像でやや低信号（膀胱筋層：▶よりは高信号）、T1強調像で筋肉と同程度の信号を呈し、やはりよく造影されている。

この症例ではT2強調像において筋層の低信号の断裂はわかりづらいが、造影MRIにおいて筋層も濃染されており、筋層浸潤が疑われる（▶）。

【膀胱癌診断のポイント】

● 膀胱を膨らませた状態で撮像する（蓄尿、オリーブ油）。
● 局所浸潤の評価にはCTよりMRIが優れるが、病変が小さい場合（特に5mm以下）の評価は困難である。

【膀胱癌の病期診断】

● T2強調像で筋層の断裂→T2以上。
● T1強調像、T2強調像にて膀胱周囲への浸潤→T3以上。
● 隣接臓器への浸潤→T4a。
● 骨盤壁、腹壁浸潤→T4b。
● ダイナミックMRI早期像がT1とT2の鑑別に有用との報告がある（造影早期において腫瘍、粘膜、粘膜下層は濃染するが、筋層は濃染しない。筋層の一部に濃染が及んでいる場合は、浅在筋層浸潤と判定する）。

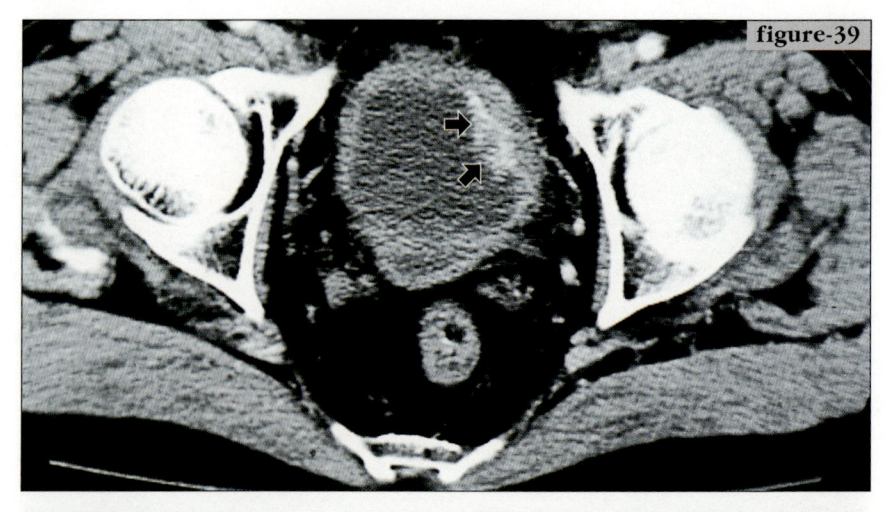

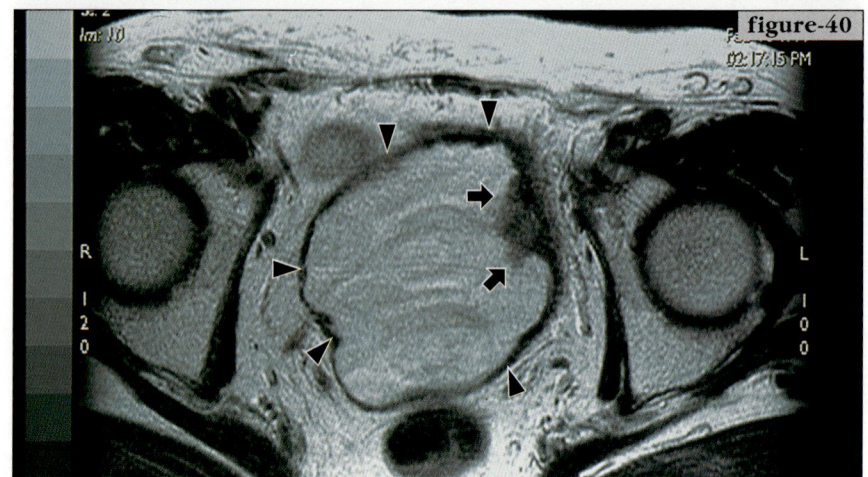

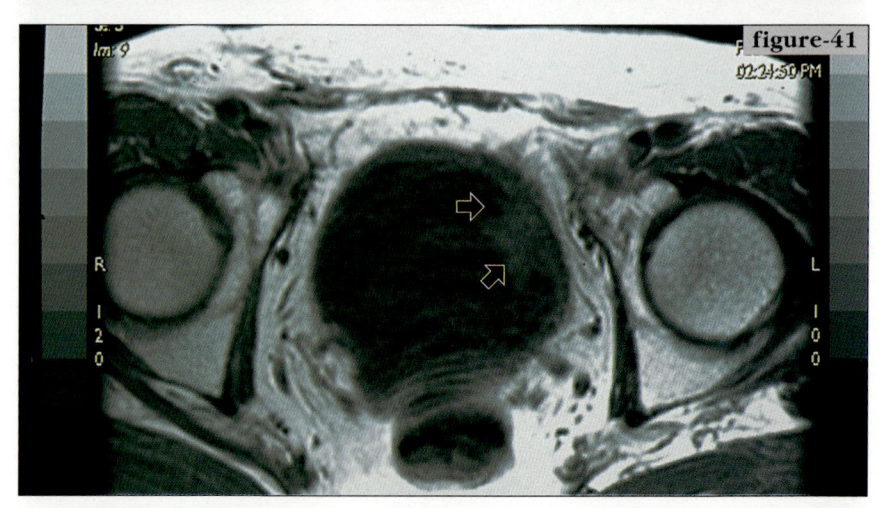

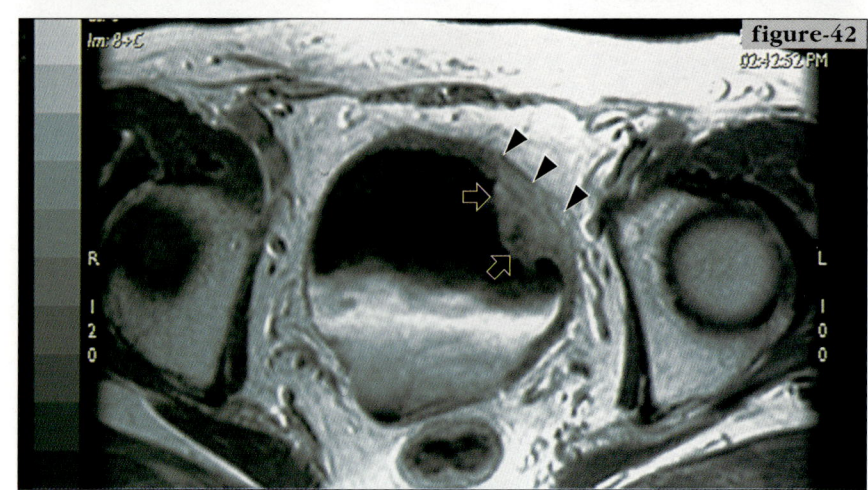

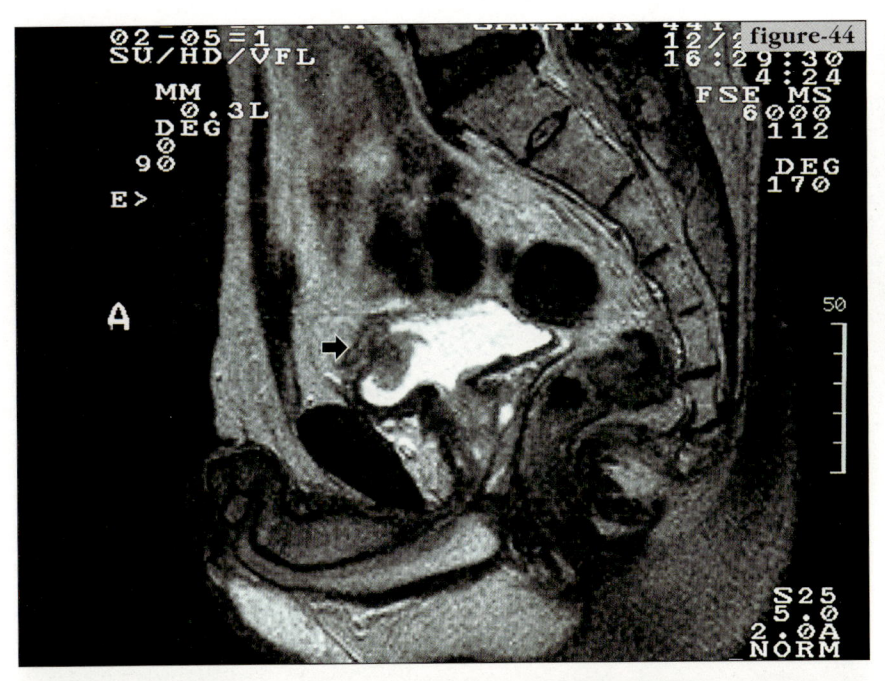

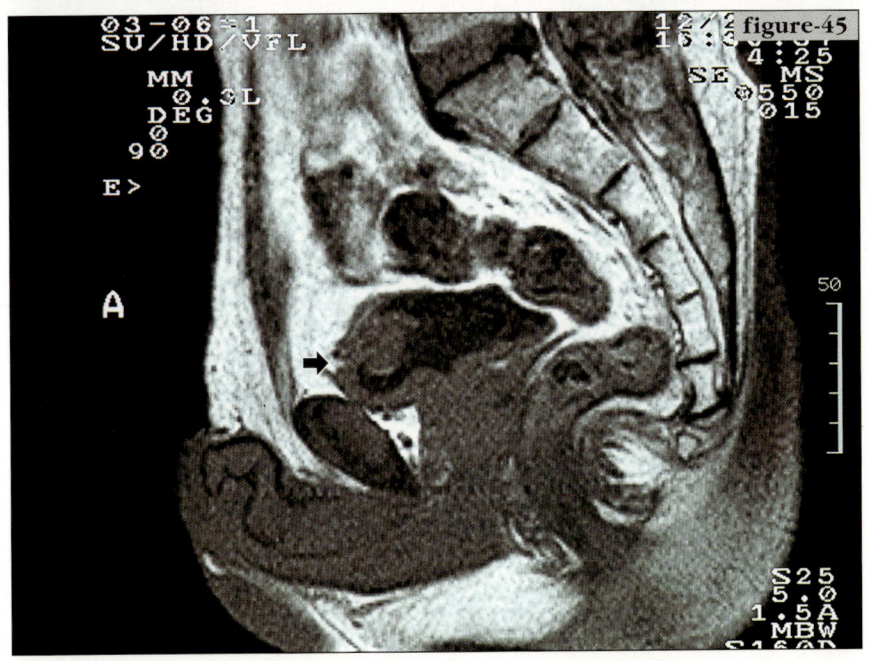

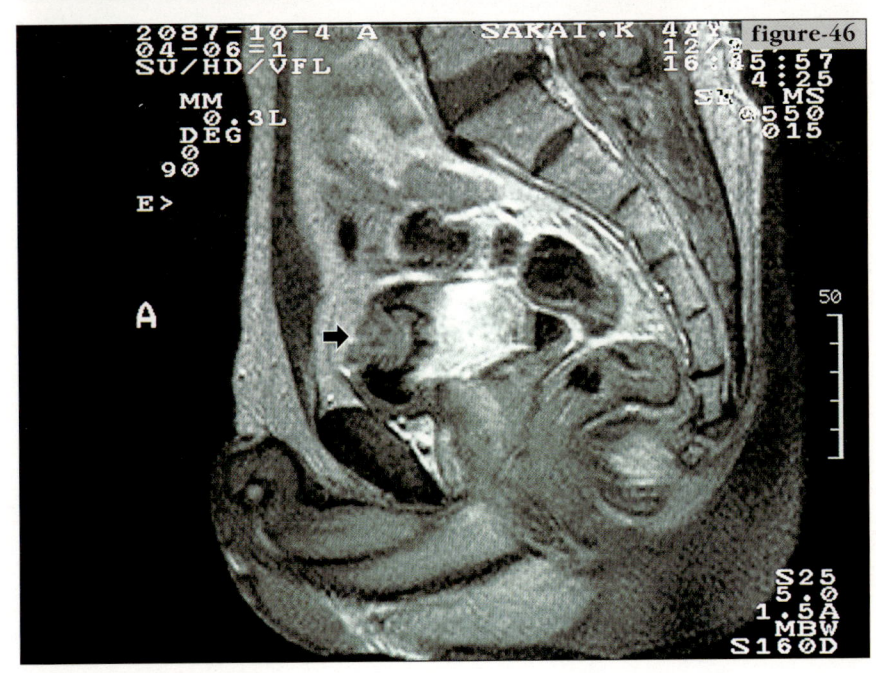

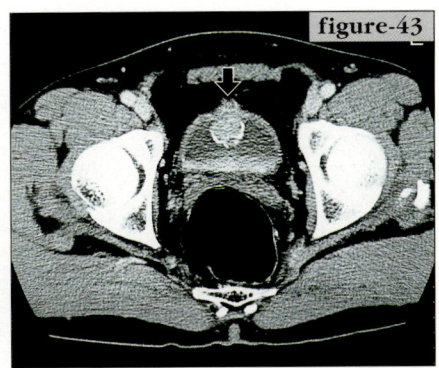

尿膜管癌

figure-43~46

figure-43：造影CT、figure-44：MRI矢状断T2強調像、figure-45：同T1強調像、figure-46：同造影後T1強調像。

膀胱前壁正中部に、CTにてリング状の石灰化を伴う腫瘤を認める（figure-43：➡）。

MRIでは、腫瘤はT2強調像で比較的低信号、T1強調像で膀胱筋層と同程度の低信号を呈し、やや不均一に造影される（figure-44～46：➡）。

【尿膜管癌診断のポイント】

さほど多くはないが、知っていれば診断できる。
- 膀胱前壁正中部から臍を結んだ線上に発生（膀胱前壁の正中部が多い）。
- 石灰化することが多い。
- 腺癌。
- 通常の膀胱癌に比べ若年発症。

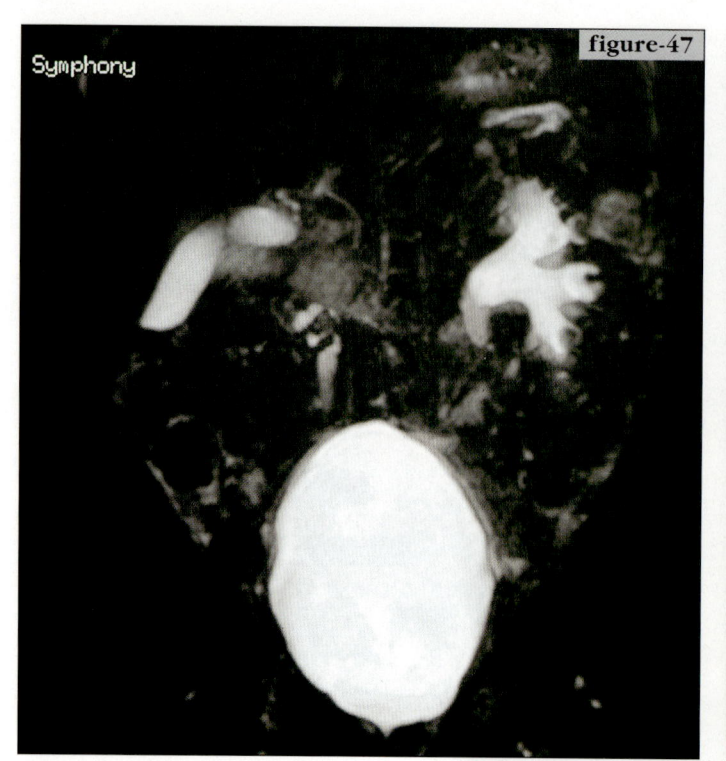

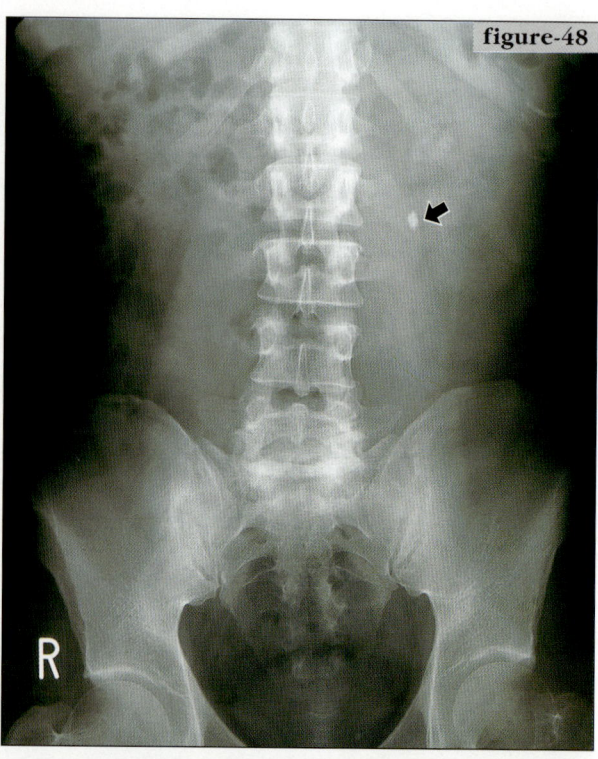

先天性腎盂尿管移行部狭窄 (UPJ stenosis)

figure-47

figure-47：MR urography。
左腎盂〜腎盂尿管移行部の拡張を認める。それより遠位の尿管には、拡張はなく描出されていない。しかし、この像のみで原因の特定、腫瘍の除外は困難である。

【MR urographyの臨床応用】

最近、臨床応用されるようになった撮像法。MRCPやMR myelographyと原理的には同じである。明確な指針はないものの、以下のような場合には有用であろう。
- MRIと組み合わせて、ヨード造影剤が使えない患者における尿路狭窄の評価。
- 確定診断がついた後の拡張腎盂尿管のfollow up。頻回の被曝が避けられるというメリットがある。
- 術後の尿路狭窄の有無の評価。

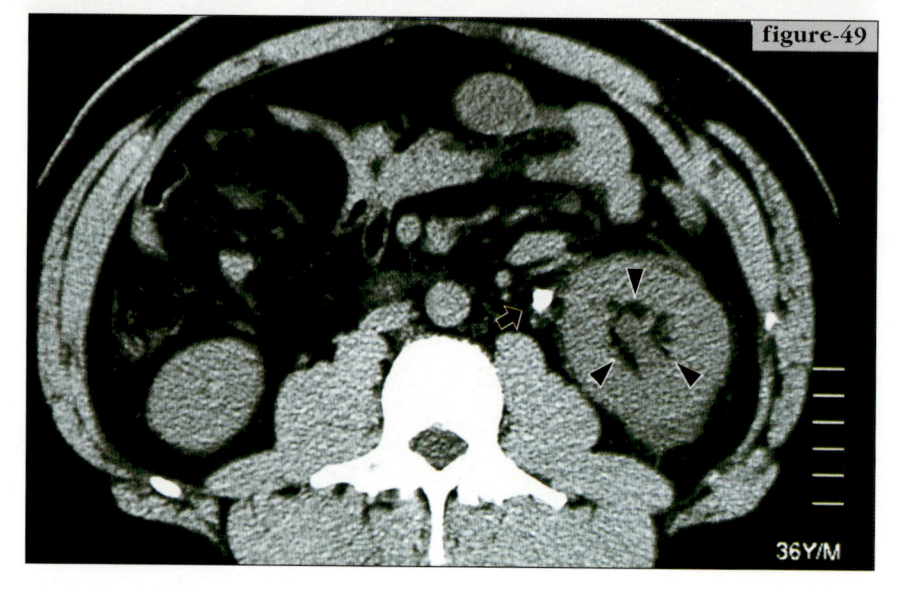

尿管結石

figure-48, 49

figure-48：KUB、figure-49：単純CT。
KUBで、左側腹部に石灰化がみられる(figure-48：➡)。CTで、この石灰化(figure-49：➡)は尿管の走行と一致して認められ、腎実質の腫大、腎盂の拡張(figure-49：▶)を伴っており、尿管結石と診断できる。

【尿路結石診断におけるCTの役割】

- 単純X線陰性結石の同定→尿管結石は、単純X線陰性でも単純CTでほとんど確認できる。CTで結石らしいがどうもわかりづらいという時には、結石が疑われる部分を薄いスライスで再撮影すると、わかりやすいことがある。
- ほかの急性腹症との鑑別が問題となる時。
- urinary extravasationなど、合併症の評価にもCTが有用。

Notice!：
CTでの尿管結石の検索には、必ず単純CTを撮影。

前立腺病変

前立腺病変でCT・MRIの対象となるのは、主に癌である。その役割は癌の発見ではなく局所浸潤の有無、リンパ節、骨などへの転移の有無の評価である。局所の評価にはCTよりMRIが有用とされるが、癌の検出能は言われているほど高くはない。

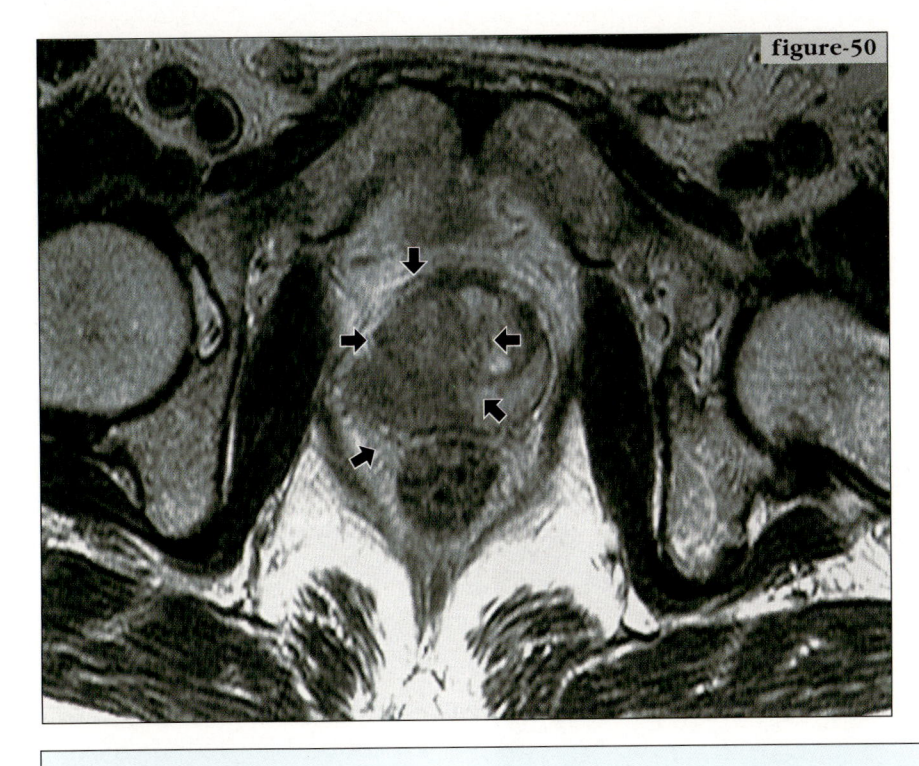

前立腺癌

figure-50

figure-50：MRI T2強調横断像。T2強調像で、前立腺右葉に低信号を呈する腫瘤を認める(figure-50：➡)。腫瘤は正常前立腺の輪郭からはみ出ており、腺外へ浸潤していると考えられる。

前立腺癌の診断ポイント (table-4)

1	ある程度の大きさがあれば、MRI T2強調像において高信号を呈する正常辺縁域に低信号域としてとらえられる。
2	しかし、あくまで個人的な印象であるが、腺内に限局する前立腺癌の検出能はCT・MRIともさほど良好ではない。
3	CT・MRIでは、癌の除外はできない。
4	腺外浸潤の評価にはMRIが有用（精嚢浸潤の評価は、造影後T1強調像がわかりやすい）。
5	リンパ節、骨など転移の評価は、CT・MRIともに有用。

精巣（陰嚢）・陰茎・尿道病変 (table-5)

精巣（陰嚢）

各種精巣疾患に対し、MRIの有用性が報告されており、治療をするうえで問題となる症例においては施行してみる価値はあるであろう。しかし、ルーチン検査とするには賛否両論がある。
なお、精巣腫瘍の転移の評価には、必ず上腹部（腎門部傍大動脈領域）を含め撮像すること（CTが望ましい）。

陰茎・尿道

これらの局所の画像評価をする機会は少ないと思われるが、局所評価が必要な場合にはMRIが有用である。

後腹膜病変

後腹膜にはさまざまな腫瘍、リンパ節転移をはじめとする多種多様な疾患が発生しうる。CT・MRIは、これら疾患の性状や進展範囲、特に腫瘍のtissue characterizationには必須である。

腎周囲悪性リンパ腫

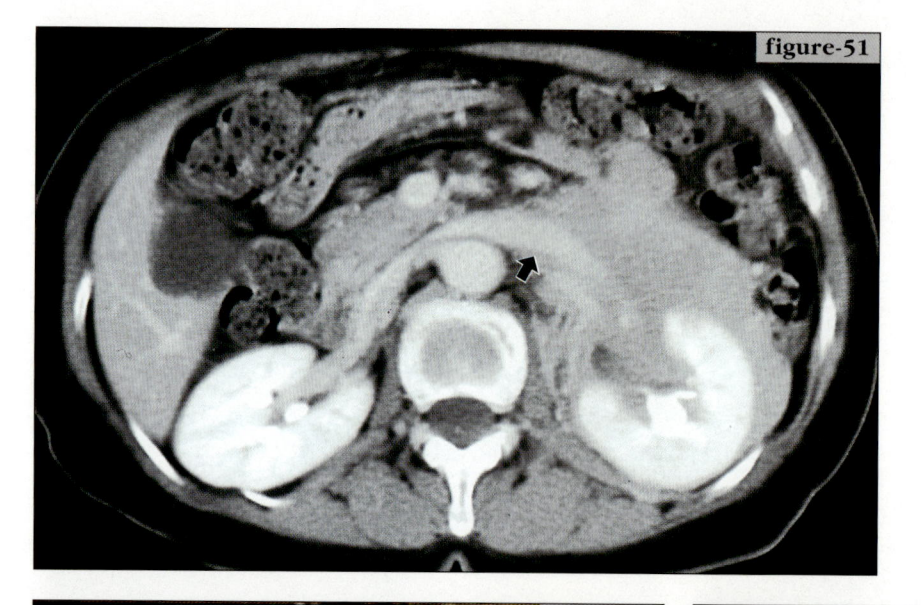

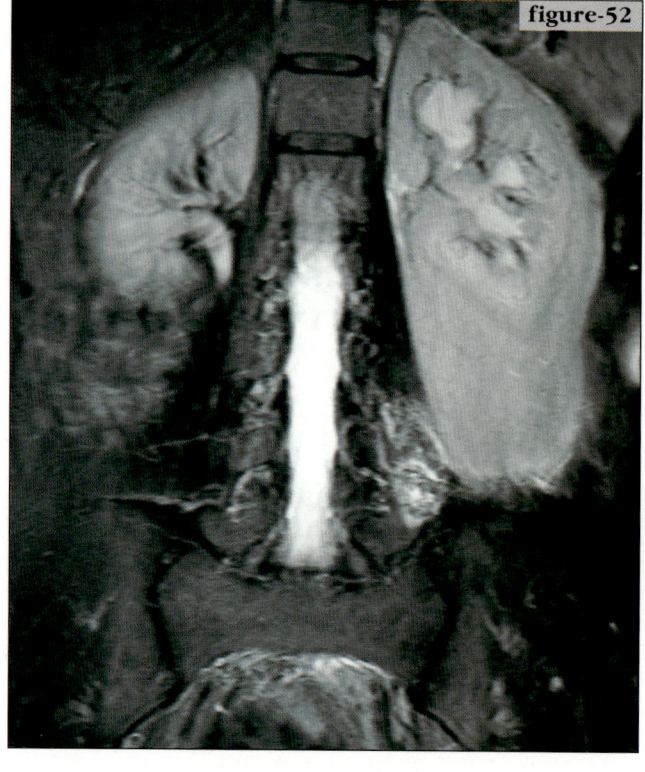

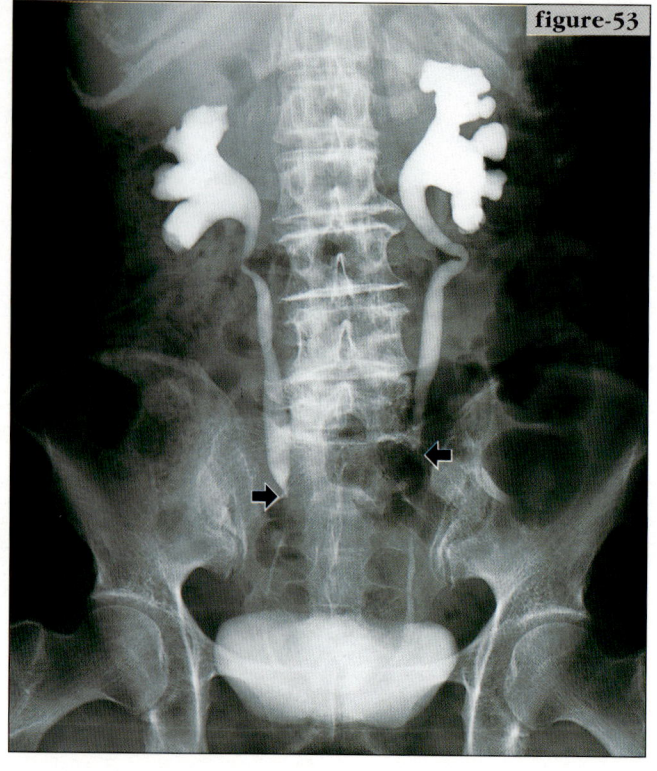

figure-51,52

figure-51：造影CT、figure-52：MRI冠状断T2強調像。

腎周囲にびまん性の腫瘤が形成されている。腫瘤は造影CTで均一な低濃度、MRI T2強調像で均一な中間信号強度を呈している。

また、腫瘤が大きい割に水腎症は軽度であり、腫瘤内部には腎静脈が走行しているのがみられる(figure-51：➡)。

【悪性リンパ腫の画像の特徴】

● CTでは単純、造影とも均一な低濃度を呈し、造影効果は高くない。MRIでは高い細胞密度を反映し、T2強調像で均一な中間信号を呈する。
● 正常構造を残しながら発育(腫瘤内部に正常構造が認められる時は、悪性リンパ腫を疑う)。

後腹膜線維症

figure-53,54,55

figure-53：IVP、figure-54：造影CT(腎レベル)、figure-55：同(骨盤レベル)。

IVPで、両側尿管の外部性と考えられる狭窄を認める(figure-53：➡)。狭窄部位のCTでは、尿管壁が強く造影されている(figure-55：➡)。両腎に水腎症が見られ、左腎では造影遅延も認められる(figure-54)。

figure-56,57,58

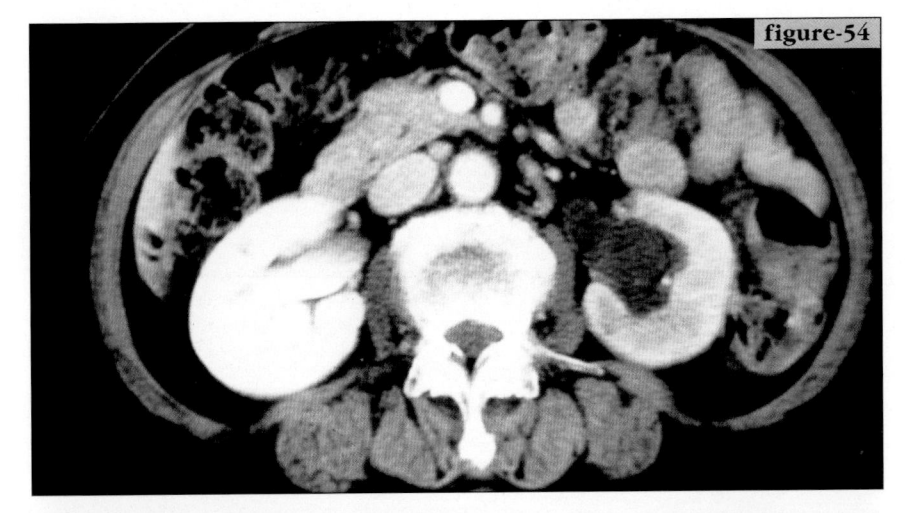

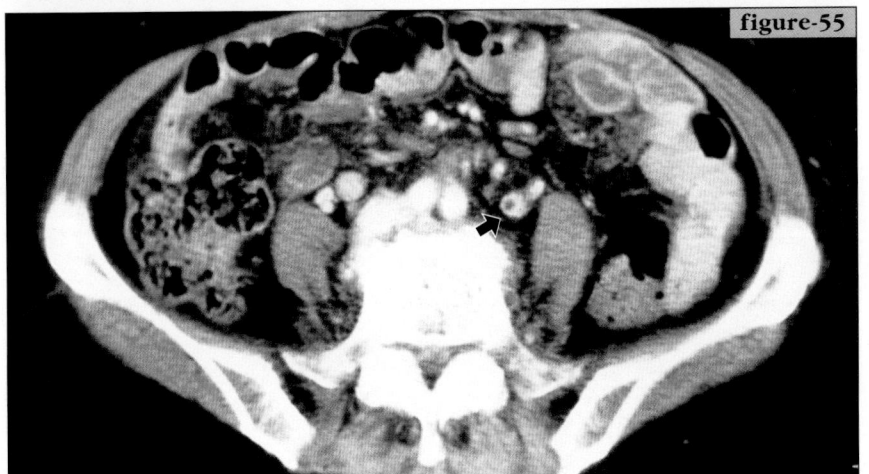

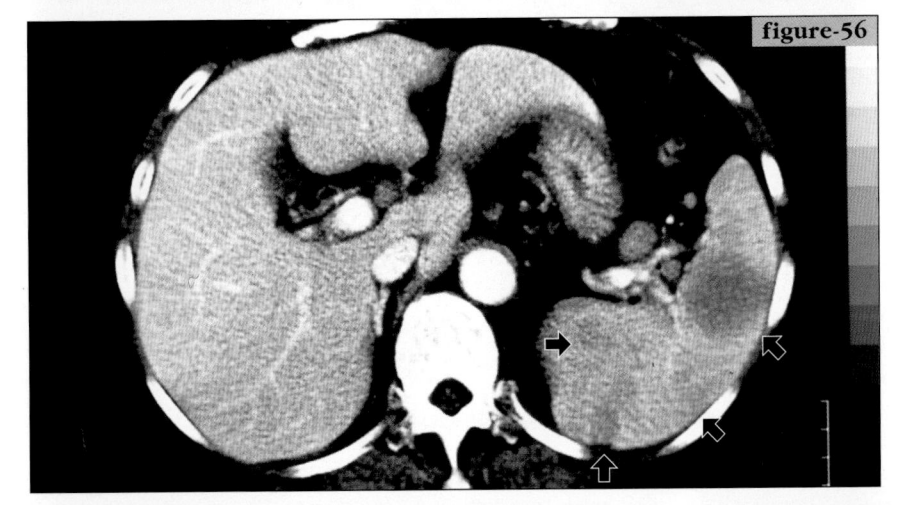

figure-56, 57, 58：figure-53, 54, 55の2年後の造影CT。
後腹膜、腸間膜に多発性のリンパ節腫大がみられ(figure-58：➡)、また脾臓には腫瘤形成がみられる(figure-56：➡)。水腎はむしろ改善している(figure-57)。この時点では明らかに腫瘤の形成、リンパ節腫大が認められ、悪性リンパ腫と診断できる。
発症時の画像所見がリンパ腫でなかったかどうかは議論の余地があるが、画像所見、ステロイドのみで2年間再発がなかったことから後腹膜線維症(RPF)として扱った。

【RPFの原因】
● 悪性腫瘍、胃癌、悪性リンパ腫。
● 動脈瘤。
● 薬剤：フェナセチン、ヒドララジン、メチルドーパなど。
● 外傷、手術。
● 膠原病。
● 原因不明。

【RPFの画像】
● 外部性の尿管狭窄。
● CT・MRIでびまん性の腫瘤形成、尿管壁の異常造影。
● 尿管狭窄のみで、CT・MRIでは異常が指摘できないこともある。

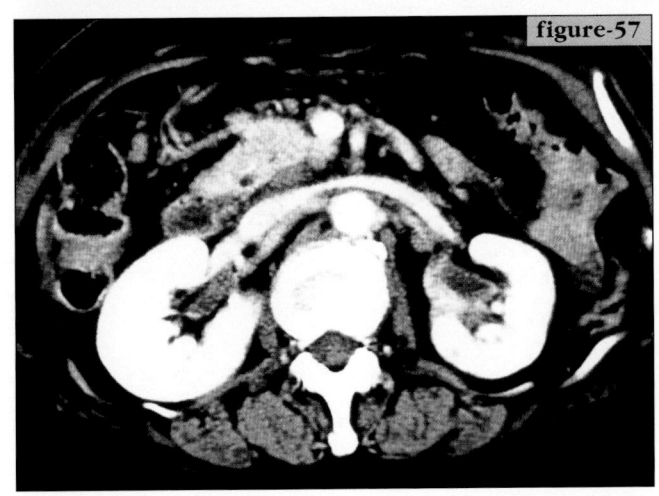

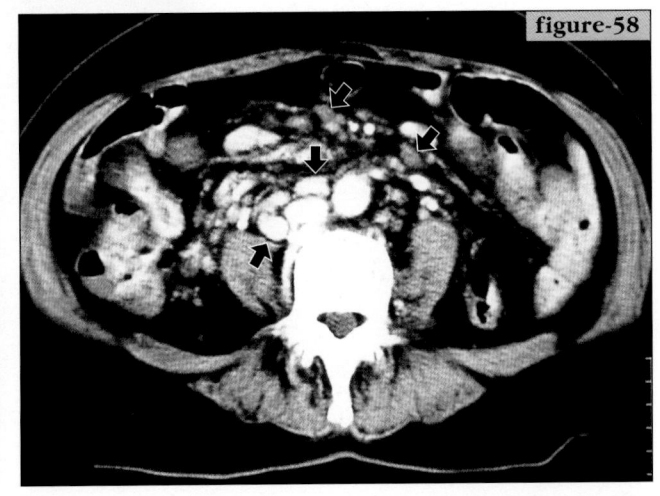

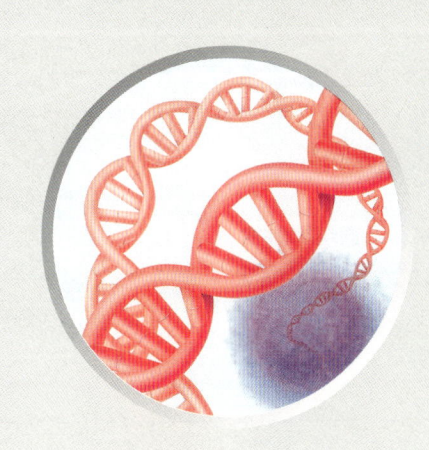

日常診療のための
泌尿器科診断学
VISUAL LECTURE FOR PRACTICE
③

遺伝学的検査

香川医科大学
泌尿器科教授 筧 善行

VISUAL LECTURE FOR PRACTICE

日常診療のための泌尿器科診断学■遺伝学的検査

ポストゲノム時代の遺伝学

泌尿器科診療における遺伝学的検査

遺伝子診断技術は、PCR法と呼ばれる遺伝子増幅法の開発と歩調を合わせるように急速に進歩した。さらに最近、ヒトゲノムプロジェクトにより、ヒトの遺伝子のほとんどすべてが明らかになろうとしている。驚くべきことに、つい最近まで約10万個ほどの遺伝子からなると考えられていたヒトゲノムが、たった4万個ほどであることが判明した。泌尿器科領域で扱う悪性腫瘍や結石など頻度は高いが、発生要因が複合的な疾患に関しても、その責任遺伝子群が、次々と明らかになる可能性がある。

疾患との関連性を突きとめる作業は、ある疾患が頻発する家系での遺伝子(染色体)解析が出発点となることが多い。この点で、詳細な家族歴の聴取は、現在でも大変重要である。

また、遺伝性疾患を疑われる場合に行う遺伝学的検査に必要な説明と同意(informed consent)に盛り込まれるべき基本的事項は、案外知られていない。

本号では、まず遺伝学的検査の基礎である家族歴の聴取と家系図の作成方法を示す。さらに、遺伝子検査を行う時のinformed consentに必要な基本的事項を概説する。

次に、現時点で泌尿器科領域で最も遺伝学的検査が臨床応用されている尿路性器感染症における疾患原因微生物の検出方法を紹介する。

膀胱癌などの尿路上皮癌では、尿中の標的分子(活性)を検出するいくつかの分子生物学的診断方法が商品化されつつある。これらの特徴と診断精度の比較を試みた。

マイクロサテライトマーカーを使ったDNA解析により、多中心性に発生する尿路上皮癌の起源や再発経路を明らかにすることができる。我々の解析例を紹介しながら、その意味について考えてみたい。

さらに、まもなく臨床応用される可能性が高い血液やリンパ節、骨髄などからの微量の癌細胞の検出方法を紹介する。

一方、今後、個体差に基づいた治療が、一塩基多型(single nucleotide polymorphism:SNP)解析などのデータに基づいて進展すると思われるが、SNP解析の実際についても紹介する。

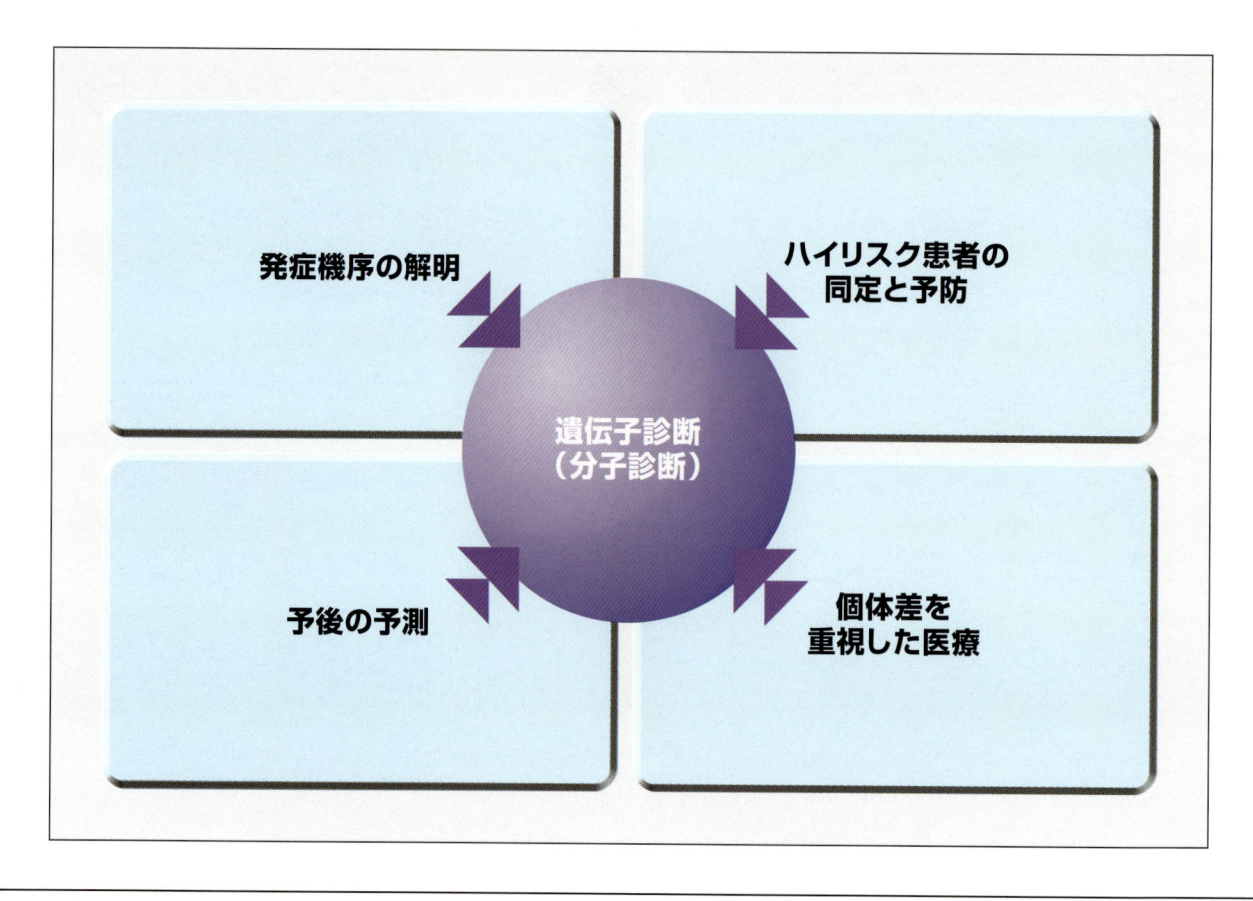

発症機序の解明　　ハイリスク患者の同定と予防

遺伝子診断
(分子診断)

予後の予測　　個体差を重視した医療

家族歴

詳細な家族歴の聴取は、遺伝学的検査の基盤となるものである。一般的には、患者本人や両親などの問診から、2世代以上にわたって同一疾患が発生したことが判明した場合などに、遺伝性疾患を疑ってその家族歴を詳細に調査することとなる。

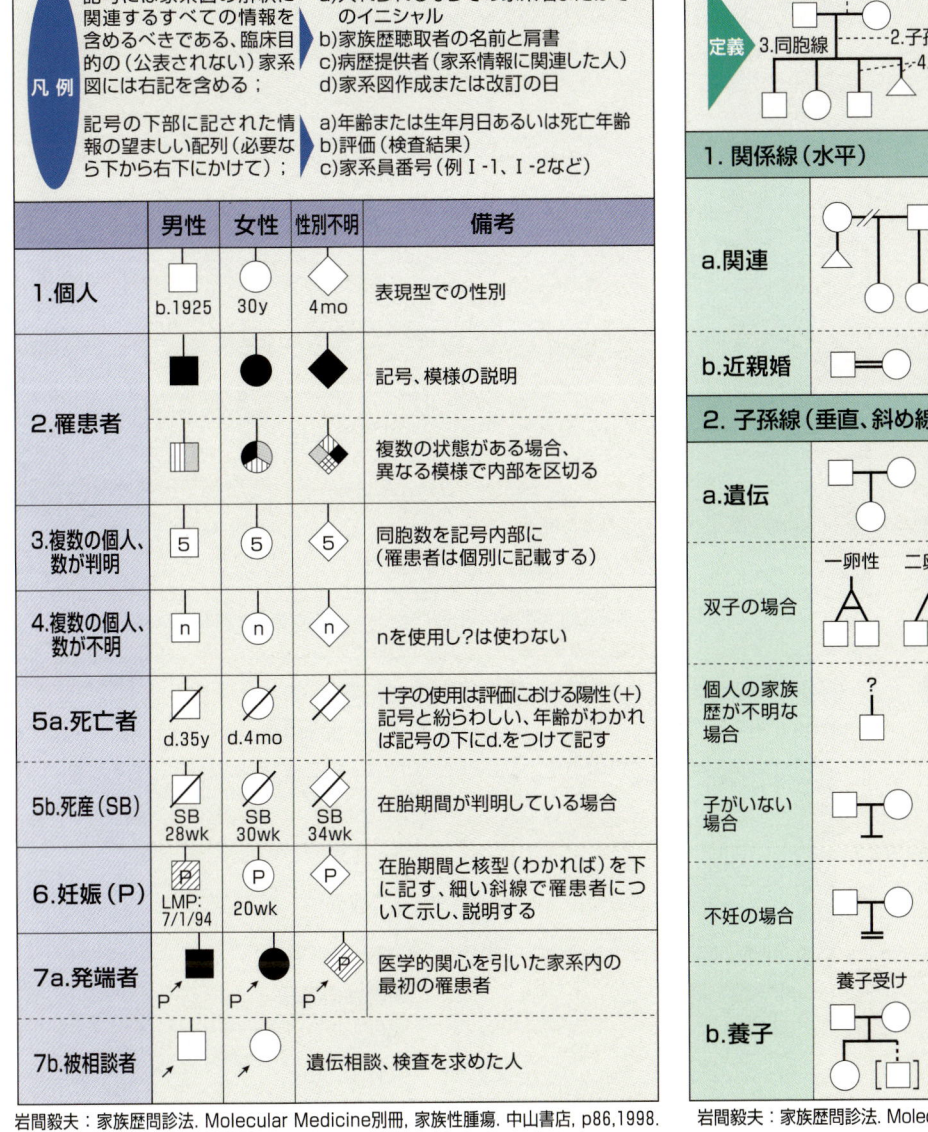

table-1 一般的家系図の記号、定義、略号
Bennett RI, et al : Am J Hum Genet 56 : 745, 1995より

凡例
- 記号には家系図の解釈に関連するすべての情報を含めるべきである、臨床目的の（公表されない）家系図には右記を含める；
  - a) 入れられるならその家系名またはそのイニシャル
  - b) 家族歴聴取者の名前と肩書
  - c) 病歴提供者（家系情報に関連した人）
  - d) 家系図作成または改訂の日
- 記号の下部に記された情報の望ましい配列（必要なら下から右下にかけて）；
  - a) 年齢または生年月日あるいは死亡年齢
  - b) 評価（検査結果）
  - c) 家系員番号（例Ⅰ-1、Ⅰ-2など）

	男性	女性	性別不明	備考
1.個人	□ b.1925	○ 30y	◇ 4mo	表現型での性別
2.罹患者	■	●	◆	記号、模様の説明
	▤	◐	◈	複数の状態がある場合、異なる模様で内部を区切る
3.複数の個人、数が判明	□5	○5	◇5	同胞数を記号内部に（罹患者は個別に記載する）
4.複数の個人、数が不明	□n	○n	◇n	nを使用し?は使わない
5a.死亡者	⌀ d.35y	⌀ d.4mo	⌀	十字の使用は評価における陽性（+）記号と紛らわしい、年齢がわかれば記号の下にd.をつけて記す
5b.死産（SB）	⌀ SB 28wk	⌀ SB 30wk	⌀ SB 34wk	在胎期間が判明している場合
6.妊娠（P）	P LMP:7/1/94	P 20wk	P	在胎期間と核型（わかれば）を下に記す、細い斜線で罹患者について示し、説明する
7a.発端者	■↙P	●↙P	◈↙P	医学的関心を引いた家系内の最初の罹患者
7b.被相談者	□↙	○↙	◇↙	遺伝相談、検査を求めた人

岩間毅夫：家族歴問診法. Molecular Medicine別冊, 家族性腫瘍. 中山書店, p86, 1998.

table-2 家系図の線の定義
Bennett RI, et al : Am J Hum Genet 56 : 745, 1995より

定義
1. 関係線
2. 子孫線
3. 同胞線
4. 個人線

備考
- できれば男性の配偶者（パートナー）は女性の左に置く
- 同胞は出生順に左から並べる
- 分娩にいたらなかった個人線は短くする

1. 関係線（水平）

a.関連		関係線の断裂は別れたことを示す 複数の配偶者がいる場合は遺伝的陽性の評価がなければ示さなくてよい
b.近親婚		血縁の程度が家系図からは不明ならば、関係線の上に示す（ハトコなど）

2. 子孫線（垂直、斜め線）

a.遺伝		生物学的両親を示す
双子の場合	一卵性／二卵性／不明	水平線はある関係（一卵性）を示す
個人の家族歴が不明な場合	?	
子がいない場合	/ 精管切除 卵管切除	理由がわかれば示す
不妊の場合	/ 無精子症 子宮内膜症	わかれば理由を示す
b.養子	養子受け／養子出し／親族間	養子はすべて[ ]で囲む 生物学的親は実線、社会的親は破線でそれぞれ示す

岩間毅夫：家族歴問診法. Molecular Medicine別冊, 家族性腫瘍. 中山書店, p87, 1998.

家族歴の書き方

table-1

家系図の書き方を標準化しようとする機運が高まってきたのは、遺伝カウンセリングの必要性が認識されるようになったこと、遺伝子検査が詳細に実施可能になってきたことと深い関連性がある。

アメリカのBennettらが提唱する家系図記載方法を示す。これは遺伝カウンセリングを強く意識した方法で、家族内の発端者やキーパーソンなどの情報が盛り込まれている。

table-2

配偶者間の関係が複雑な場合、記載に苦労することが多い。あくまでも遺伝学的解析を前提として必要な情報を記載する。

△は分娩に至らなかった子孫を示すが、もし性別が確認されていれば△の下にmaleもしくはfemaleと記載する。

▲の場合、罹患流産を示し、在胎期間がわかれば下に付記する。斜線が入ったものは妊娠中絶を示す。

table-3

補助生殖技術の進歩はめざましい。また、代理母の問題は、わが国でも現実味を帯びてきている。

これらは、遺伝学的解析を行ううえでは複雑な要因となる。この点に関しても、Bennettらは正確な情報の記載のため、記号や定義を提唱している。

妊娠出産に関する補助的技術の記号と定義
(Bennett RI, et al : Am J Hum Genet 56 : 745, 1995より)

定義
- D：卵または精子の提供者
- S：代理母
- 卵提供者が代理母でもある場合は、遺伝的に単に卵の提供者Dと記す
- 妊娠記号と子孫線は妊娠している女性の下に書く

		予想される出産の過程	備考
1	精子提供		精子提供によって妊娠した女性、精子提供者とは関係線は結ばない
2	卵提供		配偶者の精子と卵提供者の卵で妊娠している場合
3	代理母（子宮のみ借用）		夫婦の配偶子で他人が妊娠している場合
4	卵提供代理母	a) or b)	男性配偶者の精子が使用された妊娠 a)関連のない女性 b)配偶者の女性同胞
5	計画的な養子		代理母の卵と精子提供者の間で妊娠した子を養子にする

岩間毅夫：家族歴問診法. Molecular Medicine別冊, 家族性腫瘍. 中山書店, p88, 1998.

遺伝子検査に伴う説明

table-4

遺伝性疾患が疑われる患者本人または検査対象者に対する遺伝子診断を計画した場合、被験者に対する十分な説明が第一歩となる。

説明の目的は、検査の意味とその長所・短所（もしくは現時点での限界）を十分に理解したうえで、その検査を受けるかどうかを本人に決定してもらうことである。

説明すべき内容（要件）は多岐にわたるので、文書を用意するべきである。そのうえで、内容をわかりやすく口頭で説明する。落ち着いて説明ができ、プライバシーが確保されているような場所の設定も、十分に配慮すべきである。

遺伝性疾患が疑われる患者または対象者への遺伝子診断に伴う説明に盛り込まれるべき事項

1. 病名とその概要
2. 遺伝子検査の目的・内容・方法
3. 遺伝子検査の不確実性（偽陽性・偽陰性の割合、検査結果が出ない可能性があること）
4. 遺伝子検査を受ける場合に予想される利益と不利益

●陽性の場合
- 利益：診断が確定できる。結果疾患によっては、有効な予防法が講じられたり、治療を遂行できる。将来の発症リスクの予想ができる。
- 不利益：精神的な負担感やダメージ、社会的な差別の可能性がある。子孫やほかの家族に遺伝する可能性がある。

●陰性の場合
- 利益：精神的な負担感からは開放される。子孫やほかの家族に遺伝する可能性が否定される。
- 不利益：陽性の家族との間に軋轢が発生する可能性がある。

5. 遺伝子検査を受けなかった時の利益と不利益
6. 遺伝子検査についての検査を行う（医療従事者）側の守秘義務
　個人・家族を特定する情報の守秘
7. 検査結果の通知を拒否することも可能であること
8. 検査結果が陽性だった時に、親族に知らせてよいかどうか
9. 検査の費用負担について

佐藤恵子, 掛江直子：遺伝子検査および研究のインフォームド・コンセント. Molecular Medicine別冊, 家族性腫瘍. P141-147, 1998より一部改変

泌尿器科関連遺伝性疾患

疾患発症に関する遺伝要因の大きさは、疾患の種類により異なる。一般に「遺伝性疾患」は、単一あるいはごく少数の遺伝子変化(異常)が疾患の発生と直結する。

主な泌尿器科に関連する遺伝性疾患 (table-5)

疾患名	責任遺伝子もしくは、その存在の推定される染色体	病態、備考など
WAGR症候群	WT1	Wilms腫瘍、無虹彩症、泌尿器系奇形、精神発達遅延
Denys-Drash症候群	WT1	Wilms腫瘍、仮性半陰陽、糸球体腎炎
結節性硬化症	TSC1, TSC2	脳腫瘍、腎血管筋脂肪腫、多発性嚢胞腎、心臓腫瘍、網膜腫瘍、顔面血管線維腫
von Hippel-Lindau病	VHL	網膜血管腫、CNS血管芽腫、腎癌、褐色細胞腫、嚢胞病変
遺伝性乳頭状腎細胞癌	c-Met	
多発性内分泌腫瘍症2型(MEN2)	RET	甲状腺髄様癌、副腎褐色細胞腫、上皮小体過形成
Linch症候群2型	MSH2, MLH1, PMSなど遺伝子修復酵素群	家族性非ポリープ型大腸癌、腎盂尿管癌
家族性前立腺癌	HPC1	HPC1遺伝子の異常は家族性前立腺癌の約1/3にみられる
Androgen receptor異常症	AR遺伝子(X)	染色体は46XY、表現型は女性、原発性無月経、盲端膣、腹腔内精巣など
2,8-ハイドロオキシアデニン結石	APRT遺伝子(APRTQO, APRTJ)	
多発性嚢胞腎	I型は16q、II型は4q、常染色体劣性型は6p	
シスチン尿症		シスチン、リジン、アルギニン、オルニチンの尿中排泄増加
副腎ステロイド代謝酵素欠損症	チトクローム450遺伝子	21-水酸化酵素・17alpha水酸化酵素・11beta水酸化酵素の欠損
原発性高蓚酸血症		腎の石灰化と尿路結石、肝AGTやGRの異常
腎尿細管性アシドーシス	炭酸脱水素酵素(8q22)の異常など	高クロール性アシドーシス、低K血症、腎の石灰化と腎結石

table-5

ここには、原因となる遺伝子異常や、少なくとも染色体の異常が判明しているもの、遺伝様式が明らかとなっている泌尿器科系の遺伝性疾患を列挙した。

これら以外にも、男子不妊症や性器異常を多発する家系では、何らかの遺伝子異常が予想される(例えばPrader-Willi症候群)。

これまでに明らかになった遺伝性疾患では、その疾患の多発家系における染色体分析が出発点になってきた。その後、マーカーとなる遺伝子断片が数多く発見され、染色体FISH法などにより、さらに詳細な染色体上の責任部位(locus)が判明するようになり、最終的に責任遺伝子のクローニングに成功した疾患も数多くある(例えばvon Hippel-Lindau病など)。

こういった従来の作業の流れでは、塩基配列上の問題から責任遺伝子の単離にたどりつけないことも、しばしばであった。

ゲノム解析の進行とともに、これまでに積み上げられてきた染色体分析のデータとゲノム解析データが合体して、判明する責任遺伝子の数が一気に増加すると予想される。

単一の遺伝子異常が疾患に直結はしないが、遺伝的要因と環境要因が複合的に関与して発症すると考えられる癌や結石症などの慢性疾患においても、遺伝的要因が危険因子として疾患の発生や予後に関連していることが判明しつつある。

今後は、こういった危険因子を有する患者とそうでない患者との治療方法の使い分けなどが進むと思われる。

von Hippel-Lindau病の症例　figure-1

Patient / Father

(adrenal t, RCC / RCC)

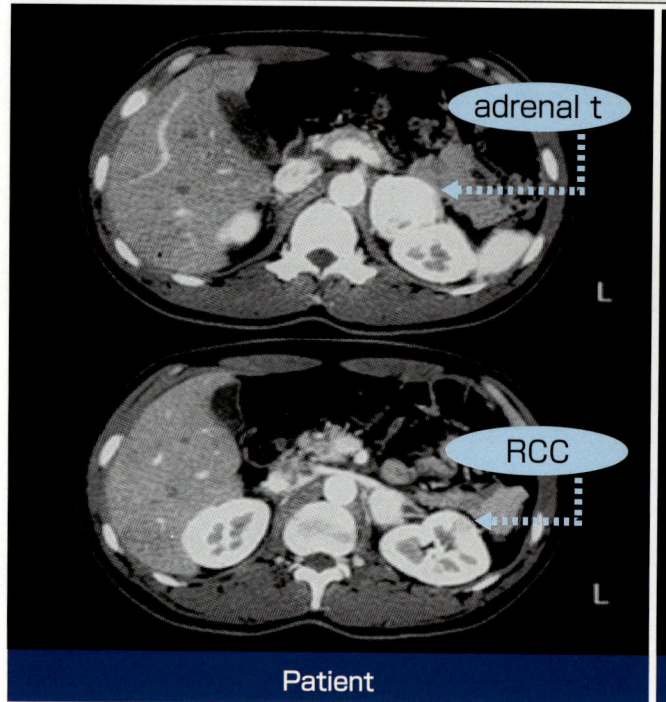

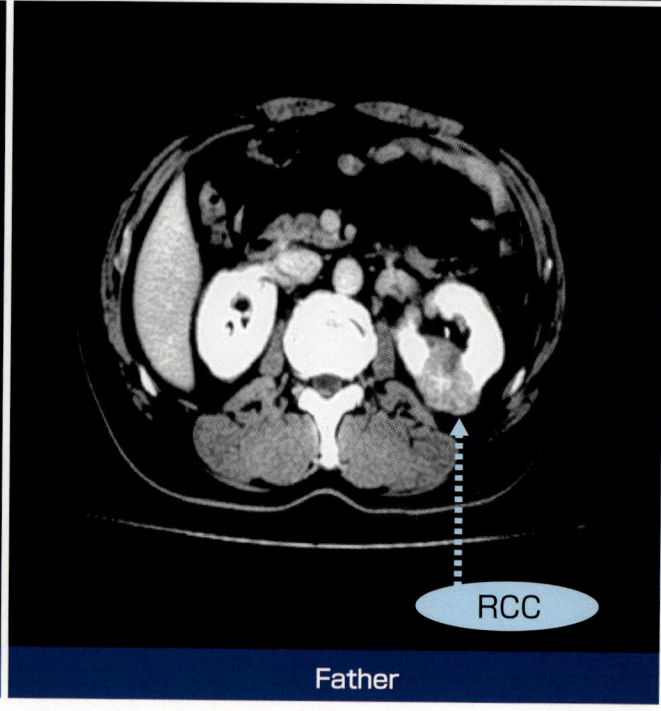

Family tree of the case　figure-2

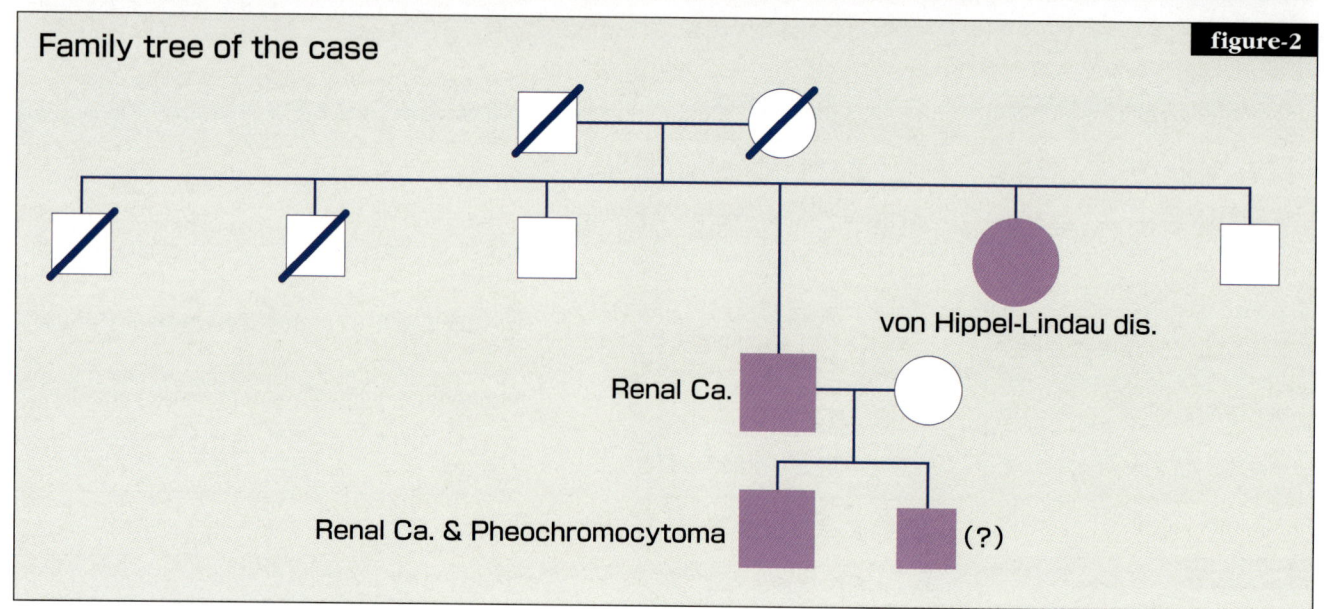

von Hippel-Lindau dis.
Renal Ca.
Renal Ca. & Pheochromocytoma (?)

VHLの症例

figure-1

高血圧の精査中に、腹部CTで左副腎に大きな腫瘍を発見された25歳の男性。さらに、左腎に小さな腫瘍も認めた。

手術の結果、副腎腫瘍は褐色細胞腫、腎腫瘍は腎細胞癌であった。改めて家族歴を聴取したところ、父方の叔母が小脳病変などを有して、von Hippel-Lindau病と診断されていることが判明した。

そこで、患者の父親について精査したところ、腹部CTにて左腎腫瘍が認められたため、直ちに摘出手術が施行された。

figure-2

患者と父親の白血球DNAに対してVHL遺伝子に関する遺伝子診断を行ったところ、VHL遺伝子のexon3にThreonineからIsoleucineへのmissense変異が認められた。

患者には、高校生の弟がいた。遺伝子診断の利益・不利益を本人ならびに両親に説明し、同意が得られたため、DNA診断を行った。弟も、VHL遺伝子に同様の異常が発見された。
幸い現在のところ、腎などに腫瘍性病変は認めていない。

尿路感染症の遺伝学検査

細菌の毒素や線毛などの病原因子蛋白の遺伝子診断は、病原細菌の進化や病原性の機序を推定するのに必要不可欠な検査となっている。

figure-3

一般に、尿路感染症は上行性感染と考えられている。すなわち、直腸常在菌（大腸菌、クラブシェラ属、プロテウス属など）が膣や会陰部にコロニーを形成し、さらに尿路に侵入して増殖することにより惹起される逆行性感染である。この説はfecal-perineal-urethral hypothesisと呼ばれている。

figure-4

尿路病原性大腸菌の各種病原因子は、multiplex PCRによって一度に検出することができる。
これらの病原因子は、いずれもマウスの尿路感染症モデルにおいて病原性が確認されているが、病原因子の保有個数と感染性の強さは正の相関を示す。この検査によって、尿路感染症起炎菌がどの病原因子を保有しているかだけではなく、症例によっては同じタイプの起炎菌による反復性感染症であることなども証明可能である。

figure-5

パルスフィールド電気泳動法により、尿路感染症が上行性感染であること、すなわちfecal-perineal-urethral hypothesisの証明が示されている。Lane1-4は膀胱炎患者の尿より採取された大腸菌の染色体を、またLane 5-8は同一患者の直腸より同時に採取された大腸菌の染色体を制限酵素XbaIで処理し、電気泳動したものである。

同一患者から採取された菌が、すべてモノクローナルであることがわかる。これにより、患者の直腸常在菌である大腸菌が尿路に侵入し、増殖することにより尿路感染が惹起されることが証明されている。

また、この手法は、院内感染が同一の菌種（例えばMRSA）によって引き起こされていることを証明するのにも応用されている。

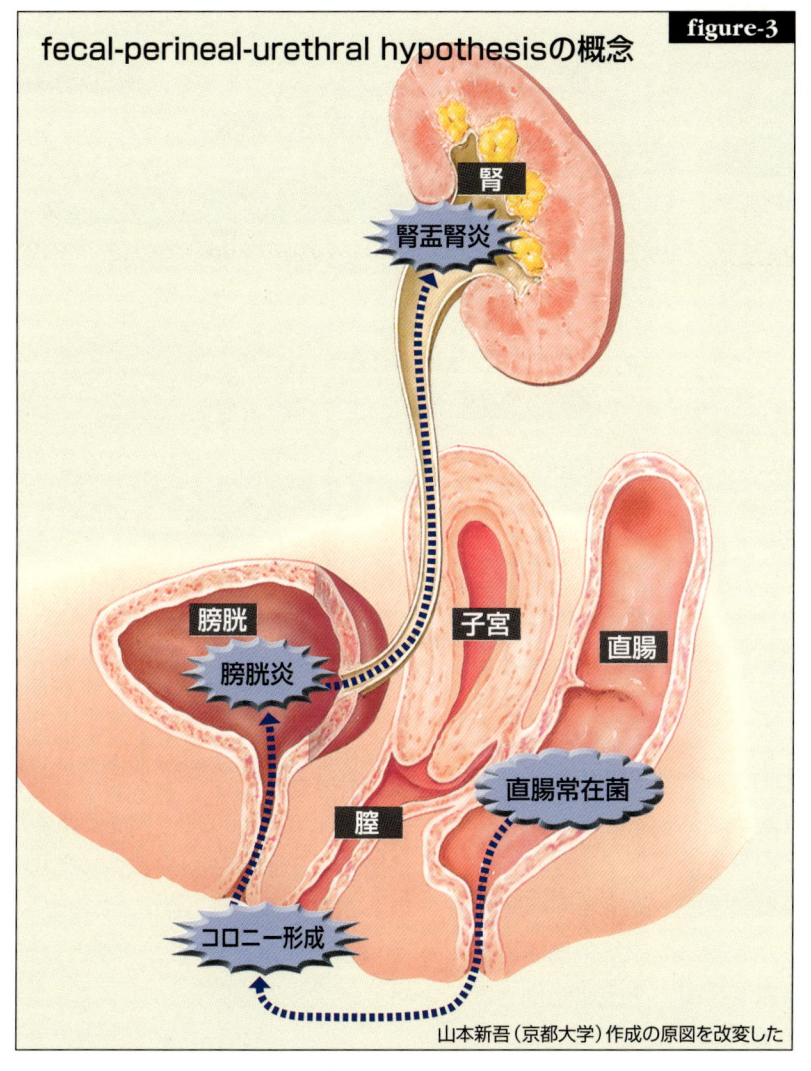

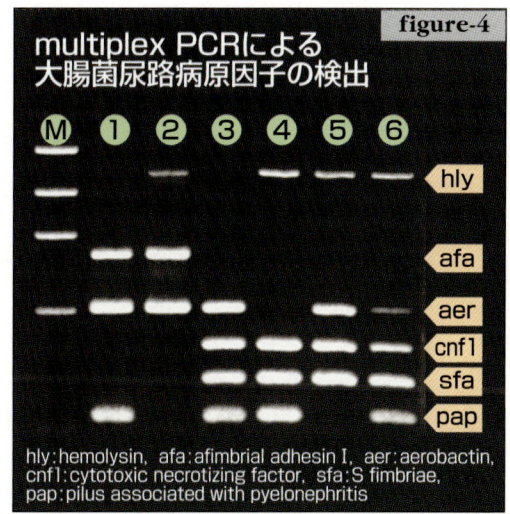

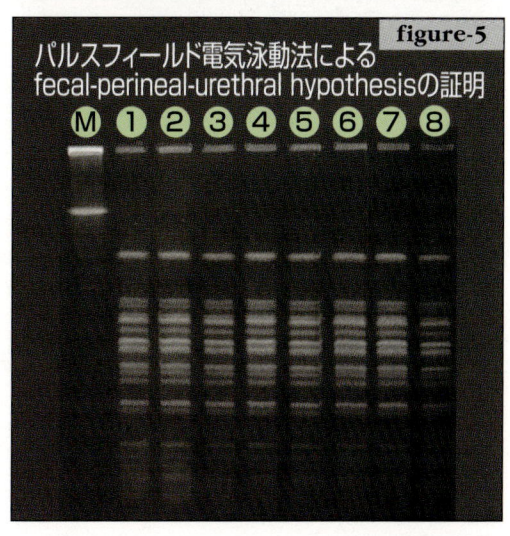

---

figure-3 fecal-perineal-urethral hypothesisの概念

山本新吾（京都大学）作成の原図を改変した

figure-4 multiplex PCRによる大腸菌尿路病原因子の検出

hly：hemolysin, afa：afimbrial adhesin I, aer：aerobactin, cnf1：cytotoxic necrotizing factor, sfa：S fimbriae, pap：pilus associated with pyelonephritis

figure-5 パルスフィールド電気泳動法によるfecal-perineal-urethral hypothesisの証明

STDの遺伝学検査

STD(sexually transmitted disease)の遺伝子検査は、泌尿器科領域でもっとも臨床応用の進んだ項目である。

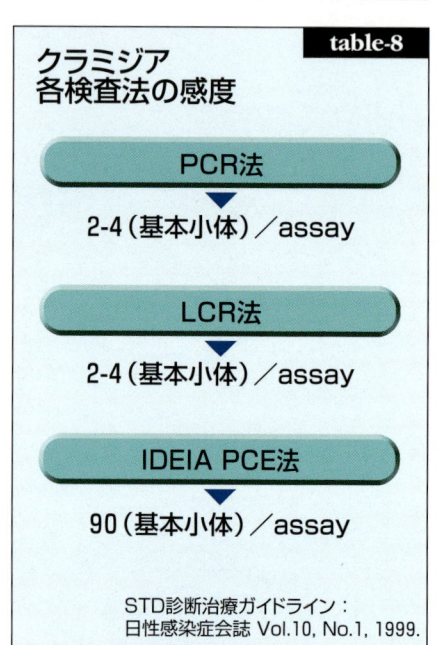

figure-6 アンプリコアSTD-1キットの測定原理

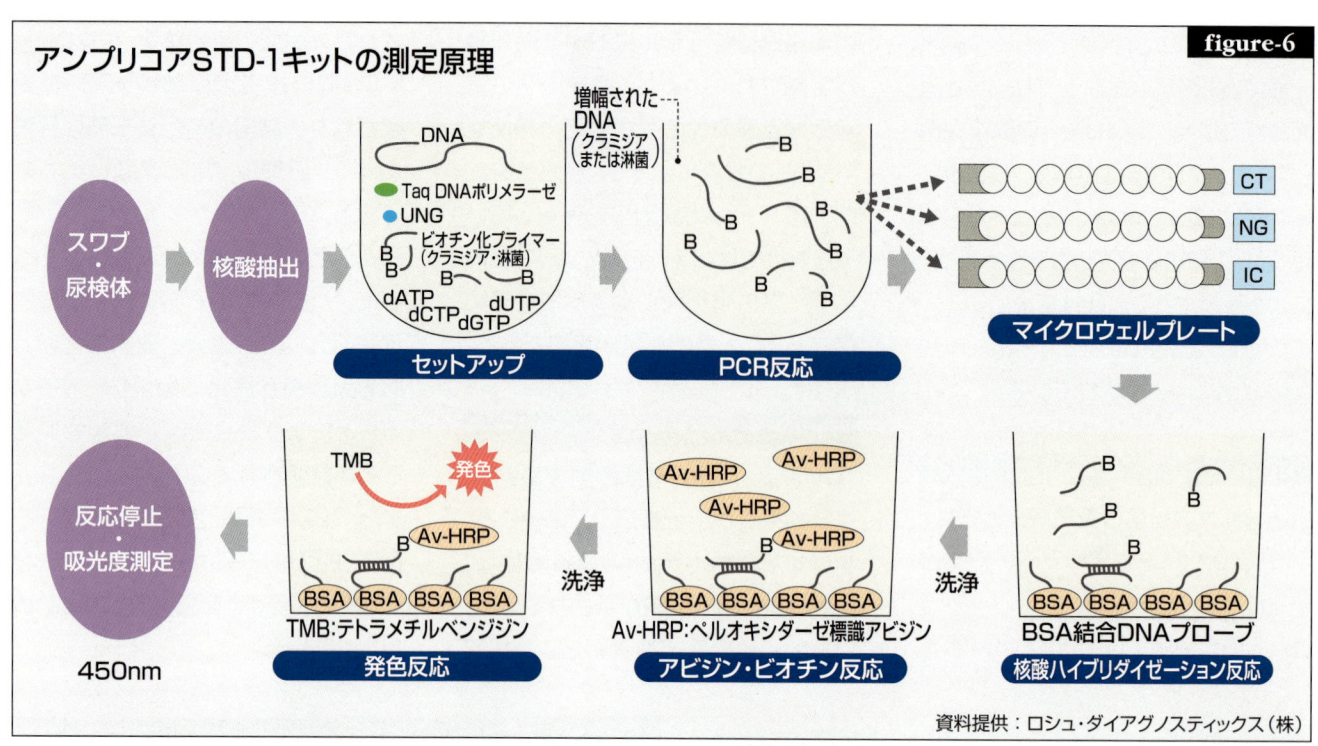

スワブ・尿検体 → 核酸抽出 → セットアップ（DNA、Taq DNAポリメラーゼ、UNG、ビオチン化プライマー（クラミジア・淋菌）、dATP、dCTP、dGTP、dUTP）→ PCR反応（増幅されたDNA（クラミジアまたは淋菌））→ マイクロウェルプレート（CT／NG／IC）→ 核酸ハイブリダイゼーション反応（BSA結合DNAプローブ）→ アビジン・ビオチン反応（Av-HRP：ペルオキシダーゼ標識アビジン）→ 発色反応（TMB：テトラメチルベンジジン）→ 反応停止・吸光度測定 450nm

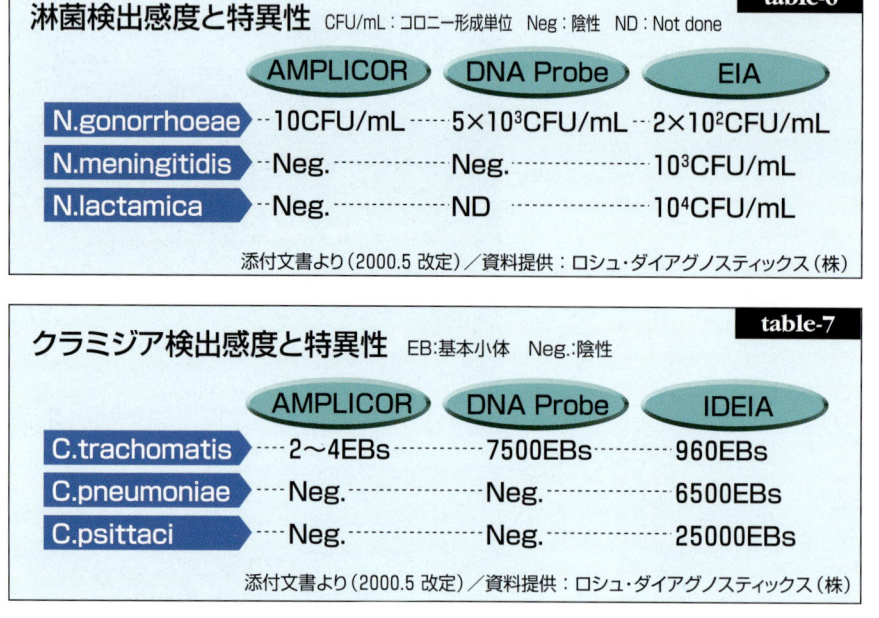

資料提供：ロシュ・ダイアグノスティックス(株)

table-6 淋菌検出感度と特異性

CFU/mL：コロニー形成単位　Neg：陰性　ND：Not done

	AMPLICOR	DNA Probe	EIA
N.gonorrhoeae	10CFU/mL	5×10³CFU/mL	2×10²CFU/mL
N.meningitidis	Neg.	Neg.	10³CFU/mL
N.lactamica	Neg.	ND	10⁴CFU/mL

添付文書より(2000.5 改定)／資料提供：ロシュ・ダイアグノスティックス(株)

table-7 クラミジア検出感度と特異性

EB：基本小体　Neg.：陰性

	AMPLICOR	DNA Probe	IDEIA
C.trachomatis	2～4EBs	7500EBs	960EBs
C.pneumoniae	Neg.	Neg.	6500EBs
C.psittaci	Neg.	Neg.	25000EBs

添付文書より(2000.5 改定)／資料提供：ロシュ・ダイアグノスティックス(株)

table-8 クラミジア各検査法の感度

PCR法 → 2-4(基本小体)／assay
LCR法 → 2-4(基本小体)／assay
IDEIA PCE法 → 90(基本小体)／assay

STD診断治療ガイドライン：日性感染症会誌 Vol.10, No.1, 1999.

検出感度・特異性

figure-6
STDの主たる原因微生物である淋菌やクラミジアに対する遺伝子増幅を基本にした、アンプリコアのSTD-1キットの測定原理を示す。

全体の行程が短時間で終了するのも、DNA検査の優位性である。

table-6
PCR法の導入によって、淋菌の検出感度・特異性ともに、飛躍的に向上したことがわかる。

table-7,8
クラミジアに関しても、同様である。検出感度の飛躍的向上により、スワブによる検体採取から、尿による検査へと、侵襲の少ない方法が可能となった。

起炎菌と遺伝子診断

table-9

感染症の起炎菌診断におけるPCR法を利用した遺伝子診断は、ここにあげるように多くの長所を有する。

しかし、コストの問題、検出された細菌の生死が不明であること、検体の取り扱いによっては微量の混入病原因子の影響を強く受けること、定量性に乏しいことなどといった短所もある。

table-10

易感染症患者(compromised host)の増加は、泌尿器科でも大きな問題になっている。

深在性真菌症では、菌の同定よりも真菌が血液中に存在するか否かがポイントである。ユニバーサルプライマーを用いたPCR診断が、威力を発揮する。

ただし、DNA/RNAを標的とするので、検体の適切な処理(核酸を変性させるDnaseやRNaseは体液や汗などに多量に含まれるので、その混入には細心の注意が必要)が、診断成功の鍵となる。

---

table-9

PCR法による感染症の遺伝子診断

- 遺伝子増幅法の利点は、培養が難しいクラミジアやウイルス、培養に時間のかかる抗酸菌、培養はできるが検体の輸送条件が難しい淋菌で威力を発揮。
- 抗体検査は、過去の感染でも陽性となることから、スクリーニング検査ではPCR法が基本となっていく。

淋菌の遺伝子診断

- PCR法の感度が群を抜いている。
- AMPLICORとDNA Probe法では100倍以上の感度の違い。

クラミジアの遺伝子診断 （table-10）

- 改良型EIA法の登場で、遺伝子増幅法に匹敵する感度が得られるようになったが、PCR法の感度がいちばん高い。
- 詳細は、p.14～16に記載。
- 今後は、患者の負担の大きい擦過綿棒による検体採取から尿を用いた検査が主流になると思われる。

真菌症の遺伝子診断

- Compromised hostの増加に伴い、深在性真菌症の診断の必要性が増加している。
- 従来の血清学的診断法は、技術的な問題や感度、特異度に問題がある。
- 感度のよいPCR法を利用した遺伝子診断は有望。

深在性真菌症の遺伝子診断

- 菌の同定よりは、感染症の原因が真菌か否かの鑑別がより重要(抗真菌薬の広いスペクトラム)。
- 真菌共通の特異的DNA配列をユニバーサルプライマーを用いてPCR法で検出する。
- さらに内部プローブを用いることで、菌種の同定も可能に(東洋紡ジーンアナリシス: 0770-22-7686)。

マイクロサテライト解析

遺伝子の発現調節領域やイントロンの中に存在し、2〜3個の塩基セットが高頻度（数10回）に反復するような配列が、約5万コピー存在する。

figure-7 原発巣を2つ有する尿路上皮癌症例における転移経路の推定

figure-8 疾患発生・転移経路の推定

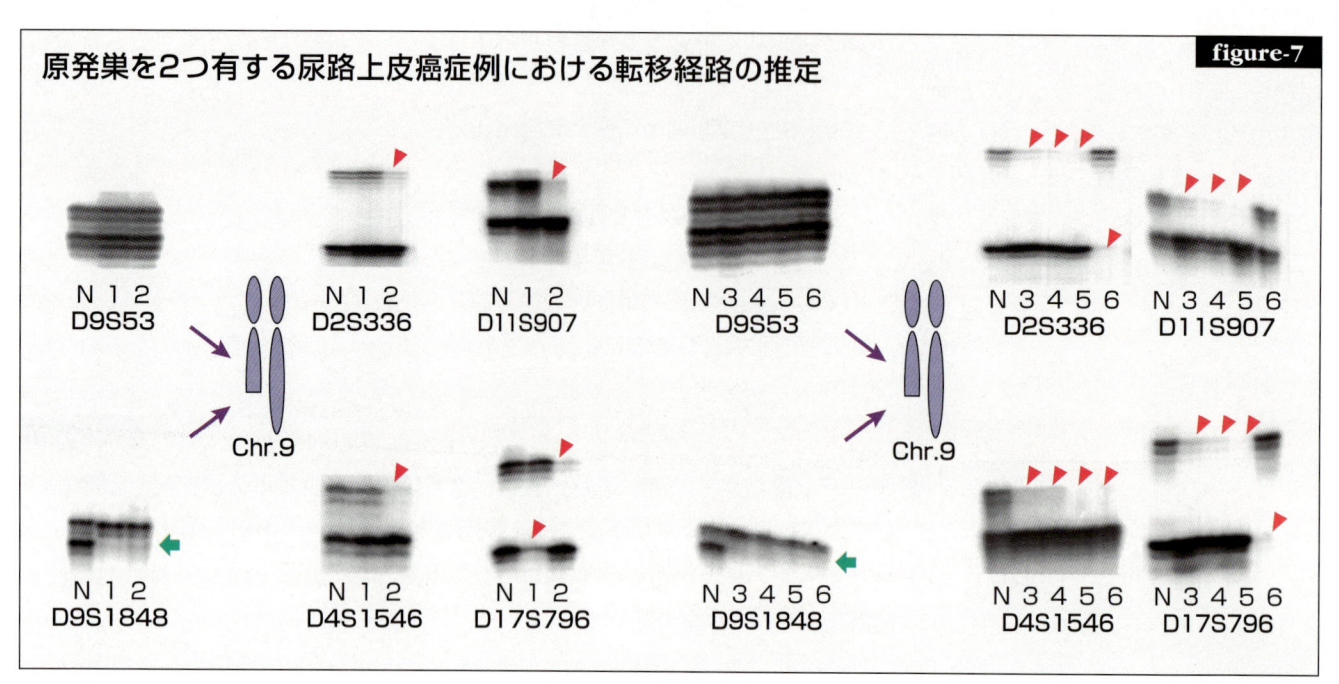

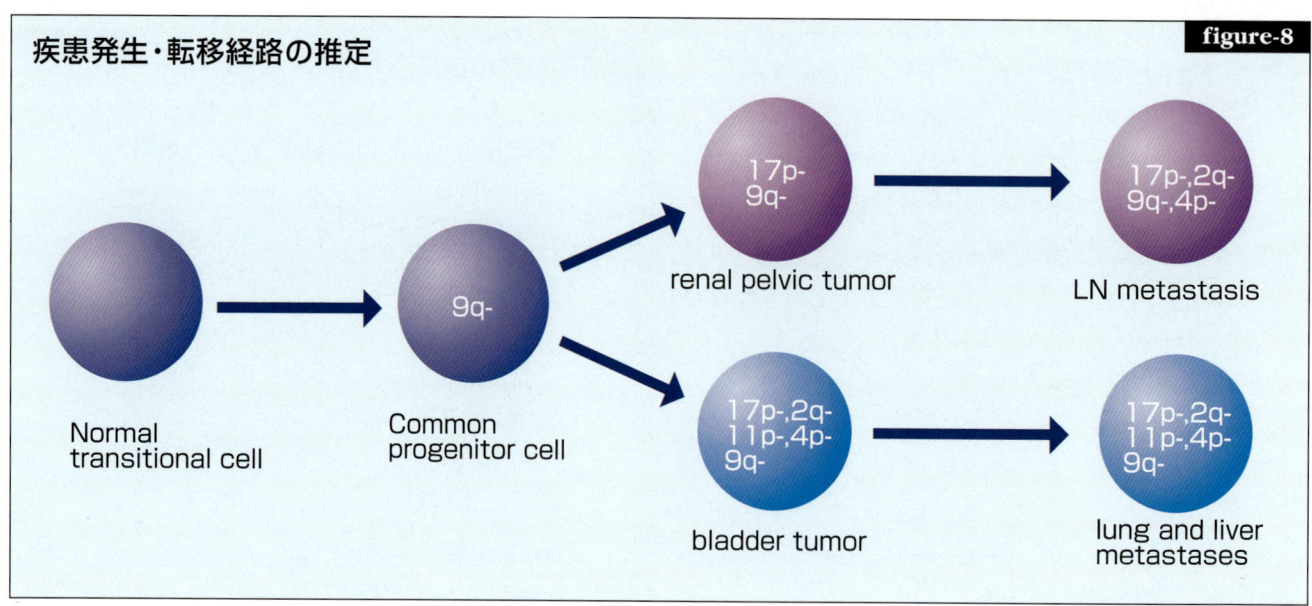

Normal transitional cell → Common progenitor cell (9q-) →
- renal pelvic tumor (17p-, 9q-) → LN metastasis (17p-, 2q-, 9q-, 4p-)
- bladder tumor (17p-, 2q-, 11p-, 4p-, 9q-) → lung and liver metastases (17p-, 2q-, 11p-, 4p-, 9q-)

figure-7

腎盂癌（1）と膀胱癌（2）の9番染色体長腕上のマイクロサテライトマーカーD9S53は両腫瘍とも保持され、D9S1848はともにLOHであった（同様の切断部位を持つ部分欠損）。

しかし、2、4、11番染色体上のD2S336、D4S1546、D11S907に関しては、膀胱の病変のみがLOHを示した（左パネル）。

患者死亡時の剖検で肺（3、4）・肝（5）の転移巣は膀胱腫瘍と同じパターンを示したが、後腹膜リンパ節（6）は腎盂腫瘍と同じパターンで、さらにD2S336とD4S1546に新たなLOHが生じていた（右パネル）。

figure-8

マイクロサテライトマーカーを用いたLOH解析から、2つの原発巣（腎盂と膀胱）の腫瘍は同一の細胞を起源とする（9番染色体の切断点の一致から）もので、おそらく腎盂癌細胞が膀胱に播種して膀胱癌が成立し、さらに各々の病巣で新たな遺伝子変化が加わったと推定される。

肺と肝の転移は膀胱からの血行性転移で、リンパ節は腎盂癌の転移と断定した（Urology 56：331, 2000.）。

血液中の微量癌細胞の検出

PCR法を利用した、患者の血液や糞便、体液などの中にわずかに存在する癌細胞の検出は、大変強力な診断法の一つになる可能性がある。

患者血液中の癌細胞の検出 figure-9

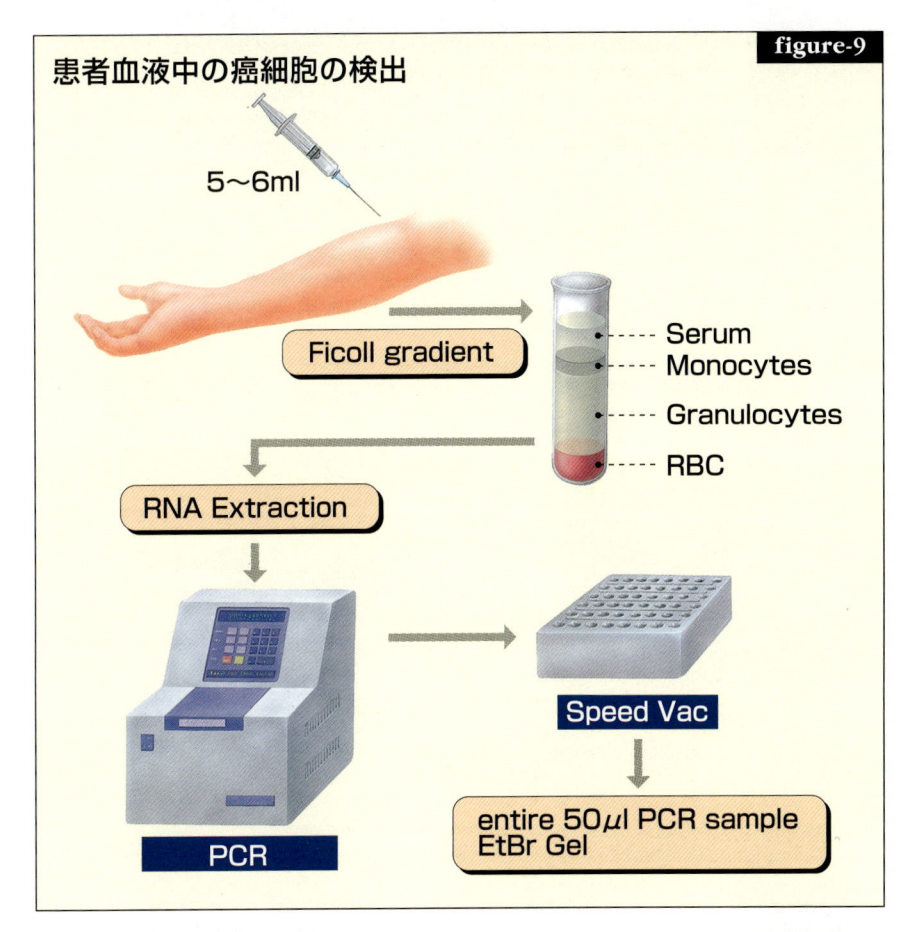

5～6ml
Ficoll gradient
- Serum
- Monocytes
- Granulocytes
- RBC

RNA Extraction
↓
PCR → Speed Vac → entire 50μl PCR sample EtBr Gel

RT-PCR法による標的遺伝子断片の増幅 figure-10

mRNA pool —— AAAA

逆転写ステップ
◀◀◀ Random primers
◀◀◀ Reverse Transcriptase

cDNA pool

PCRステップ
◀◀◀ target-specific primers
◀◀◀ Taq DNA polymerase

Amplified target cDNA

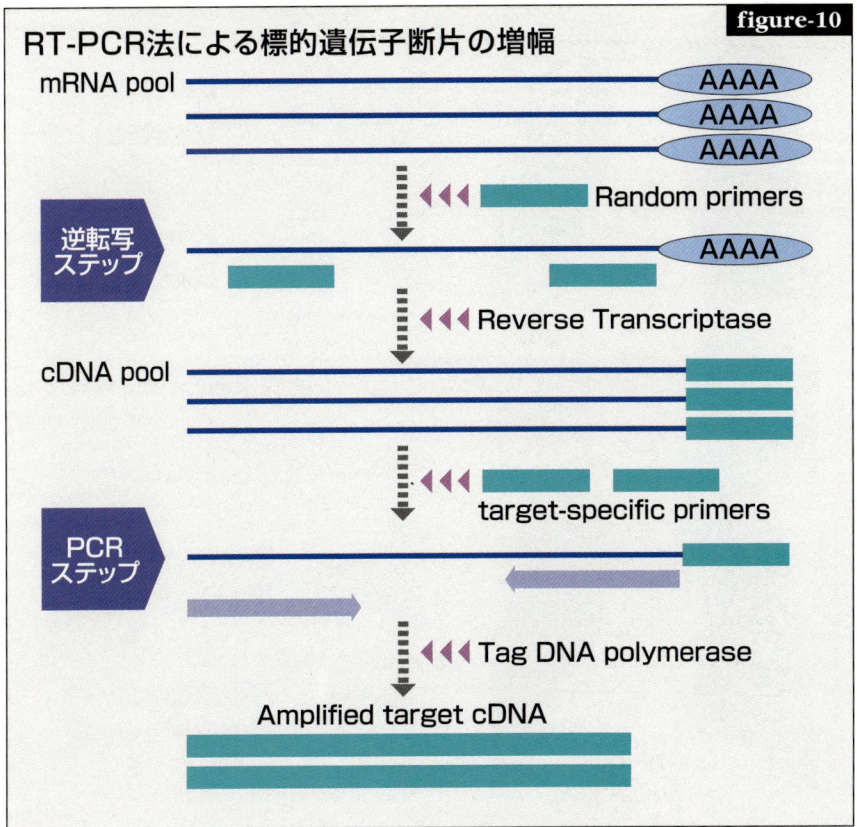

RT-PCR

figure-9

対象となっている癌細胞に特異的に発生する遺伝子異常を検出する方法としては、大腸癌や膵臓癌などでの、糞便中や膵液中の癌細胞に高率に生じているras癌遺伝子の点突然変異を遺伝子増幅して検出する診断法が有名である。

一方、血液などの体液中に存在する癌細胞を、対象となる癌に特異的な蛋白、または発生母地の細胞に特異的な蛋白をコードする遺伝子のメッセンジャーRNAとして検出する場合は、まず、その血液や体液サンプル中の細胞成分を集めて、RNA抽出を行う。その後、逆転写酵素でcDNAとしてからPCR法を行う。

具体的には、図のように患者から約5mlの採血を行い、Ficoll gradient法で遠心分離を行い、単核球の層（ここに癌細胞も含まれる）を採取して逆転写以下の反応を行う。

figure-10

標的分子に特異的な数百塩基のcDNA断片を増幅する。感度を上げるため、さらに最初のプライマーで増幅したDNA産物を、初回より内側の領域に存在する塩基配列を利用して、再度、遺伝子増幅を行うこともある（nested RT-PCR法）。

figure-11

血液を用いたRT-PCR法による微量癌細胞の検出は、前立腺癌におけるPSAやPSMAを分子指標としたものが有名である。

尿路上皮癌では、最近、Uroplakinと呼ばれる尿路移行上皮細胞膜特異的な分子群が同定された。癌組織でも高率に発現している。

図は、膀胱癌患者血液中のUroplakin Ⅱ(UP-Ⅱ)発現陽性細胞の有無をみたものである。

表在性症例(Ta-1)で10.3%、筋層浸潤症例(pT2-4N0M0)で28.6%、リンパ節転移陽性症例(pN1-2, M0)で40.0%、遠隔転移陽性症例で75.0%の陽性率であった(Clin Cancer Res 6:3166-3171, 2000.)。

figure-12

この症例は、1998年に左尿管移行上皮癌で左腎尿管全摘術を施行された。翌年、膀胱内に腫瘍が再発し、TUR-Btを行った。その際の術前胸部レントゲン撮影では肺転移を認めなかったが、血液中にはUP-Ⅱ陽性が認められた(上段)ため、注意深く経過観察した。3か月後の胸部写真で、遠隔転移が確認された。血中には依然としてUP-Ⅱ陽性が認められた(中段)。

直ちに化学療法が施行され、胸部レントゲン上、肺転移巣は著しく縮小したが、この時点では血液中にUP-Ⅱ陽性細胞を認めなくなった(下段)。

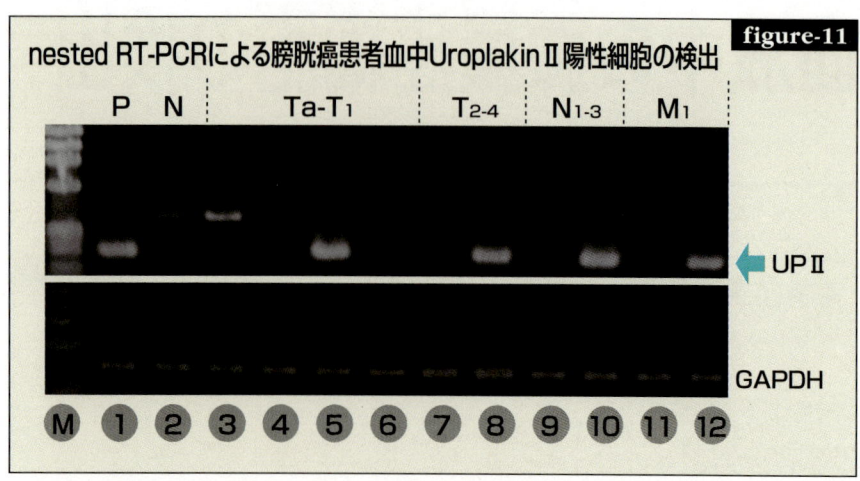

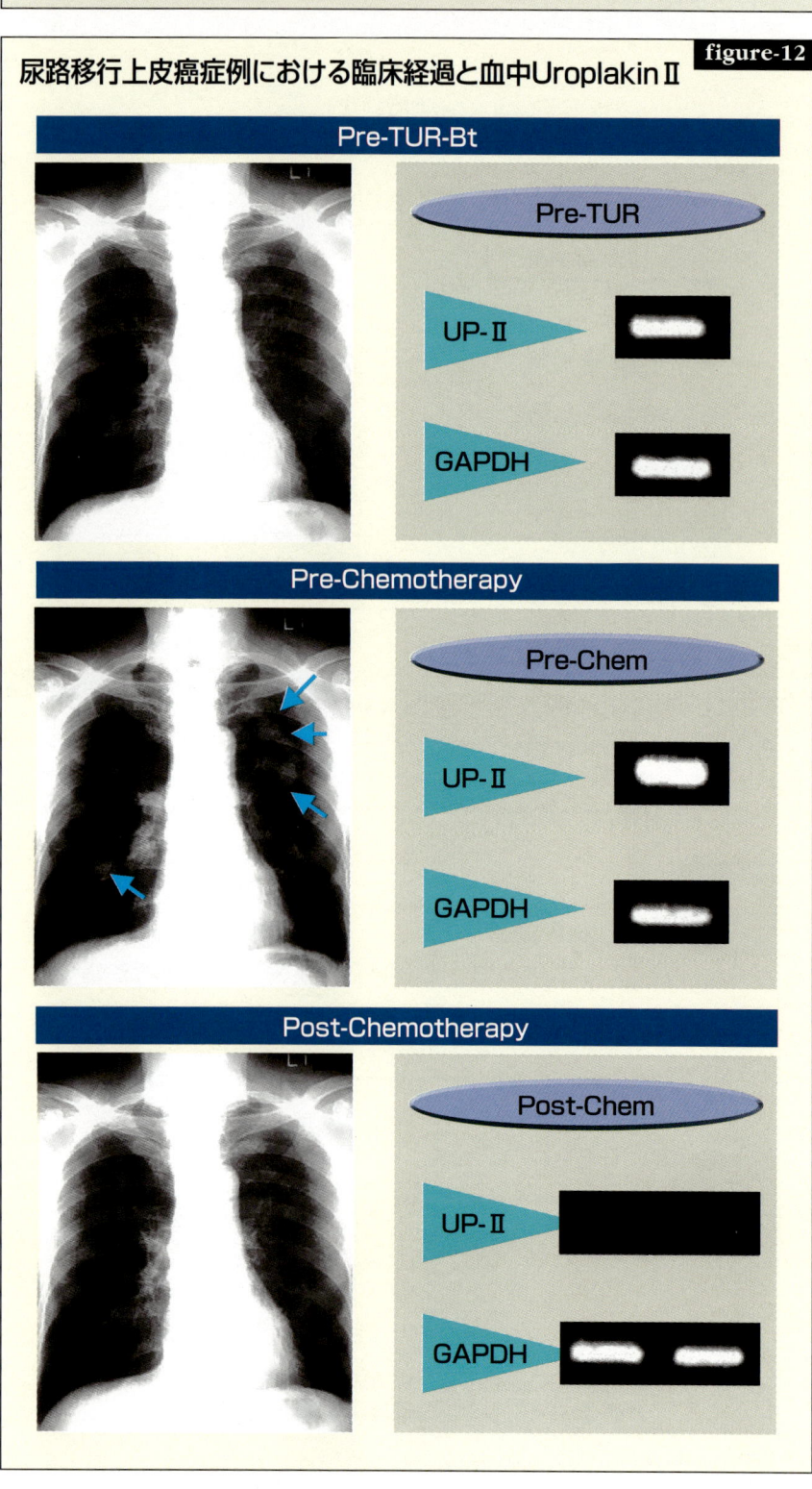

尿を使った膀胱癌の分子診断

尿中の分子マーカーや分子活性を指標とした非侵襲的診断法は、一部が商品化されている。再発チェックなどに活用されると予想される。

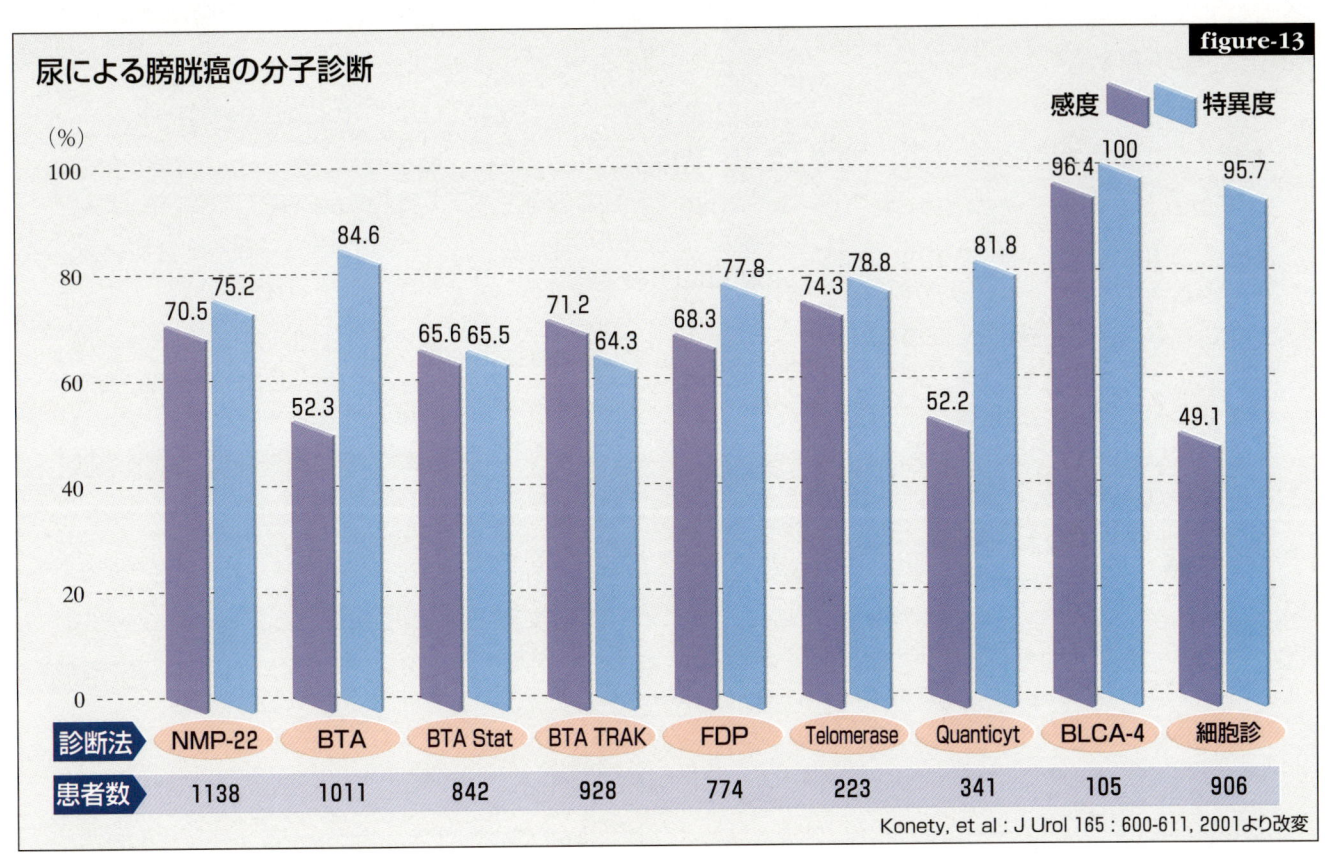

figure-13 尿による膀胱癌の分子診断

診断法	NMP-22	BTA	BTA Stat	BTA TRAK	FDP	Telomerase	Quanticyt	BLCA-4	細胞診
感度(%)	70.5	52.3	65.6	71.2	68.3	74.3	52.2	96.4	49.1
特異度(%)	75.2	84.6	65.5	64.3	77.8	78.8	81.8	100	95.7
患者数	1138	1011	842	928	774	223	341	105	906

Konety, et al : J Urol 165 : 600-611, 2001より改変

figure-14 TUR-Bt術後の患者尿中剥離細胞のテロメラーゼ活性

figure-13

膀胱癌に特異的な分泌蛋白や癌特異的な分子標的(テロメラーゼ活性など)を検出する最近の分子診断法は、一般的に感度の点で従来の尿細胞診より優れるものが多い。特に、低悪性度膀胱癌での感度に際立った違いがある。一方、膀胱炎などによる偽陽性の可能性が、今後の問題点である。
最近、発表された膀胱癌特異的な核マトリックス蛋白であるBLCA-4は、この点を克服しており、今後の症例数の集積が期待される。

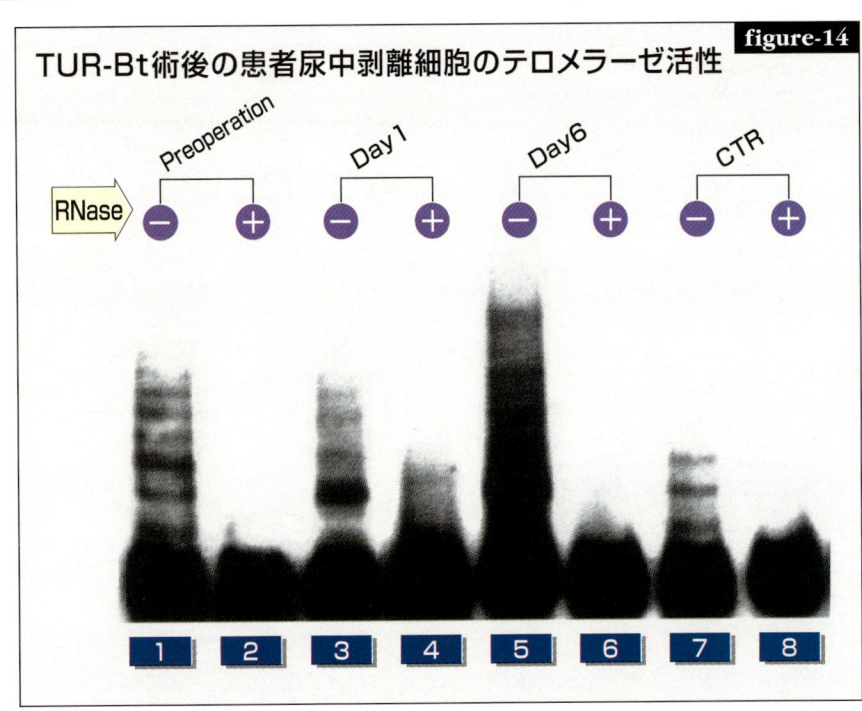

figure-14

テロメラーゼ活性は感度・特異度のバランスが優れ、有望な診断法として期待される。症例は、表在性癌でTUR-Btを施行されたが、術前から尿中テロメラーゼ活性は陽性を示し、術後第1、第6病日でも尿中テロメラーゼ活性は陽性であった(＋はRnase処理後を示す)。
TUR-Btを施行された42症例中、第1病日陽性率31%、第6病日陽性率21%であった(Int J Urol 7 : 210-217, 2000.)。

SNPによる個性解析

ゲノム上には、約1000塩基対に1個のSNPが存在する。疾患発症・治療効果・有害事象などにおける個体差との関連が次々と判明するであろう。

遺伝暗号の個体差　　table-11

- 個人間における遺伝暗号の違いは、かなり多い。
- 個々の遺伝子がコードする蛋白質の基本構造が変化するような違いには通常至らないが、プロモーター領域やコーディング領域などでは、微妙な遺伝暗号の個体差がコードする蛋白質の発現量の違いや機能の違いに関連することがある。

- 遺伝暗号の個体差が人口中の1％以上の頻度で存在する場合、これを多型（ポリモルフィズム：polymorphism）と呼ぶ。

- 1個の塩基がほかの塩基に置き換わったSNP（スニップ）は、ヒトゲノム中に300万から1000万存在すると推定される。
- すでにその一部は、ある疾患のかかりやすさとの関連や、ある薬剤に対する奏効性の違いや副作用の発現頻度との関連性が報告されている。

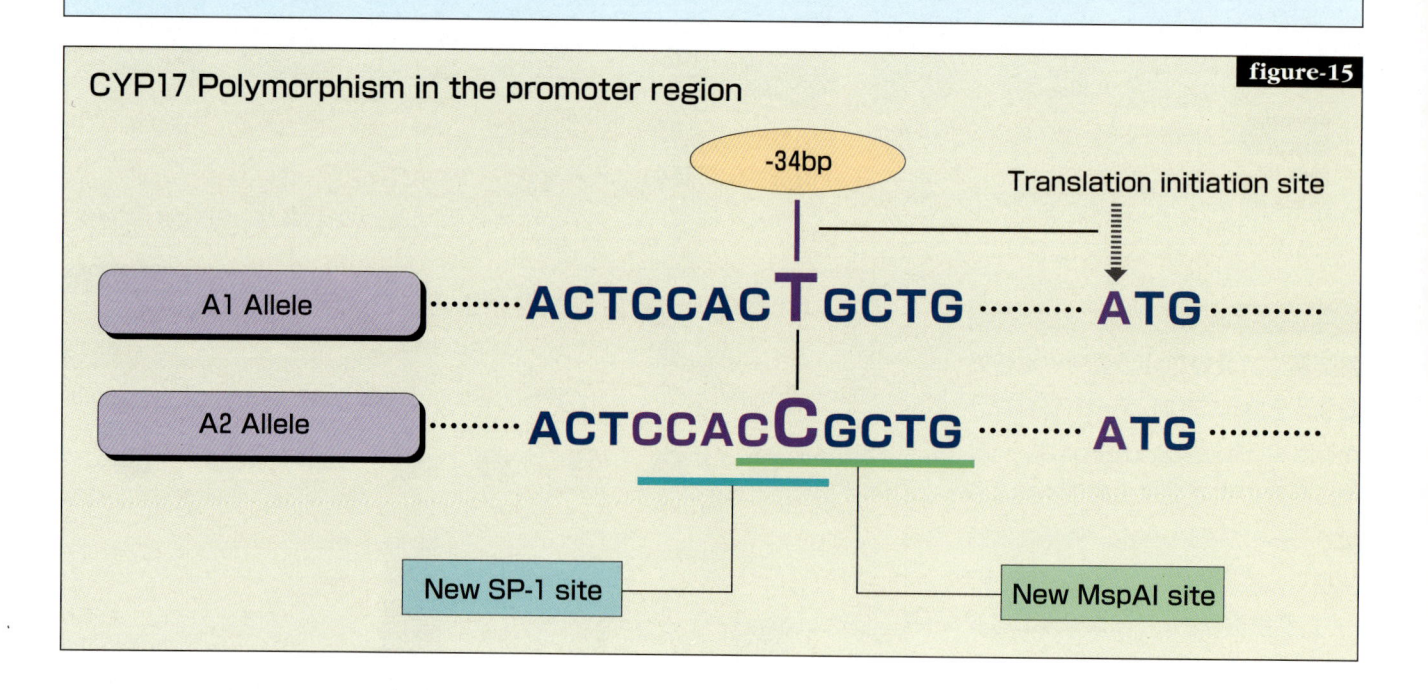

figure-15

CYP17 Polymorphism in the promoter region

-34bp / Translation initiation site

- A1 Allele　……ACTCCAC**T**GCTG……ATG……
- A2 Allele　……ACTCCAC**C**GCTG……ATG……

New SP-1 site　　　New MspAI site

遺伝暗号の個体差

table-11

発見されたSNPはアソシエーション（関連）法、罹患同胞対法（Sib-pair analysis）法や伝達不平衡解析法（Transmission disequilibrium test）といった手法で疾患との関連性が解析される。

例えば、アミノグリコシド系抗生物質による聴覚障害を起こしやすい人は、ミトコンドリア遺伝子の1555番目のアデニンがグアニンに替わっていること、抗癌剤である5-FUを不活性化するジハイドロピリミジン脱水素酵素の遺伝子多型は、この酵素の活性の個人差で10倍程度にもなることなどがすでに判明している。

こういった情報は治療にあたって極めて有用であり、治療のプロトコールが個々人の遺伝子多型などに基づいて決定されることになる。

figure-15

CYP17遺伝子は、シトクロームP450c17αをコードし、ステロイドホルモン合成に重要な17αhydroxylaseと17,20-lyase活性がある。
翻訳開始点より34bp上流に、多型部位が存在する。

前立腺癌の発生リスク

figure-16

The CYP17 Gene PCR-restriction fragment length polymorphism analysis

レーン: M, A1/A1, A2/A2, A1/A2, Neg
バンド: 421bp, 291bp, 130bp

羽渕友則(秋田大学)より提供

34bp部位を含む421bpのfragmentをPCRで増幅した後、産物を制限酵素MspA1で処理後、アガロースゲルで泳動すると、A1/A1, A1/A2, A2/A2の3つの遺伝型に分かれる(Habuchi T, et al : Cancer Res 60 : 5710-5713, 2000.)。

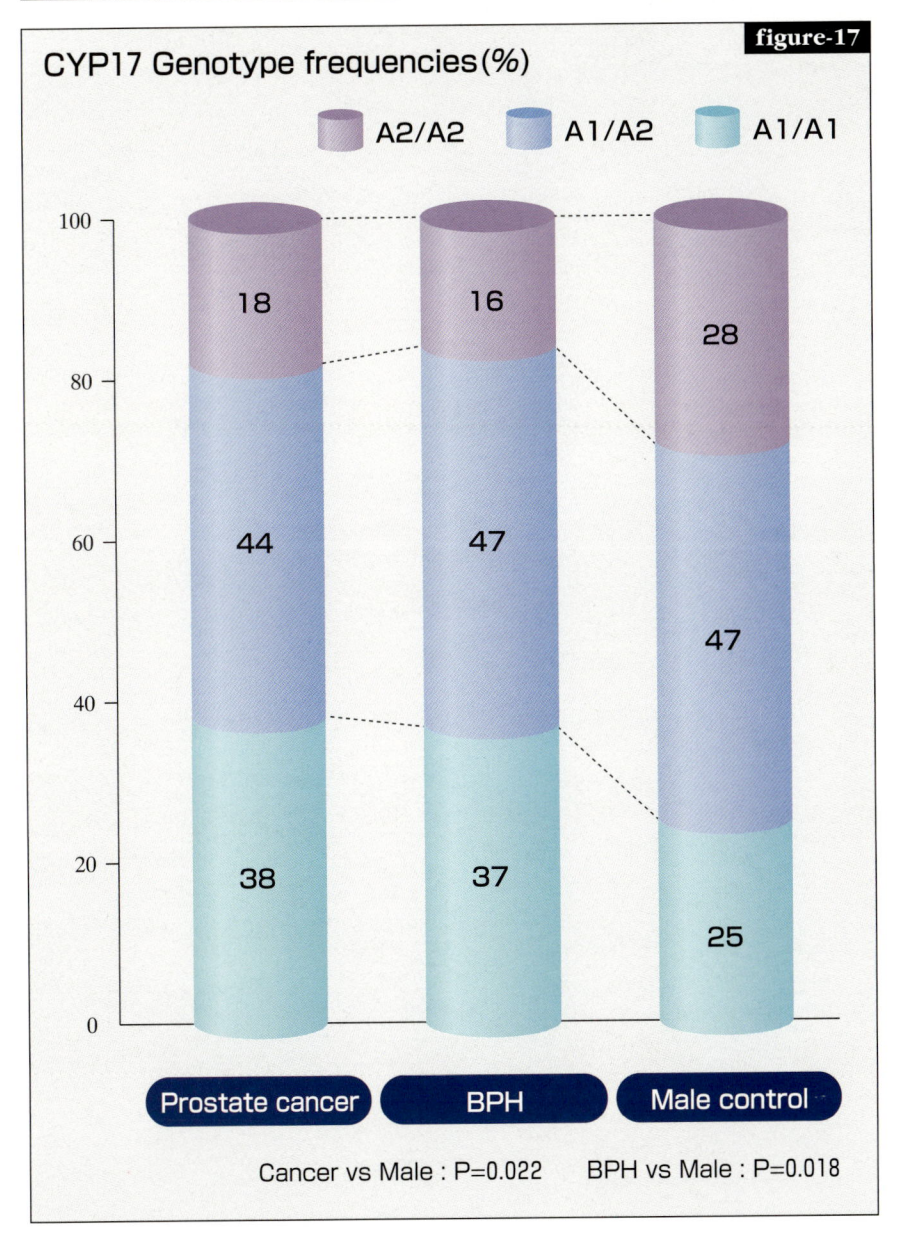

figure-17

CYP17 Genotype frequencies(%)

凡例: A2/A2, A1/A2, A1/A1

	Prostate cancer	BPH	Male control
A2/A2	18	16	28
A1/A2	44	47	47
A1/A1	38	37	25

Cancer vs Male : P=0.022　　BPH vs Male : P=0.018

グラフは、前立腺癌における発生リスクとCYP17遺伝子プロモーター領域の1塩基多型(SNP)との関連性を解析した結果である。

前立腺癌・肥大症患者ともに、健常男子コントロールと比べ、A2アレルを有する者の頻度が低い。特に、A1A1のホモの頻度は、疾患群で目立っていた。

ホモの群でヘテロ群より罹患リスクが高いので、A2アレルの存在による前立腺癌の発生ないしは進展の抑制作用は(逆に言えばA1アレルの疾患発生・進展促進作用は)、gene dosage effectを有していると言える。

日常診療のための
泌尿器科診断学
VISUAL LECTURE FOR PRACTICE
④

膀胱尿道鏡検査

東京医科大学名誉教授
新宿石川病院顧問　三木　誠

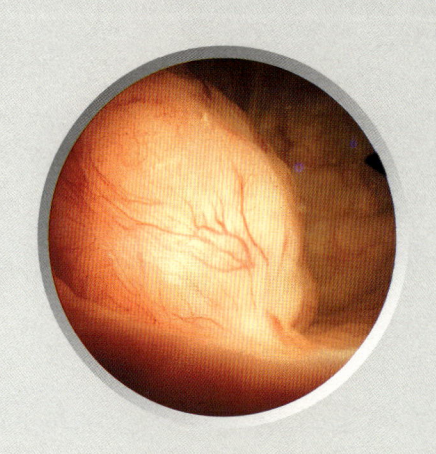

VISUAL LECTURE FOR PRACTICE
日常診療のための泌尿器科診断学■膀胱尿道鏡検査

診断手順

問 診
※成人を対象

```
肉眼的血尿                        顕微鏡的血尿、白濁尿。
                                 慢性または、繰り返す尿路感染症。
                                 排尿痛・頻尿・排尿困難・尿閉・残尿・尿失禁・
                                 遺尿・尿線異常・二段排尿など、原因不明の泌
                                 尿器科的症状。
         ↓                                ↓
         検尿・視触診
         ↓           ↓              ↓
    急性炎症（−）              急性炎症（＋）
                              （膀胱炎・前立腺炎・尿道炎・精巣上体炎など）
                                        ↓
                                      治療
                                        ↓
         X線検査など    ←     消炎後、必要に応じ
                ↓
         膀胱尿道鏡検査
         硬性鏡                 軟性鏡（含む電子スコープ）
            ↓                            ↓
         砕石位                         仰臥位
         ↓      ↓                     ↓       ↓
        男性    女性                   男性     女性
         ↓      ↓                     ↓       ↓
    粘膜麻酔または  無麻酔または          粘膜麻酔   無麻酔または
    硬麻・腰麻     粘膜麻酔                        粘膜麻酔
         ↓         ↓
    F17-20シース  F22-24シース
         ↓         ↓                    ↓        ↓
    視野方向0-30°で オブチュレーター      尿道内を観察しつ  盲目的に挿入（必要
    尿道内（特に前立 をつけて挿入（必       つ挿入           に応じ、尿道内観察）
    腺部）を観察しつ 要に応じ、尿道内を
    つ挿入         観察）
         ↓         ↓                    ↓        ↓
    側視鏡で膀胱内観察                   膀胱内観察、upをかけて膀胱頸部観察。
                                        男性では、特に前立腺を観察
```

硬性膀胱尿道鏡

一般には、硬性膀胱尿道鏡を使用する機会が多い。軟性鏡に比べ、血尿があっても洗浄が容易で、生検、異物除去などに際しても操作性に優れている。しかし被検者が男性の場合、硬性鏡による検査のほうが負担が大きい。

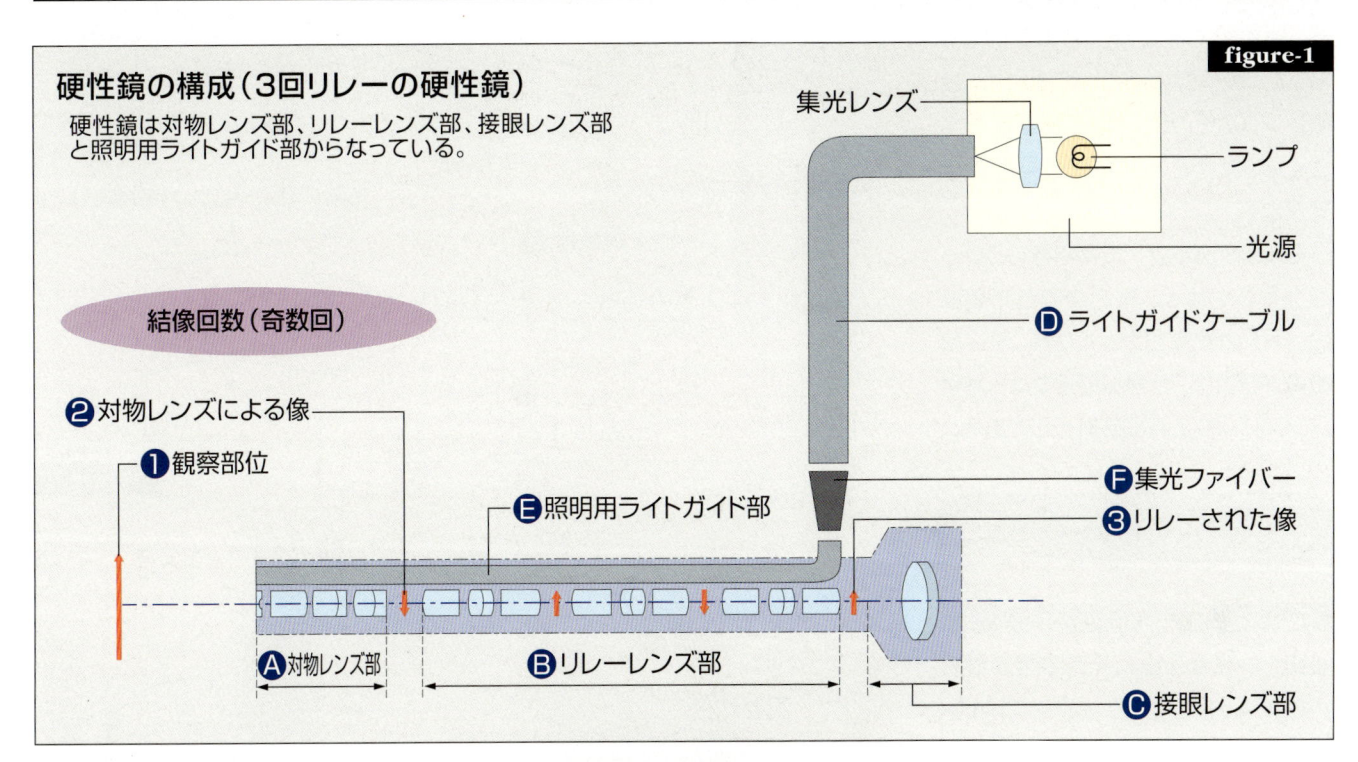

figure-1

硬性鏡の構成（3回リレーの硬性鏡）
硬性鏡は対物レンズ部、リレーレンズ部、接眼レンズ部と照明用ライトガイド部からなっている。

- 集光レンズ
- ランプ
- 光源
- 結像回数（奇数回）
- ❷ 対物レンズによる像
- ❶ 観察部位
- Ⓓ ライトガイドケーブル
- Ⓔ 照明用ライトガイド部
- Ⓕ 集光ファイバー
- ❸ リレーされた像
- Ⓐ 対物レンズ部
- Ⓑ リレーレンズ部
- Ⓒ 接眼レンズ部

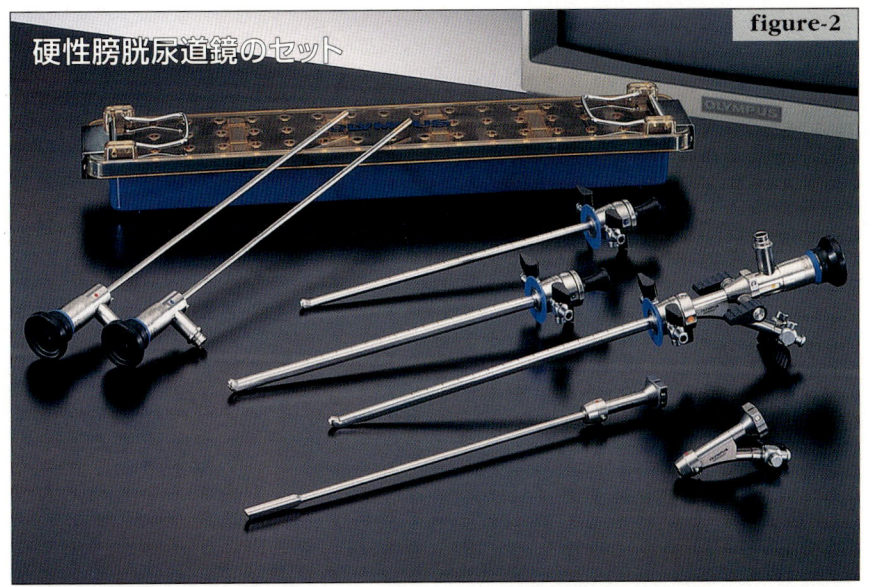

figure-2

硬性膀胱尿道鏡のセット

硬性鏡の構成

figure-1

硬性鏡は対物レンズ部、リレーレンズ部、接眼レンズ部と、照明用のライトガイド部からなっている。

対物レンズは観察部位に最も近いところ、すなわち内視鏡の最先端にあるレンズであり、観察物を縮小して倒立実像を結ぶ役割を果たしている。この倒立像を、等倍率で繰り返し結像させながら、接眼レンズ部まで伝送するのがリレーレンズ部である。リレーレンズの結像の回数（リレー回数）は、対物レンズで結像された倒立像を正立像に直すため奇数回である。接眼レンズは、その正立像を拡大して観察するためのレンズである。

硬性膀胱尿道鏡のセット

figure-2

今日では、灌流孔付きの硬性膀胱尿道鏡が一般的である。複数のシース、直視鏡、側視鏡、尿管カテテリスムス用ブリッジなどを含んだセット（p88, APPENDIX参照）になっている。一般に成人男性ではF17～20のシース、成人女性ではF22～24のシースが用いられる。女性に太めのシースが使用されるのは、それが挿入できないことで、慢性膀胱炎の誘因ともなりうる細くなった尿道が発見されるからである。
男性では尿道内腔、特に前立腺部尿道を観察するには直視鏡を、膀胱内を観察するには側視鏡を用いる。一方女性では、尿道内を観察することはほとんどなく、膀胱内は側視鏡を用いて検査する。

リレーレンズの構成と像の明るさ

figure-3

いわゆるロッドレンズが開発されてから、硬性鏡でみる像は極めて明るくなった。観察像の明るさの違いは、接眼レンズから出た光束の幅が最も小さくなったところの光束の径の大小で決まる。

一般にリレーレンズによる像のリレー回数が多いほど、像の中心と周辺部のピントのずれが大きくなり、周辺部の像がぼける。しかし最近では、対物レンズによりこれらを補正してある。

アイポイント

figure-4

接眼レンズから出た光束の幅が最も小さくなった位置をアイポイントという。この位置に瞳を一致させた時、最も楽に像をみることができる。

普通は接眼レンズより0.5～1.5cm程度になっている。アイポイントが接眼レンズにあまり近いと観察しにくく、特に眼鏡をかけた人が観察しにくい。

硬性膀胱尿道鏡と周辺装置

figure-5

ライトガイドファイバーを介して、スコープに照明光を供給する光源装置は、最近だいぶ小型化されている（p 88, APPENDIX参照）。

照明光量の調整は、自動または手動で観察に適した光量に調節可能である。

ビデオカメラを付け、モニター上でも観察できるようにし、適宜ビデオ撮影や写真撮影もできるような装置を用意したほうがよい。

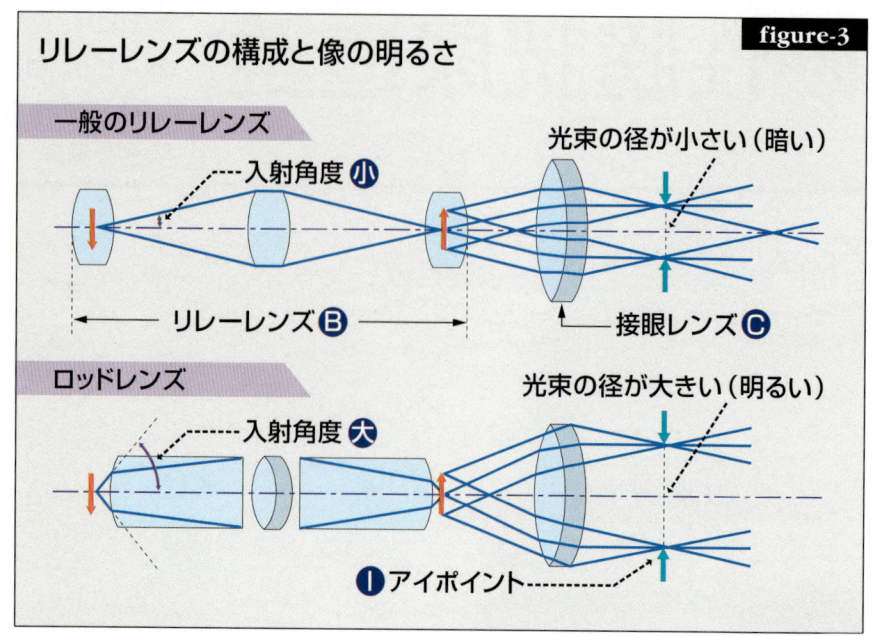

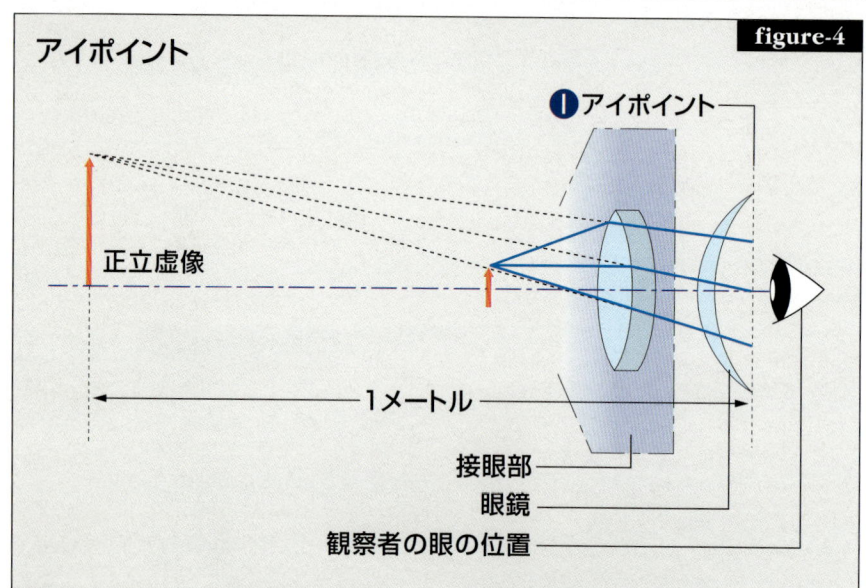

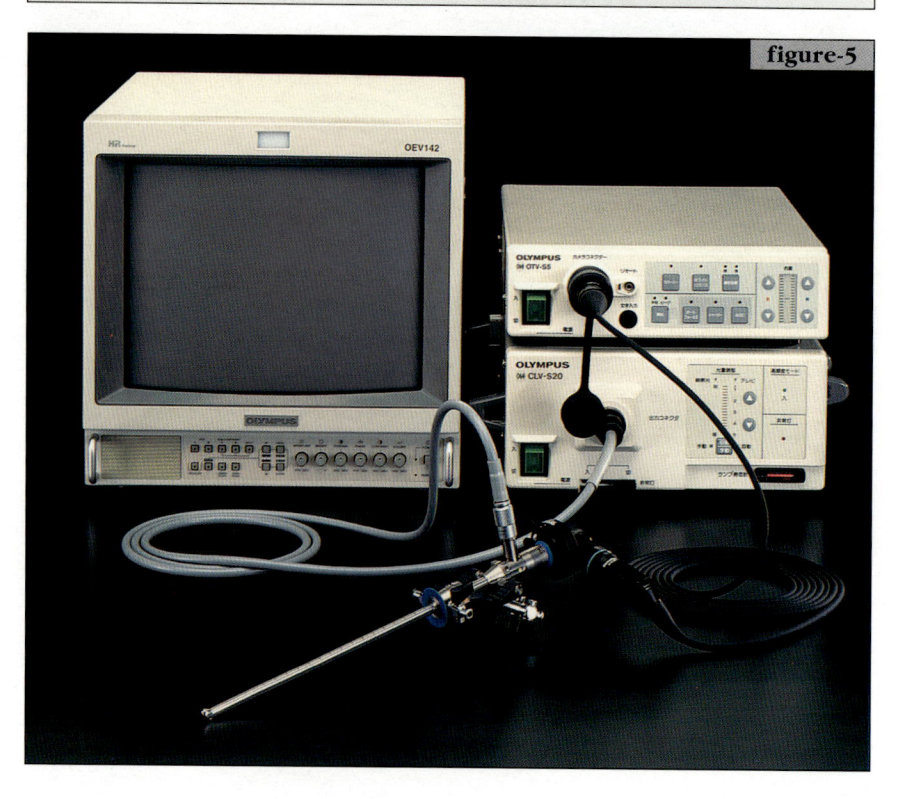

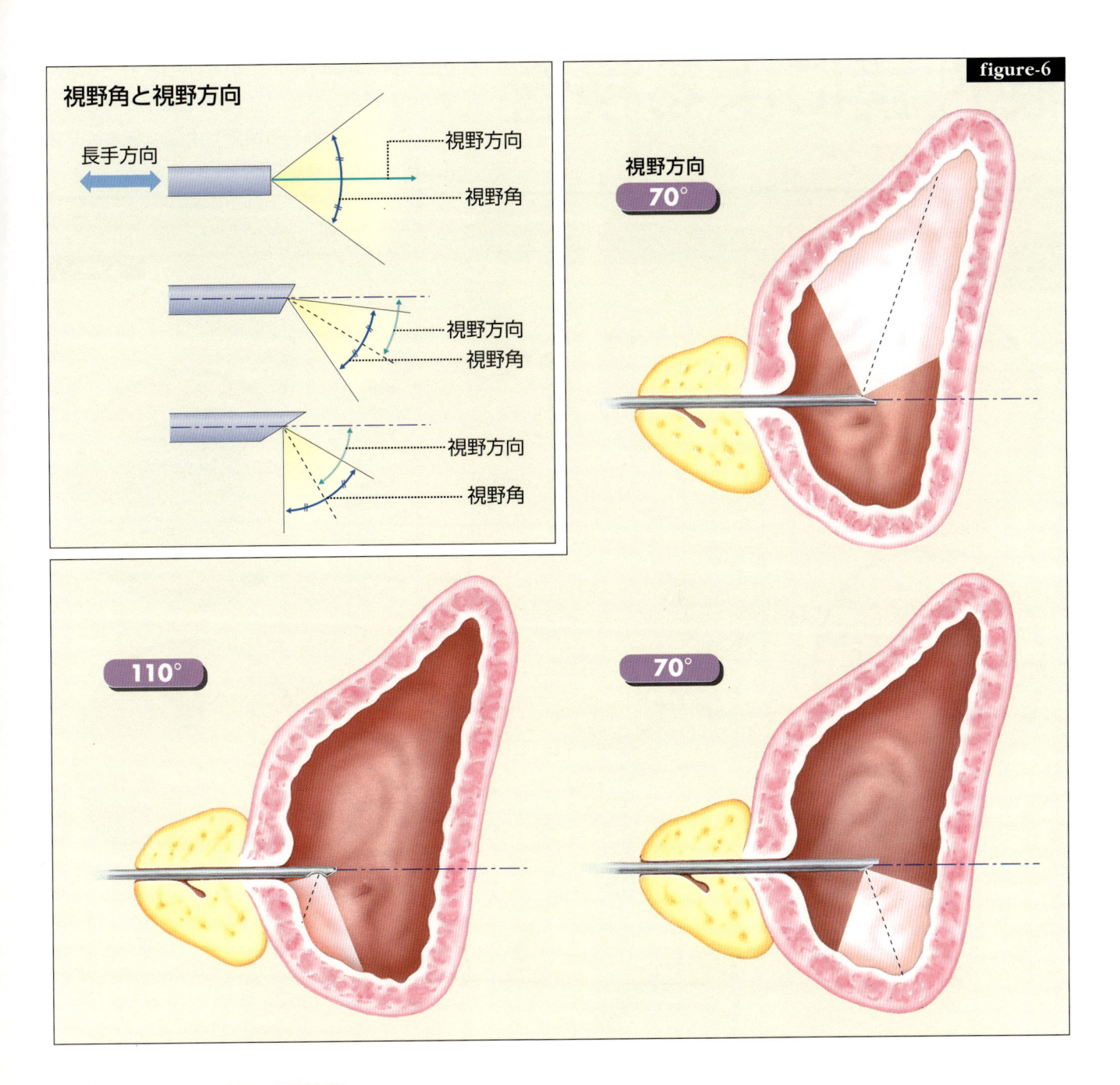

視野角と視野方向

figure-6

視野角とは、観察可能な視野範囲を角度で示したものである。したがって、同じ観察距離では視野角が大きいほど、視野範囲は広くなる。

しかし、単に視野範囲を広くしようとして視野角を大きくすれば、像が小さくなってしまい観察しづらい。そこで一般には、視野角は60～90度程度のものが使用されている。

視野方向とは、硬性鏡の軸方向より視野中心までの角度を指すもので、一般には0、12、30、70、110、120度などが目的に応じて使い分けられる。しかし最近では、軟性鏡が普及してきたこともあり、100度以上のものはあまり使用されない。

硬性鏡によって観察される像は中心から周辺部にいくほど歪んでみえ、この歪みは視野角が大きいほどひどくなる。

しかし、実際に硬性鏡で観察する部分は狭い空間内なので、実用上あまり問題にならない。

硬性鏡使用時には、その硬性鏡の視野方向を考えて使用すべきである。一般に尿道内（前立腺部を含め）を観察するには、視野方向0度から30度のスコープを、膀胱内を観察するには70度のスコープを使用する。

なお、前立腺部尿道の観察には、自分の施設でTUR-P時に使用するスコープの視野方向と同じ角度のものを用いるのがよい。

硬性鏡による検査

男性では、尿道内腔を観察しながら膀胱まで挿入するのが原則である。特に前立腺疾患が疑われる症例では、前立腺左右側葉や中葉の肥大状況をよく観察する必要がある。

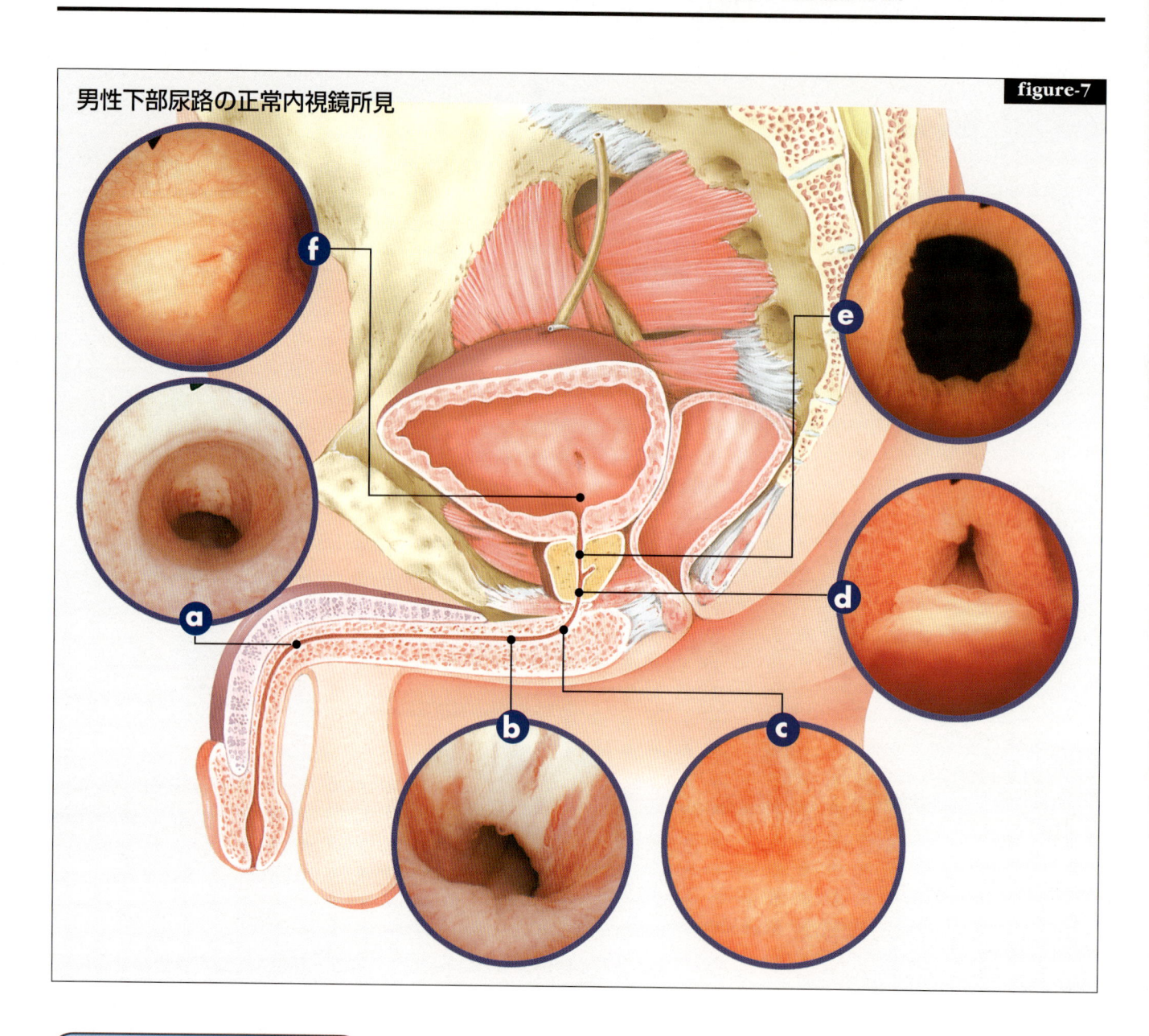

男性下部尿路の正常内視鏡所見 figure-7

解剖と内視鏡所見

figure-7

男性の振子部尿道の内腔は普段は閉じているが、排尿時には筒状に拡大する。灌流液を流しながら観察するとfigure-7aのようにみえる。この部に病変が認められることは比較的少ない。膜様部に近づくと、figure-7bのようにみえ、尿道狭窄などはこの部に最も多い。次いで尿道が直線的になるように陰茎を倒して、灌流液を少なくすると、figure-7cのように括約筋が閉じるのがみられる。灌流液を十分に流して括約筋を越えると、6時の部に精丘がみえ、膀胱側が黒くみえる(figure-7d)。

さらに進むと、内尿道口がfigure-7eのようにみえる。前立腺肥大症では、6時の部に精丘が認められるところで、膀胱側をみても肥大した前立腺により内腔が塞がり、内尿道口はみえない。

膀胱内には男女で大きな差はない。

正常の膀胱粘膜は、光沢のある薄い桃色で、樹枝状に細い血管が分布している。正常尿管口はfigure-7fのようにみえ、5時と7時に位置し、その間に尿管口間靭帯がみえる。しかし、先天的に欠損したり、瘢痕性病変により偏位することもある。

尿管口の形態、尿管蠕動に伴う動きの有無、排出される尿の状態など左右を対比しつつ、注意深く観察する。尿管口の状態から、膀胱尿管逆流現象を推察することも可能である。

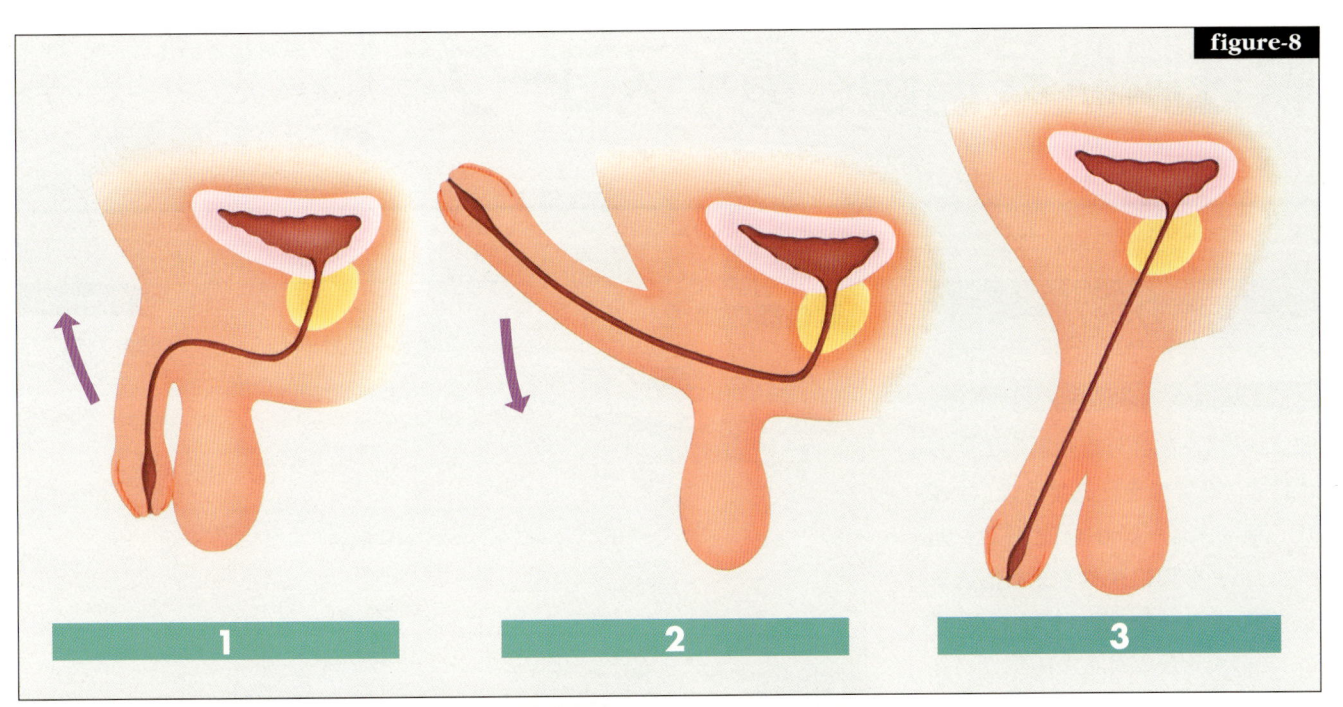

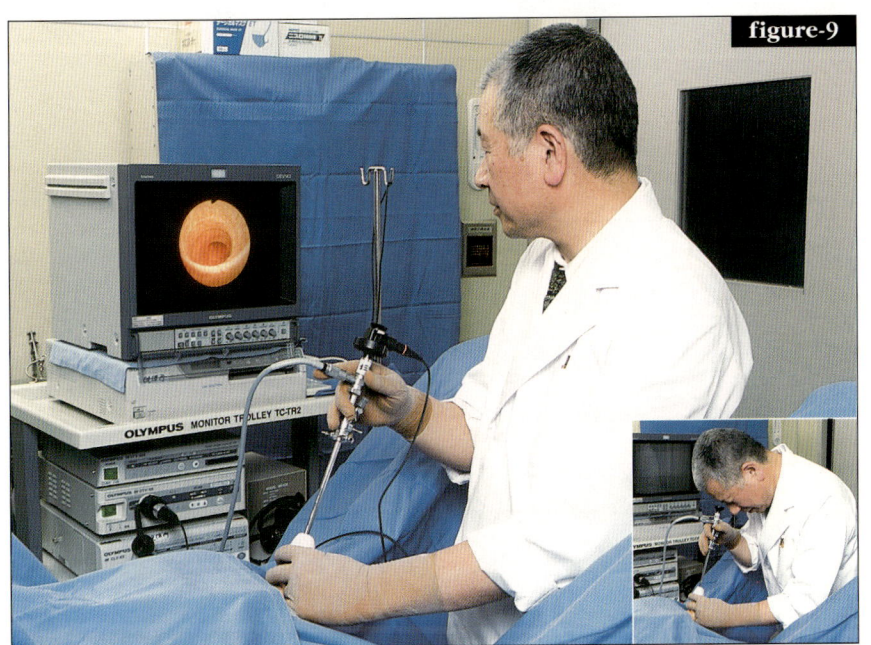

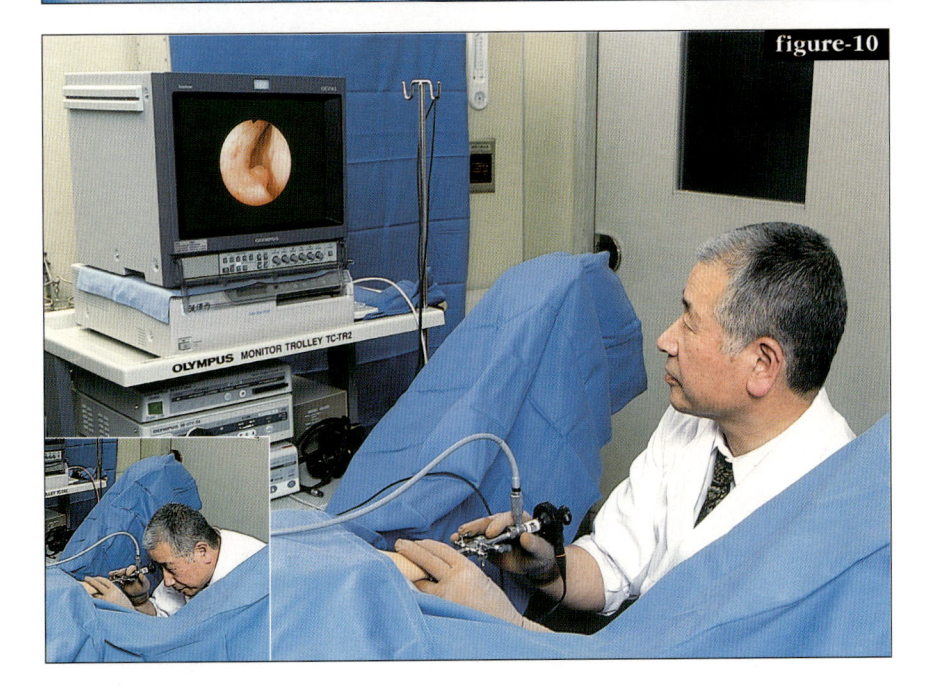

硬性鏡挿入法

figure-8

女性では容易に膀胱へ挿入できる。男性の尿道は2箇所に屈曲があり、しかも長い。しかし、振子部を延ばせば屈曲は1箇所になり、硬性鏡でも膜様部まで抵抗なく挿入できる。
ここで硬性鏡の先端を支点にして陰茎を倒せば、まさに一本の管腔になり、膀胱まで挿入できる。

figure-9

女性では、尿道内を観察しつつ挿入することは少ない。男性では、砕石位になった被検者の股間に立ち、左手に陰茎を持ち、右手で硬性鏡を持つ。灌流液を60cm水柱圧程度で流し、粘膜の状態をみながら進む。

figure-10

膜様部に来たら陰茎を倒し、尿道が直線的になるようにしつつ、膀胱まで挿入する。この際、後部尿道内腔が一時みえにくいが、硬性鏡を少し手前に戻し加減にし、灌流液を流すとよくみえる。同時に術者は腰をかがめて椅子に腰を下ろす。

軟性膀胱尿道鏡と電子スコープ

普通、軟性鏡といえば、光ファイバーを用いたファイバースコープを指すことが多いが、電子スコープも軟性であるのでここにまとめた。

軟性鏡の構成・外観

figure-11,12

光ファイバーを数万本規則的に配列させて、光学像を伝送する光ファイバー束をイメージガイドと呼び、光ファイバーを単に束ねて光を伝送する光ファイバー束をライトガイドと呼び、この両者から構成される。
対物レンズで結像される際、観察対象は上下左右が逆になるため、イメージガイドを180度ひねって補正され、接眼レンズで観察される。

軟性鏡挿入法

figure-13,14

右手に軟性鏡を持ち、消毒した左手の三四指間に陰茎を把持し、一二指で軟性鏡の尿道内への挿入を助ける。女性でもこれに準ずる。右手の拇指をアングルレバーにかけ、コーラの缶を持つようにするのが普通である。

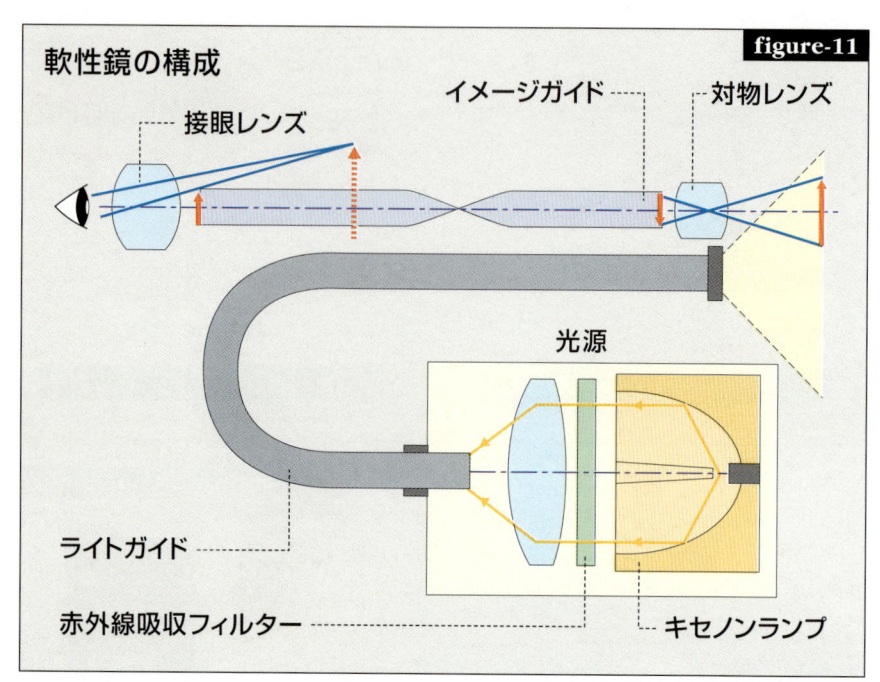

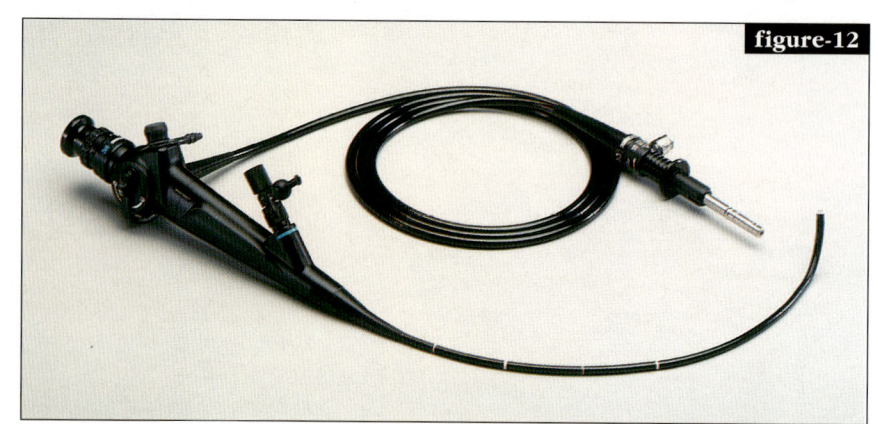

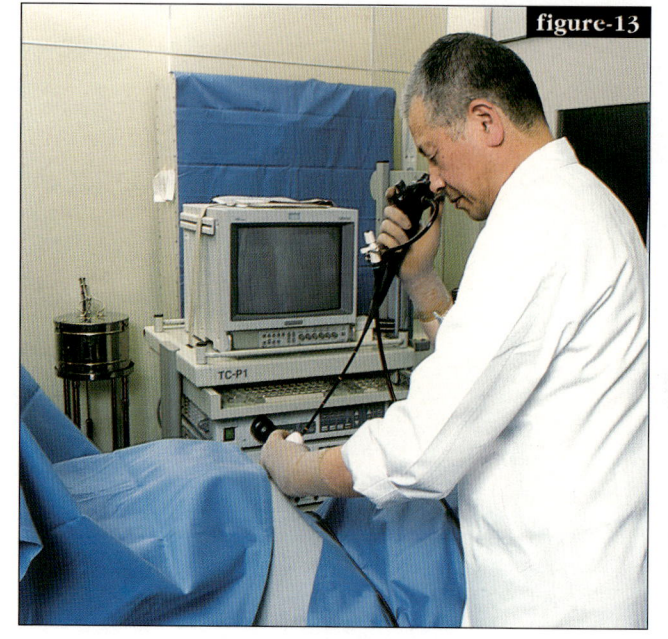

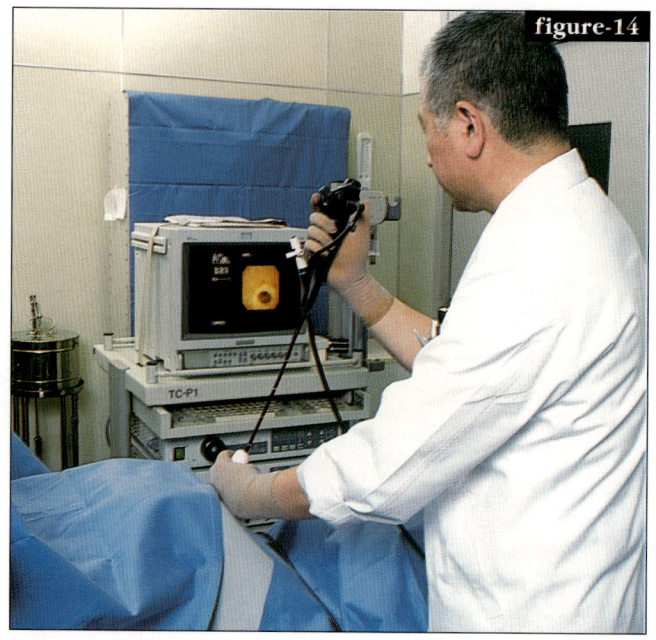

figure-11 軟性鏡の構成
接眼レンズ／イメージガイド／対物レンズ／ライトガイド／光源／赤外線吸収フィルター／キセノンランプ

figure-12

figure-13

figure-14

電子スコープ

電子スコープの構成
figure-15

電子スコープは、ファイバースコープのイメージガイドファイバーに替えて、CCD(Charged Coupled Device)を内視鏡先端部に設け、対物レンズで得られた像をこのCCDで電気信号としてとらえる。それを、ビデオプロセッサーを経て、テレビモニター上に放映するものである。

挿入法は前述の軟性鏡と同じであるが、観察・診断はモニター上の画像で行う。

面順次方式の原理
figure-16

figure-16に示すように、RGB3原色の光を順次、被写体に照射し、白黒CCDで受光する。RGB3枚の画像を得たうえで、1枚の画像に合成してカラー画像をモニター上に映し出す方式である。

電子スコープの特徴
figure-17

電子スコープは、CCDを用いていることから、次のような特徴を有する。
(1)同時に複数の人がモニター上の内視鏡画像をみることができる。
(2)画像処理などの情報の加工、通信などによる遠隔地への情報伝送ができる。
(3)CCDが可視光線以外の波長にも感度を持っていることから、特殊光による新たな観察診断の可能性がある。

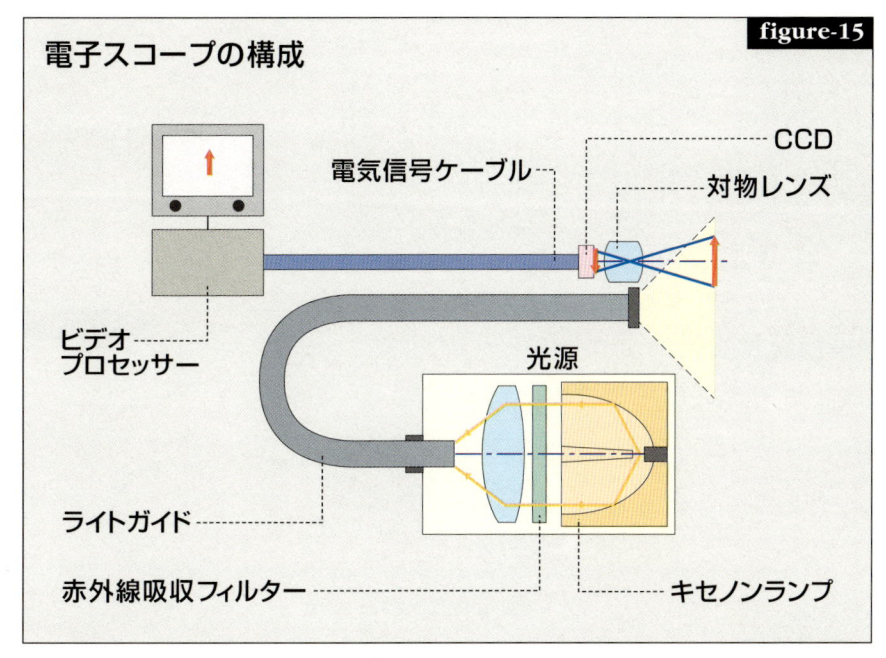

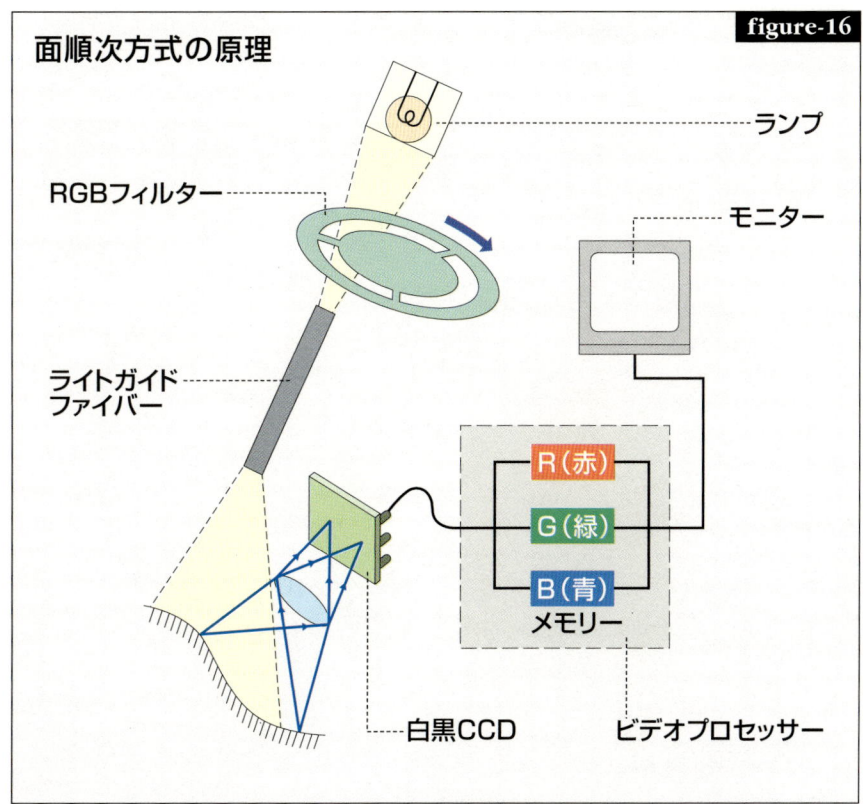

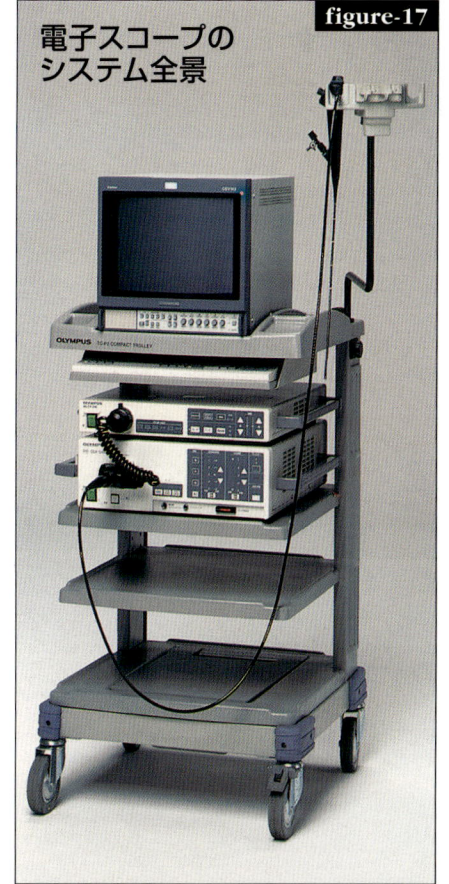

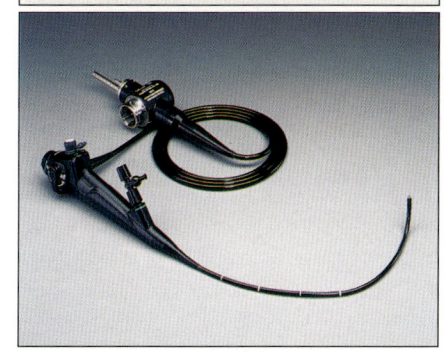

figure-15 電子スコープの構成

figure-16 面順次方式の原理

figure-17 電子スコープのシステム全景

膀胱尿道鏡検査時の写真撮影

全例を写真撮影する必要はないが、症例を選んで、写真撮影することは有意義である。

自動露出機構

figure-18

硬性鏡検査時の16mmあるいは35mmカメラの撮影では、自動露出制御を光源装置内で行うものがよい。カメラのシャッターボタンを押した時、光源のハロゲンランプが消え、フラッシュランプが短時間発光し、その反射光の強さを受光素子が測定して、適正な露出時間を調節するようになっている。

画像記録装置

figure-19

観察画像は、硬・軟性鏡の接眼部に取り付けたTVカメラのCCDで撮像され、電気信号に変換される。その信号がCCU(Camera Control Unit)でビデオ信号に変換され、画像記録装置のメモリーに蓄えられる。
記録命令があった時、このメモリー内のデータがMOドライブに転送され、静止画としてMOディスクに記録される。内視鏡検査をしながら、容易に記録操作ができ、MOディスクには何千枚も記録できる。

膀胱内撮影法

figure-20

一般には、結石・腫瘍など何か異常が認められた時に、それを記録しておくことが多い。しかし、膀胱腫瘍の経過観察などにあたっては、膀胱内を一定の規則に従い、くまなく撮影しておくと有意義である。

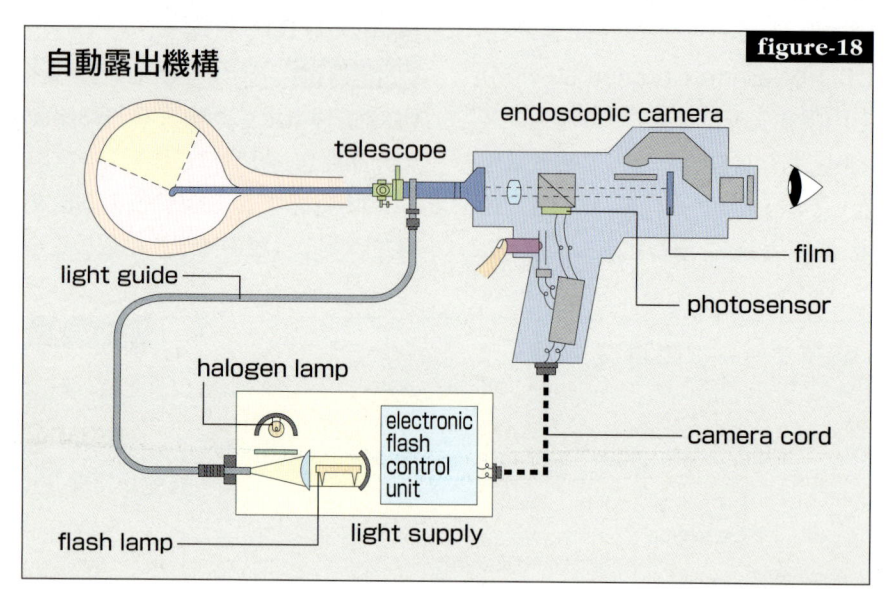

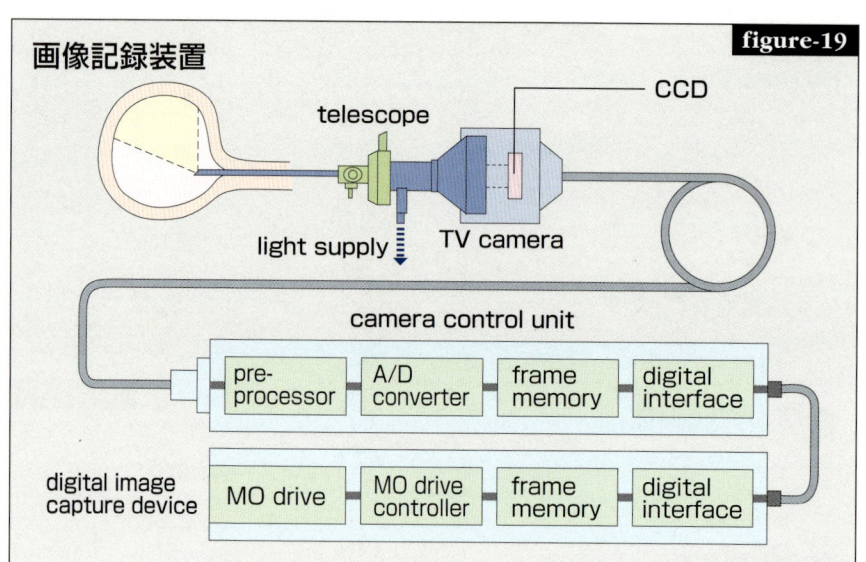

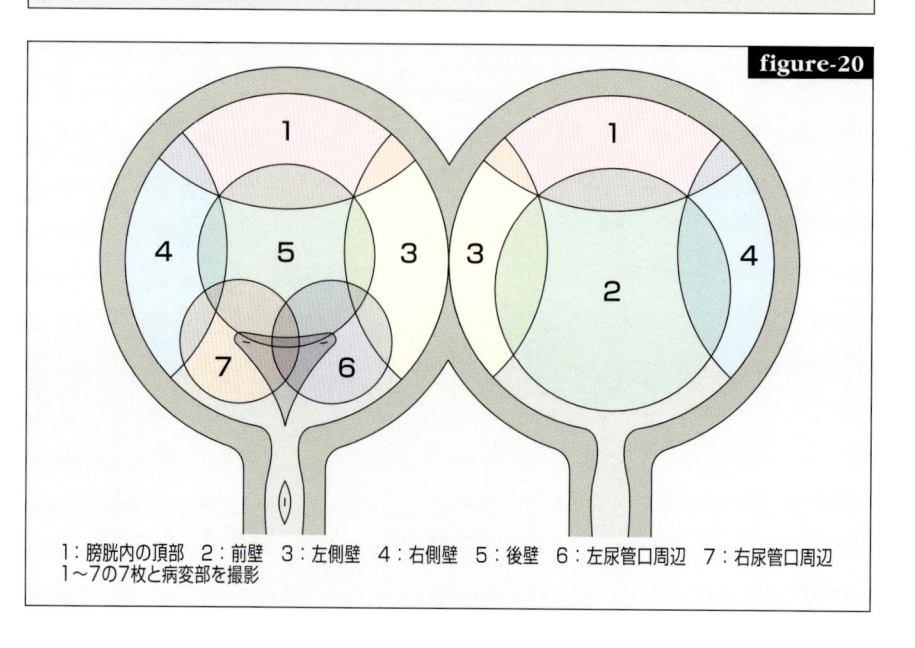

figure-18 自動露出機構

figure-19 画像記録装置

figure-20
1:膀胱内の頂部　2:前壁　3:左側壁　4:右側壁　5:後壁　6:左尿管口周辺　7:右尿管口周辺
1〜7の7枚と病変部を撮影

膀胱尿道鏡所見

figure-7に男性下部尿路の正常内視鏡所見を示したので、ここでは膀胱尿道鏡検査時に認められる、いろいろな異常所見を中心に示す。解説は、必要最小限にとどめた。

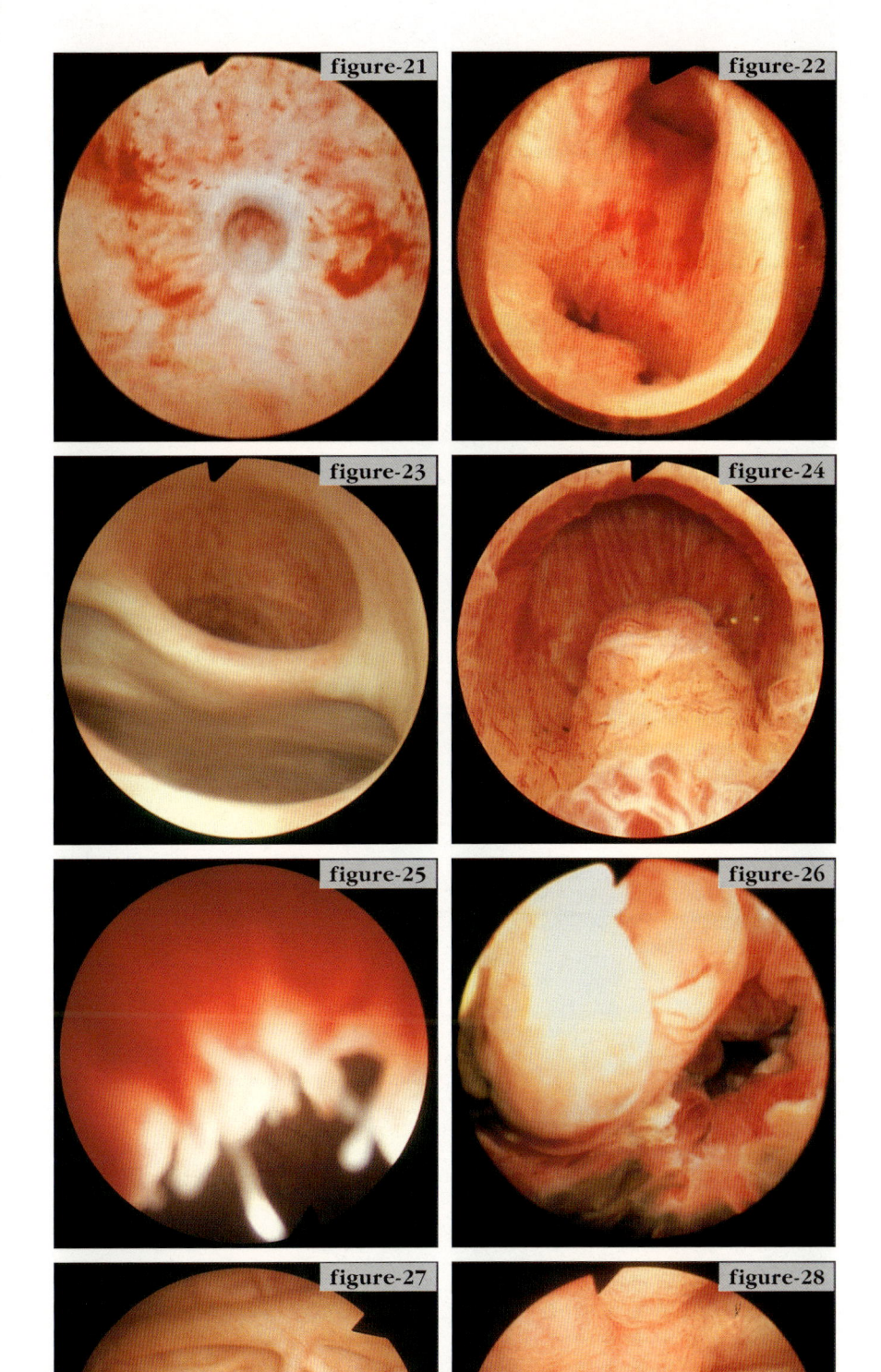

figure-21
84歳男性・尿道狭窄。
外傷性のものと考えられ、内視鏡下内尿道切開術を施行。

figure-22
51歳男性・仮性尿道。
繰り返し尿道拡張を受けていた。下方にみえるのが本来の尿道。

figure-23
79歳男性・振子部尿道憩室。
尿失禁に対し、失禁用クレンメを長期間使用して発生。

figure-24
58歳男性、いわゆるmale caruncle。
性交後の強血尿、凝血タンポナーデを繰り返す。TURで治癒。

figure-25
58歳女性・膀胱頸部ポリープ。
頻尿を訴える中高年女性では、しばしば認められる。

figure-26
68歳女性・尿道メラノーマ。
下着に血がつき来院。カルンクル様であったが、尿道内に著しい変化。

figure-27
72歳男性・膀胱肉柱形成。
一般に前立腺肥大症などの下部尿路の閉塞性病変で認められる。

figure-28
70歳男性・膀胱粘膜浮腫。
バルーンカテーテル留置後。時には、腫瘍と見誤ることもある。

figure-29
56歳男性・膀胱粘膜浮腫。
膀胱瘻にバルーンカテーテルを留置した後に生じたもの。

figure-30
76歳男性・膀胱粘膜溢血斑。
膀胱腫瘍経過観察中に、一過性に認めた。約3週間で自然治癒。

figure-31
65歳女性・膀胱膣瘻。
子宮頸癌放射線治療後25年で発生。

figure-32
52歳女性・膀胱膣瘻。
子宮頸癌手術後に発生。

figure-33
25歳男性・膀胱S字結腸瘻。
クローン病に併発したもの。

figure-34
38歳女性・出血性膀胱炎。
肉眼的血尿と排尿時の軽い痛みが主訴。

figure-35
42歳女性・濾胞性膀胱炎。
頻尿が主訴。充実性半球状の小結節で、周囲が充血。

figure-36
74歳男性・嚢胞性膀胱炎。
普通、女性の膀胱頸部に多い。本例は、前立腺肥大症に併発した。

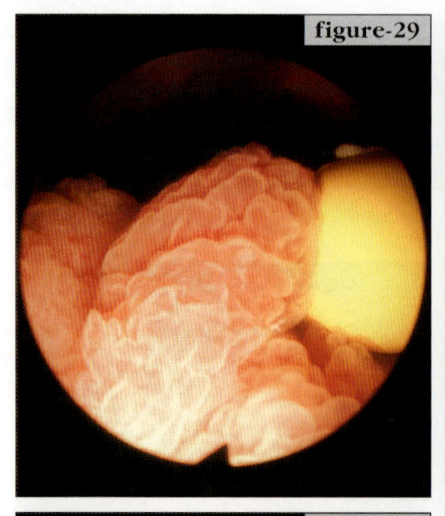

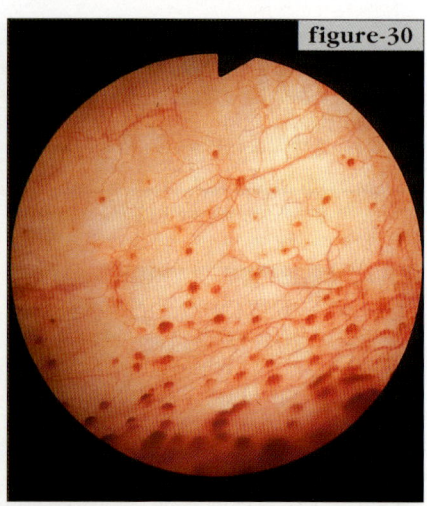

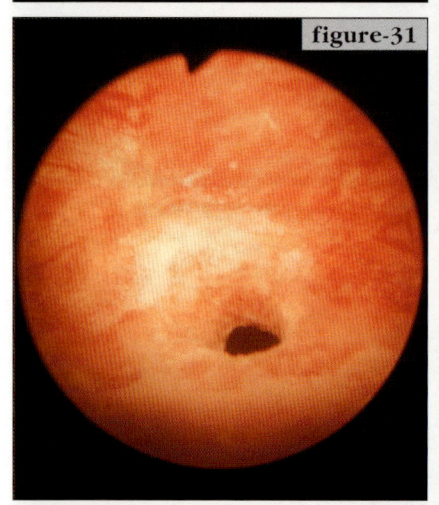

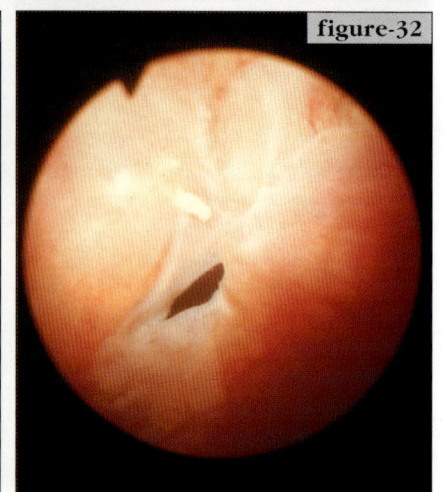

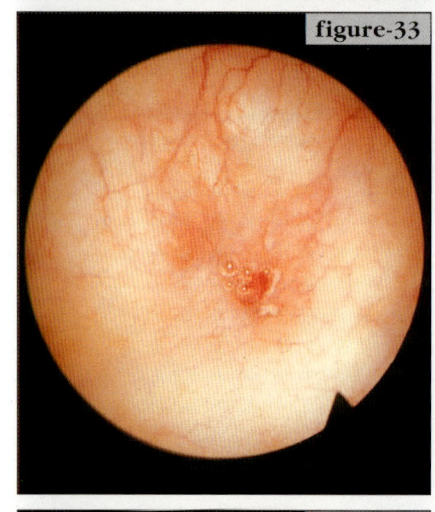

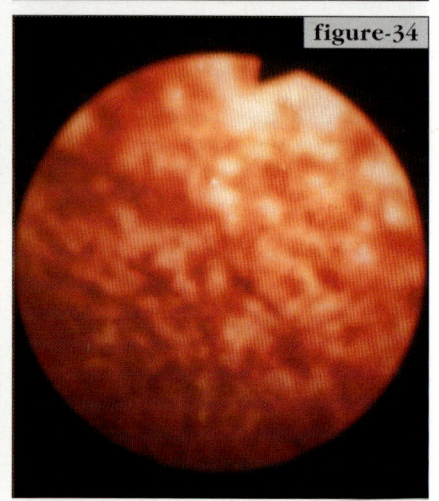

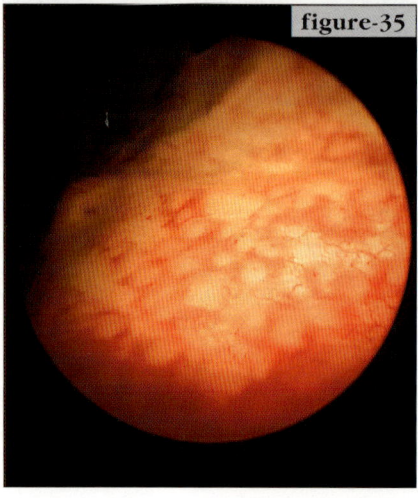

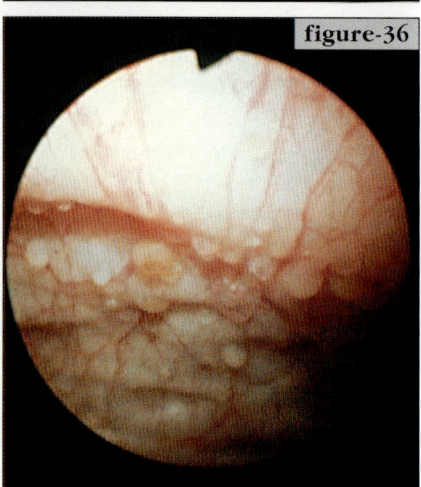

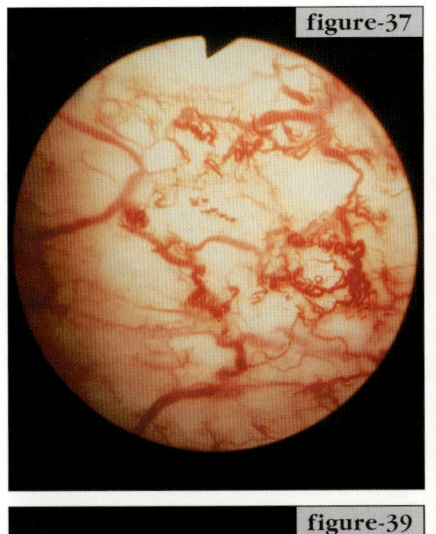

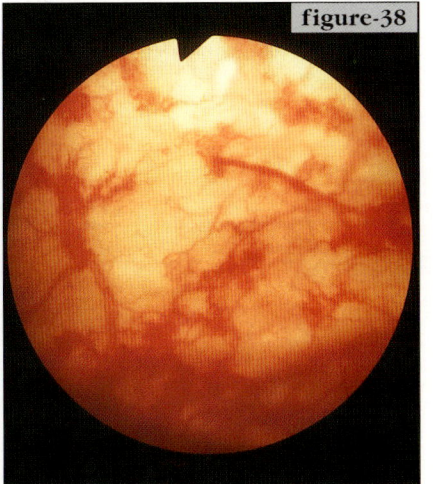

figure-37
50歳男性・放射線性膀胱炎。
骨盤部放射線治療後に発生し、時に強血尿を呈す。

figure-38
40歳男性・薬物による出血性膀胱炎。
原発性マクログロブリン血症にcyclophosphamideを長期使用し、発生。

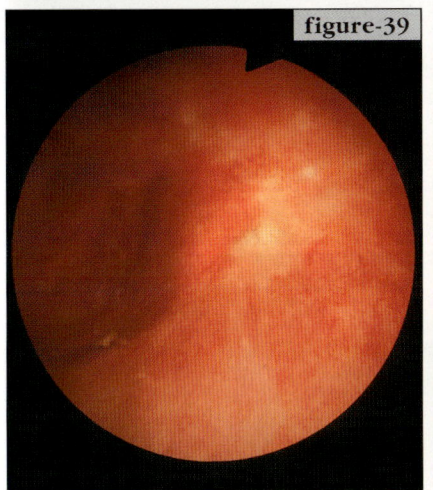

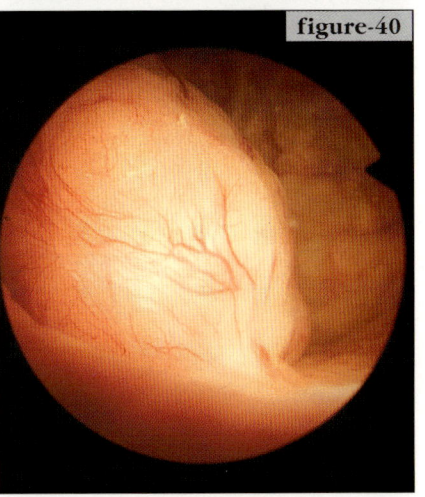

figure-39
51歳女性・結核性膀胱炎。
浅い潰瘍の辺縁は不規則で白苔が付き、周囲の発赤が著しい。

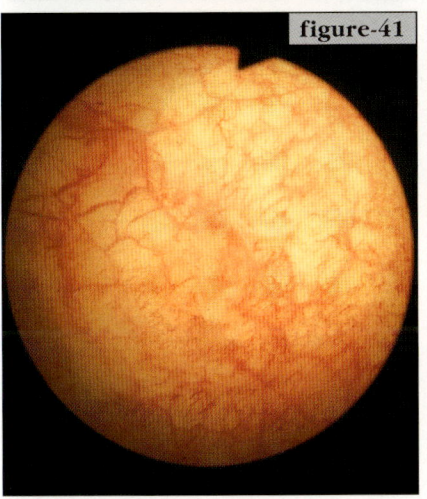

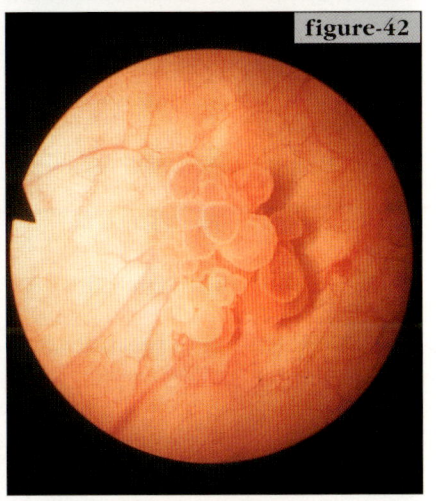

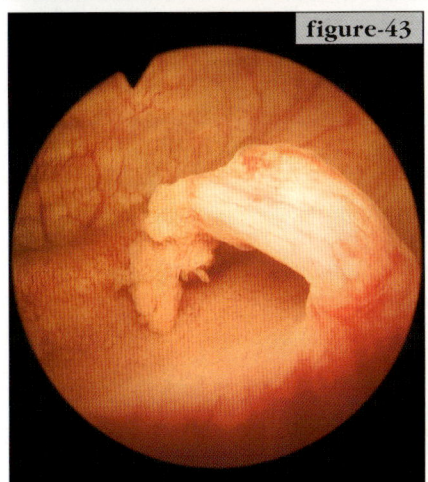

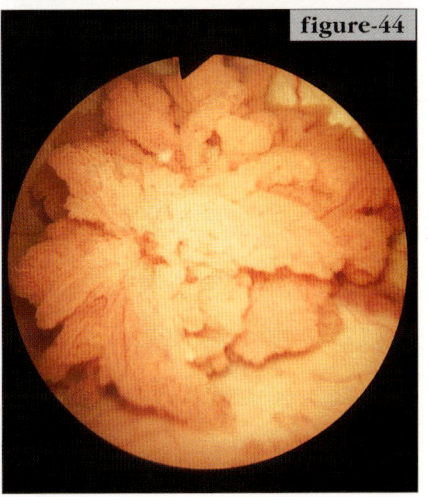

figure-40
40歳男性・内反性乳頭腫。
表面平滑な有茎腫瘍。膀胱頸部近くに発生することが多い。

figure-41
48歳男性・上皮内癌。
主訴は残尿感。細胞診でClass V、粘膜軽度浮腫状で充血ぎみ。

figure-42
43歳男性・移行上皮癌。
小豆大有茎。TURで治療。TCC、G1、pT1a。

figure-43
51歳男性・移行上皮癌。
大豆大有茎。TURで治療。TCC、G2、pT1a。

figure-44
53歳女性・移行上皮癌。
示指頭大有茎。TURで治療。TCC、G2、pT1a。

figure-45
58歳男性・移行上皮癌。
小豆大〜示指頭大。広基性多発。膀胱全摘、TCC、G3、pT3a。

figure-46
68歳女性・移行上皮癌。
小豆大〜示指頭大。広基性多発。膀胱全摘、TCC、G3、pT3a。

figure-47
48歳男性・移行上皮癌。
大胡桃大広基性単発。膀胱全摘、TCC、G3、pT3b。

figure-48
76歳男性・印環細胞癌。
TURで治療。他因死。

figure-49
49歳男性・扁平上皮癌。
尿の白濁と排尿時痛が主訴。膀胱全摘、2年後に死亡。

figure-50
23歳男性・平滑筋肉腫。
無症候性肉眼的血尿で来院。出血直後の所見。膀胱部分切除後2年健在。

figure-51
56歳男性・メラノーマの膀胱転移。
肉眼的血尿で来院。

figure-52
82歳女性・膀胱悪性リンパ腫。
膀胱炎様症状で来院。化学療法で加療。

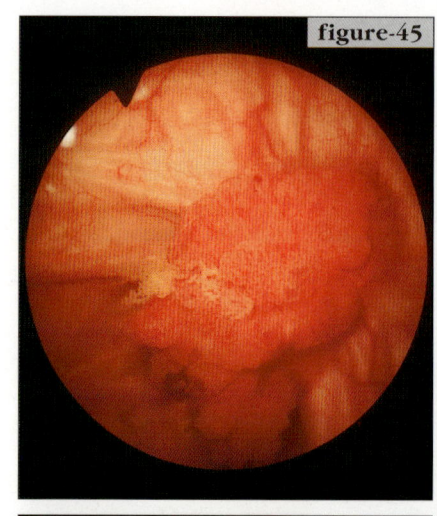

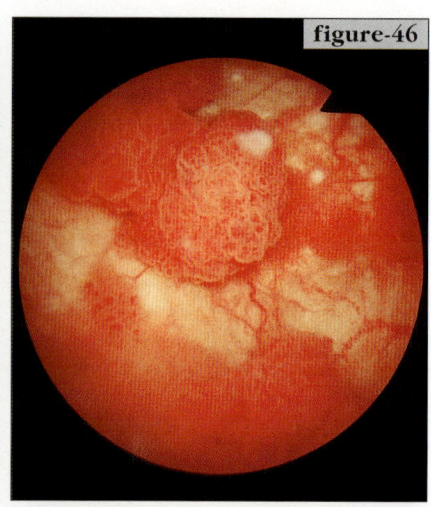

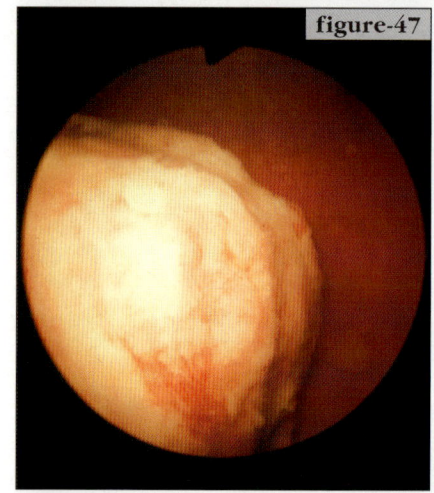

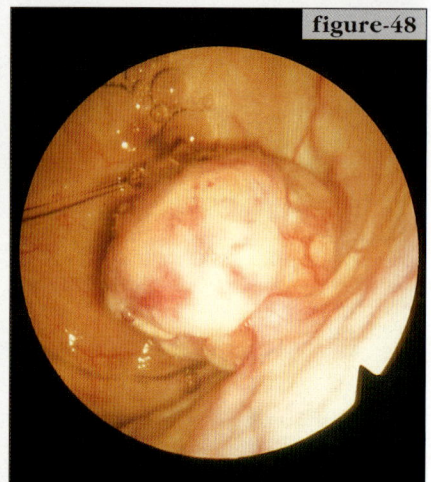

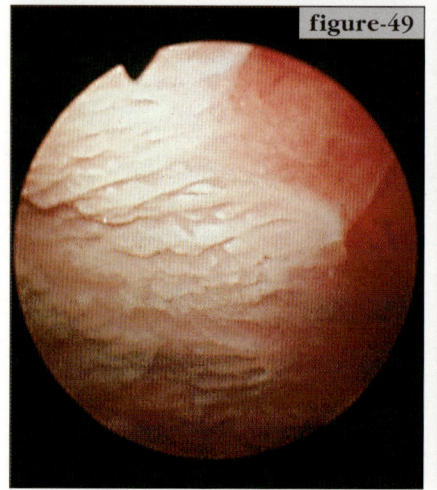

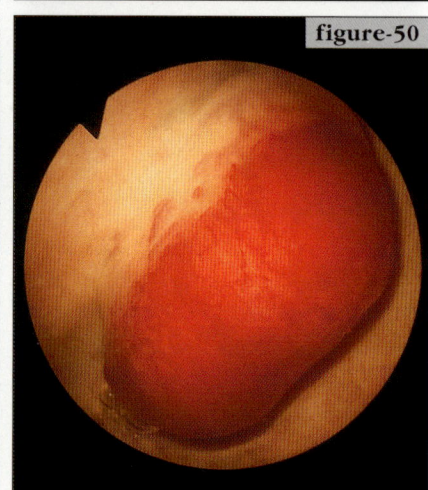

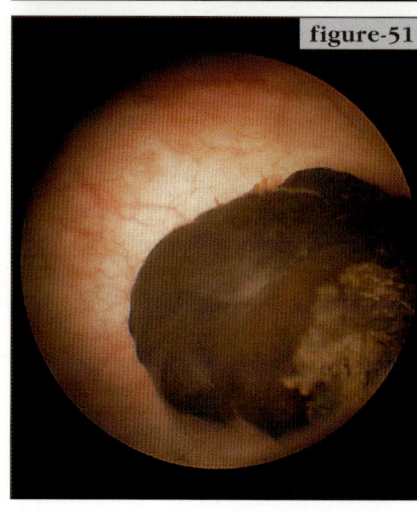

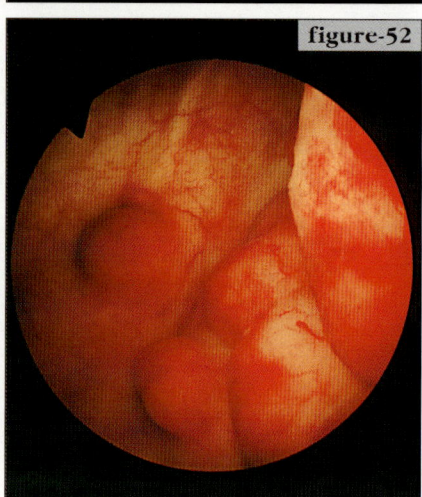

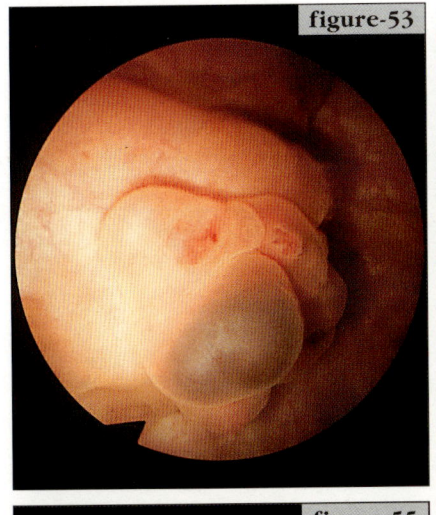

figure-53
20歳女性・
膀胱エンドメトリオージス。
血尿を主訴に来院、膀胱部分切除術を施行。

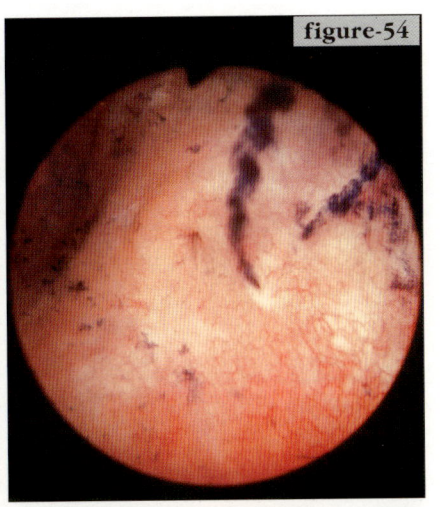

figure-54
14歳女性・右完全重複腎盂尿管。
右下位尿管口からインジゴカルミン排出が認められる。

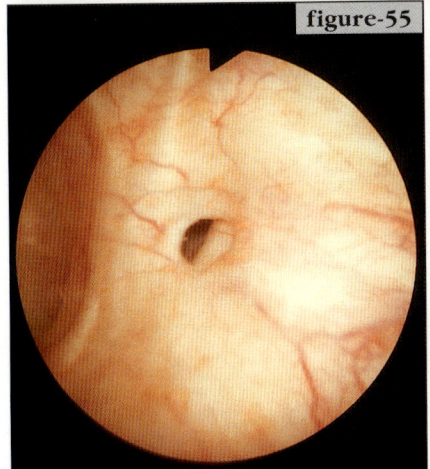

figure-55
37歳女性・右開口状尿管口。
両側に膀胱尿管逆流を認めた。

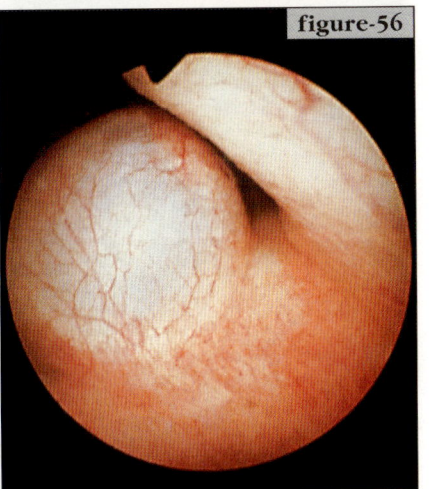

figure-56
18歳女性・両側尿管瘤。
腎盂腎炎を繰り返して来院。経尿道的手術を施行。

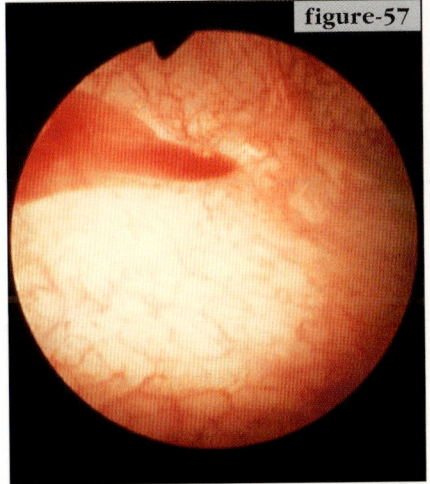

figure-57
31歳男性、左尿管口よりの血尿。

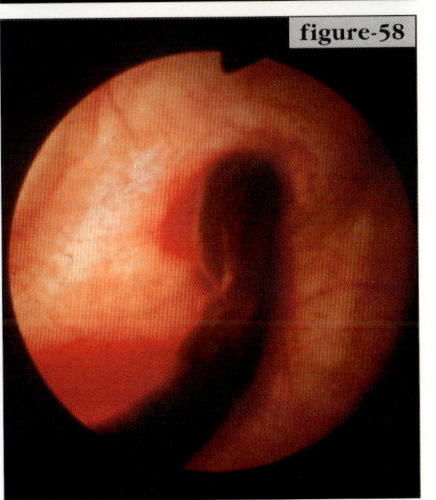

figure-58
38歳女性、
左尿管口よりの凝血塊。

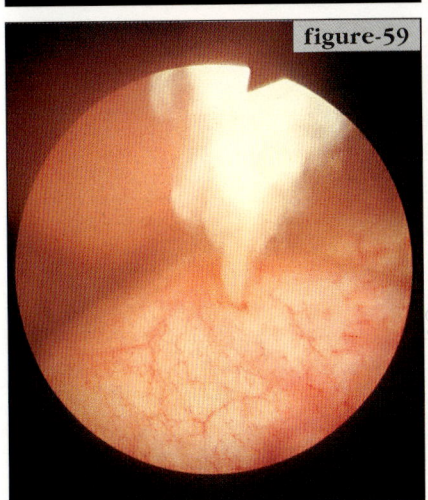

figure-59
33歳女性、
右尿管口より噴出する乳糜尿。

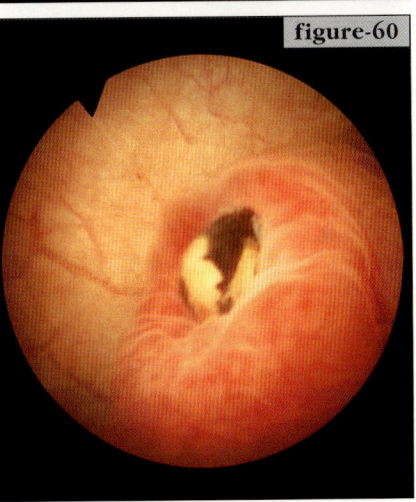

figure-60
40歳男性、
左尿管口、結石発露の状態。
血尿と排尿終末時痛で来院。

figure-61
50歳男性・右尿管下端結石。
結石が長期嵌頓した右尿管口。炎性ポリープもみえる。

figure-62
51歳男性・左尿管腫瘍。
尿管口から腫瘍が突出し、その周囲に小結石が付着している。

figure-63
71歳女性・左尿管腫瘍。
尿管口から腫瘍が突出し、その表面が特異な変化を呈している。

figure-64
50歳男性・膀胱結石。
尿酸結石は、このような黄色を呈することが多い。

figure-65
74歳男性・膀胱結石。
平べったい結石はバルーンカテーテルに付着した結石が基になったもの。

figure-66
85歳男性・肉柱形成と膀胱結石。
前立腺肥大症に合併したもの。

figure-67
75歳男性・前立腺肥大症。
典型的な両側葉肥大。

figure-68
75歳男性・前立腺肥大症。
両側葉肥大では、12時に逆V字が認められる。

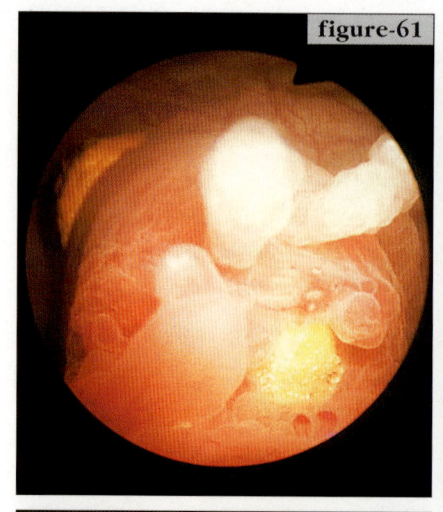

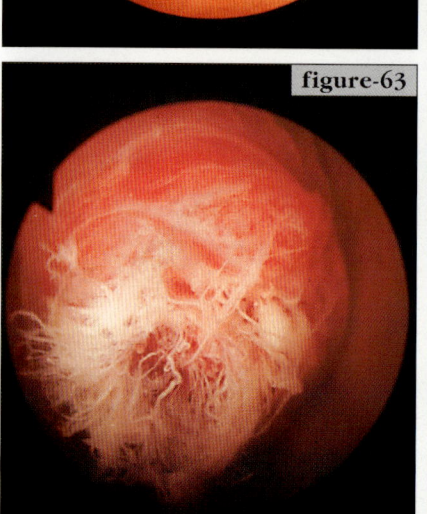

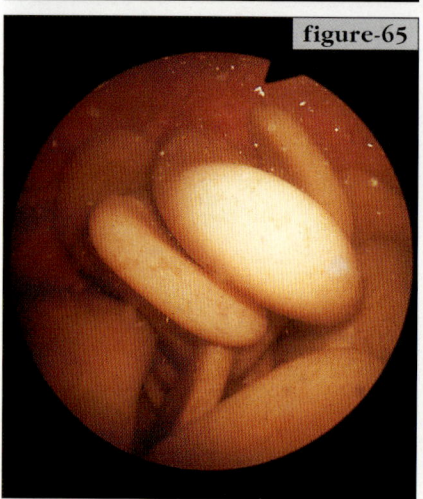

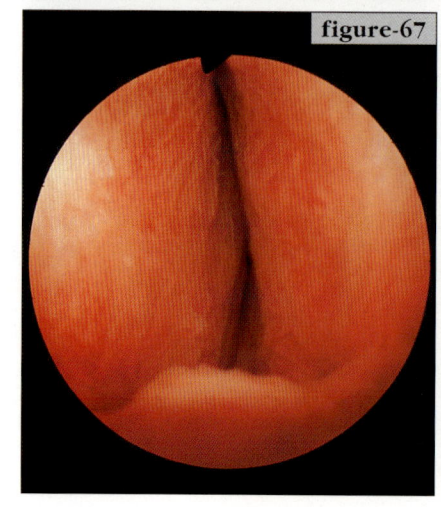

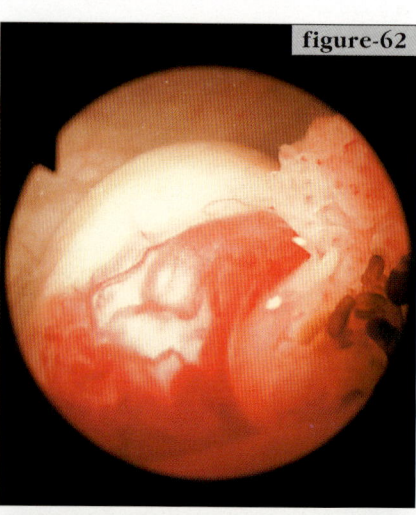

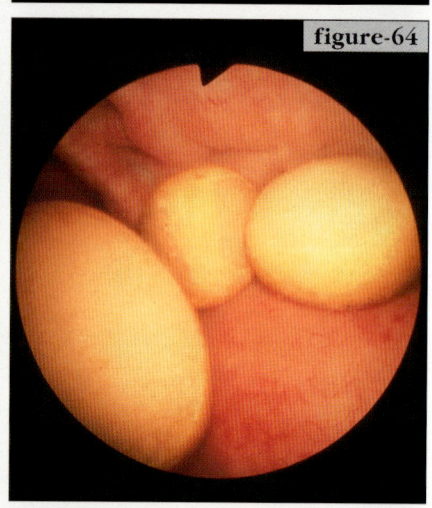

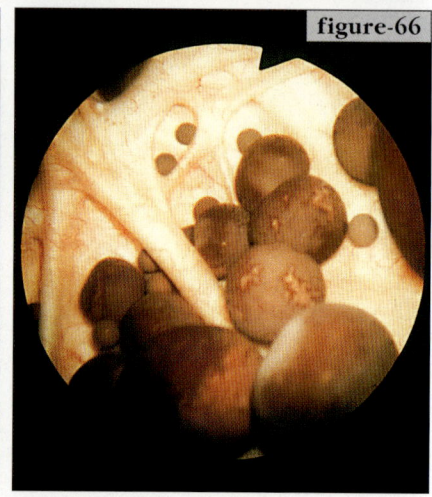

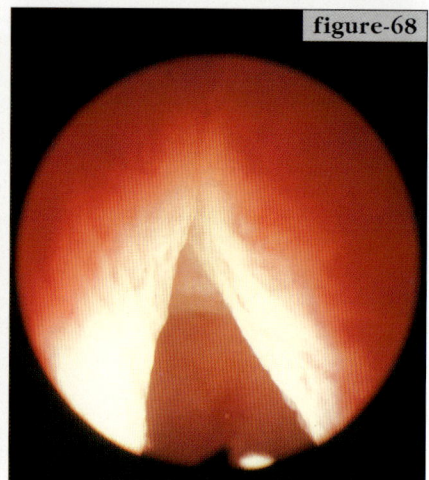

figure-69

68歳男性・前立腺肥大症。
1～5のように前立腺部を観察しながら肥大状況を把握することが大切。

figure-70

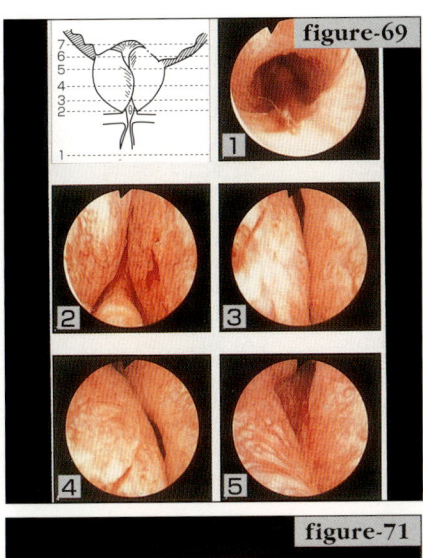

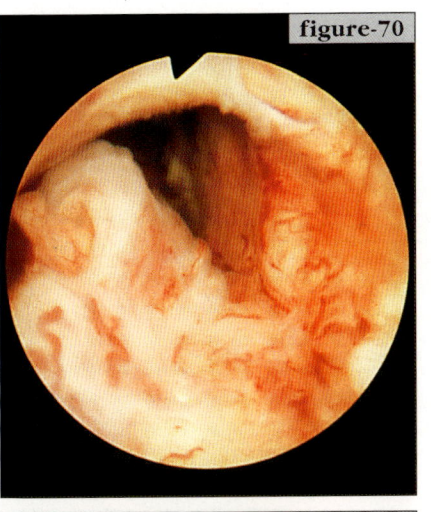

78歳男性・前立腺癌。
前立腺部尿道に浸潤した癌。癌組織の多くは白味を帯びている。

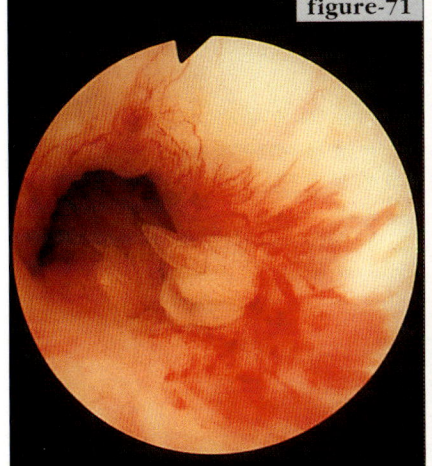

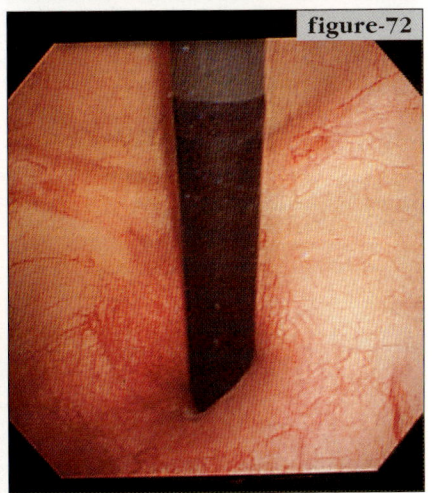

figure-71

76歳男性・前立腺乳頭状腺癌。
明らかに尿道粘膜を貫いて、乳頭状腫瘍が顔を出すのが特徴。

figure-72

69歳男性・両側尿管口と内尿道口。
電子スコープでupをかけて見返したところ。

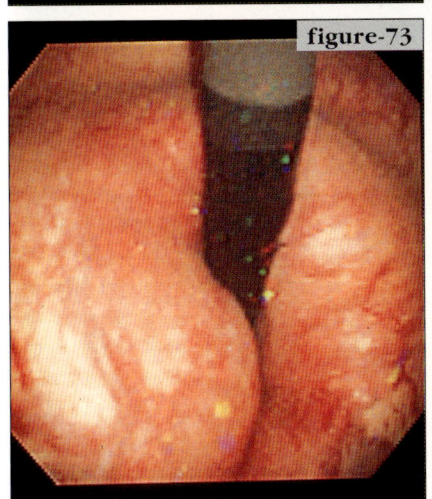

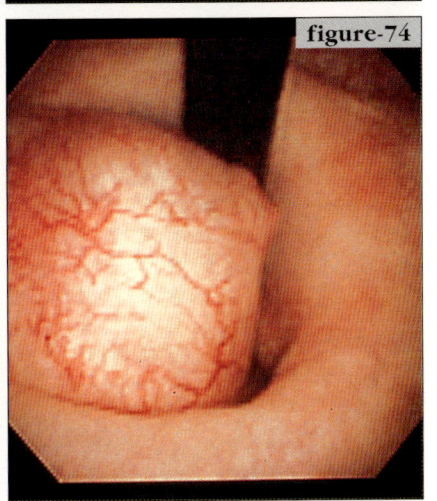

figure-73

61歳男性・前立腺肥大症。
電子スコープでは、膀胱内への前立腺の突出がよくみえる。

figure-74

78歳男性・前立腺肥大症。
TUR後13年で、右葉の肥大再発をみたところ。

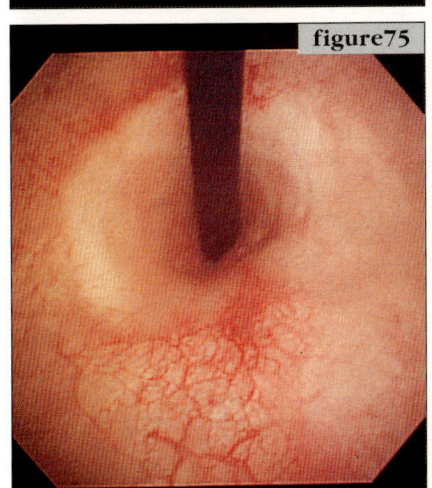

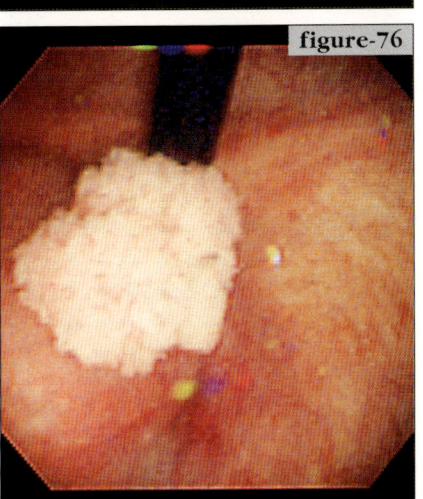

figure-75

80歳男性、TUR後3年目。
膀胱頸部を電子スコープでみたところ。

figure-76

82歳男性・膀胱腫瘍。
膀胱頸部の腫瘍は、電子スコープや軟性鏡で全景を観察できる。

APPENDIX

泌尿器内視鏡・製品と仕様 (2001年3月現在)

硬性膀胱尿道鏡

メーカー	オリンパス					武井			Storz		
製品No (テレスコープ)	A1931A	A1932A	A1933A	A1934A	A1935A	TU-100R3	TU-110R3	TU-120R3	K27005AA	K27005FA	K27005BA
挿入部外径(mm)	φ4					φ4			φ4		
視野方向(度)	12	30	70	110	30	0	25	70	0	12	30
視野角(空中)(度)	55	57	90	65	90	65	72	92	70	60	70
製品No (シース)	A2930 / A2911	A2931	A2912	A2913 / A2933	A2914 / A2934	A2915	301R-23	301R-21	301R-19	301R-17	UR-27026A	UR-27026B	UR-27026C
挿入部太さ(F)	15.5 / 17	17	19.8	21	22.5	25	23	21	19.5	17	25	22	20
有効長(mm)	210.8	213.7	210.8	213.7	213.7	213.2	213.7	213.7	213.7	220			230
処置具のサイズ(F)			5 または 5+4	7 または 6+5	9 または 9+4	12 または 9+7	9 または 8+8 (11)*	8 または 6+6 (9)*	6 または 5+5 (7)*	(6)*	10 または 8+8	9 または 6+6	6 または 5+5
消毒・滅菌法	オートクレーブ, EOG, ホルマリンガス, 薬液					EOG, ホルマリンガス, 薬液, オートクレーブ**			オートクレーブ, EOG		
その他						*( )内はテレスコープブリッジ(鉗子口付き)使用時の処置具サイズ **シースのみ					

硬性膀胱尿道鏡(幼児用・小児用)

メーカー	オリンパス				武井			Storz				
製品No (テレスコープ)	A3725A	A3726A	A3810	A3809	TU-305RU			K27031AA	K27031BA	K27017AA	K27017BA	K27017CA
挿入部外径(mm)	φ2.7		φ1.7		φ2.6			φ1.9		φ1.9/2.1		
視野方向(度)	0	30	0	30	0	30	70	0	30	0	30	70
視野角(空中)(度)	50	60	40	60	55			50	40	50	40	50
製品No (シース)	A3721	A3724	A3722	A3723	A3804	A3805	305-13	305-10	K27029CN	K27029DN	K27031E	K27032D
挿入部太さ(F)	10	11	13	14	8	9.2	13.5	10.5	7	9	10	11
有効長(mm)	201		164		161		200		100		130	
処置具のサイズ(F)		3	4 または 3+3	5 または 4+4	3	4 または 3+3 (φ1.8mm)*	(3)*		3	4	5	
消毒・滅菌法	オートクレーブ, EOG, ホルマリンガス, 薬液		EOG, ホルマリンガス, 薬液		薬液, ホルマリンガス, EOG, オートクレーブ**			オートクレーブ, EOG, 薬液, プラズマ				
その他					*( )内はユニバーサル用テレスコープブリッジ使用時の処置具サイズ **オートクレーブはシースのみ可			使用鉗子はフレキシブル				

軟性膀胱尿道鏡

メーカー	オリンパス		ペンタックス		武井	Storz	Wolf	サーコンACMI
製品名	CYF-4A	CYF-240A	FCY-15P2	ECY-1530	TU-100FⅡ	K11272C	7305型	ACN
視野角(空中)(度)	120	120	125	120	125	110	110	110
観察深度(mm)	3~50	3~50	3~50	3~50	3~50	2~50	2~50	5~50
先端外径(mm)	14.4F	15.4F	φ4.8	φ5.3	φ4.8	φ15.5	φ5.0	φ5.3
軟性部外径(mm)	15.6F(φ5.2)	15.9F(φ5.3)	φ4.9	φ5.1	φ4.9	φ15.5	φ5.0	φ5.3
チャンネルサイズ(F)	7.2	6	6.6	6	6.6	7	7.5	6.4
彎曲角 up/down(度)	210/120	210/120	220/90	220/120	220/90	180/140	210/150	180/170
全長(mm)	680	650	680	680	680	620	645	700
有効長(mm)	380	380	400	400	400	350	400	370
彎曲エンゲージの有無	有	有	無	有	無	有	有	無
消毒・滅菌法	薬液浸漬, EOG, ホルマリンガス							

光源装置

メーカー	オリンパス		ペンタックス		武井			
製品No	CLV-S30	CLH-250	LX-750P	LH-150PC	TU-246	TU-242		K20
照診ランプ	キセノンショートアークランプ300W	ハロゲンランプ250W	75Wキセノンショートアークランプ	150Wハロゲンランプ	メタルハライドショートアークランプ400W	キセノンショートアークランプ75W		キセノンアーク
照診ランプ平均寿命(時間)	連続約500	約50	連続約300	連続約50	250	500		500
非常灯	ハロゲンランプ(ミラーなし)150W	スペアランプ付き(照明ランプと同じ)	レンズ付きタングステンランプ	—	—	ハロゲンランプ150W		
調光(自動/手動の別)	自動, 手動いずれも可	手動	自動, 手動いずれも可	手動	自動, 手動いずれも可	自動, 手動いずれも可		自動
感度切替え	(自動)17ステップ, 1ステップ1/4EV	(手動)ダイヤル式無段階調整	7段階	—	1~5無段切替え	8ステップ		0~100%
大きさ 幅×高さ×奥行き(mm)	295×125×386.5	295×88×375	325×152×413	145×177×305	430×175×370	310×160×280		305×

					Wolf						サーコンACMI			
5CA	K27005EA	K27035BA			8650型			8660型		8642型	8645型	8643型	M0A	M12A	M30A	M70A
	17F			φ4				φ3.3		−	−	7×6		φ4		
120	30	0	5	25	70	110	5		70	25	20	0	12	30	70
70	100	60	55	92	84	62	50		74	91	96	80		70		
26D	UR-27026U	−			8650…			8660…		−	−	8643.011	E117	E121	E123	E125
17	17	16	17.5	19.5	21	23	25	14.5	16	17.5	14	17	24	17	21	23	25
		225			230			230		218	224	207		206		
は 4	5	7	5	5 または 4+4	7 または 5+5	10 または 6+6	12 または 7+7	15	5	5 または 4+4	7 または 5+5	5	7	10.5	5	9 または 6+6	10 または 8+8	12 または 8+8
プラズマ					EOG, ホルマリンガス, 薬液, オートクレーブ						一体化スコープのためシースはなし			ガス, 薬液, オートクレーブ		
		スコープ／シース一体型														

					Wolf							サーコンACMI		
30K	K27030AN	4615.401	8616.411	8616.401	8626.431		8672型			8686型		G66	G67	G68	
	10F	φ1.5	φ2.0	φ3.5	φ3.2		φ2.7			φ1.9			φ2.7		
	0	0	0	25	5	0	25	70	0	25	60	30	30	0	
	90	60	55	68	70	60	79	79	48	55	53		70		
	−	−	−	−	−		8672…			8686…		G309	G311	G313	G314
	10	4.5	6.0	10.5	9.5	11	12	13	14	7.5	8.5	9.5	9	11	13	14.5
	110	110	150	160	116		149			145			106		
	5	2.4	4	5	5		4	5 または 4+4	5 または 4+4	3		4	3	4+4		6 または 5+5
	EOG, ホルマリンガス, 薬液			EOG, ホルマリンガス, 薬液, オートクレーブ								薬液, ガス, オートクレーブ**			
	スコープ／シー一体型／アイピース／使子はリジッド			テレスコープとシースは一体化								**オートクレーブはシースのみ可			

プロセッサー（電子スコープ用）

メーカー	オリンパス	ペンタックス	
製品No	CV-240	EPM-3500	EPM-1000
照診ランプ	300Wキセノンショートアークランプ	300Wキセノンショートアークランプ	100Wキセノンショートアークランプ
撮像方式	RGB面順次方式	RGB面順次方式	RGB面順次方式
映像出力端子	RGB×2, Y/C×1 BNC×2	SDI×2, RGB×2 Y/C×2, BNC×2	RGB×2, Y/C×2 BNC×2
大きさ 幅×高さ×奥行き(mm)	450×72×465	450×153×520	300×150×400
重量(kg)	10	25	8.5

	Storz				Wolf			Stryker
101		K20131501	K20113301	K20112301	5131	5123	4251	0220-185-000
ョート 0W	キセノンショートアーク175W	ハロゲン250W	ハロゲン150W	キセノンランプ300W	キセノンランプ180W	ハロゲンランプ250W	キセノンランプ300W
保証	500時間保証	連続約50時間	連続約50時間	連続約500	連続約500	連続約50	約500
	−	スペアランプ250W	−	スペアランプモジュール300W	キセノンランプ180W	ダブルハロゲンランプ（ワンタッチ切替式）	−
動	手動	手動	手動	自動：可変式（1〜100%）インテグラルモード（自動全体測光機能）スポットモード（自動中央部重点測光機能）手動：可変式（1〜100%）	手動：可変式（1〜100%）ロングライフモード（ランプ寿命：200時間）	自動, 手動いずれも可	
(1%ごと)	無段階切替え	3段階	3段階			自動, 手動いずれも0〜100%	
×336	305×111×255	305×109×265	305×109×265	330×155×380	330×155×380	330×100×380	381×140×414

日常診療のための
泌尿器科診断学
VISUAL LECTURE FOR PRACTICE
⑤

ウロダイナミクス

旭川医科大学泌尿器科助教授 **金子茂男**　旭川医科大学泌尿器科教授 **八竹 直**　旭川医科大学泌尿器科助手 **谷口成実**　旭川医科大学泌尿器科助手 **沼田 篤**

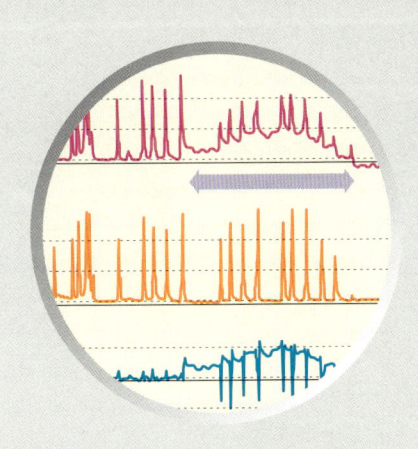

VISUAL LECTURE FOR PRACTICE

日常診療のための泌尿器科診断学■ウロダイナミクス

ウロダイナミクスとは

尿路の機能評価が病態理解・治療効果判定に役立つ

ウロダイナミクス(urodynamics)とは、尿の搬送の仕組みを明らかにする学問およびその検査を意味する。したがって、ウロダイナミクス検査には下部尿路のみならず、上部尿路の機能評価も含まれる。

上部尿路の尿の搬送を評価する方法には、核医学におけるレノグラムがよく知られている。また、腎盂内圧測定法は、より定量的に上部尿路の閉塞程度を判定できる。下部尿路においては、膀胱・尿道の機能評価が行われ、これには膀胱内圧測定、尿道内圧測定、尿流測定、外尿道括約筋筋電記録がある。本号では、紙面の都合上、下部尿路機能のウロダイナミクスについて述べる。

下部尿路における排尿・蓄尿機能の異常は、尿失禁・頻尿・尿意切迫感・排尿困難・尿線中断・残尿感という多彩な症状として表現される。また、その原因も脳・脊髄疾患や末梢神経障害によってもたらされる神経因性膀胱尿道機能障害、さらに前立腺肥大症、尿道狭窄、閉経、加齢など種々の疾患、機能障害がある。さらに、同じ原因疾患であっても、その障害の程度はさまざまであり、原因と症状を一定の関係で結びつけることは容易ではない。すなわち、症状のみでは治療効果の評価はできても病態の把握は困難である。

排尿障害・蓄尿障害の病態に基づいた適切な治療を行うには、まず膀胱、尿道の機能を正確に評価することが求められる。膀胱内圧測定、尿流測定、尿道内圧測定、尿道括約筋筋電記録、pressure-flow study(内圧尿流同時測定)、video-urodynamics(レントゲン透視下排尿機能検査)などが行われる。膀胱内圧測定は古くから行われてきた検査であり、膀胱機能の理解に大いに貢献してきた。直腸内圧測定の導入とともに、真の膀胱内圧とも言える排尿筋圧の概念が確立され、膀胱平滑筋の収縮をより正確にとらえることができるようになった。

外尿道括約筋筋電記録により、排尿・蓄尿を膀胱平滑筋と尿道括約筋の働きの総和として理解するようになり、特に排尿筋尿道括約筋協調不全の病態をと

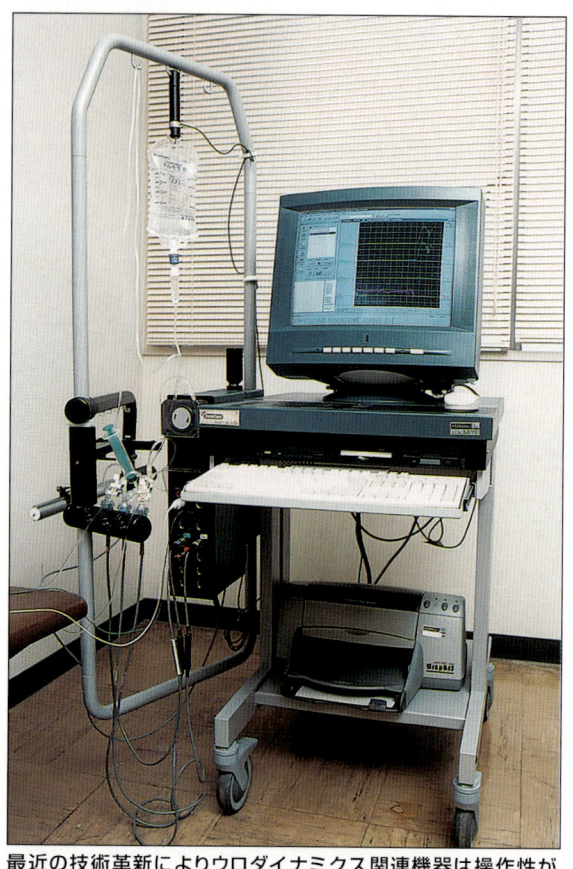

最近の技術革新によりウロダイナミクス関連機器は操作性が改善され、1台ですべての検査が容易にできるようになりつつある。

らえることができるようになった。

また、尿流測定は非侵襲的で簡便な検査である。排尿困難、尿線細小という症状を定量的に評価し、病態の理解、治療効果の判定に大いに役立つ。

pressure-flow studyは膀胱内圧と尿流量を同時に測定し、排尿困難の原因を膀胱内圧の低下(排尿筋収縮力の低下)か、尿道閉塞かの判定に役立っている。特に、前立腺肥大症における治療効果の予測、手術適応の判定に貢献している。

また、video-urodynamicsにおいては膀胱の収縮、尿道への尿の流入を画像で確認しながら圧をモニターでき、下部尿路機能障害の病態理解にさらに役立っている。

最近の情報処理技術の発展により、測定機器の操作性が改善され、今まで以上に親しみやすい検査となった。人口の高齢化やQOLなしでは語れなくなった医療の中で、下部尿路機能障害の問題はますます重要になっている。泌尿器科におけるウロダイナミクスの重要性は、今後も高まるものと思われる。

VISUAL LECTURE FOR PRACTICE
日常診療のための泌尿器科診断学■ウロダイナミクス

下部尿路機能のウロダイナミクス

1. 尿流測定（Uroflowmetry）
→figure-1〜5

2. 膀胱内圧測定（Cystometry）
→figure-6〜16, table-1, 2

検査方法

- 圧測定媒体（生理食塩水、炭酸ガス）
- 膀胱内圧測定
- 直腸内圧測定
- 外尿道括約筋筋電図

検査結果の解析

蓄尿相
- 尿意
- 膀胱容量
- 無抑制収縮
- leak point pressure（漏出時圧）
- 膀胱のコンプライアンス
- 外尿道括約筋筋電図

排尿相
- 排尿筋活動
  - acontractile detrusor
  - underactive detrusor
  - normal detrusor
- 外尿道括約筋筋電図

3. 尿道内圧測定（Urethral pressure measurement）
→figure-17〜20

- 蓄尿相における安静時尿道内圧測定
- ストレスUPP（腹圧負荷尿道内圧測定）

4. Pressure-flow study
→figure-21〜23

- pressure-flow studyのみの場合
- 膀胱内圧測定に引き続いてpressure-flow studyを行う場合

5. Video-urodynamics
→figure-24

6. Ambulatory urodynamics
→figure-25, 26

尿流測定

ウロダイナミクスとして行われる検査の中で、最も非侵襲的かつ排尿状態を客観的に表現できるのが尿流測定(uroflowmetry)である。排尿は排尿筋の収縮(あるいは膀胱内圧の上昇)と尿道抵抗のバランスの結果であり、下部尿路機能を総合的に表現できる検査として臨床的有用性は極めてすぐれている。

figure-1a
尿流量計
UROCAP. Laborie Medical Technologies Corporation (Canada)

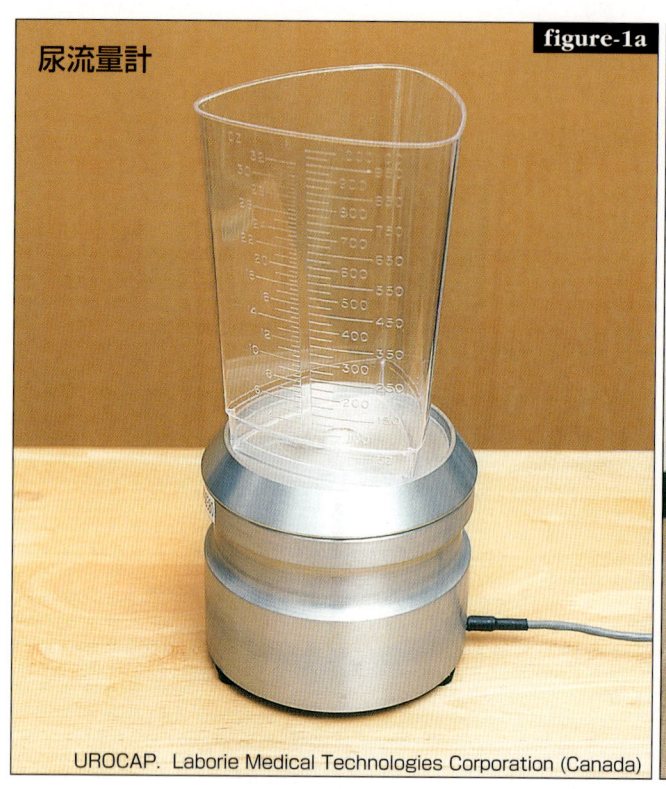

figure-1b
Urodyn 1000. Dantec Medical A/S (Denmark)

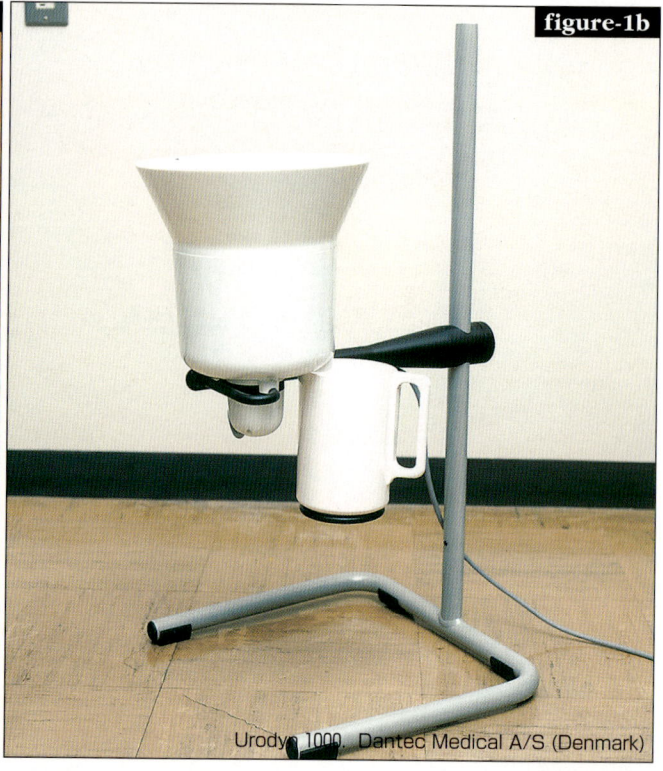

検査の方法と解析

figure-1

尿の勢いは単位時間あたりの尿量(尿流量)として表現でき、計測方法は機器により異なる。

排尿される尿を容器にため、その重量の単位時間あたりの変化から尿流量を求める方法(figure-1a)や、一定の回転数で回る円盤の上に尿が流れるようにし、尿の負荷に抵抗して円盤が一定の回転数を維持するための電流の変化から尿流量を算出する方法(figure-1b)などがある。

figure-2

尿流曲線とパラメーター

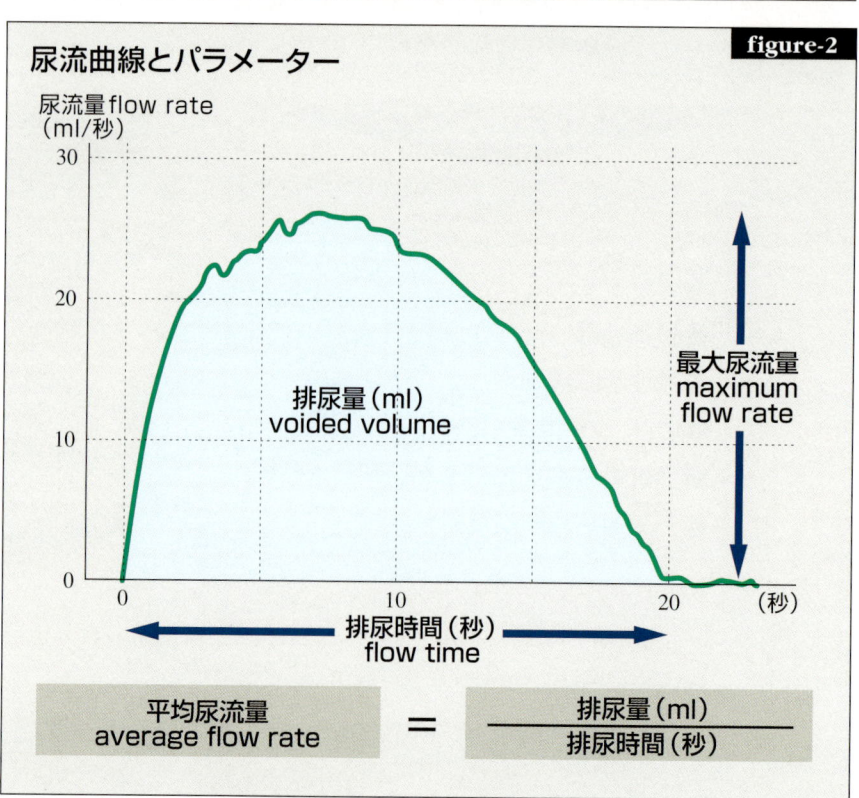

尿流量 flow rate (ml/秒)
排尿量(ml) voided volume
最大尿流量 maximum flow rate
排尿時間(秒) flow time

$$\text{平均尿流量 average flow rate} = \frac{\text{排尿量(ml)}}{\text{排尿時間(秒)}}$$

尿流量計のほとんどの機器で経時的な尿の勢い(尿流量)の変化を示す尿流曲線とともに、最大尿流量、平均尿流量、排尿時間などのパラメーターが自動的に記録される。

平均尿流量は排尿量と排尿時間のみで計算できるので、理論的にはメスシリンダーとストップウオッチがあれば測定可能で、器械がない時には便利な方法である。

figure-3

いろいろな尿流曲線

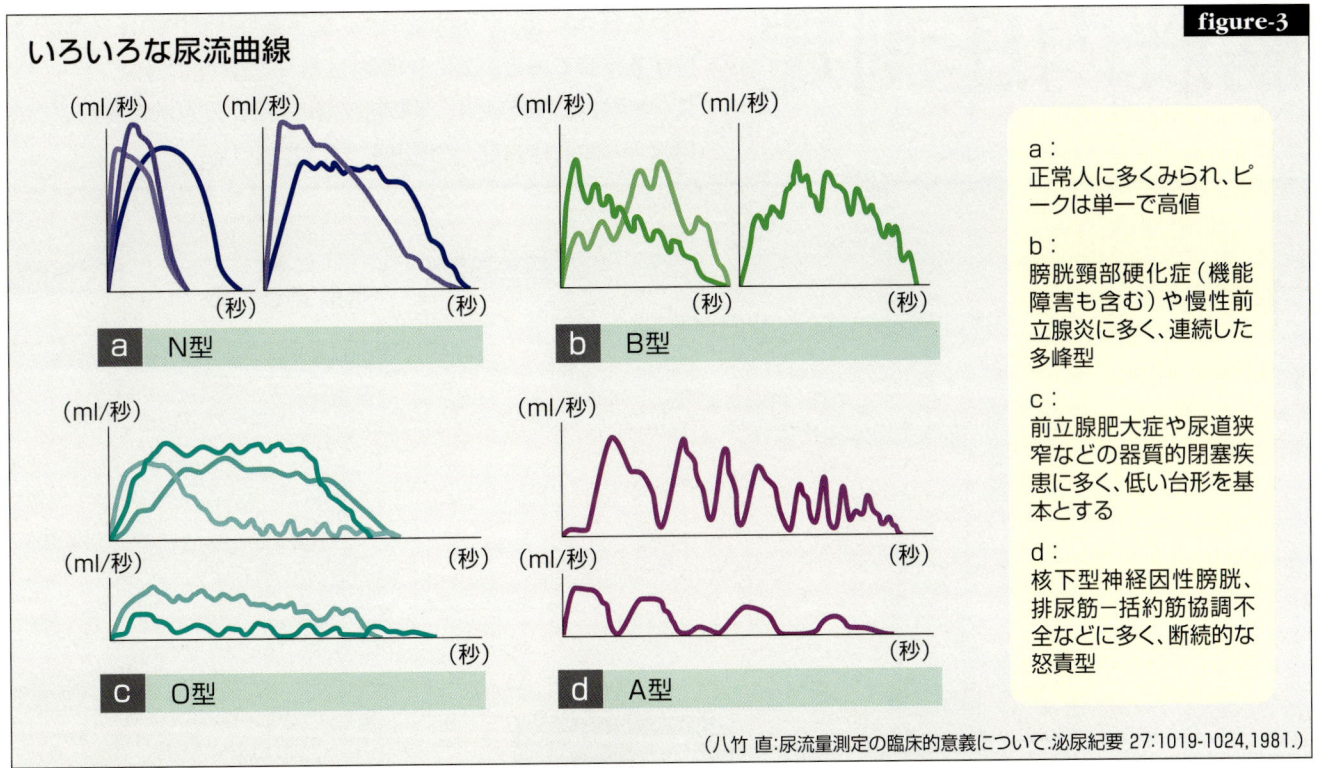

a　N型

b　B型

c　O型

d　A型

a：
正常人に多くみられ、ピークは単一で高値

b：
膀胱頸部硬化症（機能障害も含む）や慢性前立腺炎に多く、連続した多峰型

c：
前立腺肥大症や尿道狭窄などの器質的閉塞疾患に多く、低い台形を基本とする

d：
核下型神経因性膀胱、排尿筋―括約筋協調不全などに多く、断続的な怒責型

（八竹 直：尿流量測定の臨床的意義について. 泌尿紀要 27：1019-1024, 1981.）

figure-4

尿流曲線の男女差（正常成人）

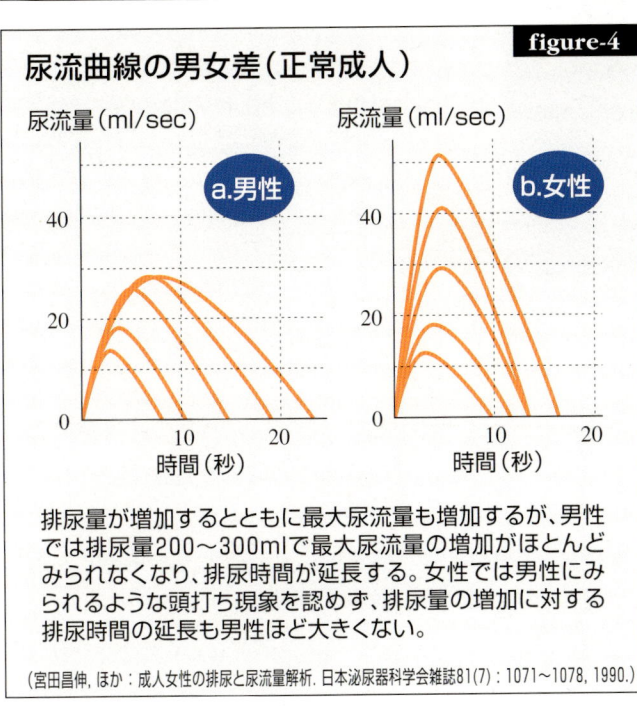

a. 男性

b. 女性

排尿量が増加するとともに最大尿流量も増加するが、男性では排尿量200～300mlで最大尿流量の増加がほとんどみられなくなり、排尿時間が延長する。女性では男性にみられるような頭打ち現象を認めず、排尿量の増加に対する排尿時間の延長も男性ほど大きくない。

（宮田昌伸、ほか：成人女性の排尿と尿量解析. 日本泌尿器科学会雑誌 81(7)：1071～1078, 1990.）

figure-5

最大尿流量と尿量との関係（正常男性）

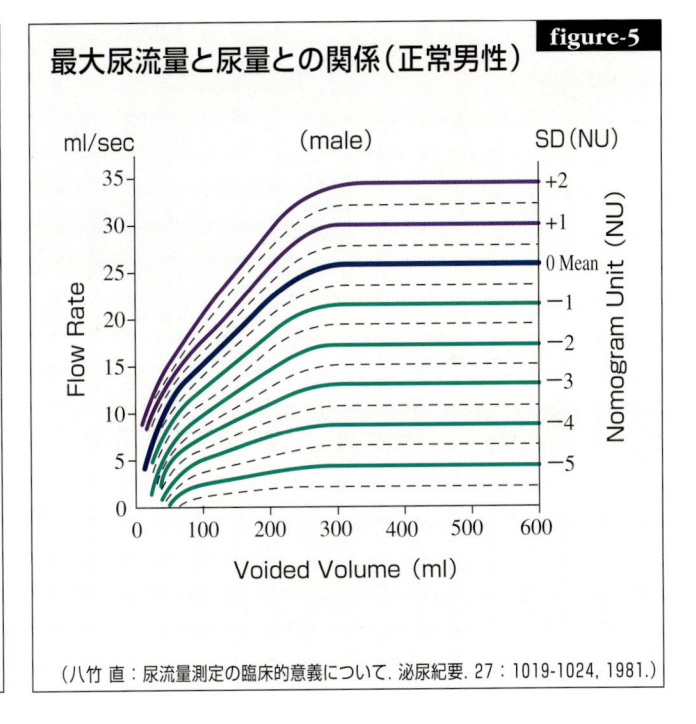

（八竹 直：尿流量測定の臨床的意義について. 泌尿紀要. 27：1019-1024, 1981.）

---

figure-3

尿流測定のみでの排尿障害の病態解明は困難であるが、尿流曲線のパターンから腹圧負荷の有無など、ある程度の推測は可能である。

figure-4

尿の勢い（最大尿流量、平均尿流量）は排尿量に左右される。排尿量が少ないと尿流量も低く、排尿量が多いと尿流量が多くなる傾向がある。

また、男性においては100mlから300ml程度まではほぼ直線関係にあり、排尿量が300mlを越えると尿流量はそれ以上増えず、ほぼ横ばいになる。女性においては排尿量の増加は尿流量の増加に反映され、男性ほど排尿時間は延長しない。

排尿行為は心理的影響を受けやすいため、検査室はリラックスできる環境であることが重要である。

figure-5

尿流量は排尿量によって変化する。このため、治療効果の判定などで最大尿流量を比較する場合は、ほぼ同量の排尿量でかつ100ml以上300ml以下であることが重要になる。

外来診療の中で、このような条件を整えることは容易ではない。排尿量と尿流量の関係を明らかにしたノモグラム上のポイントの比較により、排尿状態の変化を読みとる。

膀胱内圧測定

膀胱内圧測定（cystometry）は、文字通り膀胱内の圧を測定・記録する検査である。膀胱の知覚（尿意）、膀胱壁のコンプライアンス（伸展性）、膀胱容量、無抑制収縮の有無、随意的な膀胱収縮の可否、外尿道括約筋との協調について調べる。

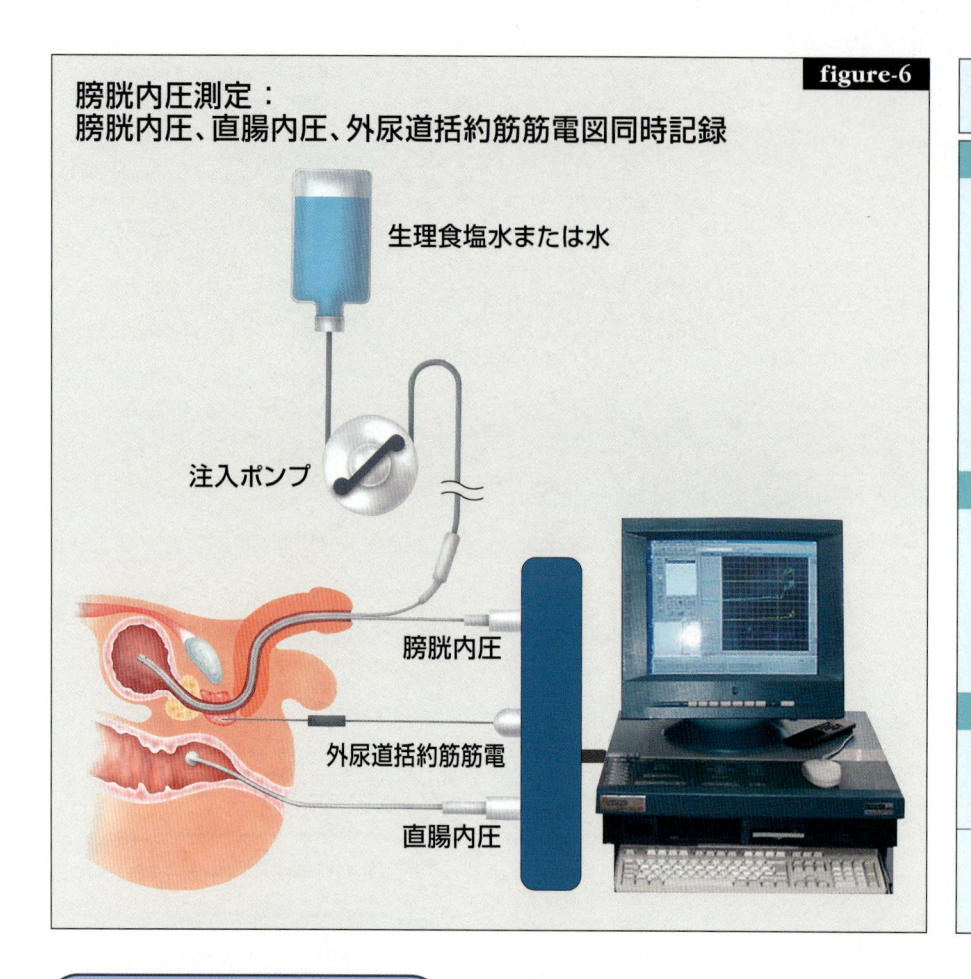

figure-6
膀胱内圧測定：
膀胱内圧、直腸内圧、外尿道括約筋筋電図同時記録

- 生理食塩水または水
- 注入ポンプ
- 膀胱内圧
- 外尿道括約筋筋電
- 直腸内圧

table-1 用意するもの

膀胱内圧測定用（圧測定用／注入用）
- カテーテル（以下のいずれか）
  ①ディスポーザブルダブルルーメンカテーテル（8〜10Fr）
  ②シングルピッグテールカテーテル（5〜7Fr）／ネラトンカテーテル（8〜10Fr）
  ③栄養チューブ（5〜6Fr）／ネラトンカテーテル（8〜10Fr）
- 延長チューブ
- 生理食塩水（500〜1000ml/bottle）

直腸内圧測定用
- ディスポーザブルカテーテル（6〜10Fr、バルン付き）
- 延長チューブ
- 注射器
- 三方活栓
- 生理食塩水（20ml/vial）

筋電記録用
- 針電極（1本）または表面電極（2個）
- 電極接続ケーブル
- アース

その他：消毒用綿球、鑷子、滅菌オリーブ油、絆創膏、排液用カップ など

体　位

figure-6
通常は、軽く両脚を開いた仰臥位、または砕石位で行い、外尿道括約筋筋電記録、直腸内圧記録を同時に行う。

圧測定媒体（生理食塩水、炭酸ガス）

figure-6
膀胱内腔を満たす圧測定媒体としては生理食塩水、水、炭酸ガスなどが使われるが、自然な尿貯留による長時間の内圧測定も行われることがある。媒体の注入速度についての規定はない。生理食塩水を用いてゆっくりと注入するのが、より生理的な条件に近いと考えられている。

The International Continence Society（ICS）では注入速度をslow-fill cystometry（≦10ml/min）、medium-fill cystometry（10〜100ml/min）、rapid-fill cystometry（>100ml/min）の3段階に分類している。生理食塩水は液体であり、炭酸ガスよりも粘膜刺激作用がなく、生理的な媒体として国際的に好まれている。また、圧による体積変化も少なく、圧測定媒体としても炭酸ガスよりすぐれている。

生理食塩水は尿道からの漏れを観察したり、後述のpressure-flow studyには欠かせない媒体である。しかし、いったん排尿してしまうと検査台の汚染、不快感などにより再度検査することは難しい。

また、20〜50ml/minの注入速度で行われるため時間がかかる。これ以上の速度で注入すると、カテーテルから勢いよく出る水流が刺激となり尿意を強めることがある。

炭酸ガスは排尿をしてもベッドの汚染が少なく、繰り返し検査できることが利点である。50〜150ml/minで注入するが、排尿誘発のために200〜300ml/minで注入することもある。

当施設では注入速度を遅くすれば時間がかかること、患者のストレスを考えれば早くすませるのが望ましいことなどを考慮し、通常は炭酸ガスを用い50〜150ml/minの注入速度で検査を行っている。詳細な検査が必要な場合は生理食塩水を用い、注入速度は20〜50ml/minとしている。検査目的により適宜、媒体・速度を変える。

測定手順 table-2

1	器械のセット（検査条件、測定項目の設定）、カテーテル・延長チューブ・ケーブルの接続をする。
2	患者入室、体位をとる。
3	アースの固定、接続。
4	直腸内圧測定用バルンカテーテル、延長チューブ、トランスデューサーを接続し、測定経路に水（生理食塩水）を満たし空気抜きを行う。バルンカテーテルを挿入し、皮膚に固定する。測定媒体に空気を用いる場合は水注入を省略し、バルンに3〜10mlの空気を注入する。
5	尿道からカテーテルを膀胱内に留置し導尿する。必要なら導尿量測定。大腿内側に固定する。トランスデューサーに接続。
6	針電極を外尿道括約筋部に刺入し、筋電計端子に接続。筋電波形、音から正しく刺入されていることを確認。
7	膀胱カテーテルに注入系用延長チューブ、圧測定系用延長チューブを接続。測定系はあらかじめ水（生理食塩水）で満たし空気抜きを行っておく。
8	圧測定系の0点補正。膀胱内圧、腹圧（直腸内圧）、排尿筋圧が正しく計測されていることを確認。
9	媒体の注入とともに測定開始。
10	患者の尿意や下腹部膨満感の有無、強さを注意深く聴き、これ以上我慢できないところ（最大尿意）で排尿を指示し、随意的な排尿が生じるのを観察。脊髄損傷、糖尿病などで尿意が低下、消失している症例においては蓄尿相において膀胱内圧が40〜50cmH₂Oを越えないよう注意深く観察しながら注入。膀胱容量が500mlを越える場合は、最大尿意が得られなくても排尿を指示し、排尿の有無を観察して検査を終了する。

膀胱内圧測定

figure-7

膀胱内圧は微小圧トランスデューサー、カテーテル（8から10Fr）などを経尿道的に膀胱に挿入して測定する。微小圧トランスデューサー（a）は正確に測定できるが、高価で破損しやすく、使用のたびに滅菌を要するため、通常は細径のディスポーザブルカテーテルを使用する。

炭酸ガス、生理食塩水などの媒体注入と圧測定を同一の経路（カテーテル）で行うと、注入時に要する圧や注入ポンプによって生じる圧変動が膀胱内圧測定系に影響する。このため、注入と測定とは異なる経路で行うことが望まれる。

それには、2腔カテーテル（b）や2本のカテーテル（c：注入用、d：圧測定用）を使用する。また、膀胱内圧測定に引き続いてpressure-flow studyを行う場合は、排尿時に抜け出ることのないようpig tailタイプの細径カテーテル（e）を圧測定に用いる。また、圧測定経路を水（生理食塩水）で満たし、空気抜きを十分に行う。

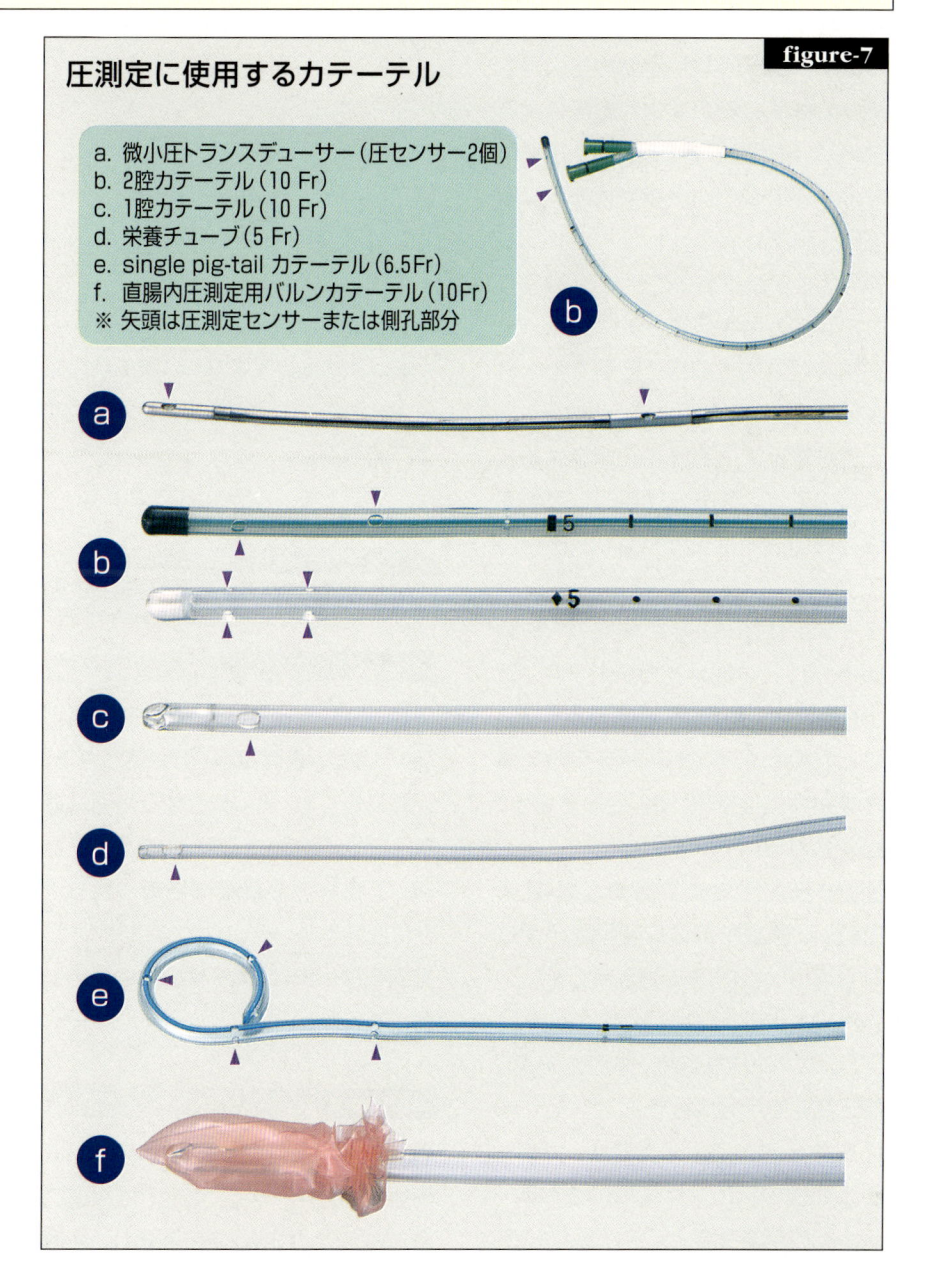

圧測定に使用するカテーテル figure-7

a. 微小圧トランスデューサー（圧センサー2個）
b. 2腔カテーテル（10 Fr）
c. 1腔カテーテル（10 Fr）
d. 栄養チューブ（5 Fr）
e. single pig-tail カテーテル（6.5Fr）
f. 直腸内圧測定用バルンカテーテル（10Fr）
※ 矢頭は圧測定センサーまたは側孔部分

筋電記録用電極と接地電極

figure-8

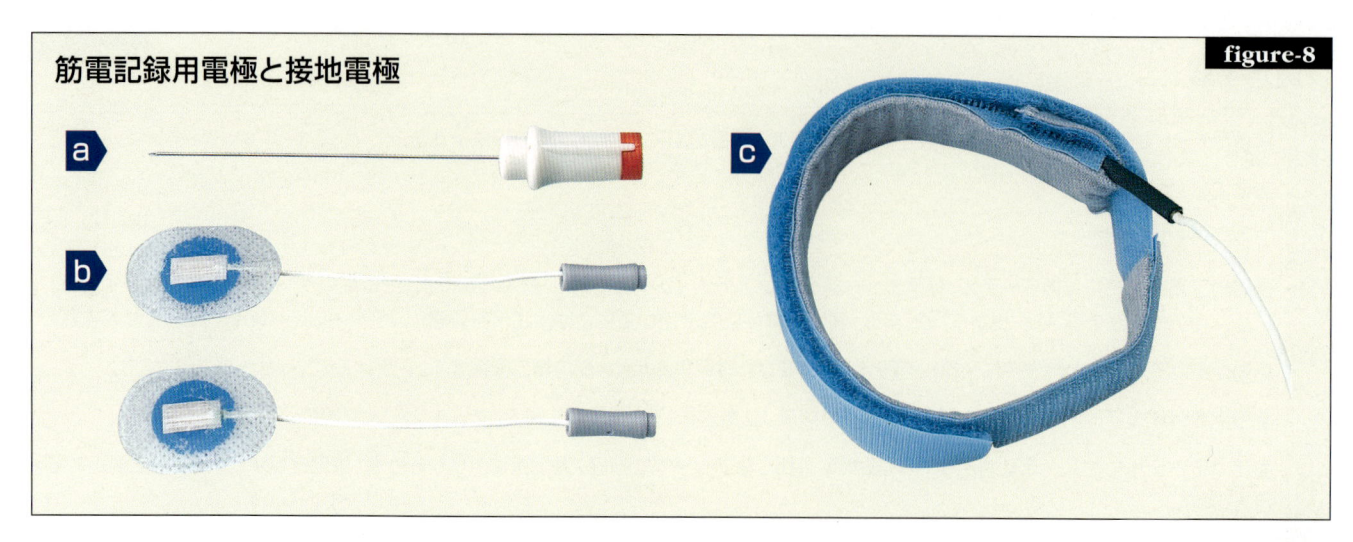

a
b
c

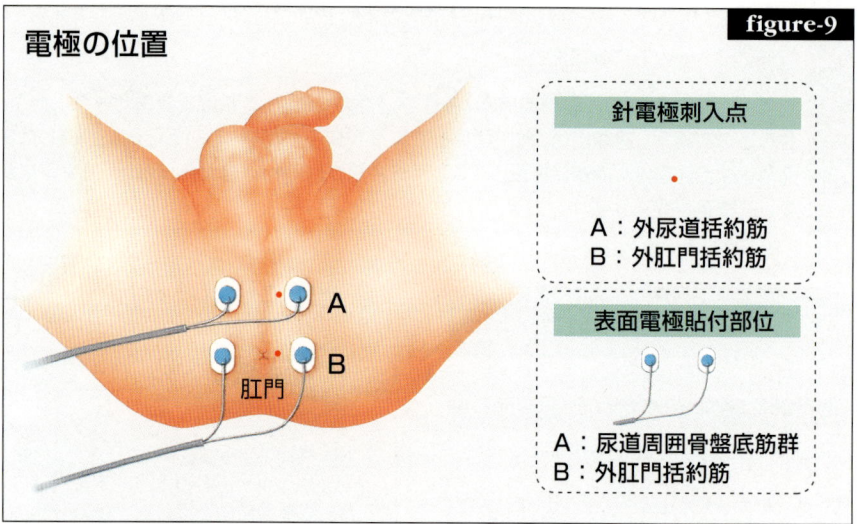

直腸内圧測定

figure-7

膀胱腔内には腹圧と膀胱壁自体の緊張や収縮によって生じる圧（排尿筋圧）がかかっているので、膀胱内圧の測定だけではその圧の変化が腹圧による変化か、排尿筋収縮を反映した圧変化なのか判定できない（膀胱内圧＝排尿筋圧＋腹圧）。

神経因性膀胱であっても、よく訓練された症例では腹圧をうまくつかって、正常な膀胱内圧曲線と区別できないようなパターンを示すことがある。

正確な診断には膀胱内圧測定はもちろんのこと、腹圧の代用としての直腸内圧の測定は欠かせない。直腸内圧測定には低圧で膨らむバルンカテーテル（figure-7f）、先端の穴に膜状のカバーを被せたカテーテル、微小圧トランスデューサー（figure-17b）などが使われる。カテーテル内を満たす媒体には空気、水（生理食塩水）が使われる。

膀胱内圧測定を水（生理食塩水）注入で行い、検査中の体位変換が予想される場合は直腸内圧測定用カテーテル内にも水（生理食塩水）を注入する。また、バルン内も含め、測定経路内の空気抜きを十分に行う。

圧媒体に水を使用する場合、カテーテル先端のバルンは便によるカテーテル孔の閉塞を防止できればよく、丸く膨らませる必要はない。またバルンに小孔をあけ、空気抜きをしやすくする方法もある。

電極の位置

figure-9

針電極刺入点
A：外尿道括約筋
B：外肛門括約筋

表面電極貼付部位
A：尿道周囲骨盤底筋群
B：外肛門括約筋

肛門

外尿道括約筋筋電図

figure-8

外尿道括約筋筋電の記録には針電極（a）のほか、表面電極（b）が使われる。記録に先立ち、アースとなる表面電極（c）を生理食塩水で十分に湿らせた後、下腿などの皮膚に密着させるように固定する。

針電極は、ディスポーザブルのものを使用する。

figure-9

男性では、会陰部から前立腺尖部に向けて針を刺入する。女性では尿道口の3時（または9時）の位置より、尿道に挿入したカテーテルに平行に素早く約3cm刺入。筋電計からの音で確認しながら針をゆっくりと引き抜き、活動電位が明瞭にとれる位置（2～2.5cm）で針を固定する。わかりにくい場合は、尿意を我慢するような感覚で括約筋を絞めるように指示する。

肛門括約筋あるいは骨盤底の筋肉で代用する場合は、肛門周囲や会陰部より刺入。表面電極を使用する場合は、あらかじめ粘着剤がついたものが便利である。

表面電極は肛門を中央に、左右対称に貼付する。肛門括約筋と尿道括約筋は必ずしも同様の活動をしない。詳細な検討には針電極を使用した尿道括約筋筋電の記録を勧める。

媒体注入開始から排尿指示までを蓄尿相、排尿指示後を排尿相とし、膀胱内圧曲線（figure-10）を2相に分けて解析する。

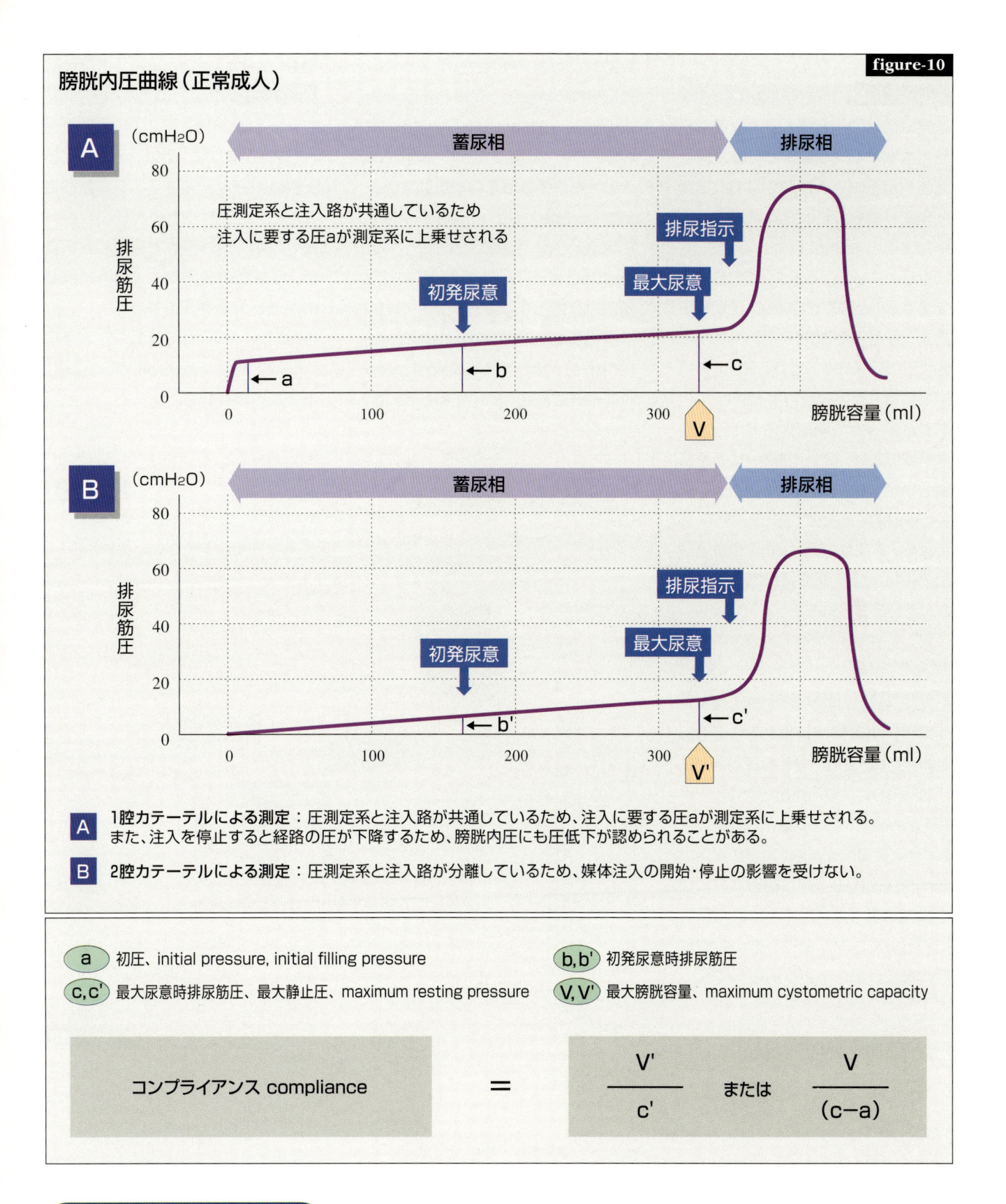

膀胱内圧曲線（正常成人）

A (cmH₂O) 排尿筋圧

蓄尿相 / 排尿相

圧測定系と注入路が共通しているため
注入に要する圧aが測定系に上乗せされる

排尿指示
初発尿意
最大尿意

←a ←b ←c

膀胱容量（ml）
V

B (cmH₂O) 排尿筋圧

蓄尿相 / 排尿相

排尿指示
初発尿意
最大尿意

←b' ←c'

膀胱容量（ml）
V'

A 1腔カテーテルによる測定：圧測定系と注入路が共通しているため、注入に要する圧aが測定系に上乗せされる。また、注入を停止すると経路の圧が下降するため、膀胱内圧にも圧低下が認められることがある。

B 2腔カテーテルによる測定：圧測定系と注入路が分離しているため、媒体注入の開始・停止の影響を受けない。

- **a** 初圧、initial pressure, initial filling pressure
- **b, b'** 初発尿意時排尿筋圧
- **c, c'** 最大尿意時排尿筋圧、最大静止圧、maximum resting pressure
- **V, V'** 最大膀胱容量、maximum cystometric capacity

$$\text{コンプライアンス compliance} = \frac{V'}{c'} \text{ または } \frac{V}{(c-a)}$$

蓄尿相

尿意

figure-10

尿意の有無は膀胱知覚の異常を知る重要な情報である。正常な成人では100〜200mlで初発尿意（initial sensation of fullness, first desire to void）を、200〜400mlで最大尿意（maximum/very strong sensation of fullness, maximum desire to void）を訴える。

しかし、個人差が大きく、同一症例でも変動がある。また、注入媒体の種類、注入速度、カテーテルの太さ、材質などにも影響を受ける。このため初発尿意、最大尿意発生時の膀胱容量の正常値は定められていない。

膀胱容量
figure-10,11,12

初発尿意時膀胱容量、最大尿意時膀胱容量を確認、記録する。最大尿意時膀胱容量は、内圧測定における最大膀胱容量としてmaximum cystometric capacityと呼ばれる。

尿意が消失している場合、これらの値を求めることはできないが、排尿に至るような無抑制収縮やカテーテル周囲からの尿漏れがみられる時、その時点の容量を最大膀胱容量とする。

前立腺肥大症や糖尿病における慢性尿閉状態では、700〜1000mlにも及ぶ著しい増加を認めることがある。特に、糖尿病においては末梢神経障害により、排尿筋収縮力が減弱あるいは消失した低活動型神経因性膀胱となっていることがある。

無抑制収縮
figure-11

正常成人では最大尿意、尿意切迫感を訴えた後、すみやかに排尿指示が出される限りは、指示が出されるまで排尿を我慢でき、内圧測定上も排尿筋の収縮を認めることはない。排尿指示以前に排尿筋圧の上昇が観察されれば無抑制収縮と解釈する。排尿指示をいつ行ったかを記録しておくことが、膀胱機能評価に重要な情報となる。

無抑制収縮は、排尿を意図していないのに現れる排尿筋の収縮である。収縮波のピークが15cmH$_2$O以上を無抑制収縮と定めている文献が多いが、収縮波の大きさについての規定はない。

無抑制収縮を認めれば過活動膀胱(overactive bladder/overactive detrusor)と呼び、この時、神経因性膀胱の原因となる基礎疾患があれば排尿筋反射亢進(detrusor hyperreflexia)、該当する基礎疾患がなければ不安定膀胱(unstable bladder)と判定する。

leak point pressure(漏出時圧)

カテーテル周囲からの尿(生理食塩水)漏れがあれば、その時の膀胱容量と膀胱内圧を記録する。無抑制収縮を認めることなく比較的低い膀胱内圧(40cmH$_2$O程度)で尿漏れがあれば、尿道括約筋不全あるいは無抑制の尿道括約筋弛緩を疑う。

後者では、尿漏れに先行して、あるいは同時に外尿道括約筋筋電の減弱、消失が観察される。

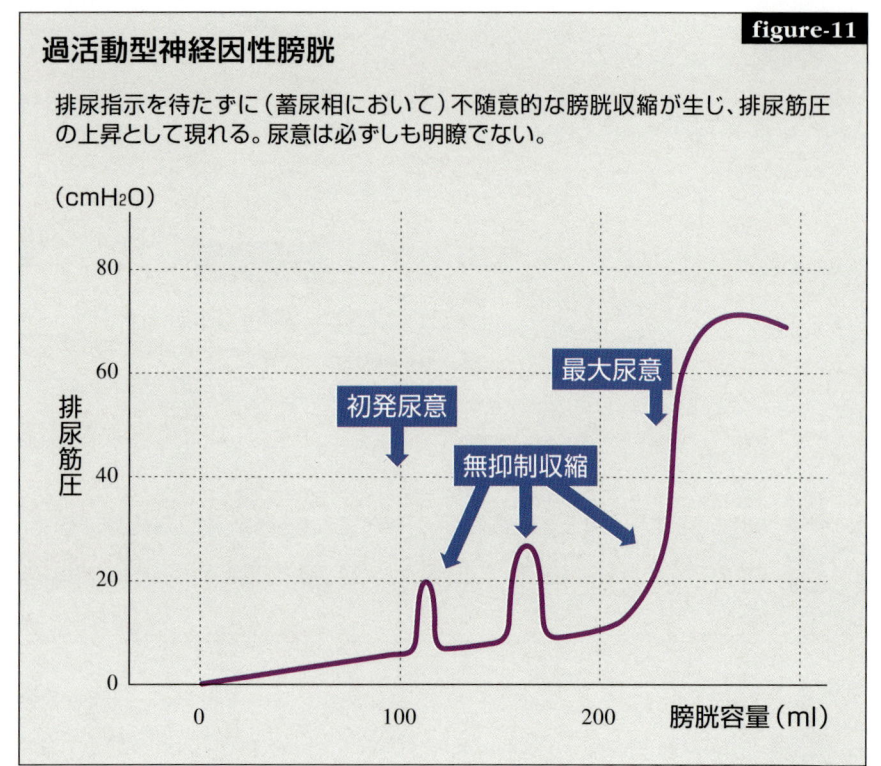

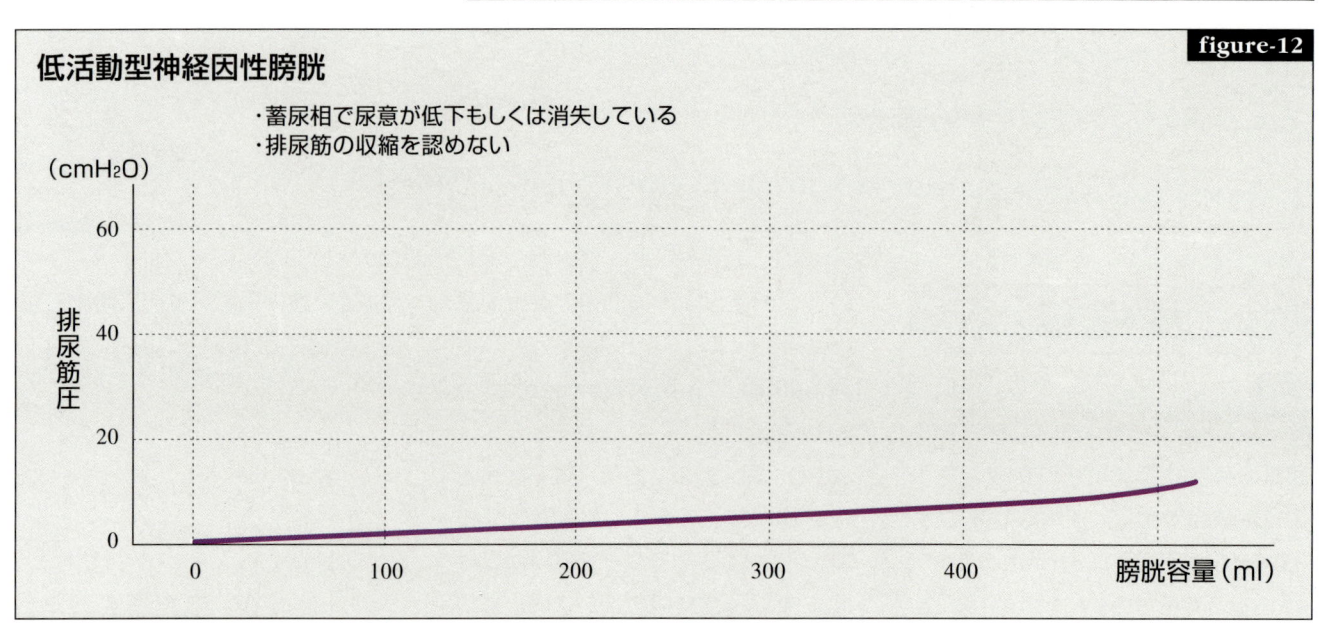

figure-11
過活動型神経因性膀胱

排尿指示を待たずに(蓄尿相において)不随意的な膀胱収縮が生じ、排尿筋圧の上昇として現れる。尿意は必ずしも明瞭でない。

figure-12
低活動型神経因性膀胱

・蓄尿相で尿意が低下もしくは消失している
・排尿筋の収縮を認めない

低コンプライアンス膀胱
figure-13

膀胱壁の伸展性が不良なため、蓄尿相において媒体（炭酸ガス、生理食塩水）の注入に伴い急激に内圧が上昇する。時に、不随意収縮との鑑別が困難なことがある。

膀胱内圧、直腸内圧、外尿道括約筋筋電図同時記録
figure-14

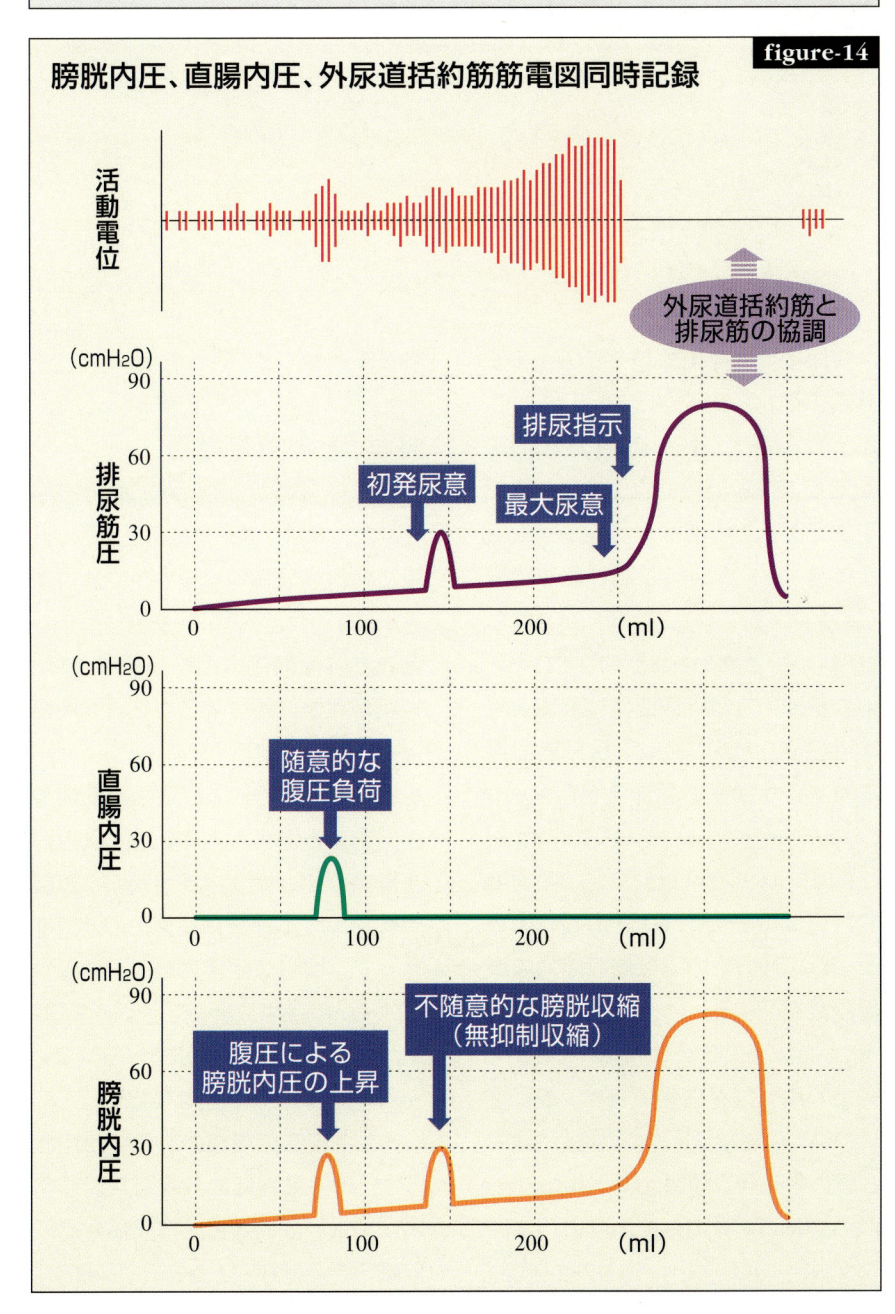

- 活動電位
- 排尿筋圧：初発尿意、最大尿意、排尿指示、外尿道括約筋と排尿筋の協調
- 直腸内圧：随意的な腹圧負荷
- 膀胱内圧：腹圧による膀胱内圧の上昇、不随意的な膀胱収縮（無抑制収縮）

膀胱のコンプライアンス
figure-13

コンプライアンス(compliance)は、膀胱壁の伸展性を示す。膀胱容量の変化量(ΔV)を内圧の変化量(ΔP)で除した値($\Delta V/\Delta P$ ml/cmH$_2$O)で表され、多くの研究者はfigure-10のように最大尿意時膀胱容量÷(最大尿意時排尿筋圧－初圧)で求めている。コンプライアンスの程度についての明瞭な基準はないが、多くの文献では10ml/cmH$_2$O以下を低コンプライアンスとしている。

外尿道括約筋筋電図
figure-14

正常成人においては、外尿道括約筋の活動は針電極の刺入時に一時的に高まる。その後は低下し、わずかの活動電位を観察する程度になる。
膀胱へ媒体が注入されると尿意の増強とともに外尿道括約筋の活動が徐々に高まり、活動電位の種類の増加、出現頻度の増加、干渉波の形成、振幅の増大が観察される。
ウロダイナミクス機器の多くは活動電位波形をそれぞれの方法で処理し、筋肉の収縮活動の強さをわかりやすく表現するように工夫している。
膀胱内圧測定においては尿意の強まりとともに筋電活動が高まっているか、急激に減弱してしまうことがないか、無抑制収縮時の筋電の変化（増強、減弱）の有無について観察する。

排尿相

排尿筋活動
figure-15

排尿相では排尿筋の収縮の有無を評価する。また、外尿道括約筋筋電を記録していれば、排尿筋と外尿道括約筋との協調の有無についても判定する。ICSでは排尿相における排尿筋の活動をacontractile、underactive、normalに分類する。

(1) acontractile detrusor（無収縮排尿筋）：排尿指示後に収縮を誘発できない排尿筋をこのように評価する。膀胱機能の正常な症例でも、膀胱内圧検査という特殊な環境のため排尿できないことがしばしばある。acontractileと診断するには体位、注入速度など、いろいろ条件を変えても膀胱収縮を誘発できないことを確認することが必要である。

除神経過敏性試験（denervation supersensitivity test）は、膀胱収縮を認めない症例において、その原因を心因性か神経障害か鑑別する必要のある時に役立つ。コリン剤（ベサコリン2.5mg溶液 皮下注）投与後10分ごとに測定を繰り返し、100ml注入時の排尿筋圧が注射前よりも15cmH₂O以上、上昇していれば末梢神経障害ありと判定する。

薬の作用機序から徐脈、発汗、腸蠕動亢進などの副作用があるので、循環器系に障害のある患者、高齢者ではできるだけ行わないようにする。皮下注射部位は、もまないこと。吸収が早いと強い副作用が出ることがある。徐脈出現時は硫酸アトロピン0.25〜0.5mgを静注し、血圧・心電図の変化に注意する。

(2) underactive detrusor（低活動排尿筋）：収縮力の低下や不十分な収縮時間のために完全な排尿ができず、残尿を生じてしまうような排尿筋を示す。

(3) normal detrusor（正常排尿筋）：十分な収縮ができ、残尿のない完全な排尿のできる排尿筋をこのように分類する。

以上の分類に従うと、通常の膀胱内圧測定での排尿筋機能は、排尿筋収縮を誘発できなければacontractile detrusor、排尿筋収縮を認め残尿（超音波検査、導尿で計測）がなければnormal detrusorと判定される。前立腺肥大症など尿道閉塞疾患を有する症例などのように、排尿筋収縮を有するが残尿も認める場合はunderactive detrusorもしくはnormal detrusorのいずれかとなり、両者の判別にはさらにpressure-flow study（後述）での排尿筋収縮力の評価が必要となる。

また、排尿相において膀胱の収縮が不完全で十分な排尿ができず、蓄尿相においては排尿筋反射が亢進し、残尿と尿失禁を伴う病態（detrusor hyperreflexia with impaired contractile function : DHIC）があり、特に高齢者に多いとされる。

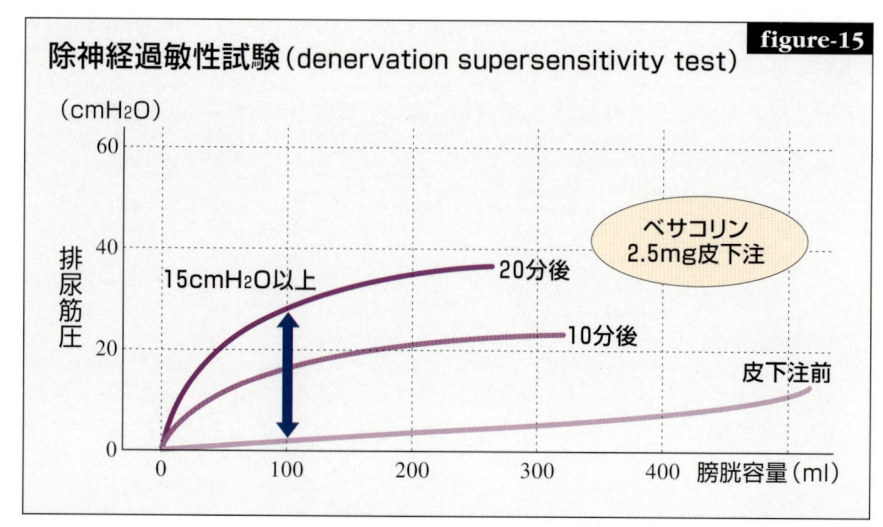

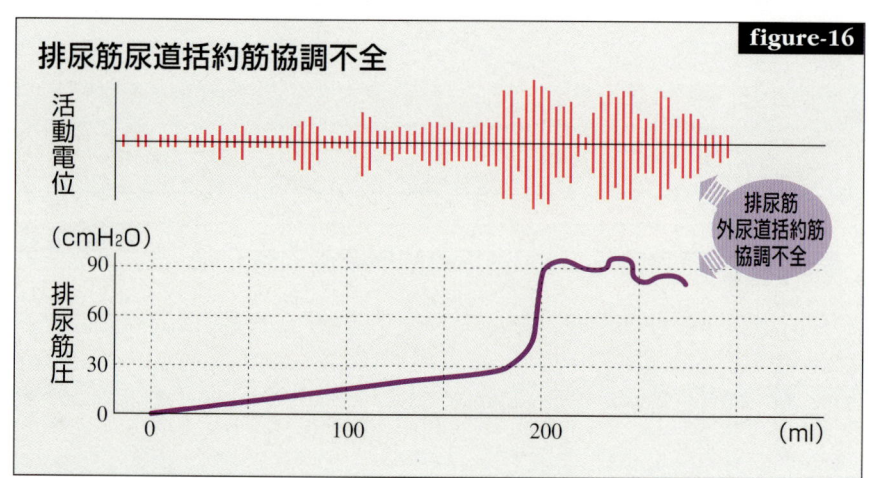

外尿道括約筋筋電図
figure-14,16

正常成人では、排尿の意図とともに外尿道括約筋筋電がすみやかに消失する。筋電消失と同時に、あるいは少し遅れて排尿筋圧の上昇が観察され、排尿が完全に終了するまでは外尿道括約筋筋電は現れない。

排尿筋の収縮中に外尿道括約筋筋電が出現する場合、排尿筋外尿道括約筋協調不全と判定する（狭義）。頸髄や胸髄レベルの脊髄損傷、二分脊椎などでしばしば観察される。電極やコードが排尿中に動くことがあり、あたかも活動電位のようにアーティファクトが出るので、判定は慎重に行う。一方、排尿筋の収縮の有無にかかわらず、排尿意図時に外尿道括約筋筋電が消失しない場合も排尿筋括約筋協調不全と呼ぶことがある（広義）。

尿道内圧測定

尿道内圧測定(urethral pressure measurement)は同一個人においても測定値の変動が大きく、排尿時の圧測定が困難なことから、臨床的価値については意見が分かれる。しかし、蓄尿相における尿道機能評価のため、しばしば本検査が行われる。

figure-17
尿道内圧測定に用いるカテーテル、微小圧トランスデューサー

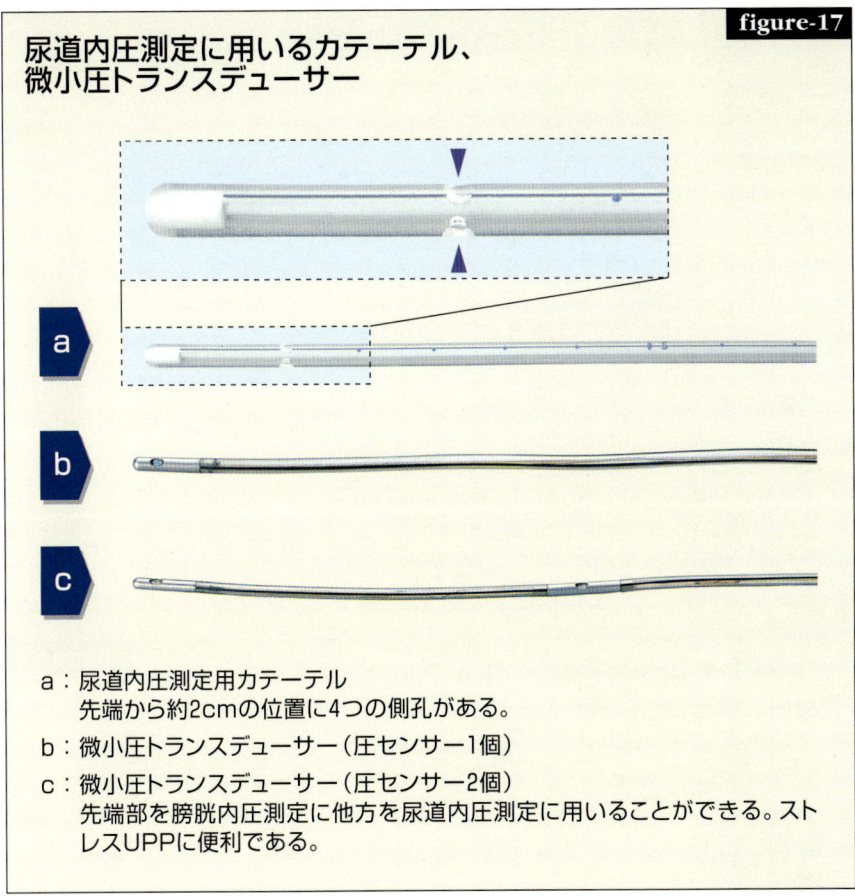

a：尿道内圧測定用カテーテル
　　先端から約2cmの位置に4つの側孔がある。
b：微小圧トランスデューサー（圧センサー1個）
c：微小圧トランスデューサー（圧センサー2個）
　　先端部を膀胱内圧測定に他方を尿道内圧測定に用いることができる。ストレスUPPに便利である。

figure-18
流体灌流による尿道内圧測定
(Brown and Wickham, 1969)

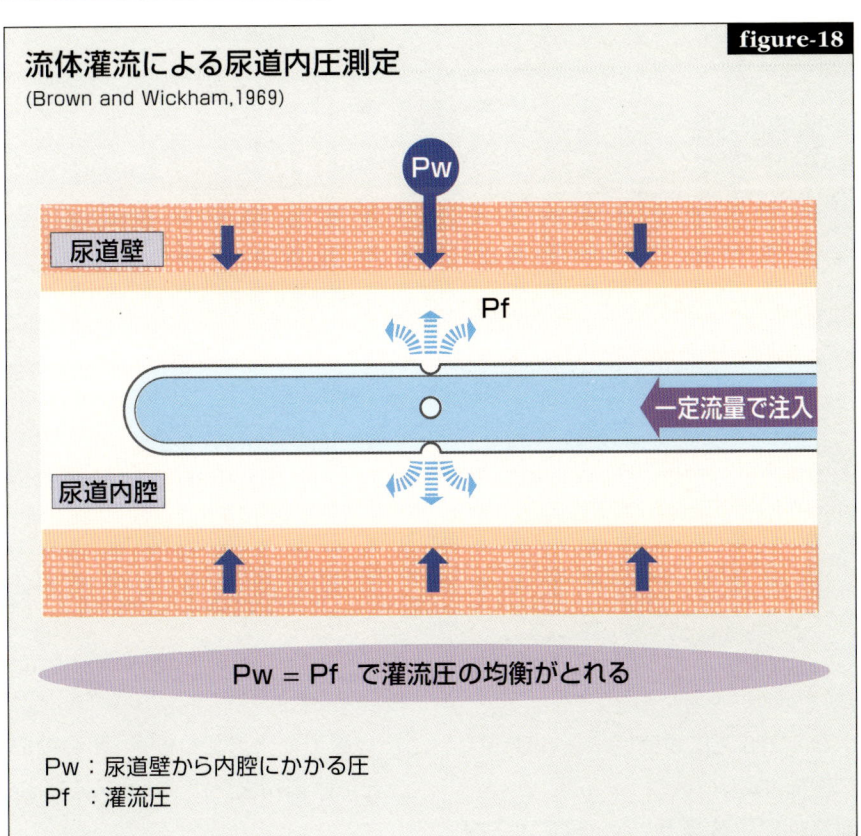

Pw = Pf で灌流圧の均衡がとれる

Pw：尿道壁から内腔にかかる圧
Pf ：灌流圧

蓄尿相における安静時測定

figure-17,18

一般的には、膀胱を空虚にした状態で尿道内の圧を測定する。測定方法にはいくつかある。細いカテーテル(7～10Fr)(figure-17a)の側孔から一定流量で水(生理食塩水)または炭酸ガスを流し、その時の注入圧により尿道内圧を表現する方法(figure-18)、微小圧トランスデューサー(figure-17 b, c)で内圧を測定する方法、尿道内に挿入した微小バルンカテーテルにかかる圧を測定する方法などがある。また、尿道の中のいくつかの定点を測定する方法、膀胱頸部からカテーテルなどを引き抜きながら膀胱頸部からの距離と尿道各部の圧を連続的に測定する方法(urethral pressure profilometry)などがあり、通常は後者の方法で測定される。

微小圧トランスデューサーは正確だが、高価で壊れやすく、使用のたびに滅菌が必要である。このため、通常はカテーテルの側孔から水を注入しつつ、カテーテルを引き抜きながら連続的に尿道内の圧変化を記録する方法が行われる。

figure-19

尿道内圧測定によって得られた圧曲線を尿道内圧曲線；urethral pressure profile(UPP)と呼ぶ。

この場合、女性においては膀胱(頸部)から外尿道口まで、男性においては膀胱(頸部)から球部尿道まで測定する。

尿道内への水の注入量、カテーテルの引き抜き速度は規定されていないが、我々の施設では注入量4〜8ml/min、引き抜き速度1〜2mm/secで検査を行っている。

同一個人においても測定値の変動が大きいこと、排尿時の圧測定が困難なことから、尿道内圧測定の臨床的価値については意見が分かれるが、蓄尿相における尿道機能評価にはしばしば本検査が行われる。

尿道内圧曲線は男性と女性で波形が異なり、各部位の呼び方はfigure-19のように定められている。

子宮頸癌根治術などによる神経因性膀胱患者や腹圧性尿失禁患者では、しばしば最大尿道閉鎖圧が低下している。前立腺肥大症患者では機能的尿道長、前立腺部尿道長が延長するが、最大尿道閉鎖圧はむしろ低下している。

ストレスUPP（腹圧負荷尿道内圧測定）

figure-20

咳やくしゃみ、いきみなどによる腹圧の上昇が、どの程度まで尿道にも伝わっているかを測定する。膀胱と尿道の圧を同時に測定できるカテーテルまたはトランスデューサーを用い、咳を繰り返しつつ、尿道内圧、膀胱内圧を記録する。

正常では、咳による腹圧は膀胱・尿道の双方に作用し、膀胱内圧・尿道内圧を上昇させる。

このため、膀胱頸部から膜様部尿道までの間は常に尿道閉鎖圧がプラスに保たれる。

腹圧性尿失禁患者では、咳による腹圧が尿道に十分加わらず、咳負荷のときに尿道閉鎖圧がマイナスになる。

---

figure-19 尿道内圧曲線

a 女性
b 男性

① 膀胱内圧 (bladder pressure)
② 最大尿道閉鎖圧 (maximum urethral closure pressure)
③ 最大尿道内圧 (maximum urethral pressure)
④ 機能的尿道長 (functional profile length)
⑤ 全尿道長 (total profile length)
⑥ 前立腺部尿道長 (prostatic profile length)

figure-20 腹圧負荷尿道内圧曲線（ストレスUPP）（女性：腹圧性尿失禁）

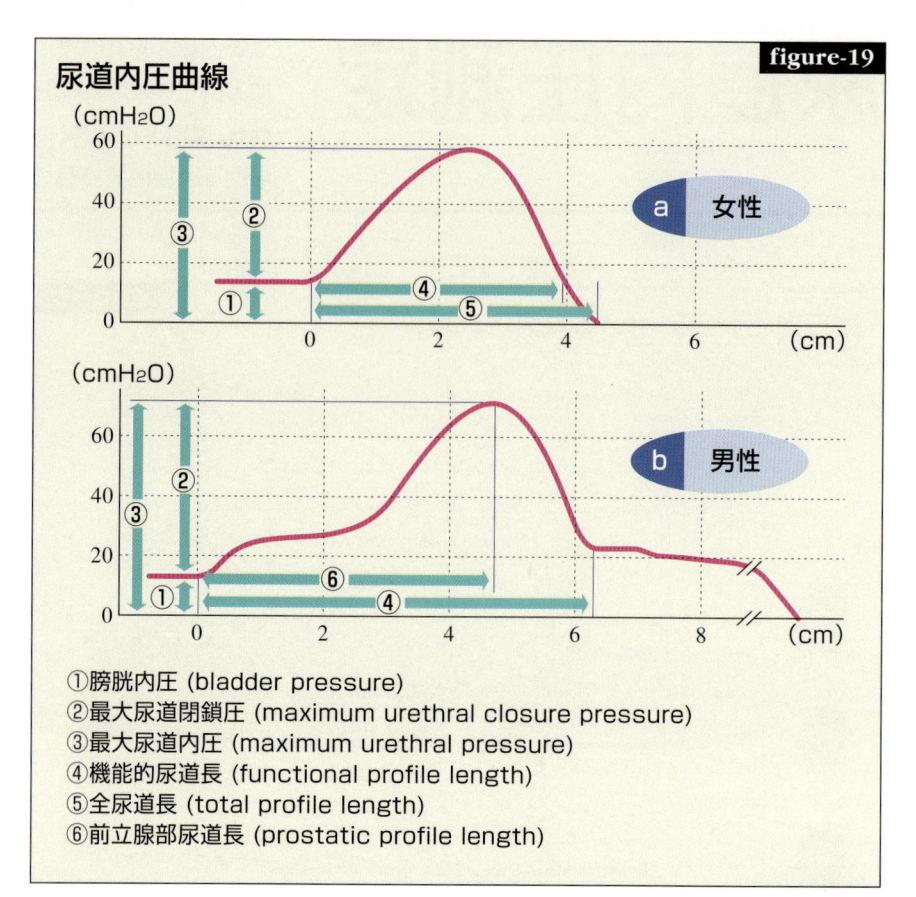

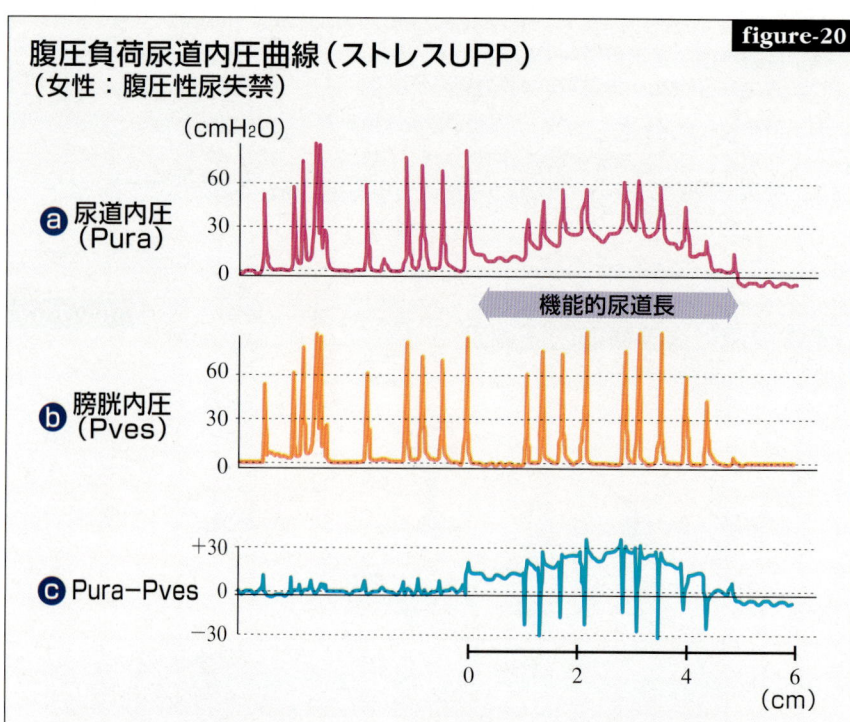

ⓐ 尿道内圧 (Pura)
ⓑ 膀胱内圧 (Pves)
ⓒ Pura−Pves

膀胱内圧と尿道内圧が同時に測定できる2腔カテーテル、または微小圧トランスデューサーで測定する。咳を繰り返しながら尿道内圧測定を行うと咳による腹圧上昇が膀胱、尿道に伝わり、それぞれの内圧に急峻な圧の上昇として観察される(a,b)。尿道内圧には十分に腹圧が伝達されず、圧上昇は膀胱内圧の変化に比べて低値。この時の尿道内圧と膀胱内圧の差は負となり、咳の時には膀胱内圧が尿道内圧を上回り、尿失禁が生じることを示唆している(c)。

Pressure-flow study

尿流量と膀胱内圧、排尿筋圧（膀胱内圧－直腸内圧）を同時に記録し、排尿困難の原因が膀胱収縮力の低下にあるのか、尿道閉塞に起因するのかを判定するための検査である。

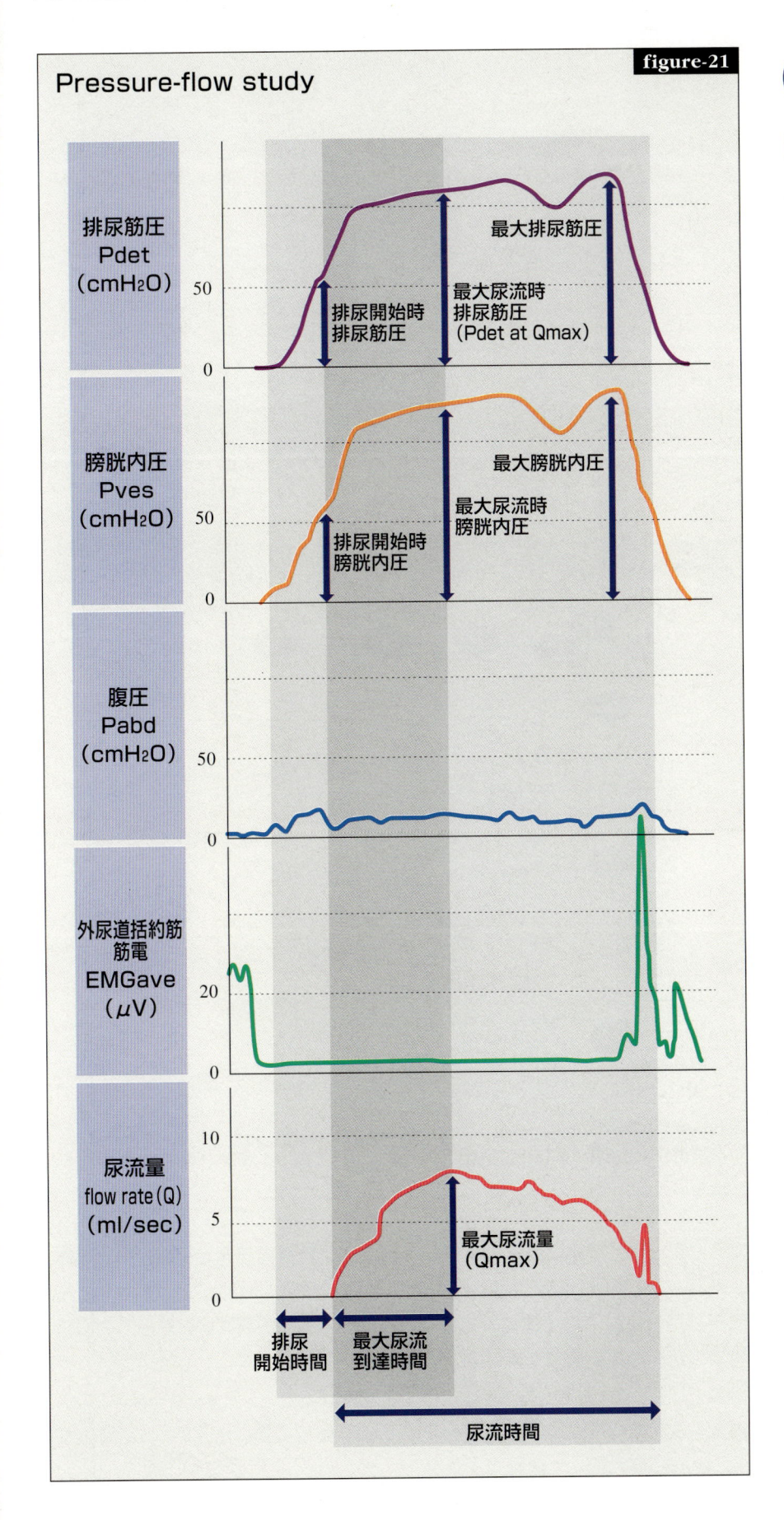

Pressure-flow study

figure-21

- 排尿筋圧 Pdet (cmH₂O)
  - 最大排尿筋圧
  - 排尿開始時排尿筋圧
  - 最大尿流時排尿筋圧 (Pdet at Qmax)
- 膀胱内圧 Pves (cmH₂O)
  - 最大膀胱内圧
  - 排尿開始時膀胱内圧
  - 最大尿流時膀胱内圧
- 腹圧 Pabd (cmH₂O)
- 外尿道括約筋筋電 EMGave (μV)
- 尿流量 flow rate (Q) (ml/sec)
  - 最大尿流量 (Qmax)

排尿開始時間／最大尿流到達時間／尿流時間

検査の目的

figure-21

尿流低下を認める場合、その原因が膀胱の収縮力低下によるのか、尿道閉塞すなわち尿道の抵抗が高いためかは、膀胱内圧測定のみでは判定できない。

尿道抵抗が一定だと仮定すると膀胱の収縮力が強いほど尿流が増し、勢いよく排出される。また、膀胱の収縮力が一定であれば、尿道の抵抗が高くなるほど尿流は低下する。すなわち、尿道から排出される尿流の強さは、排尿筋の収縮力と尿道抵抗によって定まる。

尿道抵抗は直接測定できないが、尿流量と膀胱内圧、排尿筋圧（膀胱内圧－直腸内圧）は計測可能なので、この両者を同時に記録して、排尿困難の原因が膀胱収縮力の低下にあるのか、尿道閉塞に起因するのかを判定する。

実際には、最大尿流量とその時点での排尿筋圧にて定まるノモグラム上の位置から尿道の閉塞程度、排尿筋の収縮力を推定する。

この検査においては排尿筋の収縮を認めることが前提となり、また腹圧をかけないで排尿することが適正な解析につながる。

検査の方法

(1) pressure-flow studyのみの場合：
直腸内圧測定経路を水（生理食塩水）で満たし、空気抜きを行った後、カテーテルを肛門より挿入する。針電極を外尿道括約筋へ刺入（もしくは表面電極を会陰部に貼付）。排尿ができる程度の尿（生理食塩水など）が膀胱にたまっていることを超音波検査などで確認する。

膀胱内圧の測定には、経尿道的にカテーテルを挿入するか、あるいは下腹部から経皮的に膀胱を穿刺し、針もしくはカテーテルを膀胱内に留置する。当施設では、排尿中にカテーテルが抜けることのないピッグテールカテーテル（6.5Fr、figure-7e）を経尿道的に挿入している。

細径の栄養チューブ（figure-7d）を用いる場合は、排尿時に尿道から抜け出ることのないよう外尿道口に固定する。尿貯留が不十分であれば、これらのカテーテルを用いて生理食塩水を注入する。膀胱内圧、直腸内圧、排尿筋圧、外尿道括約筋筋電が適正に記録されていることを確認し、尿流計への排尿を指示する。

排尿時の体位は、被検者が普段排尿している姿勢とする。経尿道的にカテーテルを挿入している場合は、飛散した尿が集尿器より出ないよう注意する。

(2) 膀胱内圧測定に引き続いてpressure-flow studyを行う場合：
直腸内圧測定カテーテルの挿入、針電極の外尿道括約筋への刺入（表面電極の会陰部貼付）については上記と同様である。

尿道カテーテルは圧測定用の細径カテーテル（ピッグテールカテーテルなど）を先に挿入した後、水注入用に8〜10Frのカテーテルを挿入。膀胱穿刺にて圧測定を行う場合は、注入用カテーテルのみを挿入する。

figure-22 Pressure-flow studyの解釈（P-Q plot）

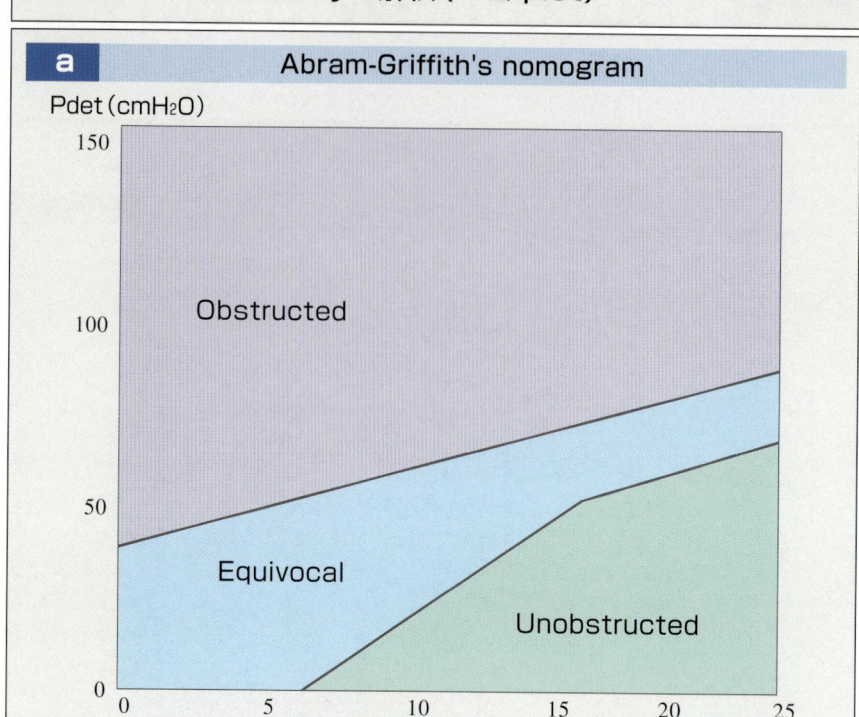

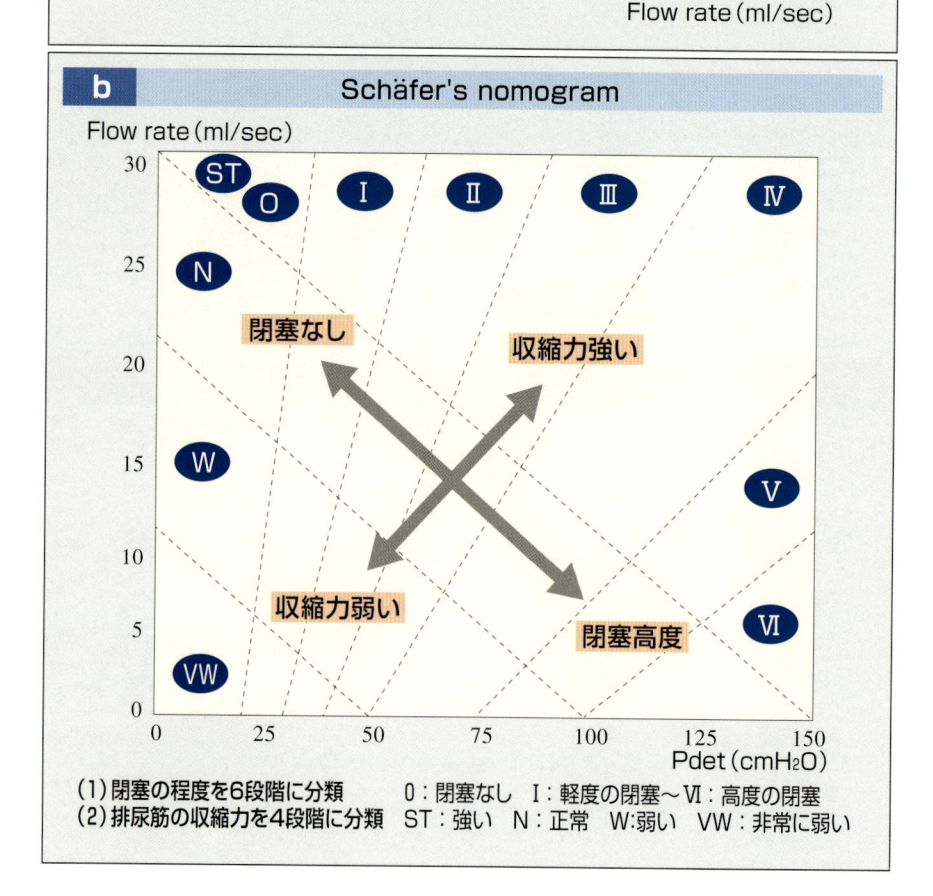

a Abram-Griffith's nomogram
（Obstructed / Equivocal / Unobstructed を Pdet(cmH₂O) vs Flow rate(ml/sec) で分類）

b Schäfer's nomogram
(1) 閉塞の程度を6段階に分類　0：閉塞なし　Ⅰ：軽度の閉塞〜Ⅵ：高度の閉塞
(2) 排尿筋の収縮力を4段階に分類　ST：強い　N：正常　W：弱い　VW：非常に弱い

カテーテルや針電極の位置のずれなどのトラブルを避けるためには、膀胱内圧測定も排尿できる体位で行い、排尿のための体位変換を避けるのが無難である。

検査途中での体位変換は圧測定系の0点補正を狂わせるが、直腸内圧測定経路、膀胱内圧測定経路が同じ媒体で満たされ、トランスデューサーの高さが同一であれば排尿筋圧への影響は少ない。

微小圧トランスデューサーは、このような体位変換による0点の変動はない。

検査結果の解析

figure-21~23

先に述べた方法で得られた内圧曲線の主なパラメーターをfigure-21に示した。最近のウロダイナミクス機器の多くは、排尿中の膀胱内圧と尿流量の関係をグラフ上に描き出すことができ、排尿中の両者の関係を視覚的にとらえることができる。

尿流測定における最大尿流量(Qmax)とその時の排尿筋圧(最大尿流量時排尿筋圧；Pdet at Qmax)をノモグラム(P-Q plot)上に描いて判定する。ノモグラムにはAbram-Griffith、Schäferの2つがよく使われる(figure-22)。Abram-Griffithのノモグラムでは閉塞性(obstructed)、非閉塞性(unobstructed)、判定保留(equivocal)の3群に分類する。Schäferのノモグラムでは閉塞程度に加えて、さらに排尿筋の収縮程度についての情報も得ることができ、前立腺肥大症におけるTUR-P後の効果を予測するのに役立つ。また、detrusor hyperreflexia with impaired contractile function(DHIC)の診断にも有用である。

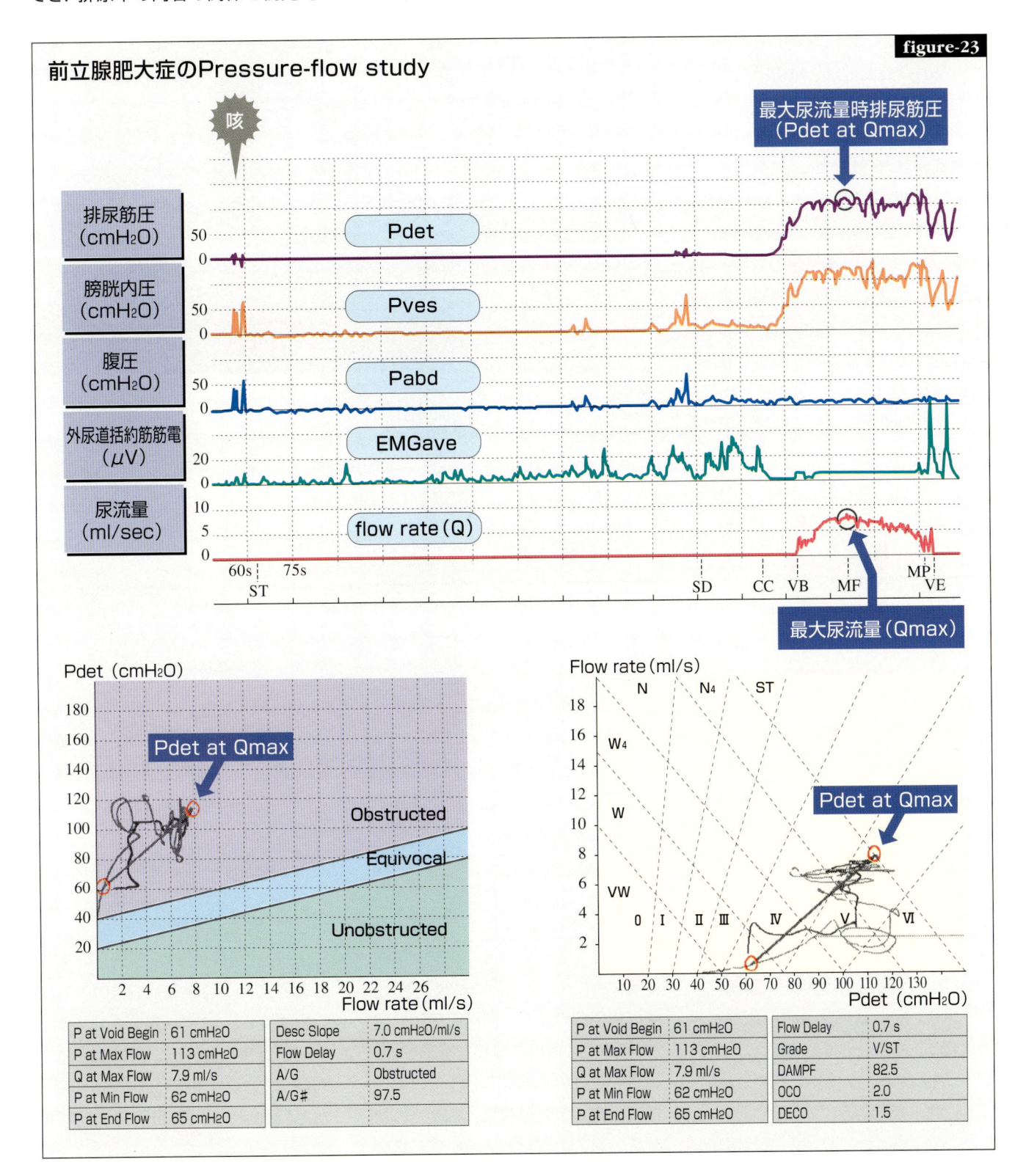

figure-23

前立腺肥大症のPressure-flow study

P at Void Begin	61 cmH₂O
P at Max Flow	113 cmH₂O
Q at Max Flow	7.9 ml/s
P at Min Flow	62 cmH₂O
P at End Flow	65 cmH₂O

Desc Slope	7.0 cmH₂O/ml/s
Flow Delay	0.7 s
A/G	Obstructed
A/G#	97.5

P at Void Begin	61 cmH₂O
P at Max Flow	113 cmH₂O
Q at Max Flow	7.9 ml/s
P at Min Flow	62 cmH₂O
P at End Flow	65 cmH₂O

Flow Delay	0.7 s
Grade	V/ST
DAMPF	82.5
OCO	2.0
DECO	1.5

Video-urodynamics

内圧・筋電情報と形態情報とを同時に提供するのが、Video-urodynamicsである。無抑制収縮に伴う膀胱頸部の開大、尿道閉塞部位の診断、尿失禁症例における尿漏れの確認と膀胱尿道の変化を、機能と形態の両面から詳細に解析できる。

検査の目的

figure-24

通常の下部尿路におけるウロダイナミクスにおいては圧、筋電から膀胱収縮、尿道括約筋収縮、尿道閉塞の状況についての情報を得ることができる。しかし、膀胱・尿道の形態についての情報は得られない。

また、通常の膀胱造影、排尿時膀胱尿道造影では、膀胱尿管逆流現象の有無、膀胱の形態や位置の異常、尿道形態の異常についての情報は得られるが、高圧排尿なのか、膀胱尿管逆流現象がどの程度の膀胱内圧で発生しているのかといった、膀胱内圧と形態異常との関連については判定できない。

内圧・筋電情報と形態情報とを同時に提供するのが、レントゲン透視下に行われる排尿機能検査、すなわちvideo-urodynamicsである。

特に、無抑制収縮に伴う膀胱頸部の開大、尿道閉塞部位の診断、尿失禁症例における尿漏れの確認と膀胱尿道の変化を機能と形態の両面から詳細に解析できる利点がある。

レントゲン透視下で行うウロダイナミクス（Video-urodynamics）

figure-24

a 微小圧トランスデューサー（圧センサー2個、注入経路1腔）による膀胱内圧測定。造影剤を注入しつつ、膀胱内圧と尿道内圧を同時に測定している。
恥骨上縁の円形ガス像は直腸内圧測定用のバルン。

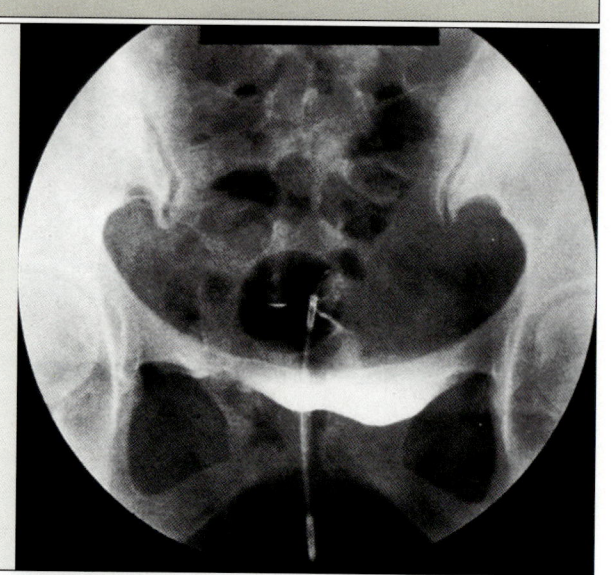

b aと同様のトランスデューサーで尿道内圧、膀胱内圧を、針電極で筋電図（肛門括約筋）を記録している。

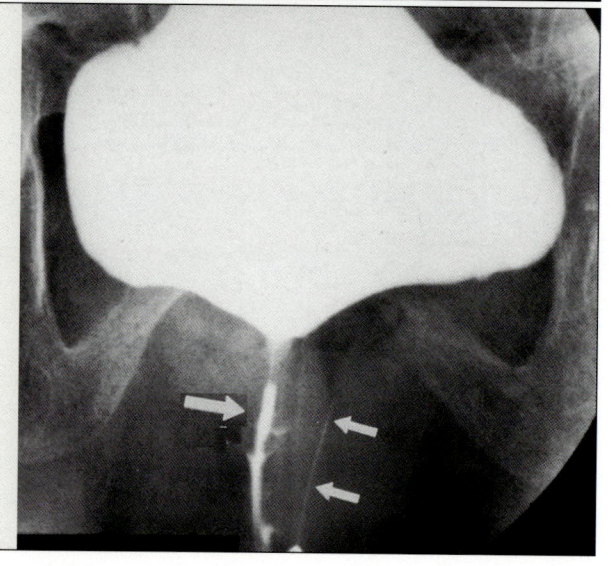

検査の方法

測定の目的により、カテーテルやトランスデューサーの数、筋電記録の要否、体位を決める。膀胱内圧と尿道内圧測定を同時に行う場合は膀胱内圧、尿道内圧、造影剤注入が同時に行える3腔カテーテル、または圧センサーが2つ以上の微小圧トランスデューサーを用いる。

これらの位置はレントゲン透視下で確認し、検査中に位置がずれることのないように固定する。造影剤を膀胱内に注入しながら、通常の内圧測定と同様に膀胱内圧、括約筋筋電、尿意の程度を観察する。レントゲン透視は間欠的に行い、無用の被曝を防ぐ。膀胱内圧曲線上で無抑制収縮が観察される時は、尿意の有無を確認し、透視下で膀胱の形態変化、膀胱頸部の位置変化、開大の有無、尿道への造影剤の流入の有無とその形態を観察する。

排尿相においても、同様に膀胱から尿道の形態を透視により観察する。さらに、尿失禁症例では膀胱充満時に咳・怒責負荷を行い、尿失禁の有無を自覚症状、レントゲン透視の両面から確認するとともに、膀胱底部から尿道の位置・形態の変化、無抑制収縮の有無、尿失禁発生時の膀胱内圧（leak point pressure；尿漏出圧）を観察する。

Ambulatory urodynamics

微小圧トランスデューサーを携帯型の接続ユニットに接続し、長時間の圧変化をリアルタイムにモニターしながら記録する。日常生活動作の中での内圧記録、作業負荷時の内圧記録が診断に役立つ。

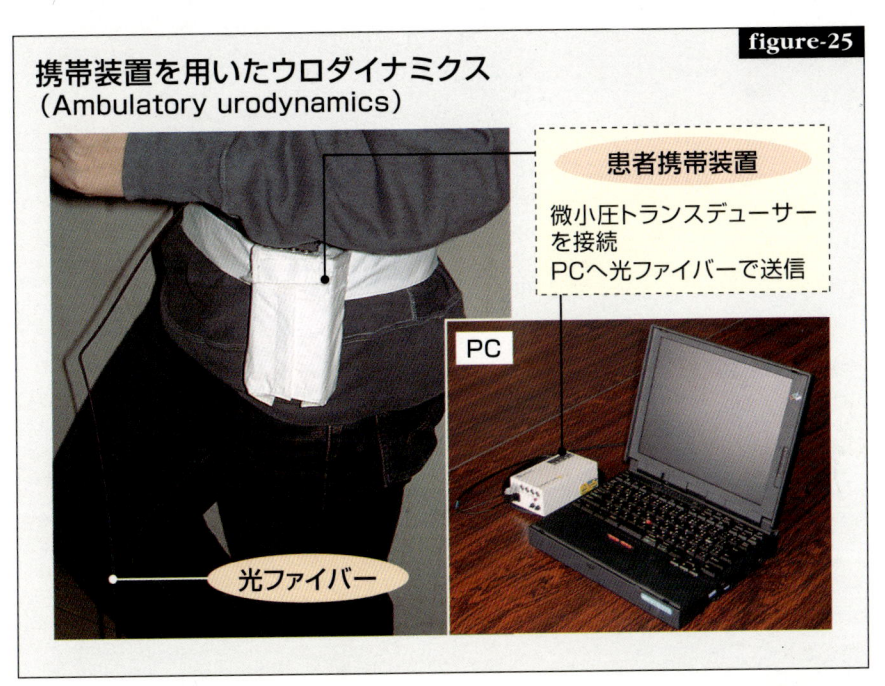

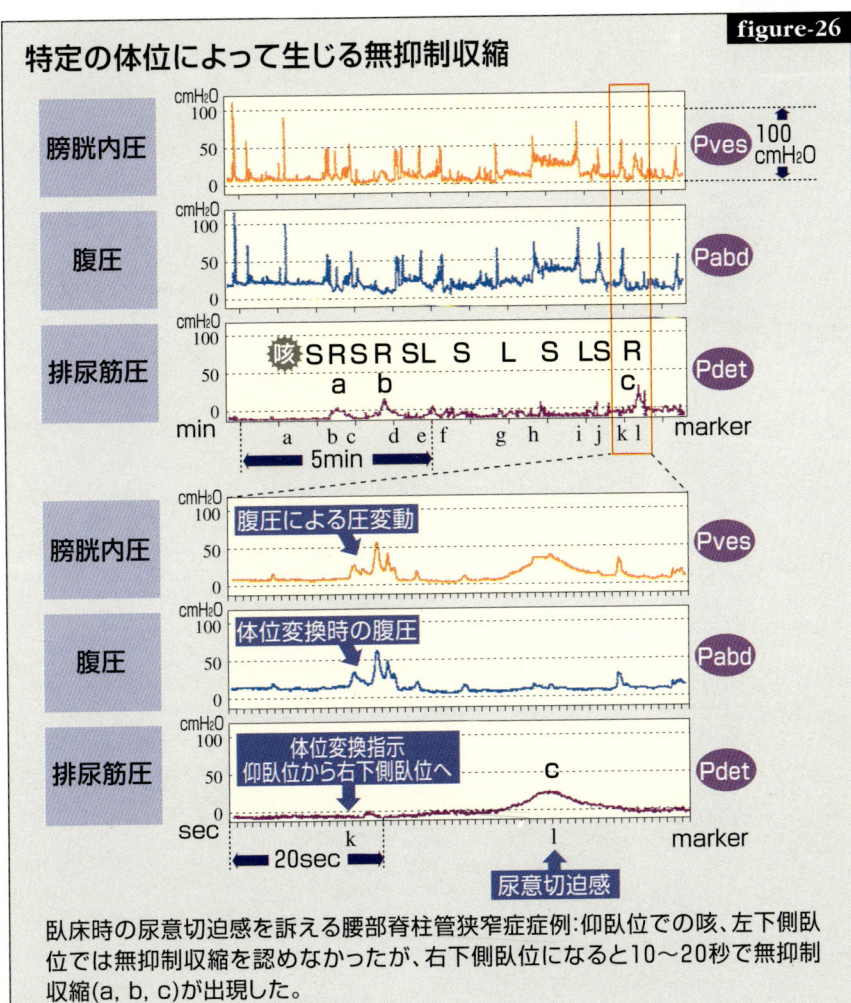

figure-25
携帯装置を用いたウロダイナミクス（Ambulatory urodynamics）

- 患者携帯装置：微小圧トランスデューサーを接続、PCへ光ファイバーで送信
- PC
- 光ファイバー

figure-26
特定の体位によって生じる無抑制収縮

膀胱内圧 Pves
腹圧 Pabd
排尿筋圧 Pdet

咳 S R S R S L S L S L S R
a b c
min　a b c d e f g h i j k l　marker
5min

（拡大図）
膀胱内圧 Pves：腹圧による圧変動
腹圧 Pabd：体位変換時の腹圧
排尿筋圧 Pdet：体位変換指示　仰臥位から右下側臥位へ　c　尿意切迫感
sec　k　l　marker
20sec

臥床時の尿意切迫感を訴える腰部脊柱管狭窄症例：仰臥位での咳、左下側臥位では無抑制収縮を認めなかったが、右下側臥位になると10〜20秒で無抑制収縮（a, b, c）が出現した。

S：仰臥位　R：右下側臥位　L：左下側臥位

figure-25, 26

通常の排尿機能検査は検査室という特殊な環境で、また限られた時間で行われる。このため、検査中に無抑制収縮、尿失禁といった現象をとらえられるとは限らない。

無抑制収縮による尿失禁が疑われながら、通常のウロダイナミクス検査では診断できない場合、脊柱管狭窄患者でみられるように間欠跛行時の尿失禁、あるいは心因性の排尿機能障害においては、日常生活動作の中での長時間の内圧記録、あるいは歩行などの作業負荷時の内圧記録が診断に役立つ。圧測定には、体位変換の影響を受けにくい微小圧トランスデューサーを用いる。

これらのトランスデューサーを携帯型の接続ユニットに接続し、長時間の圧変化をリアルタイムにモニターしながら、コンピュータに記録する。

尿意を催した時、尿漏れを感じた時、咳やくしゃみ、歩行、階段の昇降などは、患者自身がイベントマーカースイッチを押して、データに記録する。コンピュータに記憶させたデータを読み出し、詳細な解析をする。

おわりに

ウロダイナミクスは排泄行為を他人の前で行うという、非常に精神的ストレスのかかる検査である。
また、ストレスがかかる検査であるだけに正確で、結果を治療に還元できる価値あるデータを得たいものである。
検者が手技に熟練し、手際よく短時間に検査をすすめるのはもちろんのこと、被検者との信頼関係を築き、検査の重要性についての理解と協力を得ることが、検査を成功させる鍵となる。

日常診療のための
泌尿器科診断学
VISUAL LECTURE FOR PRACTICE
⑥

超音波検査

中川クリニック
院長 **中川修一**

京都府立医科大学
泌尿器科講師 **浮村 理**

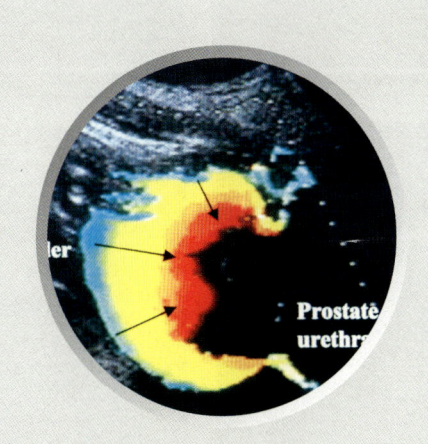

副腎の病変

患者を腹臥位として背側より腎の長軸に平行に走査し、腎上極に接する腫瘤性病変では副腎腫瘍を疑う。右副腎は、仰臥位では肋間走査で肝臓をacoustic windowにする。左副腎は、右側臥位で描出しやすい。

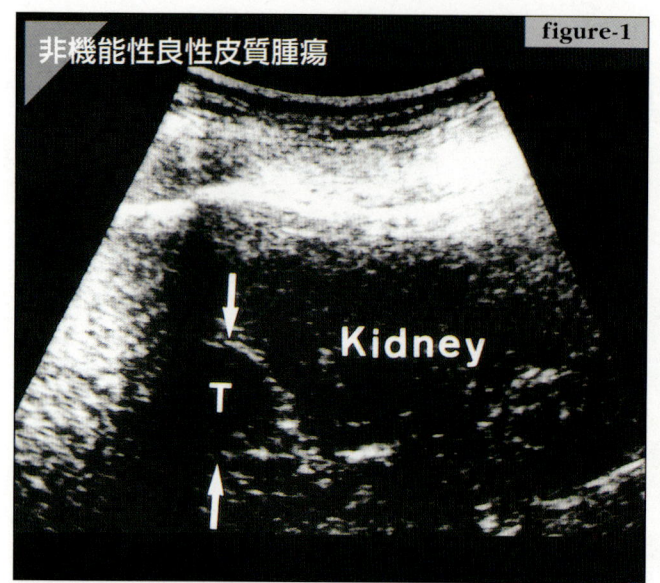

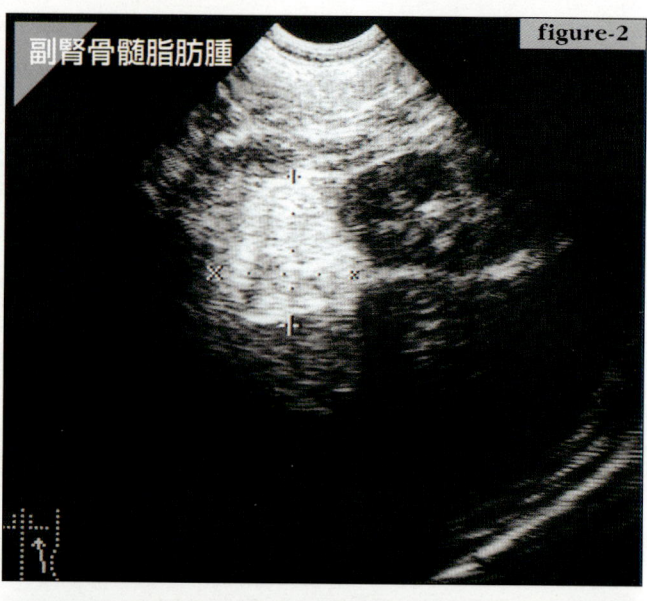

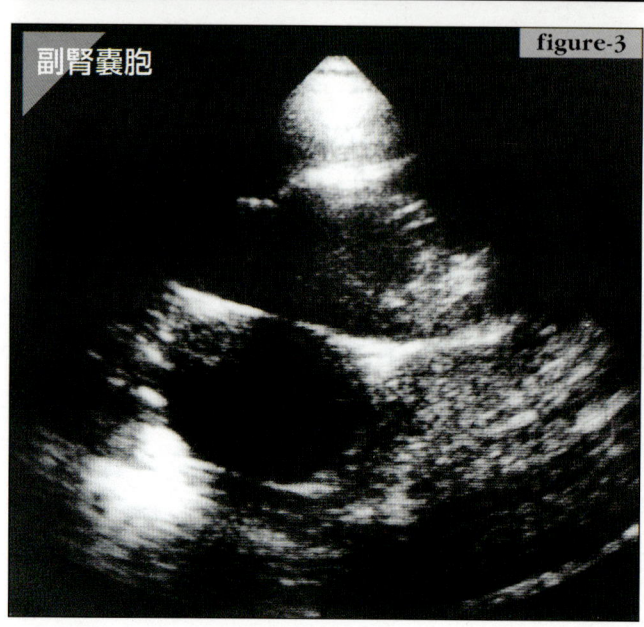

figure-1 非機能性良性皮質腫瘍

figure-2 副腎骨髄脂肪腫

figure-3 副腎嚢胞

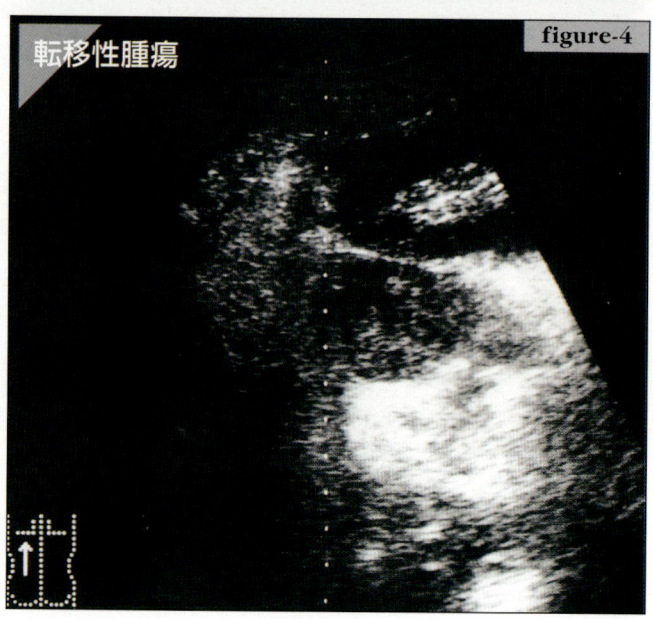

figure-4 転移性腫瘍

非機能性副腎

figure-1

副腎偶発腫瘍で頻度の高い皮質性非機能性腫瘍では、内部はlow-echoでhomogeneous、20～30mm程度の腫瘤が多い。

非機能性腫瘍と判定され、悪性腫瘍が否定的であれば、経過観察が可能である。その際には、超音波によるsizeのモニタリングが非侵襲的かつ簡便である。

ただし、一般の内分泌検査が正常でも、pre-clinical Cushing症候群の可能性に配慮する。

figure-2

副腎骨髄脂肪腫では、脂肪成分が明らかなhyper-echoic tumorとして描出され、超音波で確定診断が可能であることが多い。良性腫瘍であるので、経過観察が可能である。

figure-3

嚢胞随伴性の腫瘍の代表は、副腎嚢胞である。本症例では、腫瘍の増大傾向が認められたため、経皮的aspiration biopsyを施行して、内容液の確認を行った。

figure-4

転移性副腎腫瘍も、比較的頻度が高い。core biopsyにより確定診断された。

figure-5 褐色細胞腫

figure-6 副腎皮質癌

figure-7 悪性褐色細胞腫

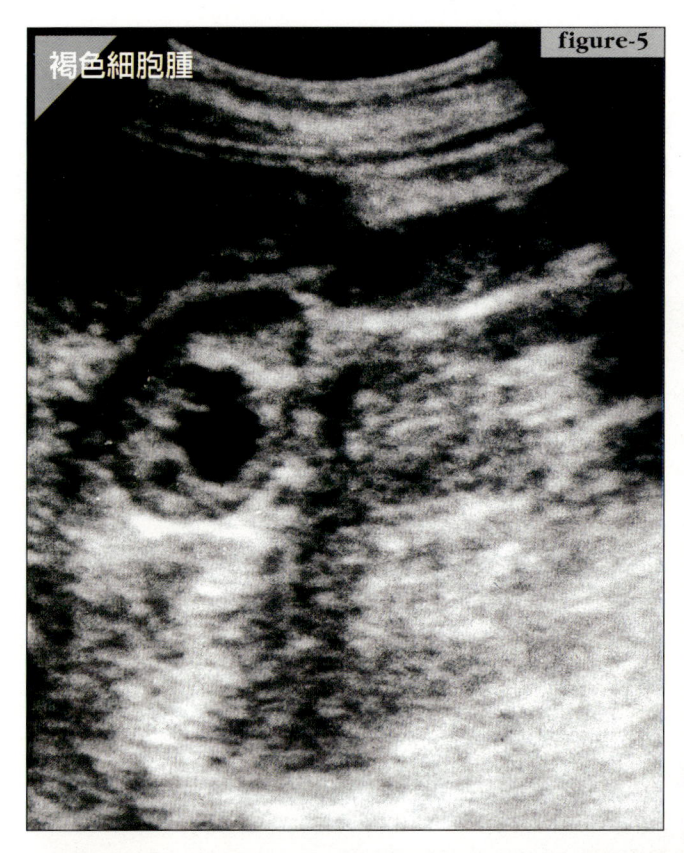

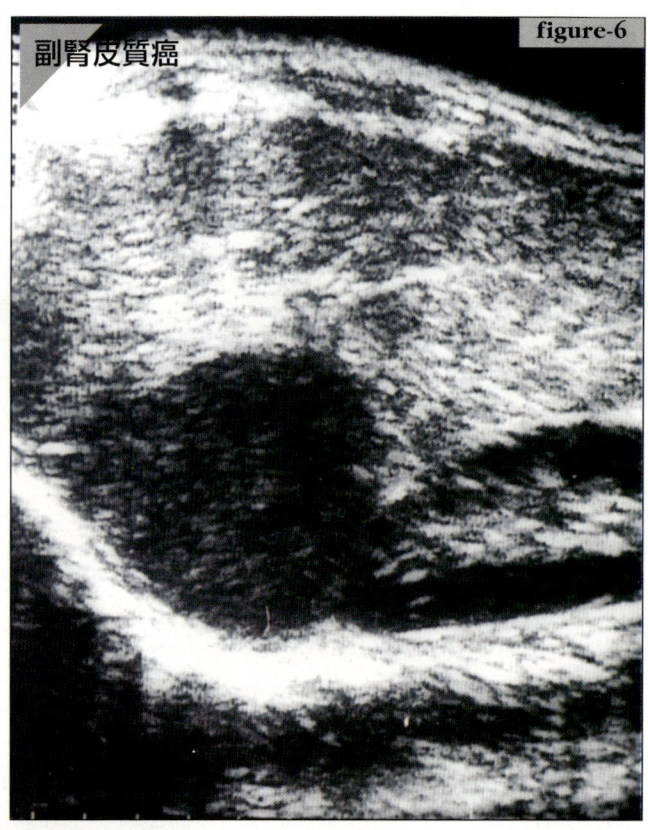

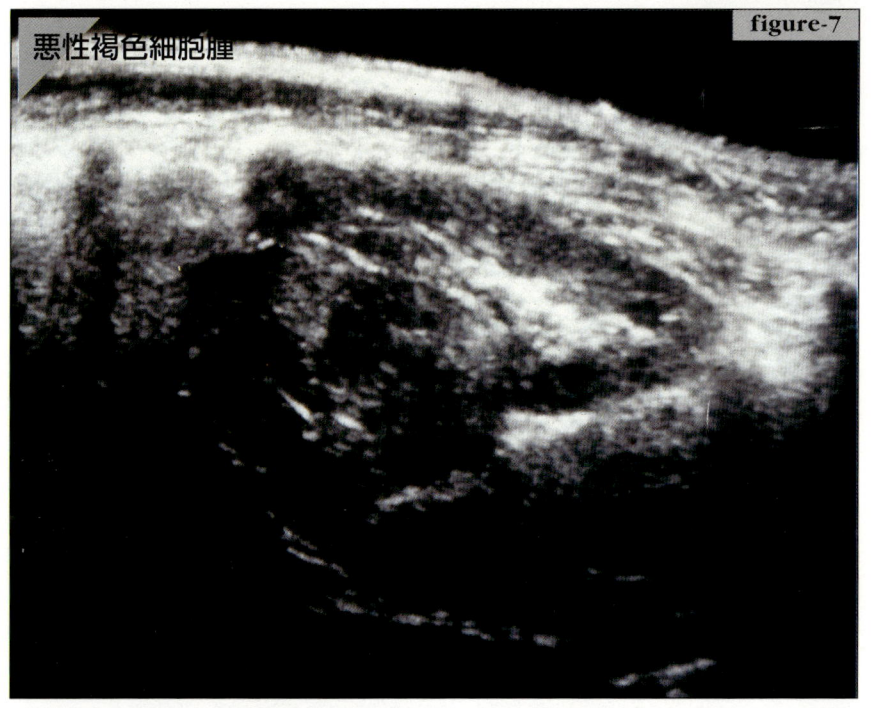

機能性副腎腫瘍

figure-5
副腎腫瘍が機能性であるか、あるいは悪性が疑われる場合は、手術適応である。
褐色細胞腫は、内部が均一な腫瘍であることもあるが、本症例のように嚢胞や石灰化を伴う場合もある。

figure-6
男性化副腎皮質腫瘍の多くは小児の悪性例で、本症例も比較的大きな腫瘍像を呈していた。本症例は女性半陰陽に属し、生殖腺が卵巣でありながら、内性器と外性器が十分に女性に発育せず、特に外性器が男性の形態に近い。

figure-7
悪性褐色細胞腫は、まれな腫瘍である。本症例のように大きく変形を伴って癒着浸潤型を呈し、腎との境界が良性例とは明らかに異なる。
必ずしも、大きさだけから副腎腫瘍の良性・悪性の鑑別はできないが、経験的に50mmを超える腫瘍や増大傾向を認める腫瘍では悪性が否定できず、手術適応と考えられている。
悪性の疑いがある場合に、時に必要とされる超音波穿刺術による生検では、褐色細胞腫を完全に否定しておく必要があり、MIBGシンチグラムが生検前には必須の検査である。
一方、原発性アルドステロン症では腫瘍径が小さく、20mm以下であることが多いため、超音波での描出は困難である。
Cushing症候群は、典型例では径数センチ大の比較的大きな辺縁整な腫瘍として描出できる。
超音波上、副腎腫瘍と誤りやすい腫瘍には腎上極腫瘍のほか、特に左側で、脾臓、膵臓、リンパ節腫脹、胃憩室などがある。

腎・尿管の病変

一般に3〜5MHzのコンベックス型の探触子を用いる。腎では長軸に平行に走査し、輪郭の変形、central echo complexの解離や腫瘤性病変内の性状に注目する。ドプラ法を併用すると、腫瘍の新生血管が豊富か否かの判定が可能である。

水腎症と嚢胞性疾患

figure-8〜10

写真に示す0歳時の先天性水腎症（figure-8）は、出生前より指摘されることも多く、水腎の進行を低侵襲的に経過観察できる超音波検査は、治療方針を決定するうえで重要である。多発性の嚢胞性疾患（figure-10）との鑑別診断では、水腎症では腎実質との比較において腎杯が同程度に拡張することや、拡張した腎盂と尿管との関係に注目する。

残存腎実質の厚みの評価や、腎血管のresistive index（高度な閉塞時には高値）の評価も参考になる。

figure-10は、0歳時の幼児型の多発性嚢胞腎である。大きさや形がふぞろいな嚢胞を認め、それと腎実質との関係も先天性水腎（figure-8）とは明らかに異なり、鑑別が可能である。充実性腫瘍と嚢胞性疾患との鑑別は、超音波が最も得意とするところであるが、出血性嚢胞や壁の不整などを認めるcomplicated caseでは、CTやMRIなどの画像診断と超音波の所見を組み合わせて、確定診断に至るべきであろう。

table-1 水腎症の程度分類

	程度	IVP像	超音波像
Grade 0	なし	正常	正常な腎輪郭と中心部エコー像の存在
Grade 1	軽度	腎杯の鈍化、乳頭は識別可能	腎実質の厚さは正常、中心部内の紡垂状拡大
Grade 2	中等度	腎杯の外方拡大と円形化、腎盂の拡大	腎輪郭の腫大と実質の減少、中心部の嚢状拡大
Grade 3	高度	腎杯の高度拡大、腎盂の嚢状化（腎機能障害高度）	腎実質の菲薄化と中心部の高度の嚢状化

Ellendogen PH, et al : Am J Roentgenol 130 : 781, 1978.

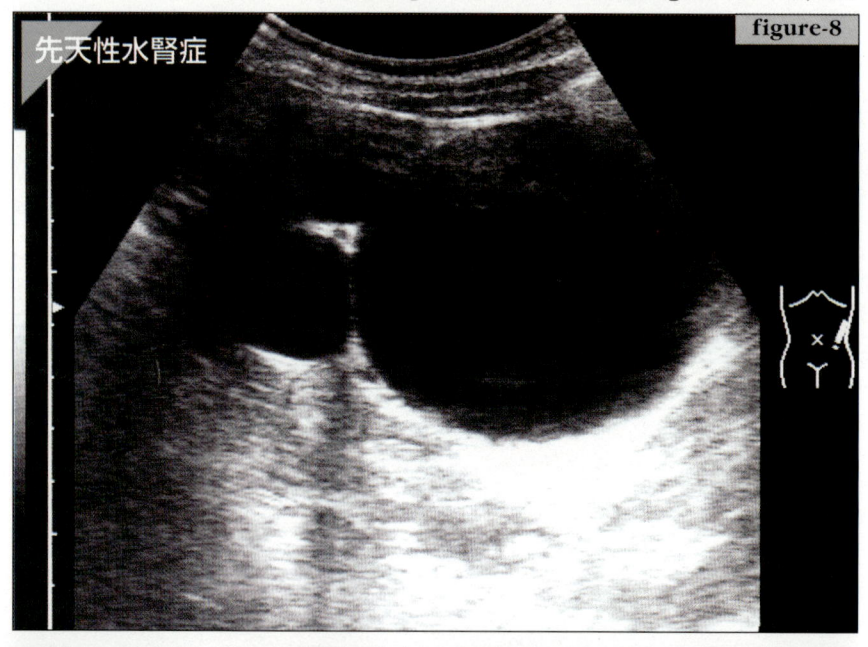

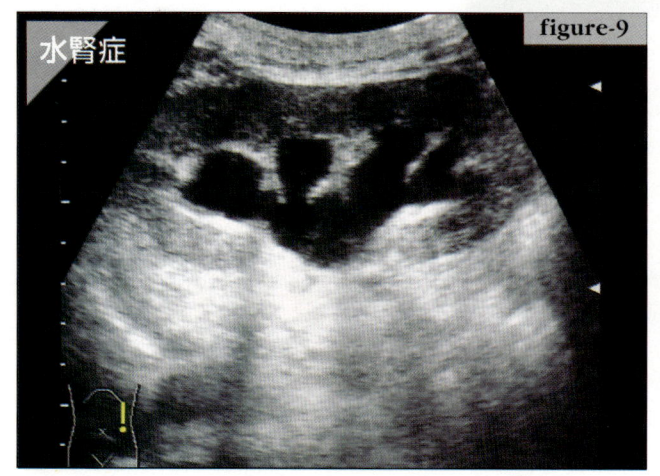

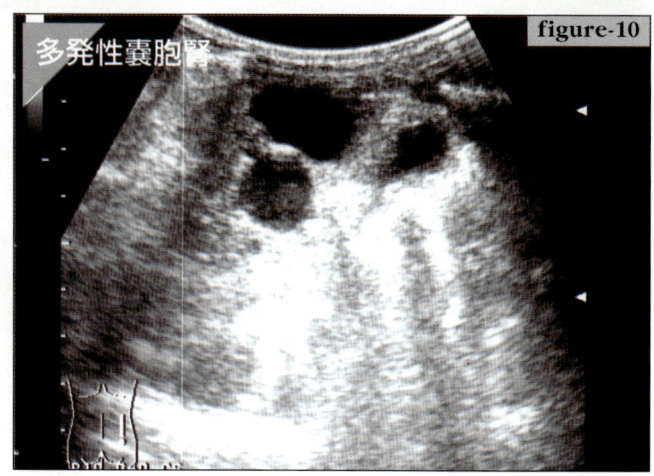

figure-8 先天性水腎症

figure-9 水腎症

figure-10 多発性嚢胞腎

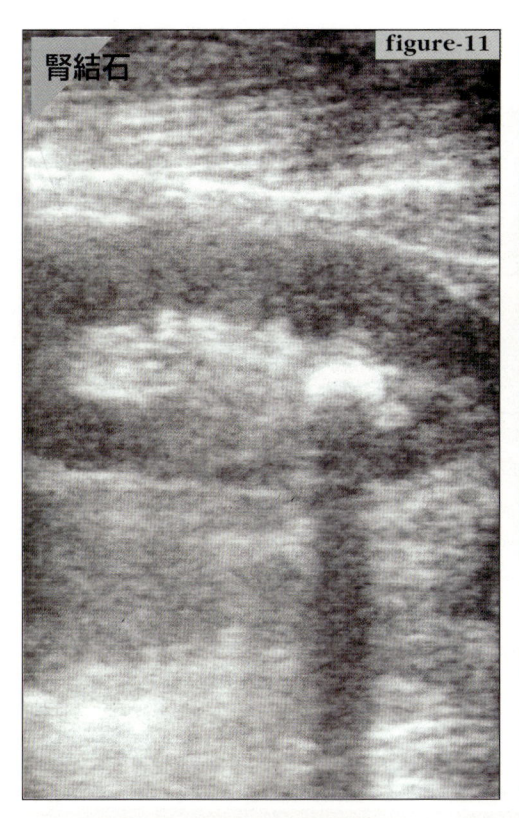

figure-11 腎結石

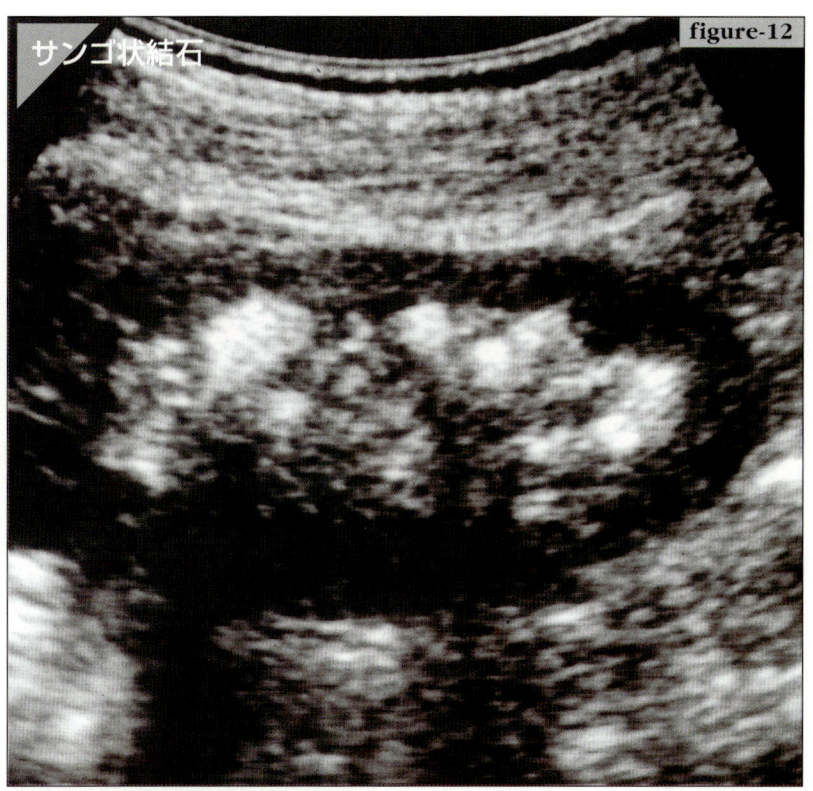

figure-12 サンゴ状結石

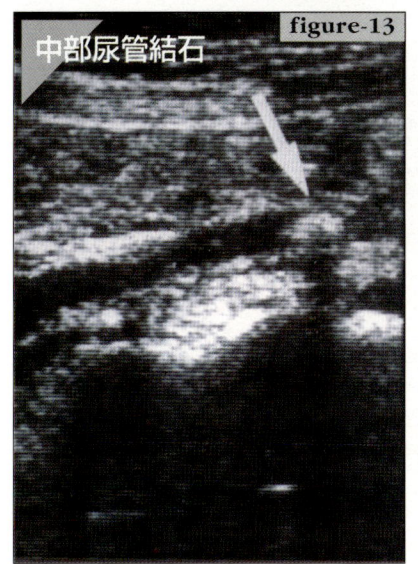

figure-13 中部尿管結石

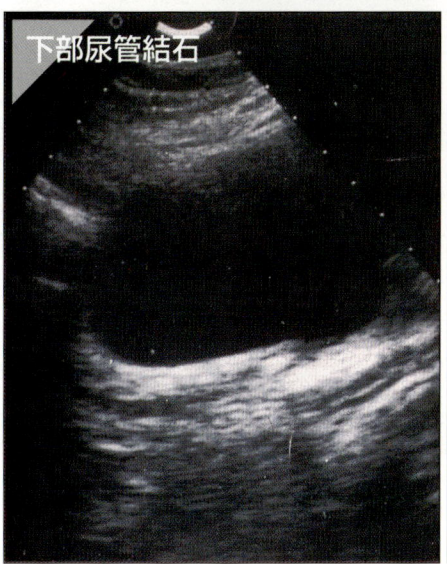

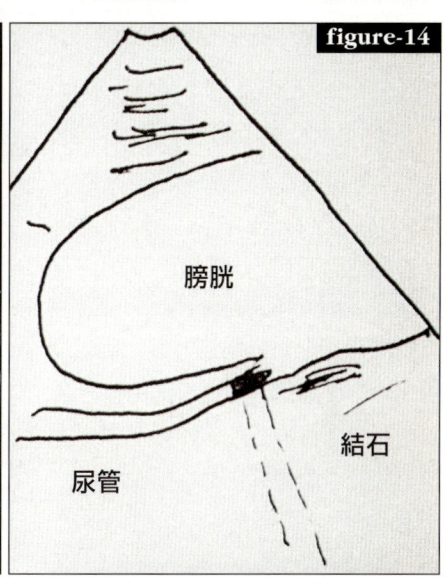

下部尿管結石

figure-14 膀胱／尿管／結石

figure-15 リンパ節腫脹による尿管圧排性狭窄

結石など

figure-11~15

尿路結石は、泌尿器科領域の超音波診断において、最も大きな需要を占める疾患といえる。
典型的なacoustic shadow（音響陰影）を伴うstrong echoである結石像（figure-11）の証明が、確定診断である。
サンゴ状結石では、腸管のガス像と似て、見誤られることさえある（figure-12）。

一方、尿路閉塞の証明である水腎の存在は、尿潜血反応や疼痛症状と組み合わせれば、結石診断の確定的証拠となる。水尿管を伴っていれば尿管結石の描出も可能である。
中部尿管結石（figure-13）では半側臥位にて周囲の消化管を他側に圧排しながら描出可能になることが多い。
下部尿路結石（figure-14）では、膀胱をacoustic window（音響窓）にして拡張した尿管と結石像を描出するので、排尿前に検査を施行する。
figure-15は、大動脈周囲リンパ節腫脹により尿管が閉塞し、左腎の水腎をきたした像である。

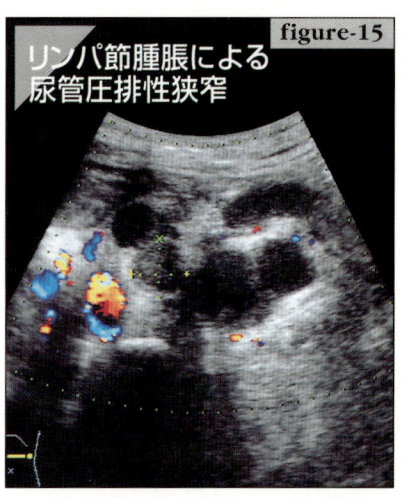

腎腫瘍

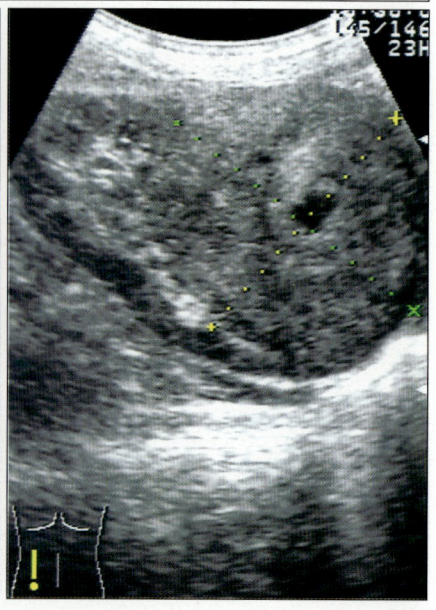

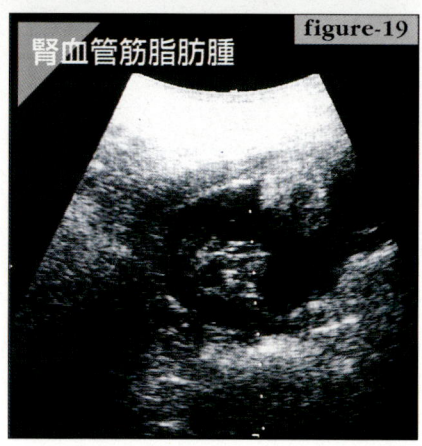

figure-16

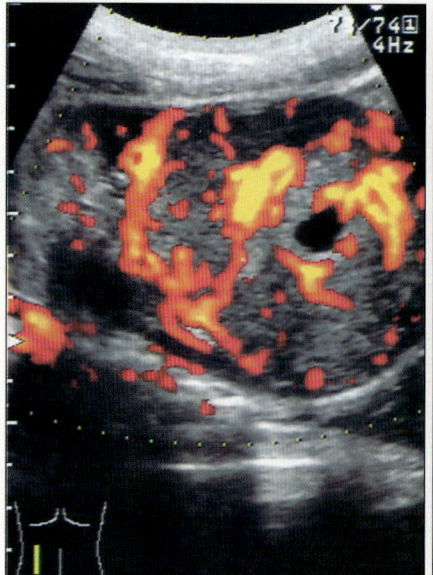

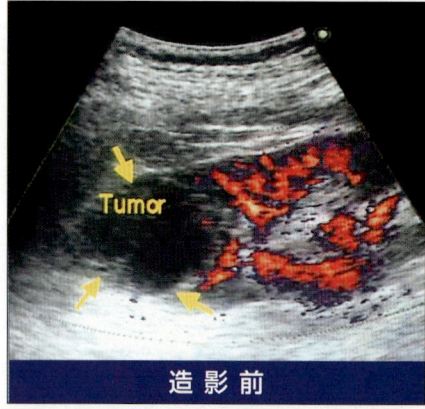

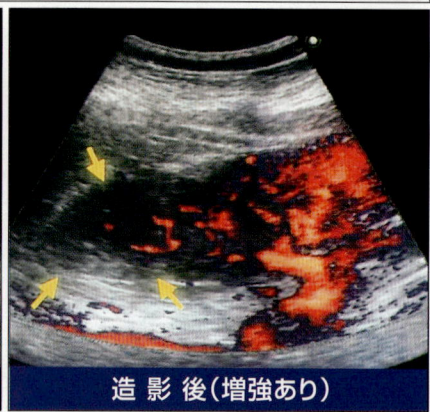

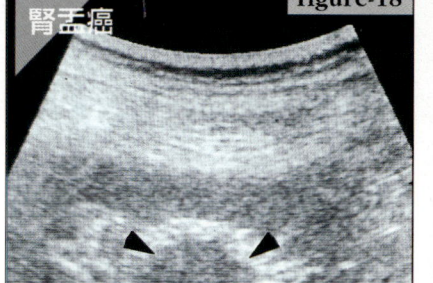

腎細胞癌は、内部に壊死や出血などを伴うと不均一な充実性腫瘍像を呈する。腎腫瘍の臨床病期診断においては最大径が特に重要であるので、最大径とそれに直交する径の測定は必須である。
TNM分類（1997）ではT1aは4cm以下、T1bが4cm超7cm以下、またT2は7cmを超える腎限局腫瘍とされている。
また、腎腫瘍の浸潤度判定基準が日本超音波医学会より提唱されている。腎周囲脂肪層との関連性に注目し、腎の変形、腫瘍輪郭の不整、可動性の制限の有無により、T3a腫瘍の判定が行われる。
また、ほとんどの症例で腎細胞癌はhyper-vascularであるので、ドプラ法にて豊富な新生腫瘍血管を確認できる。

figure-17

嚢胞随伴性の腎細胞癌では、嚢胞の隔壁の中に腫瘍新生血管の拍動性血流を同定できることがあり、ドプラ法がその診断の補助になりうる。

figure-18~21

腎細胞癌との鑑別を要する疾患の超音波像を、figure-18〜21に示す。
腎盂腫瘍（figure-18）では、central echo complexの中に充実性腫瘍を認め、時に閉塞された腎杯の拡張を伴う。進行例では腎実質への浸潤も容易に観察でき、ドプラでは乏血管性を呈する。
腎血管筋脂肪腫（figure-19）では、脂肪成分に依存してhyper-echoic massとして認められ、この超音波像の特徴が有力な診断根拠となりうる。腎盂開口部に近い集合管（Bellini duct）由来とされるベリニ管癌（fig-ure-20）は、浸潤傾向のある充実性腫瘍で、ときに移行上皮への分化を示すことがあるとされる。乏血管性で、超音波画像上は腎盂腫瘍に近い像を呈した。
遠位尿細管上皮由来とされるオンコサイトーマ（figure-21）は、腫瘍中心部に星芒状の瘢痕形成を伴って内部echoに乱れが認められることが特徴である。腫瘍血管は比較的豊富であり、腎細胞癌との画像上の鑑別は困難であることが多い。
一方、いわゆるpseudo-tumorとされ、超音波診断において腎細胞癌と

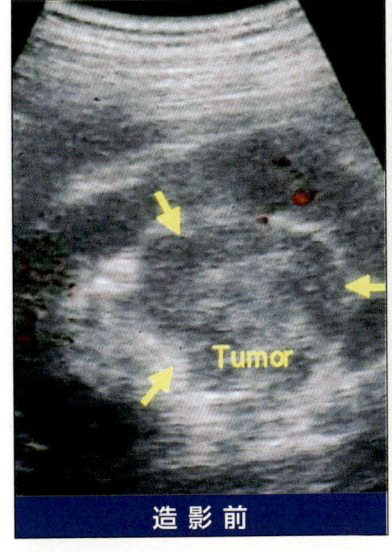

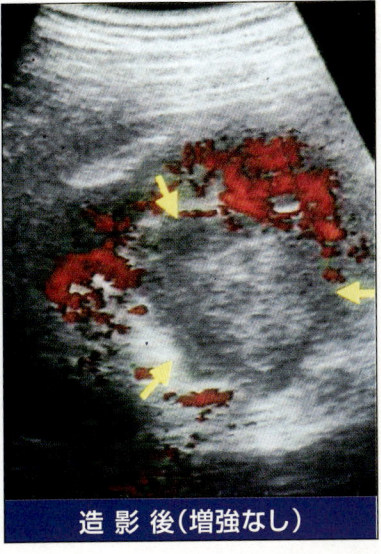

figure-20 ベリニ管癌 — 造影前 / 造影後（増強なし） Tumor

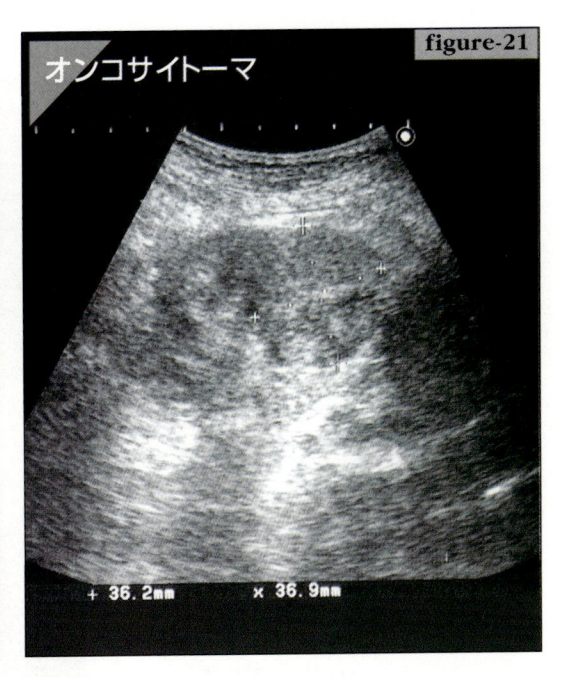

figure-21 オンコサイトーマ — +36.2mm ×36.9mm

figure-22a Invasive RCC into renal vein
Thrombus in renal vein / Aorta / Lt-RCC

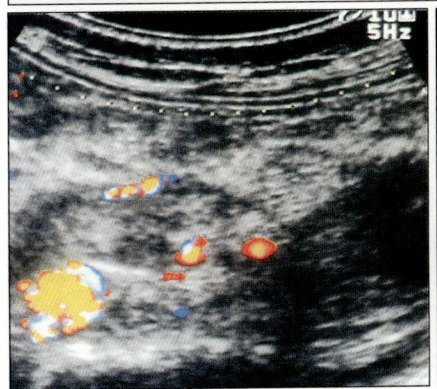

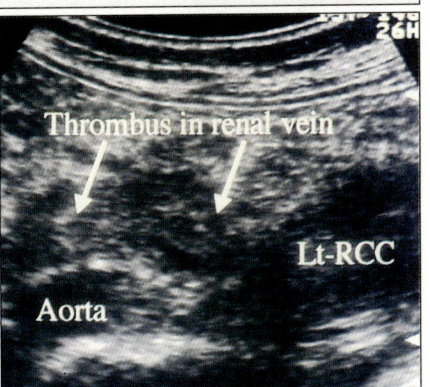

figure-22b Invasive RCC into IVC
IVC / RCC / Aorta

figure-22c Invasive RCC into right atrium
IVC / Rt-A

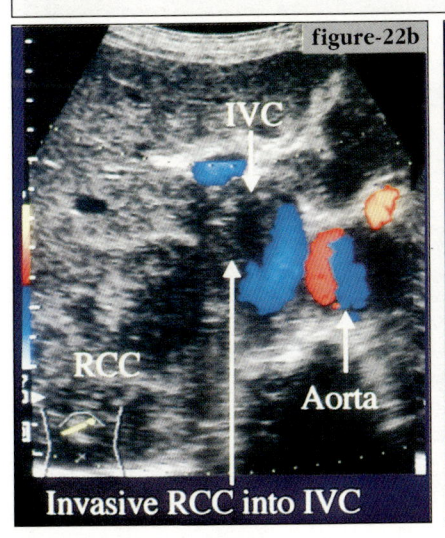

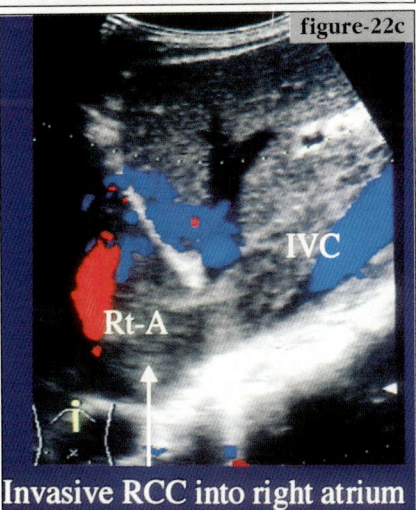

見誤りやすいのが、Bertin柱であり、初心者は注意を要する。
Bertin柱と腫瘍は、腎実質とのecho levelの連続性に注目することで多くは鑑別できる。gray-scaleだけでは鑑別困難な充実性腫瘍でも、ドプラにて、その腫瘍内の異常新生血管の有無を確認することが重要な鑑別点になる。
嚢胞随伴性腫瘍でも、嚢胞の隔壁の拍動性血管（figure-17）を同定できれば腫瘍を強く疑う所見であり、ドプラ法がその診断の一助になる。

腎細胞癌の静脈腫瘍血栓

figure-22

腎腫瘍の静脈内浸潤がドプラ法により肉眼的に観察でき、進行度判定に有用である（figure-22a,b,c）。
figure-22aは、肉眼的な腎静脈への進展（T3b）、figure-22bは肉眼的に横隔膜を超えない下大静脈への進展（T3b）、figure-22cは、肉眼的に横隔膜を超えた（T3c）右心房内への進展と判定される。
血栓は短期間に進行伸展する危険があり、超音波による経過観察は必須の検査である。
さらに、ドプラ法は腫瘍内血流の有無も同定できることから、動脈塞栓術や経皮的腎保存的治療などの非観血的治療の効果判定が、腫瘍血管の存在の確認により可能であると思われる。特に、腫瘍内のhyper-vascular areaは、経皮的治療のtargetingになると考えられる。

腎外傷／腎膿瘍

figure-23,24

腎外傷では、進行を容易に超音波で経過観察可能であり、保存的治療か手術的治療の適応かの判定に果たす役割は大きい。

腎被膜外血腫（figure-23）では、血腫の存在により腎下極の輪郭だけが乱れているが、Gerota被膜に包まれており、タンポナーデ化していて自然止血が望める。

腎破裂（figure-24）の場合、腎周囲から後腹膜にかけて大きな血腫を形成して拡大し、腎全体の輪郭も失われている。尿の溢流も疑われ、緊急手術が必要とされる所見である。

figure-25

炎症性病変では、浸出液の存在から境界不明なhypo-echoic massを呈する。進行して腎膿瘍（figure-25）が形成されると、境界明瞭なfluid spaceが認められ、さらに進行するといくつかの膿瘍が癒合した像へと変化する。fluid spaceが認められれば超音波穿刺術による経皮的ドレナージ、あるいは臨床経過により腎摘除術も考慮される。

figure-23 腎外傷（腎被膜外血腫）

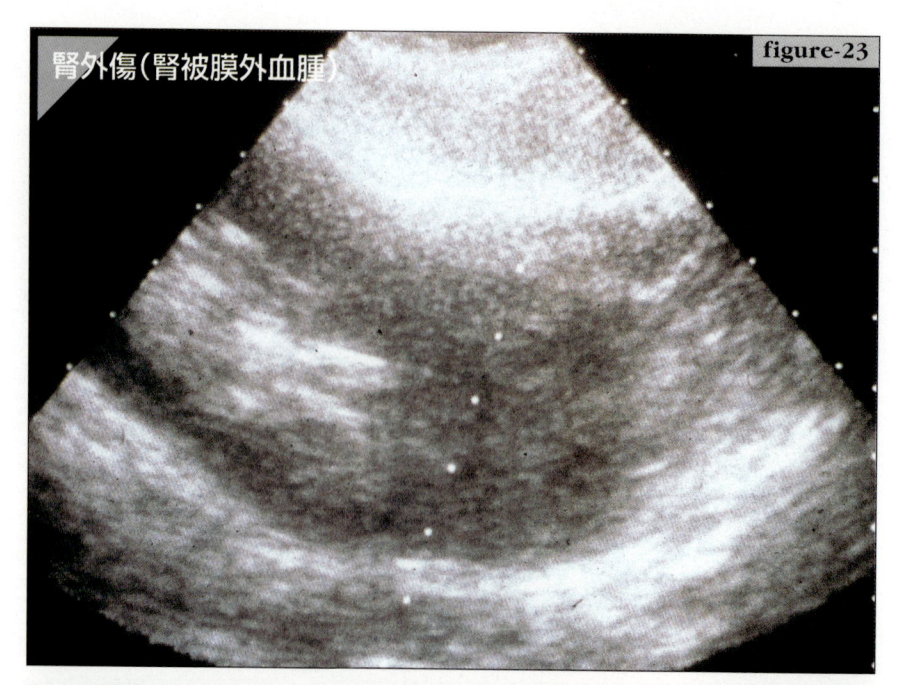

figure-24 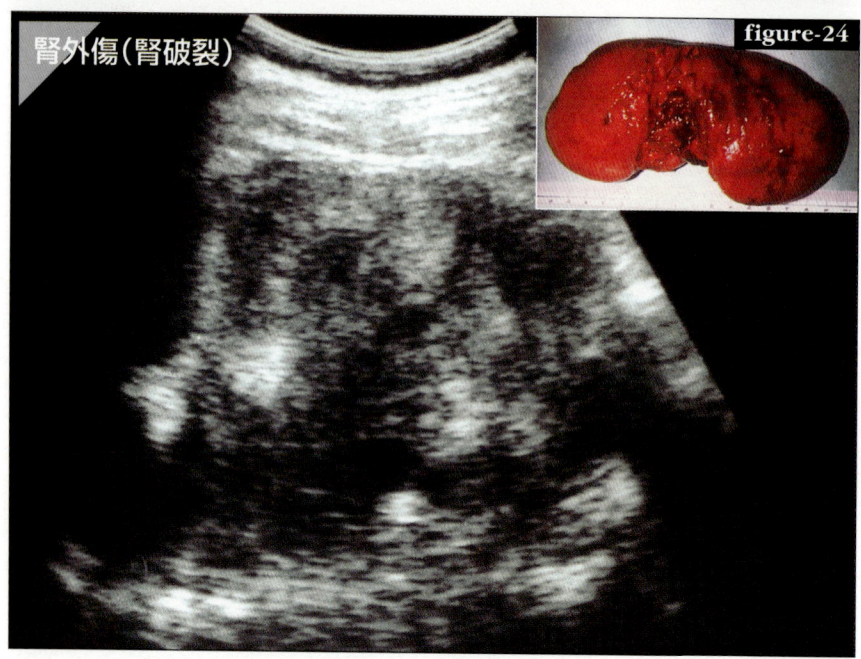 腎外傷（腎破裂）

figure-25 腎膿瘍

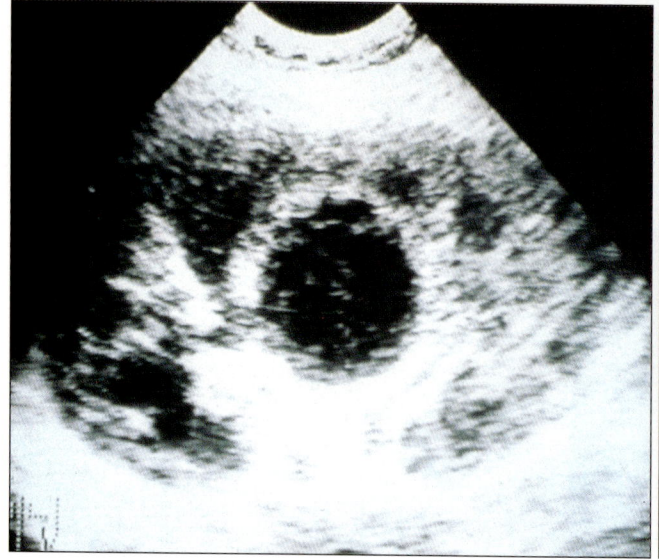

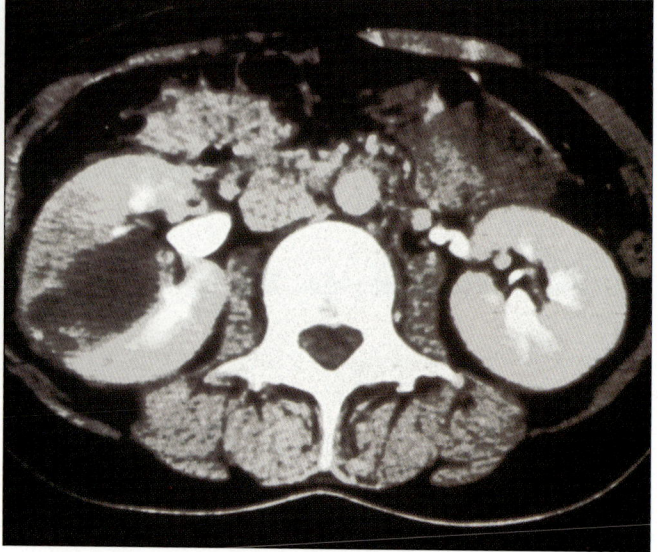

膀胱の病変

膀胱腫瘍の深達度の評価は、経尿道的走査が優れる。一方、下部尿路閉塞の程度を反映する膀胱肥大を、超音波測定により膀胱重量を推定して評価可能である。後述する超音波ウロダイナミクスにおいて、その臨床的意義が注目されている。

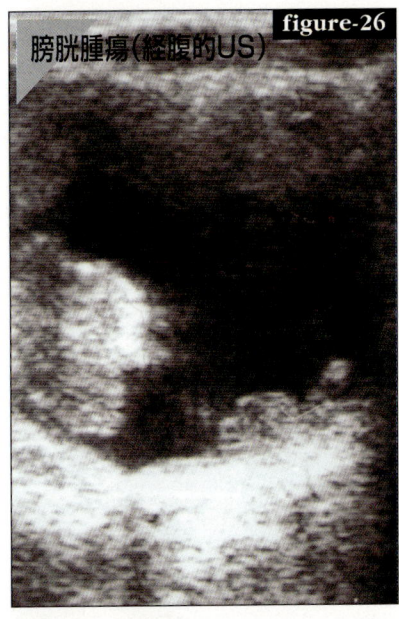

膀胱腫瘍

figure-26~30

比較的大きな膀胱腫瘍が認められる場合、排尿前であれば経腹的超音波による膀胱腫瘍のスクリーニングが可能であるが、高齢者では膀胱壁の肉柱形成が小腫瘍と鑑別困難である場合がある。

一方、膀胱腫瘍の病期診断目的では、経尿道的走査が壁深達度の判定に優れている。T1（figure-27）では膀胱筋層像の不整や変形を認めず、T2（figure-28）では膀胱筋層像の表層に変形を認める。T3（figure-29）では膀胱筋層の腫瘍浸潤による陥凹像が認められる。

凝結塊と腫瘍との鑑別には、ドプラ法による腫瘍血管の有無の観察が診断の一助となる。

また、三次元超音波は、まだまだその解像度には限界があるものの、今後の技術発展が期待できる。非侵襲的に、膀胱内容を立体的に表示して、病態の把握や膀胱の伸展性の程度を把握する目的に有用である可能性がある。

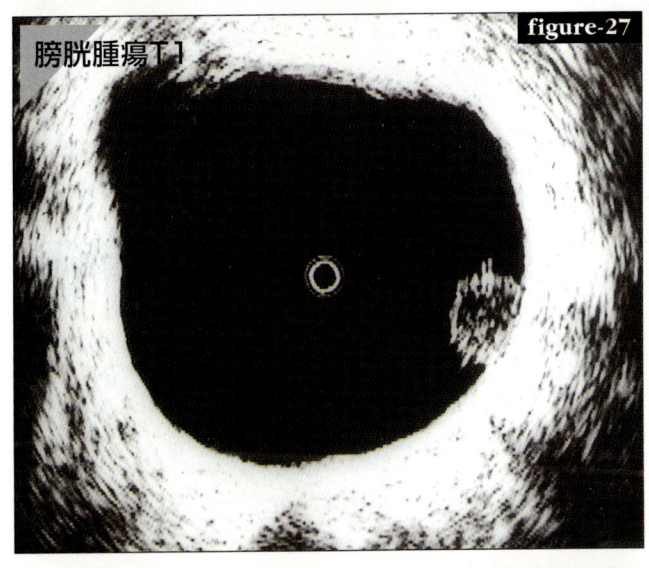

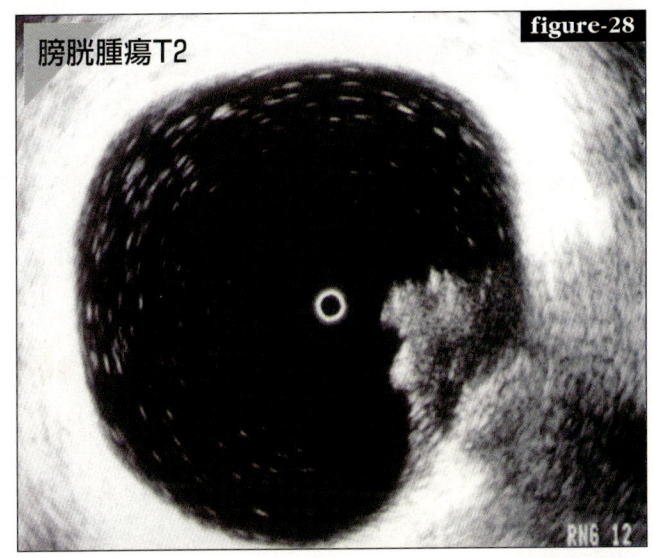

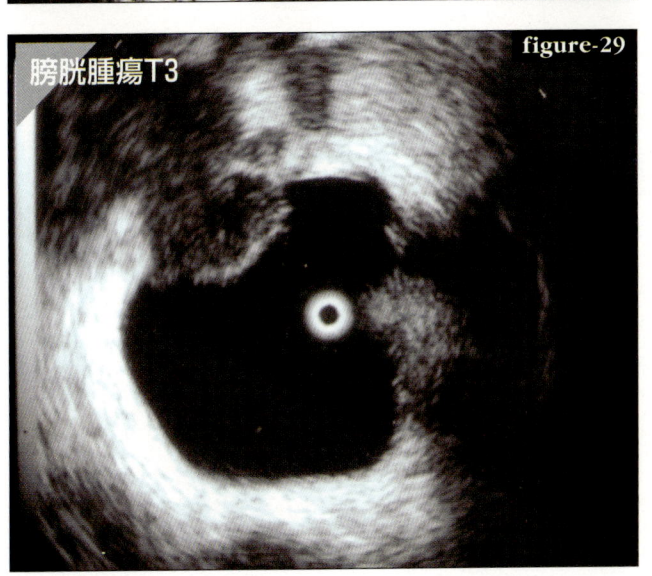

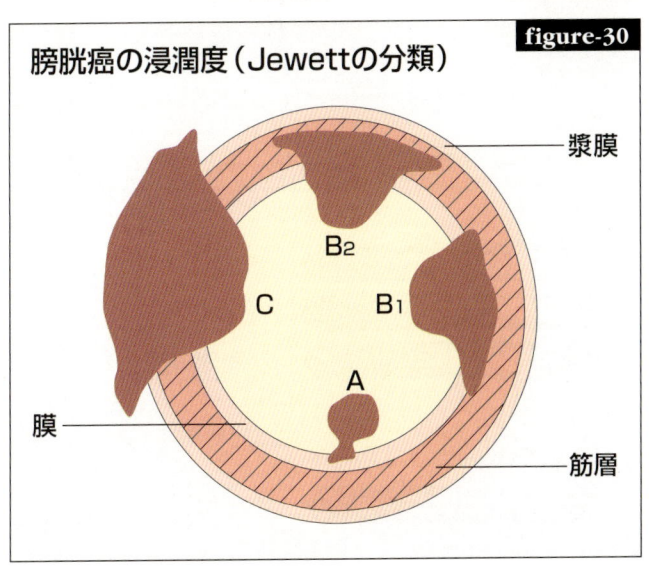

figure-26 膀胱腫瘍（経腹的US）

figure-27 膀胱腫瘍T1

figure-28 膀胱腫瘍T2

figure-29 膀胱腫瘍T3

figure-30 膀胱癌の浸潤度（Jewettの分類）

前立腺の病変

臨床では経腹的な前立腺の大きさや膀胱内突出の把握、残尿測定が広く行われているが、前立腺肥大症および前立腺癌の診断には、経直腸的超音波断層法（TRUS）が必須の検査である。ドプラ法も、新生腫瘍血管の同定が可能であり、癌の診断の一助となる。

PCAR

figure-31

| 0.60 | 0.69 | 0.75 |
| 0.84 | 0.92 | 0.99 |

仮想円面積比 Presumed Circle Area Ratio (PCAR)

figure-32

- 面積が最大の前立腺水平断面像
- 円周ℓの仮想円

実際の断面積	$S cm^2$
被膜周囲の長さ	ℓ cm
仮想円面積	（周囲の長さℓを有する仮想円の面積）

$$S' = \pi \left(\frac{\ell}{2\pi}\right)^2$$

| 仮想円面積比 | PCAR = S/S' |

前立腺肥大症

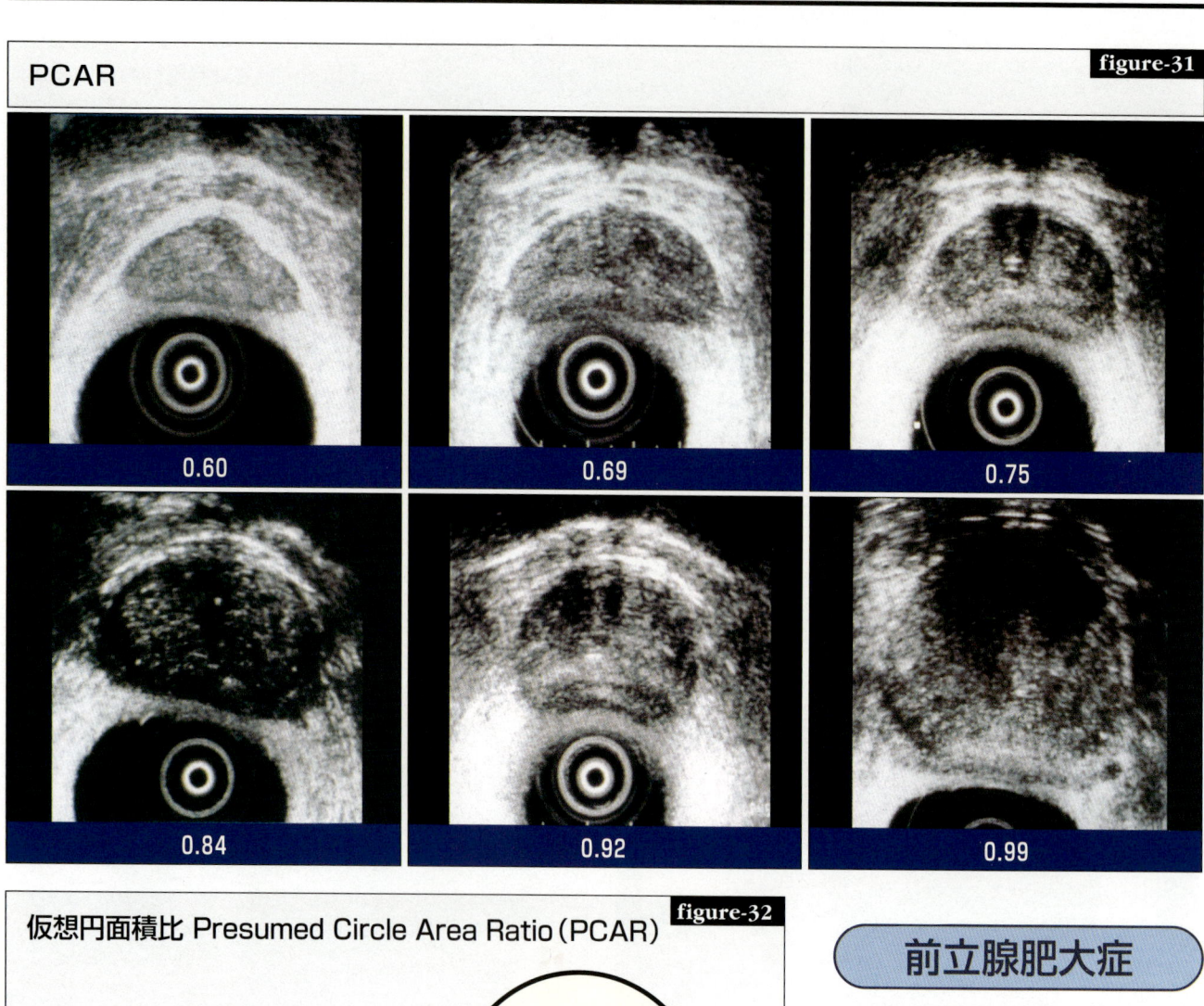

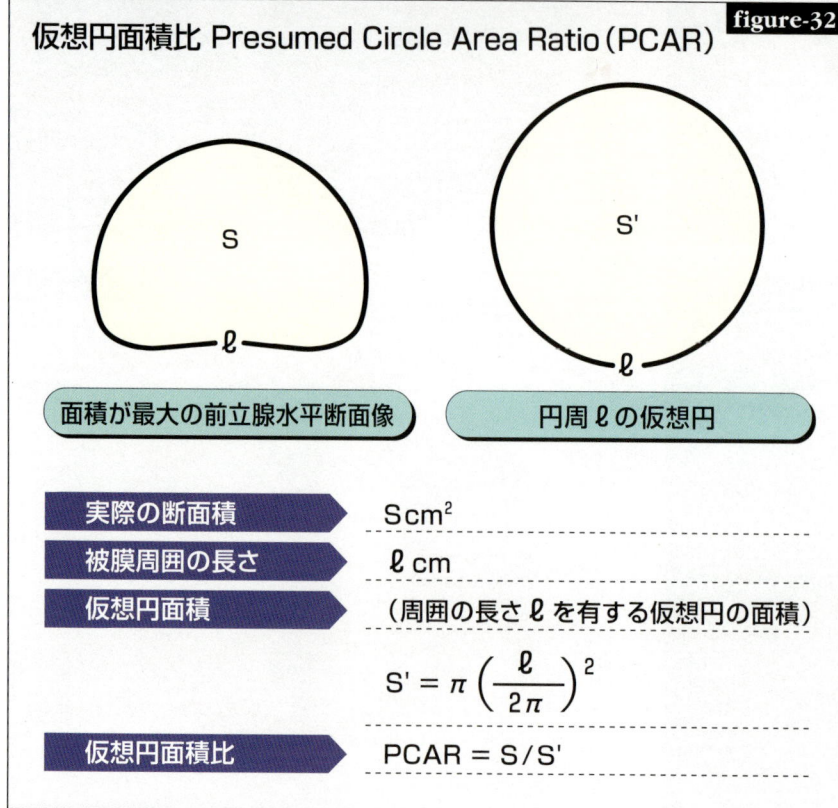

figure-31, 32

TRUSによる前立腺水平断面像の仮想円面積比（PCAR）（figure-31）は、前立腺肥大症の診断基準として提唱されている概念である。

肥大症が進行した際の排尿障害の原因である前立腺部尿道抵抗の上昇に相関して、前立腺全体の形状が円に近づくことを示す指標である。

前立腺水平断面の周囲長（length：ℓ）と同じ円周を持つ仮想円を想定し、仮想円の面積（S'）と前立腺水平断面積（S）との比で定義（figure-32）され、正常では0.6程度で、前立腺肥大が進行すればこの値は1に近づく。

PCARは、pressure-flow studyによ

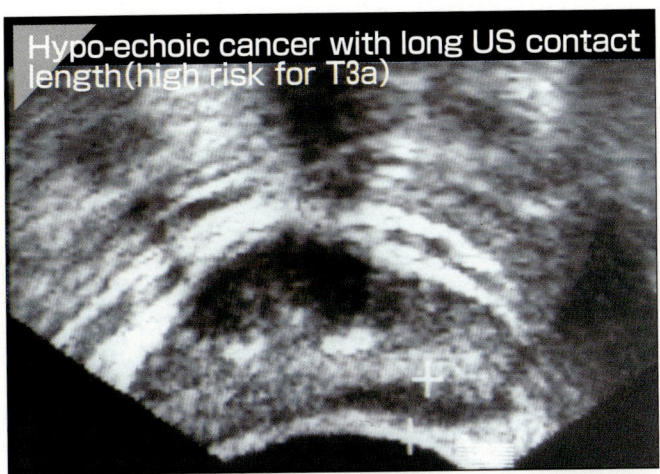

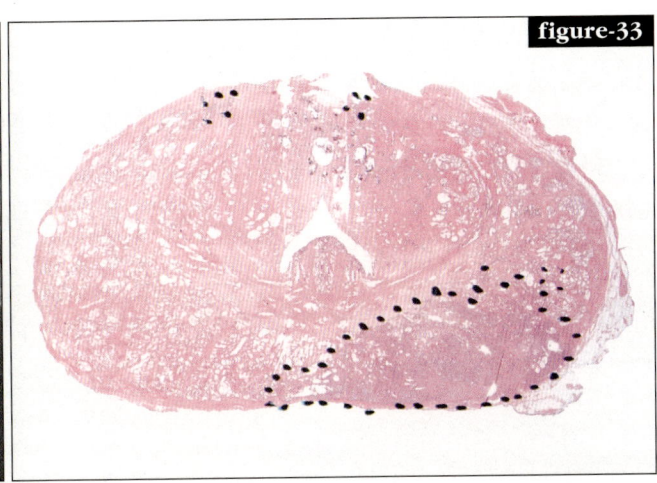

Hypo-echoic cancer with long US contact length (high risk for T3a)

figure-33

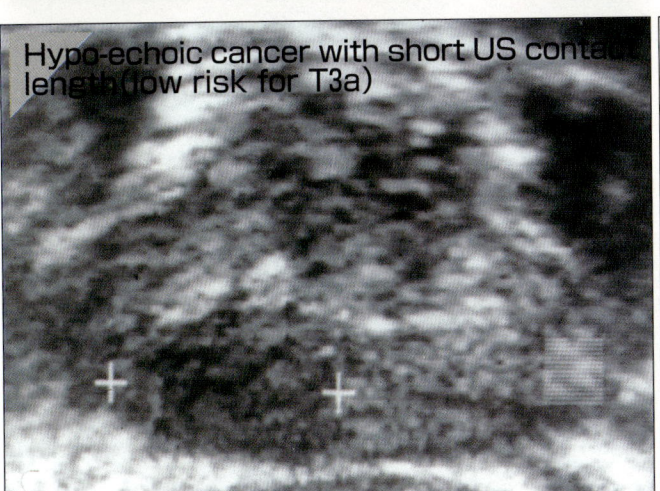

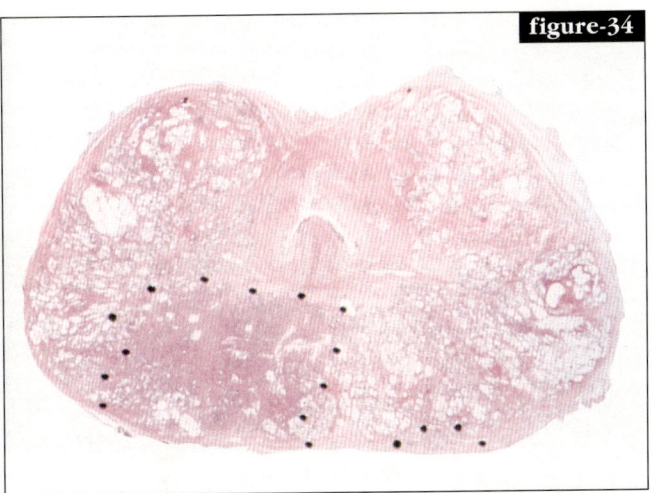

Hypo-echoic cancer with short US contact length (low risk for T3a)

figure-34

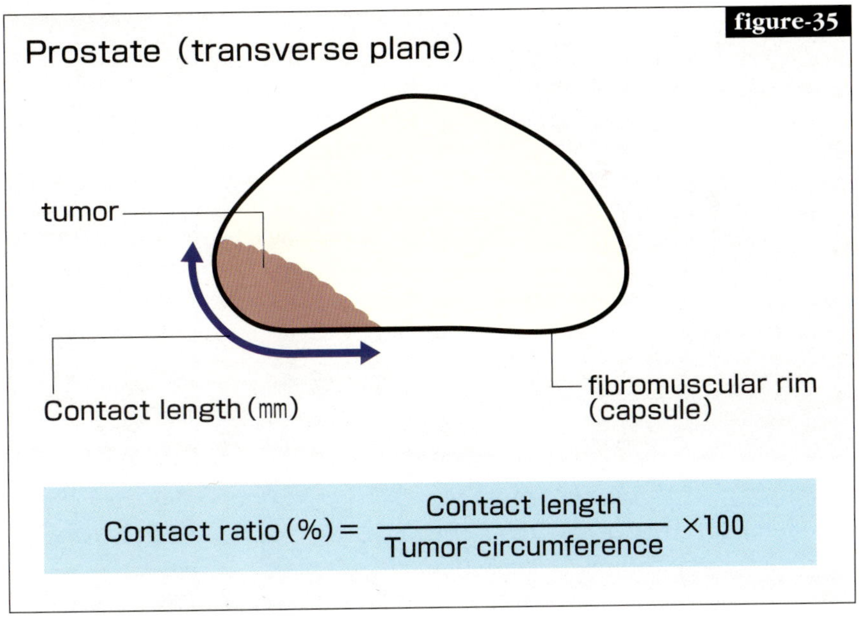

figure-35
Prostate (transverse plane)

tumor
Contact length (mm)
fibromuscular rim (capsule)

$$\text{Contact ratio}(\%) = \frac{\text{Contact length}}{\text{Tumor circumference}} \times 100$$

る下部尿路閉塞や病的残尿の程度とよく相関することが明らかとなっている。前立腺全体の体積が大きくても、排尿障害のない症例や小さくても排尿障害のある症例があり、体積よりも形状の変化(PCAR)が重要であることを示す。

一方、前立腺肥大症の病態はtransition zone(TZ)のhypertrophyであることから、TZの体積に注目したTZ indexという概念があり、PCARとならぶ肥大症の程度を超音波で評価する方法として知られている。

前立腺癌

figure-33~35

前立腺癌は、前立腺全摘標本と比較して明らかなように、high-frequency probe(7.5~5Mhz)を用いれば、典型例ではperipheral zone(PZ)に存在する癌結節がhypo-echoic lesion (HEL)として認識でき(figure-33,34)、前立腺の針生検の際には標的とする必要がある。

また、hypo-echoic cancerがcapsuleと接する長さ(US contact length)を持って(figure-35)、T3a-cancerである危険性を定量的に術前予測することが可能であり、新しいTRUSによるstaging criteriaとして有用である。

しかしながら、必ずしも癌がHELを呈するとは限らない。最近ではgray-scaleだけでは同定困難な癌組織の診断能向上のために、超音波の新技術であるドプラ法やharmonic法を用いる努力がなされている。

figure-36
特に癌組織においては、新生血管密度が有意に大きいとされ、この増加した腫瘍血流の存在をドプラ法を用いて画像化可能である。

カラードプラ法（figure-36左）とパワードプラ法（figure-36右）はそれぞれに特徴がある。前者は流速の方向性とその強弱に色彩をつけて表示し、後者は流動する赤血球の存在を赤色の強弱で表現する。

パワードプラ法がカラードプラに比べ、より微細な遅い血流でも画像化でき、また屈曲した血管も連続した画像として捉えられる。

figure-36 T2a prostate cancer (PSA=4.5, Gleason score 8)
Doppler TRUS / Power Doppler TRUS

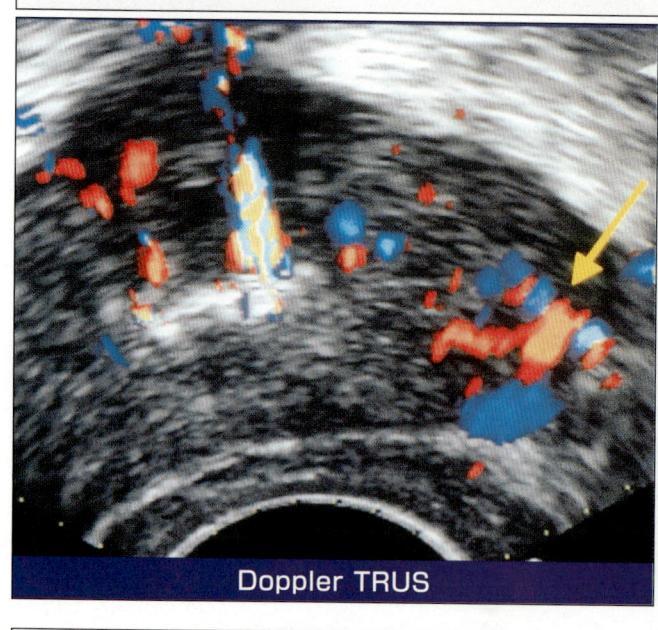

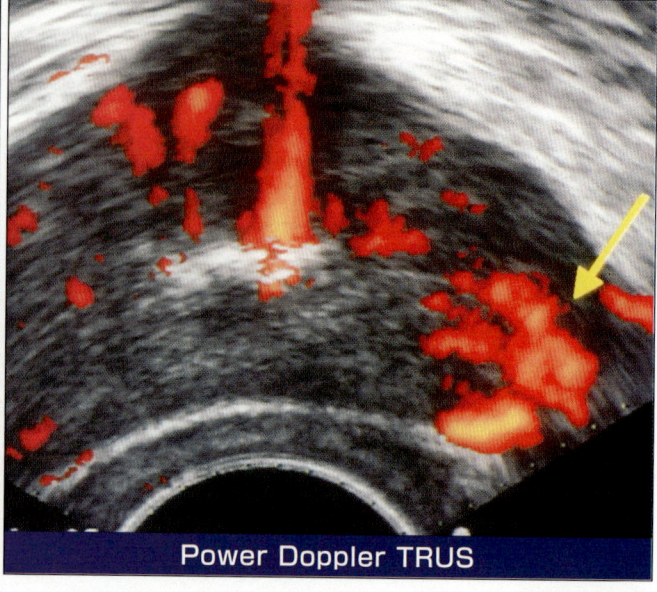

figure-37 TRUS for the prostate cancer (stage B) with power Doppler US

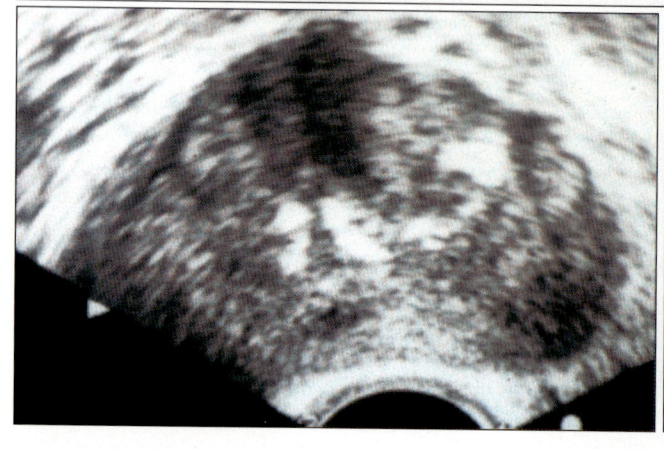

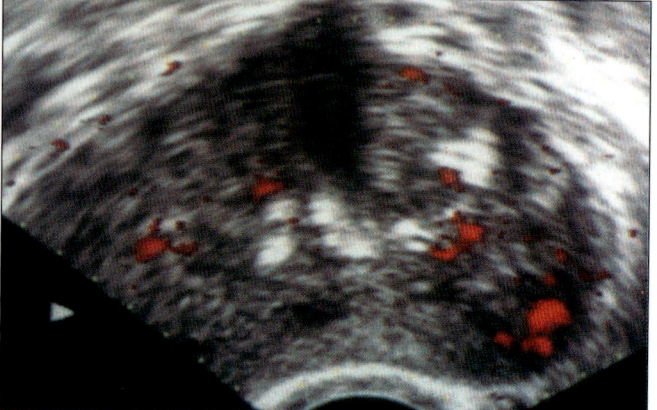

figure-38 TRUS for the prostate cancer (stage C) with power Doppler US

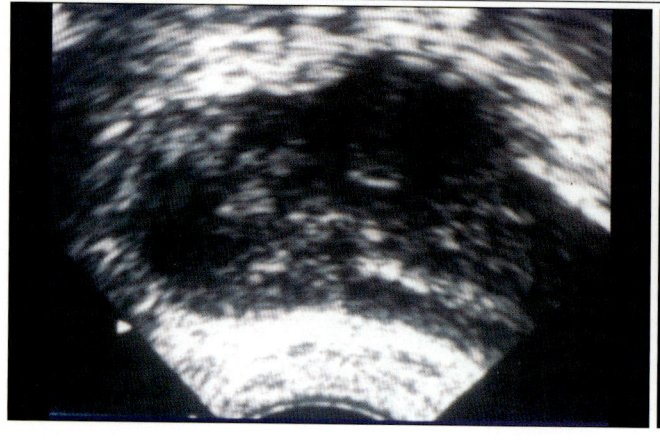

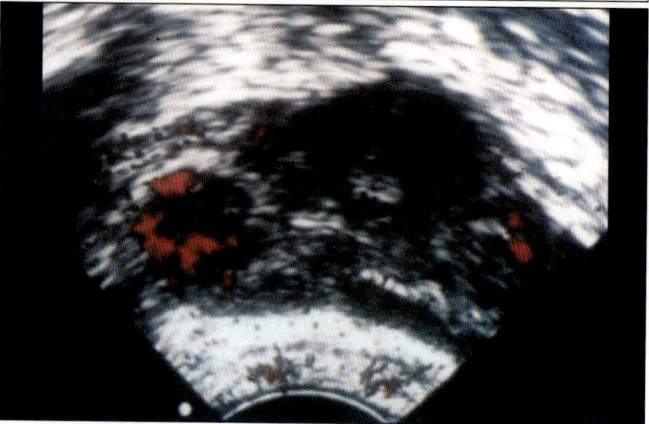

TRUS for the prostate cancer (stage D) with power Doppler US

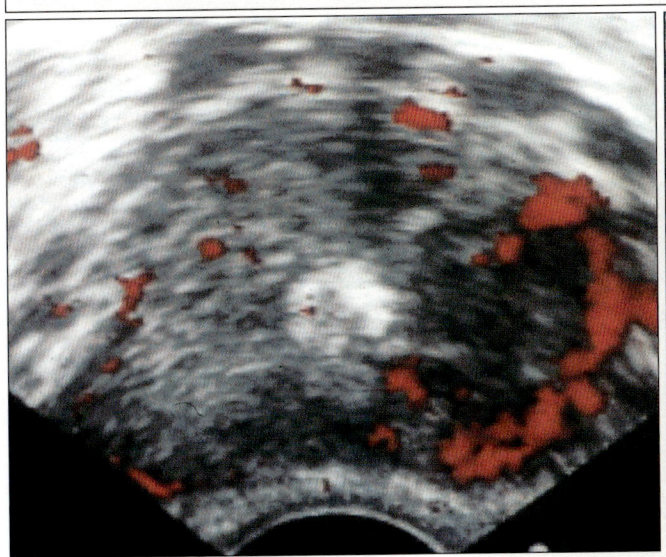

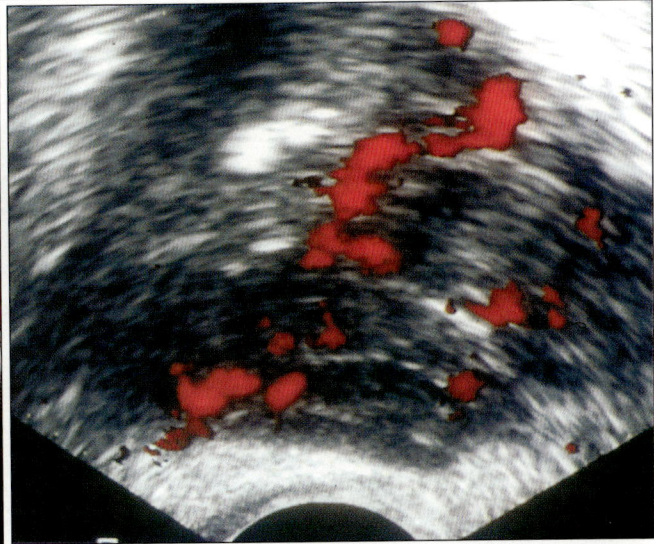

figure-39

figure-37〜39

T2(figure-37)、T3a(figure-38)およびstageD(figure-39)の症例を示す。癌の病期が進むにつれ、腫瘍血管信号が広範囲に及んでいることが明らかである。

このように、ドプラ法で左右非対称にhyper-vascularである領域は、癌である可能性が高い。この部位が、針生検の標的になりうる。

その他

figure-40,41

前立腺炎(figure-40)では、前立腺周囲の静脈叢に拡張が認められることが多い。

炎症が進行すると、浸出液の存在から境界不明でhypo-echoicな像となり、慢性炎症性腫瘤においてもHELを呈する。

特に、膀胱腫瘍症例の中でBCG注入を施行された例では、典型的な炎症性HELを認めることが多い。

また、Klinefelter症候群(figure-41)では、萎縮した小さな前立腺が特徴的である。

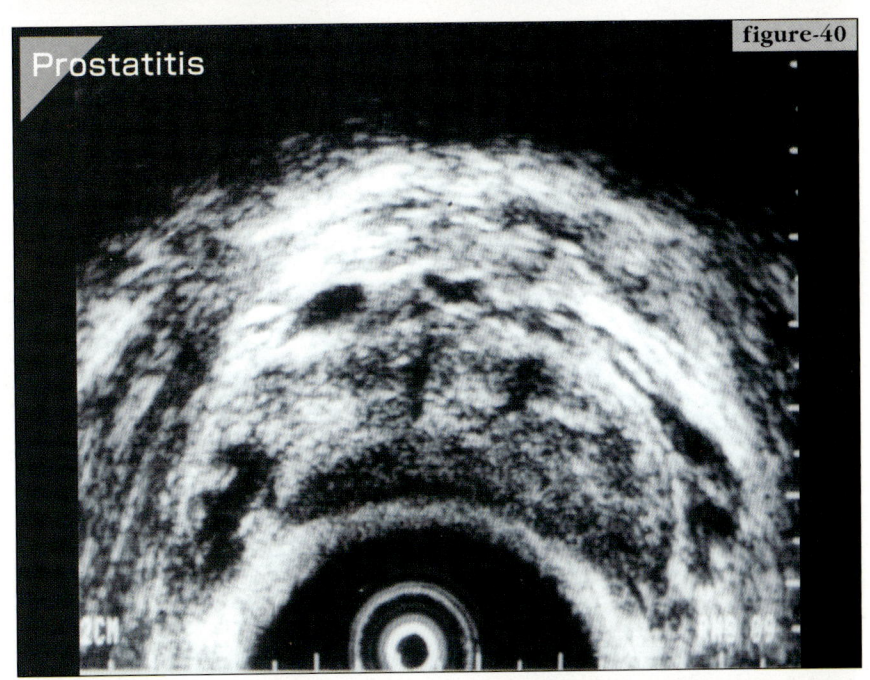

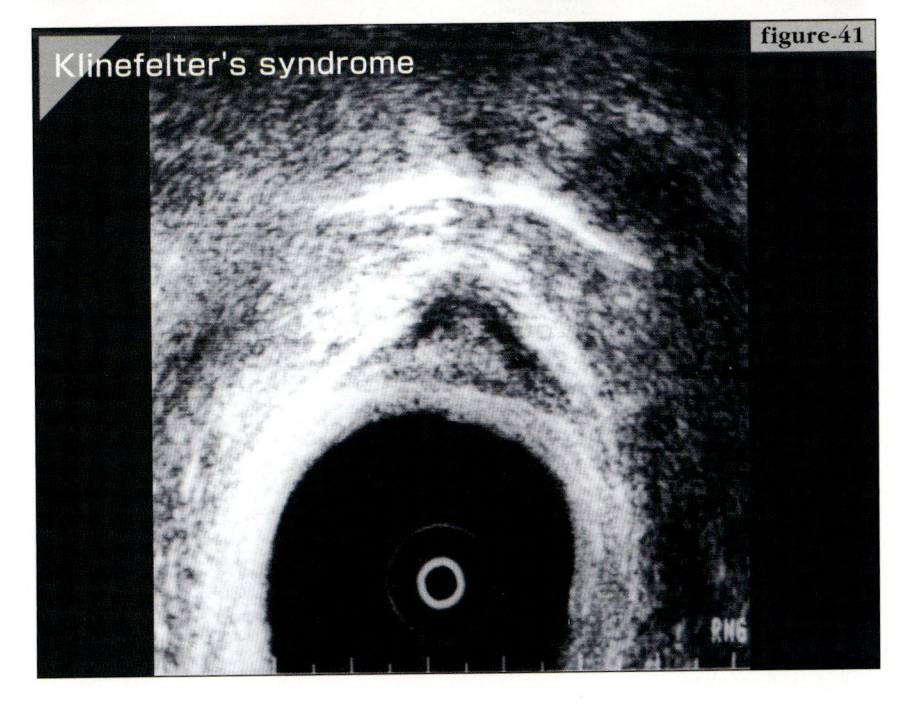

Prostatitis figure-40

Klinefelter's syndrome figure-41

陰嚢内容の病変

陰嚢とプローブの間にバルーンを使用し、high-frequency (7.5Mhz) probeにて観察する。捻転症では、ドプラ法が必須の検査である。健側との比較が重要である。

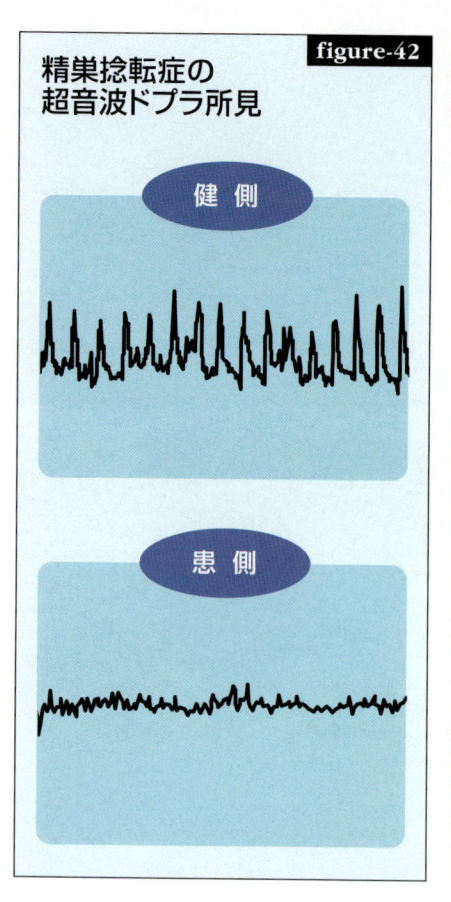

figure-42 精巣捻転症の超音波ドプラ所見　健側／患側

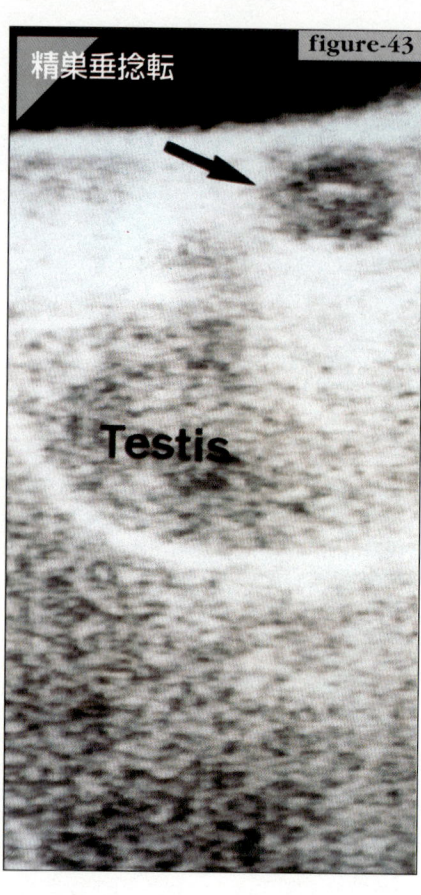

figure-43 精巣垂捻転　Testis

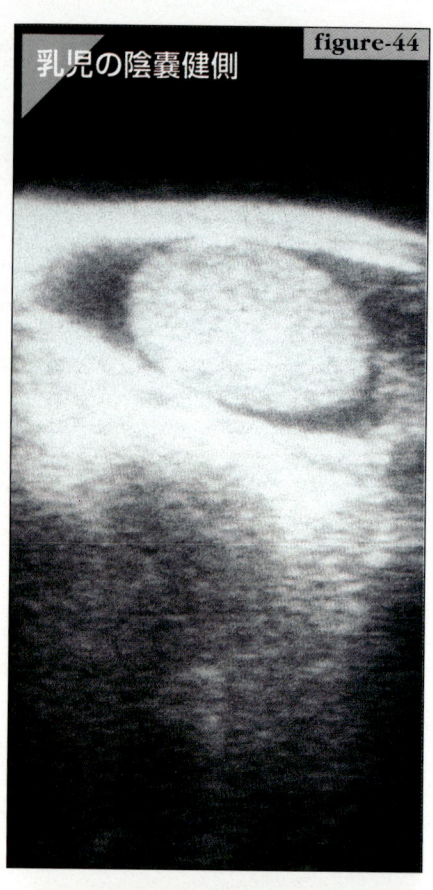

figure-44 乳児の陰嚢健側

figure-45 乳児の陰嚢水腫

急性有痛性

figure-42,43

精巣捻転症は泌尿器科では数少ない緊急手術の適応であり、精巣炎や精巣上体炎と厳密に鑑別する必要がある。この際、ドプラ検査(胎児心音計も可)が極めて有用である。捻転症では精巣内の血流が健側と比べて明らかに途絶するのに対し、炎症では増強する(figure-42)。

さらに、捻転の用手的整復や手術による捻転解除を行った後の精巣内血流回復の評価にも、欠かせない検査である。

精巣垂捻転(figure-43)では、血流を失って虚血性壊死に陥った精巣垂だけが、小さなhypo-echoic massとして認められる。

急性精巣上体炎では、正常精巣を取り囲む腫瘤として腫脹した精巣上体が認められ、圧痛を伴うので診断は容易である。

急性無痛性

figure-44,45

乳幼児の陰嚢水腫は、1年以内に自然治癒することが多い。

しかし、左右差がある場合(figure-44, 45)などは、鼠径ヘルニアとの鑑別が必要である。内容の性状に注意し、腹腔との交通性がある場合を考慮して、安易な穿刺は避けなければならない。鼠径部停留精巣は、超音波で比較的容易に描出でき有用であるが、腹腔内精巣の診断は困難である。

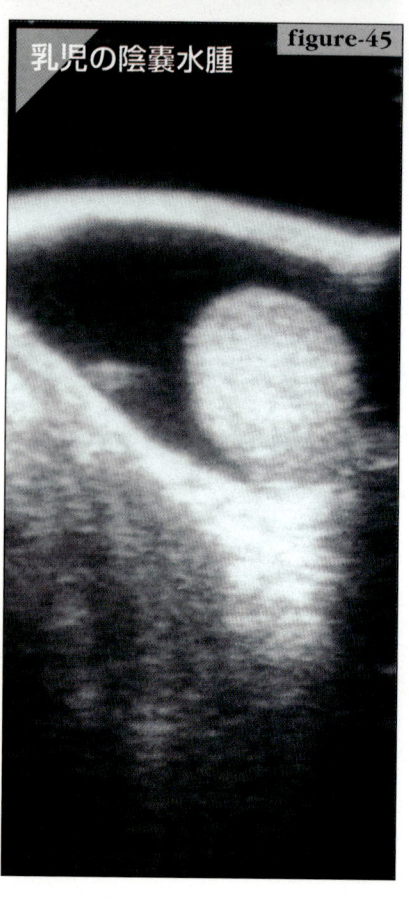

精巣腫瘍

figure-46~48

正常の精巣は内部均等一な低echoを示し、精巣腫瘍では内部echoの乱れに注目する。

ピュアセミノーマ（figure-46）では、内部echoはhomogeneousで、周囲の境界も明らかであることが多い。非セミノーマでは、奇形癌（胎児性癌＋奇形腫）（figure-47）や絨毛癌（figure-48）の例でも明らかなように、内部構造に出血、壊死や石灰化を伴い、heterogeneousである。

超音波による画像診断は、慢性精巣上体炎、水瘤、精索静脈瘤などの精巣外疾患との鑑別には有力である。しかし、類表皮嚢胞や精巣悪性リンパ腫などの、精巣内他疾患との鑑別や精巣腫瘍の組織型の鑑別は不可能である。

ドプラ検査を行っても、組織による血流信号の特徴は認められておらず、血流は腫瘍体積に依存するようである。また、精巣鞘膜浸潤（T2）や精索浸潤（T3）、陰嚢浸潤（T4）が認められることがあり、局所進展の評価が可能である。

しかしながら、精巣腫瘍の場合、治療は高位精巣摘除術であり、局所進展の評価が臨床的には大きな意義を持つことは少ない。むしろ、精巣腫瘍を強く疑う場合、同時に腎門部リンパ節転移巣の有無の検索を行う。

精索静脈瘤

figure-49

不妊男性の4割に見られるとされる精索静脈瘤診断にも、超音波は有力である。健側と比較し、バルサルバ法の反復や立位による瘤の増大はgray-scaleでも明らかに描出可能である。ドプラ法はバルサルバ法による逆流の確認にも有用である（figure-49）。患側は左に圧倒的に多く、左精巣静脈は腎静脈に、右は下大静脈に戻るという解剖学的相違より、左のほうが静脈弁障害や圧上昇の頻度が高いからとされている。

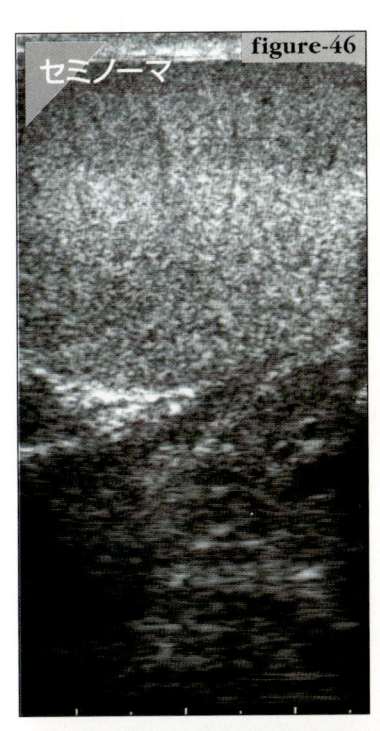

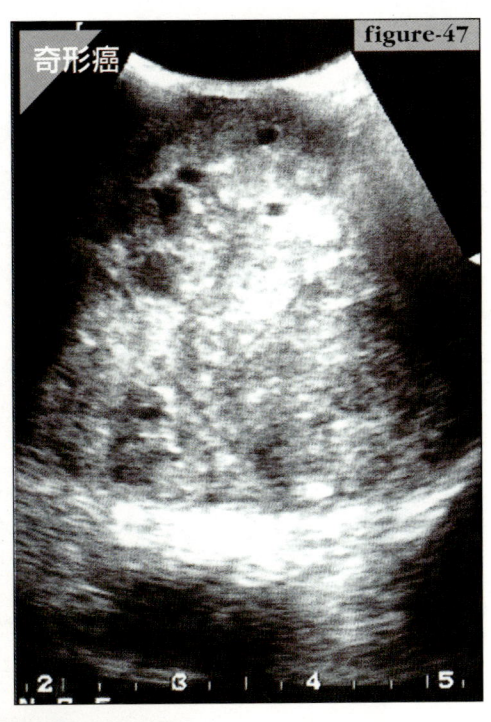

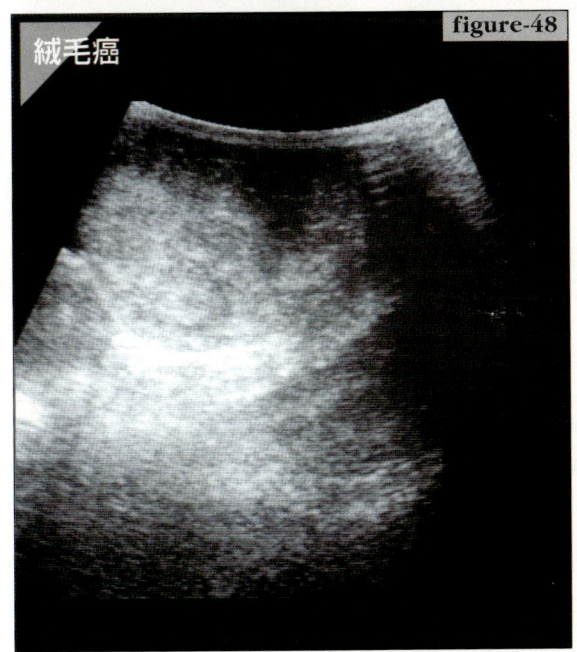

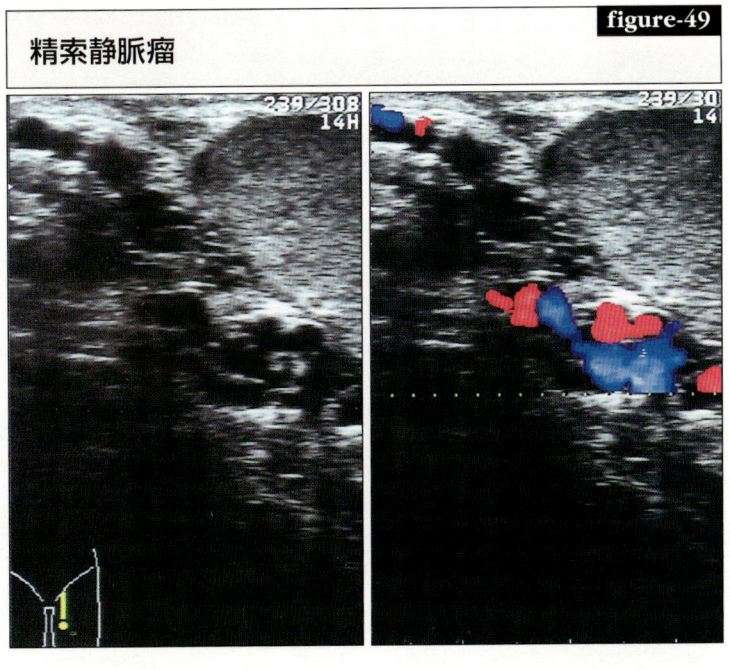

figure-46 セミノーマ

figure-47 奇形癌

figure-48 絨毛癌

figure-49 精索静脈瘤

スクリーニング検査

超音波はその低侵襲性と簡便さから、生活習慣病のスクリーニング的画像検査としての意義は大きい。

figure-50~53

前立腺特異抗原(PSA)による前立腺癌診断の補助、および、国際前立腺症状スコアによる前立腺肥大症診断の補助には、経直腸前立腺超音波断層法は欠かせない検査である。

前立腺癌検診(figure-50,51)はPSAが必須である。生検前にTRUSを施行し、異常部位を同定して超音波計測を行う。不必要な生検を避け、発見効率を向上させるために、TRUS情報を加味したPSA indicesが有用とされる。

一方、55歳以上の男性を対象とした前立腺の集団検診において、超音波上前立腺肥大症と診断されたのは21%、IPSSで下部尿路症状を中等度以上有したのは28%、両者を満たすものは、全体の7%にすぎなかった。

すなわち、IPSSで下部尿路症状を中等度以上有する高齢男性では、TRUSで前立腺肥大症を認める男性よりも、認めない男性のほうが多いことが明らかとなっている(figure-52,53)。

前立腺様症状を有する高齢男性に、TRUSは必須の検査である。

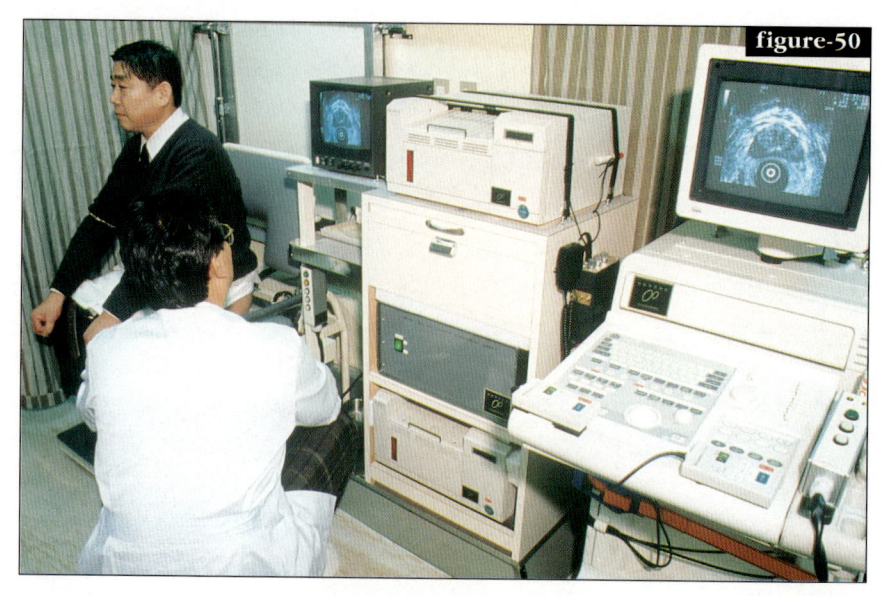

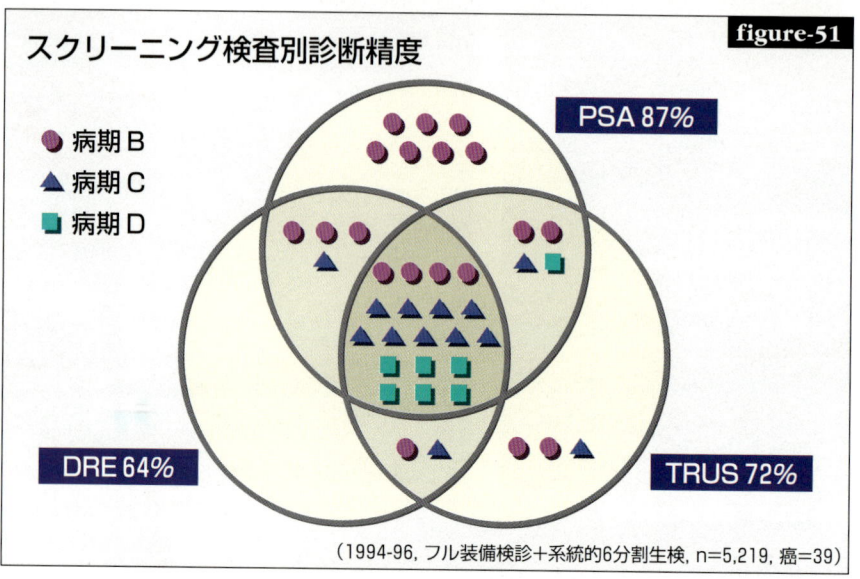

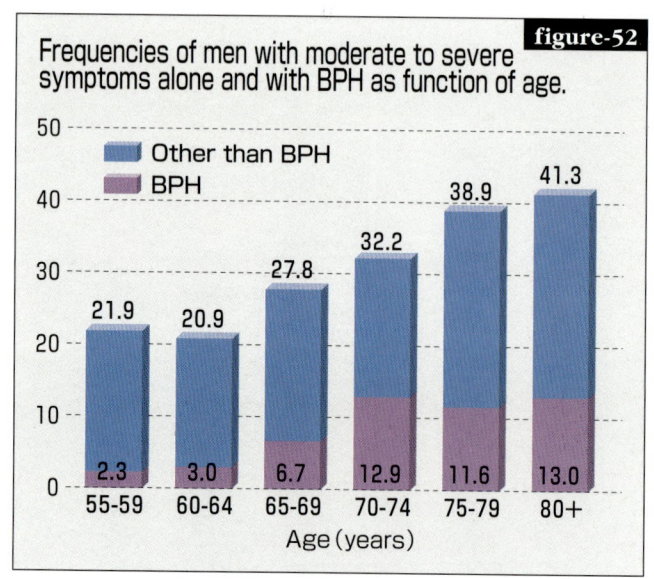

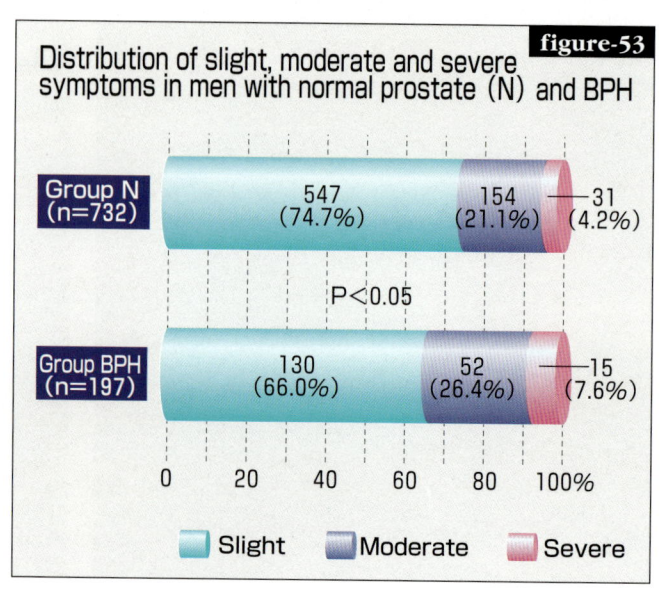

figure-50

figure-51 スクリーニング検査別診断精度

- 病期 B
- 病期 C
- 病期 D

PSA 87%
DRE 64%
TRUS 72%

(1994-96, フル装備検診＋系統的6分割生検, n=5,219, 癌=39)

figure-52 Frequencies of men with moderate to severe symptoms alone and with BPH as function of age.

- Other than BPH
- BPH

Age (years)	BPH	Total
55-59	2.3	21.9
60-64	3.0	20.9
65-69	6.7	27.8
70-74	12.9	32.2
75-79	11.6	38.9
80+	13.0	41.3

figure-53 Distribution of slight, moderate and severe symptoms in men with normal prostate (N) and BPH

Group N (n=732): 547 (74.7%) / 154 (21.1%) / 31 (4.2%)

Group BPH (n=197): 130 (66.0%) / 52 (26.4%) / 15 (7.6%)

$p < 0.05$

Slight / Moderate / Severe

血流モニタリング

超音波ドプラ法による血流計測を疾患の治療前後で施行すると、治療に反応する腫瘍症例では血流信号が腫瘍容積の減少に先立って認められ、ドプラ法は治療評価目的にも用いられる。

figure-54 前立腺癌の内分泌治療前後
- Before castration
- After castration

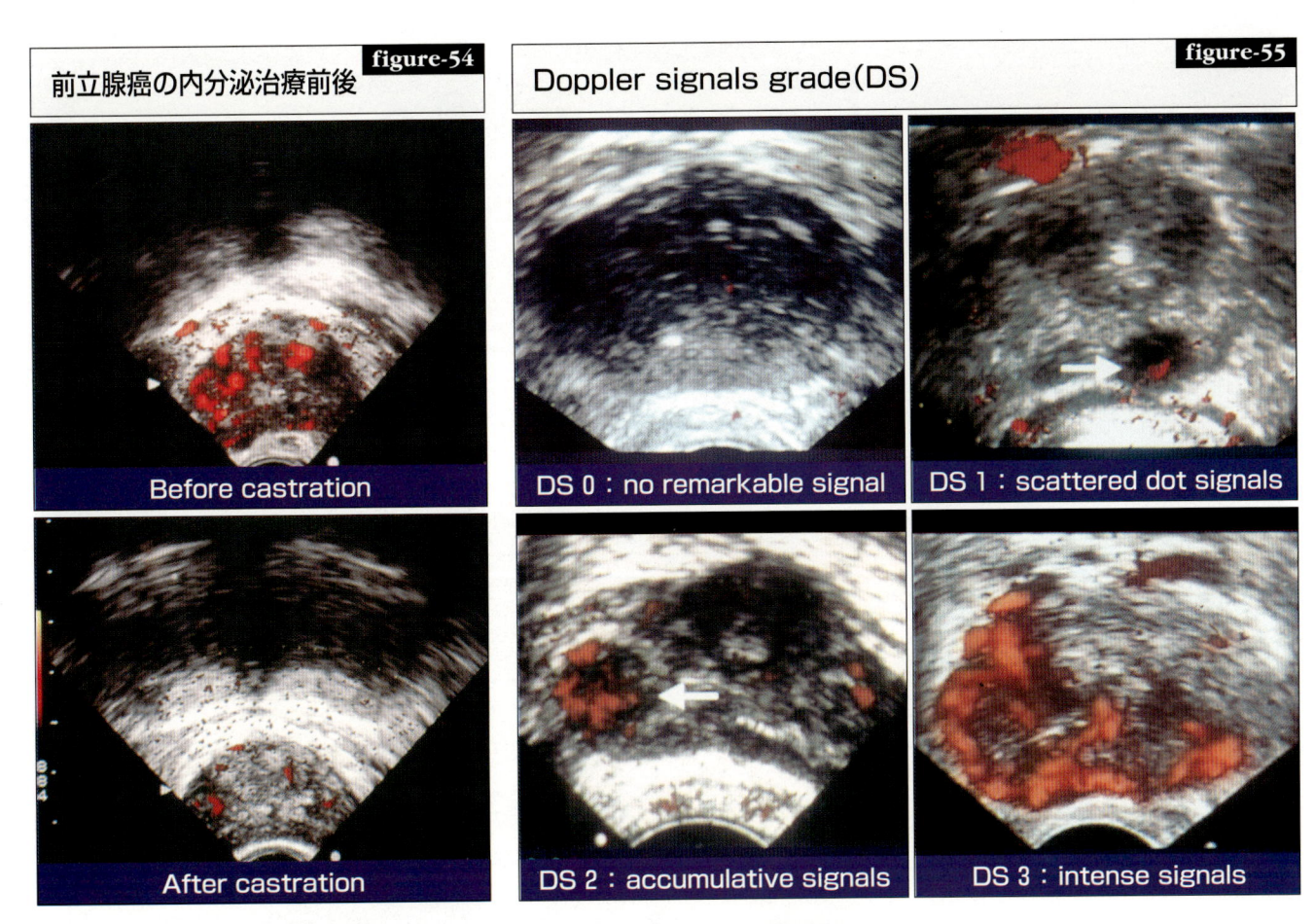

figure-55 Doppler signals grade (DS)
- DS 0 : no remarkable signal
- DS 1 : scattered dot signals
- DS 2 : accumulative signals
- DS 3 : intense signals

figure-56 Relationship between hypervascular lesion (HVL) and microvascular density (MVD)
- 1 → Non HVL (Normal tissue) MVD: 16.0 ± 6.1
- 2 → HVL (PCa) MVD: 81.2 ± 4.8
- (1. vs 2: p<0.001)

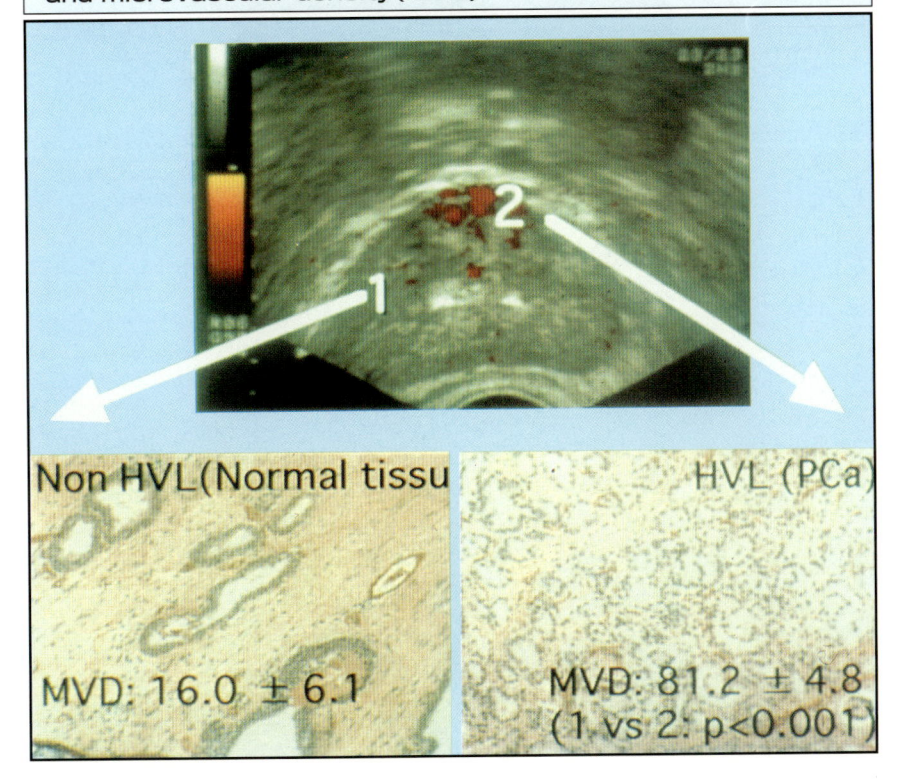

figure-54~56

前立腺癌の内分泌治療前後で、ドプラ法により、その血流信号の変化を評価すると明らかに血流信号の低下が認められる(figure-54)。

この血流信号の低下は、前立腺組織の容積の減少に先立って認められ、治療効果の判定の一助として用いることができる。

さらに、パワードプラ法による前立腺の血流信号の強度と、それに一致する組織の微小血管密度とが相関することが明らかとなった。

癌に一致した血流信号の強度の定量的評価が可能となれば、stagingやmonitoringへの応用が期待できる(figure-56)。

ウロダイナミクスと分腎機能検査

侵襲的なウロダイナミクス検査を、低侵襲的に超音波で代用する方法が考案されている。

残尿測定

figure-57

経腹的走査にて膀胱内容量を楕円体体積に近似して計測し、排尿後の残尿を測定する(figure-57)。

尿流測定と組み合わせた際、最も広く行われている有意義な非侵襲的超音波ウロダイナミクス検査といえる。なお、経腹的走査は、前立腺の膀胱内突出の評価にはよい検査である。一方、前立腺肥大による下部尿路計測の評価には、前述のTRUSによるPCARの定量的評価が、重症度を反映するウロダイナミクス検査となる。

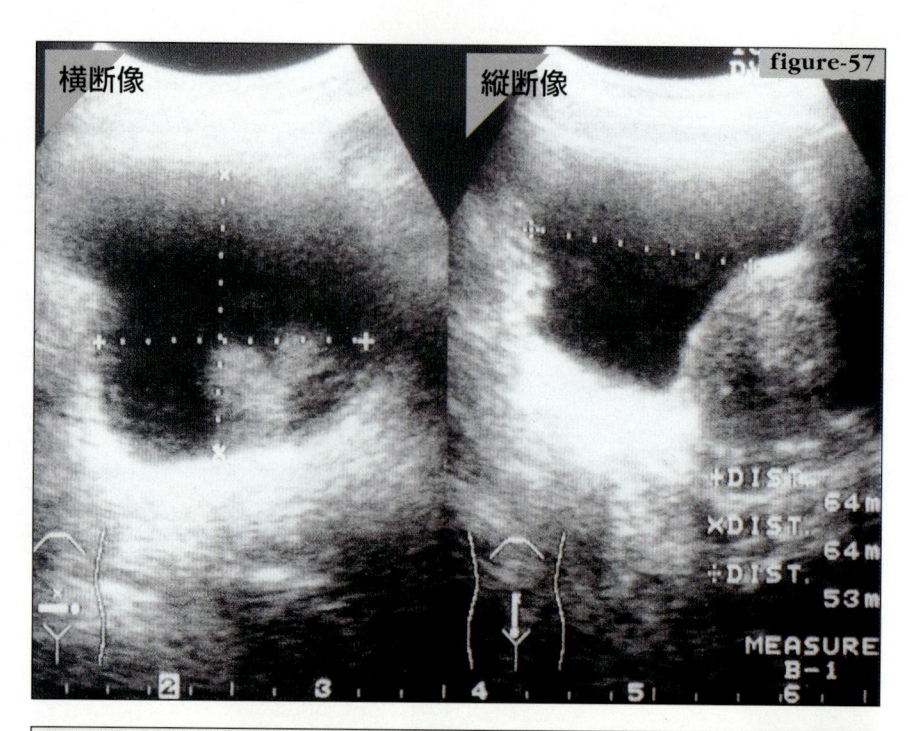

推定膀胱重量

figure-58

下部尿路閉塞による膀胱の代償性肥大を超音波で評価し、定量化したのが、超音波推定膀胱重量(UEBW)である。膀胱容量を同じにして比べると、正常者と膀胱肥大患者とでは膀胱壁の厚みが明らかに異なる(figure-58)。

膀胱容量は日常臨床では一定化できないので、膀胱壁を測定した際の膀胱容量を算出し、この2つのパラメータから、膀胱壁の厚みが一様でかつ膀胱が球体であると仮定して膀胱重量を算出する。

pressure-flow studyに従ったBPHによる下部尿路閉塞の診断結果を、UEBWのcut-off値を35g以上で予測すると、その診断能力はpositive predictive value 83%, accuracy 73%であった。

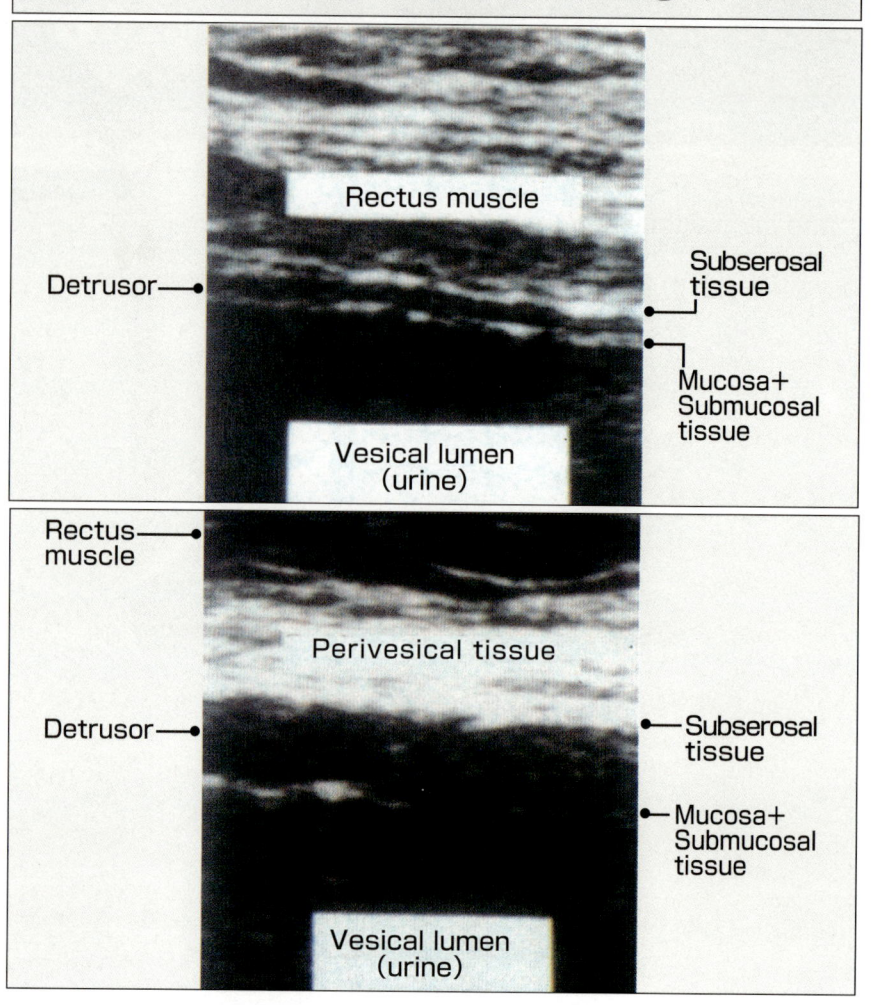

figure-59
Voiding TRUS(Normal vs. BNO)

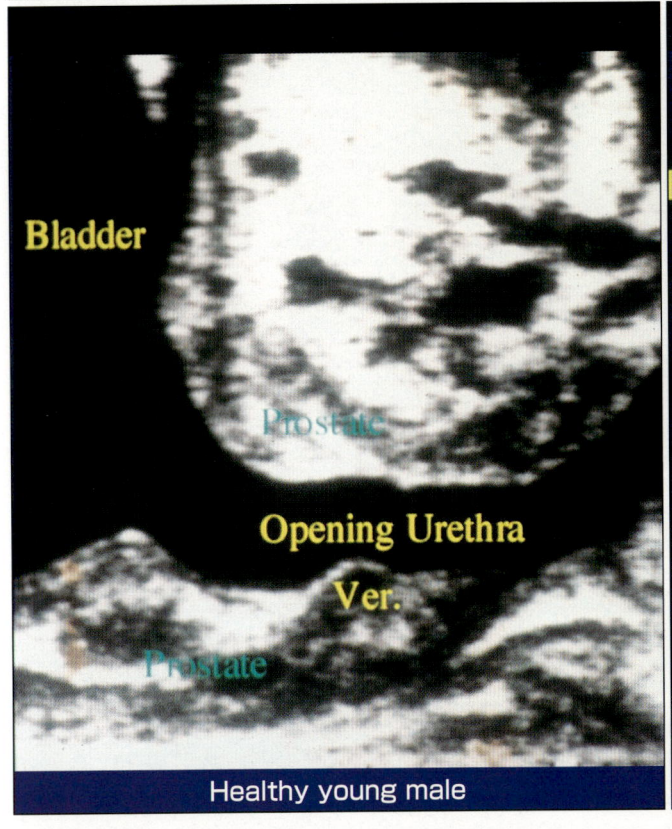

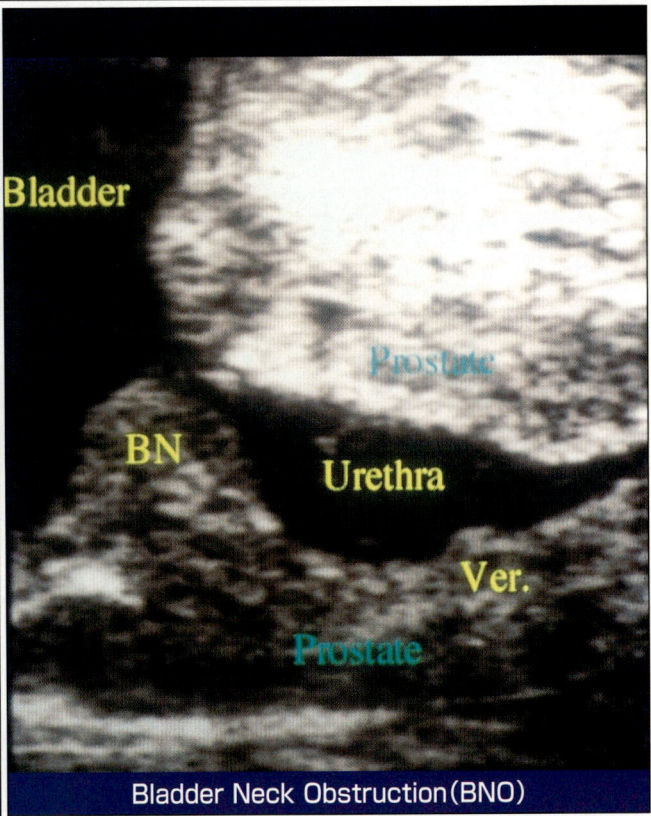

- Healthy young male
- Bladder Neck Obstruction(BNO)

figure-60
Transabdominal DSE during voiding for bladder wall motion visualization

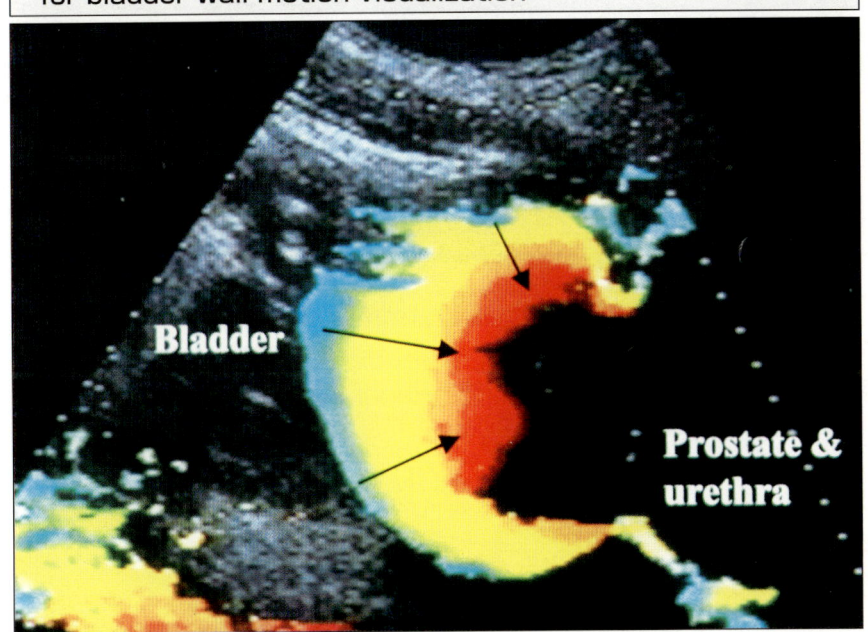

排尿時TRUS

figure-59
排尿時TRUS(figure-59)は、排尿中の膀胱内尿道口から外尿道括約筋部尿道までの尿道の開大をリアルタイムに観察し、排尿障害の原因部位診断を行う技術である。
被験者は、直腸内に細径プローブを挿入された状態で立位で排尿する。正常者と比較すると膀胱頸部閉塞患者では、前立腺部尿道の開きは良好であるが、膀胱頸部の尿道の開きが小さく、膀胱頸部が閉塞部位であることが明らかである。
本法を用いると、前立腺の前方領域にある平滑筋組織であるAnterior fibromuscular stromaが排尿中に明らかに動いて縮んでいることが観察される。
前立腺肥大が明らかでない高齢男性の排尿障害の原因に、この部位の機能的障害が関与する可能性が示唆されている。

排尿時経腹的DSE

figure-60
排尿時経腹的Digital Subtraction Echography(DSE)(figure-60)は、膀胱壁の排尿時の動きを経時的に1枚の画像に重ねて可視化する技術で、病的な壁の動きと自然排尿過程との比較が可能である。DSE法はVoiding TRUSでも可能で尿道壁の動きの異常も可視化できる。

RI

figure-61,62

Resistive Index(RI)は、ドプラ法で測定可能なパラメータで、拍動性血管の抵抗を反映する。
そこで、下部尿路閉塞に伴う前立腺部尿道抵抗と相関すると想定される前立腺内血管のRIを測定すると、BPH患者のRIは0.72±0.06、正常者のRIは0.64±0.04で、有意にBPH例で高値であった(figure-61,62)。
さらにTUR-Pの前後で、RIは0.72±0.04から0.63±0.01と有意に低下した。ゆえに前立腺血管のRIは、前立腺内圧の上昇を反映していると考えられる。

figure-63,64

膀胱尿管逆流症における腎内血管のRI測定の結果、RIの値は逆流の程度と相関し、逆流によって生じるrenal scarringを予測する重要な指標であると考えられた(figure-63,64)。
興味深いことに、BPHにおいてもrenal scarringにおいてもRI値0.7が重要な指標になる。

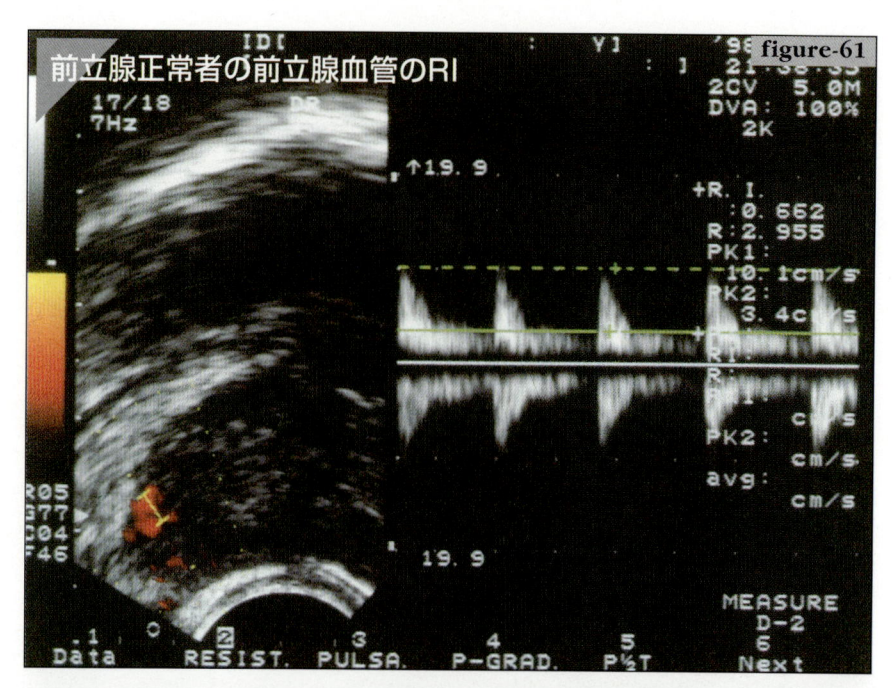

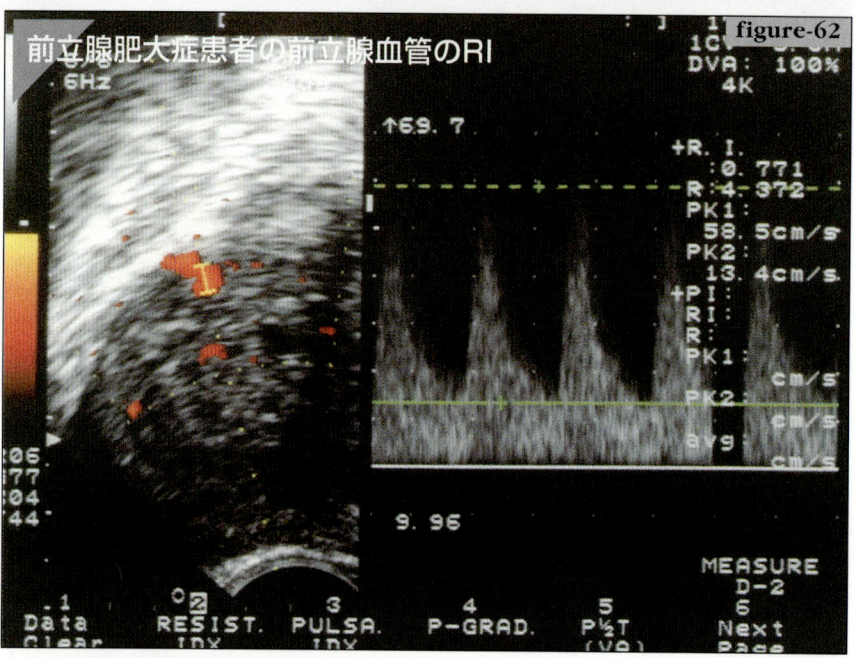

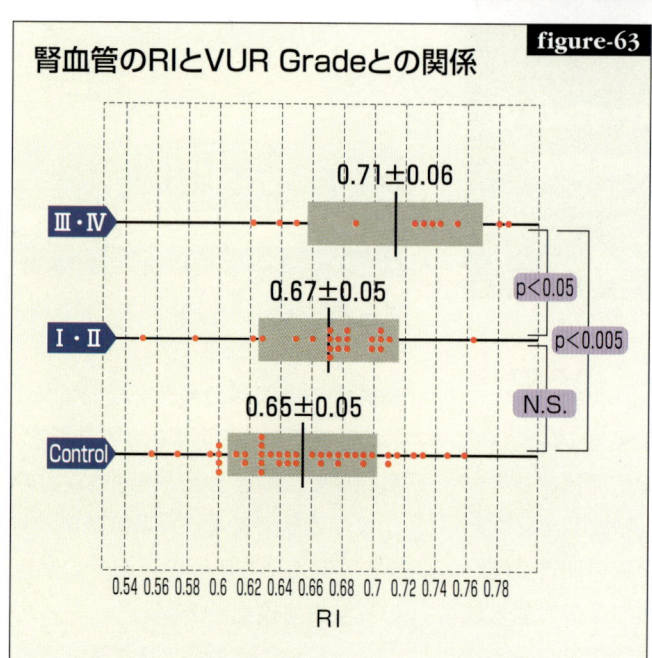

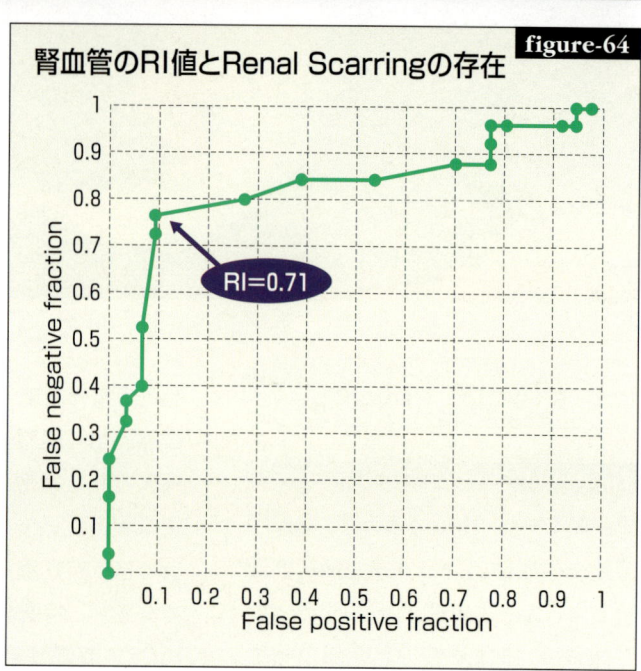

figure-61 前立腺正常者の前立腺血管のRI

figure-62 前立腺肥大症患者の前立腺血管のRI

figure-63 腎血管のRIとVUR Gradeとの関係

figure-64 腎血管のRI値とRenal Scarringの存在

超音波穿刺術

超音波穿刺術は、針生検および経皮的瘻孔造設、さらに超音波の治療への応用にも必須の技術であり、広く応用されている。

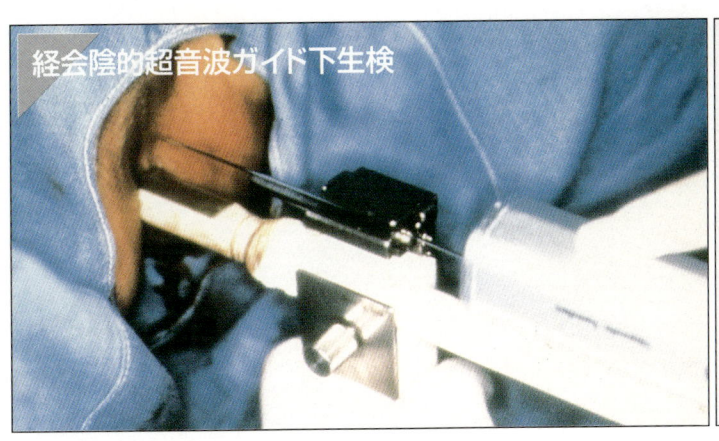

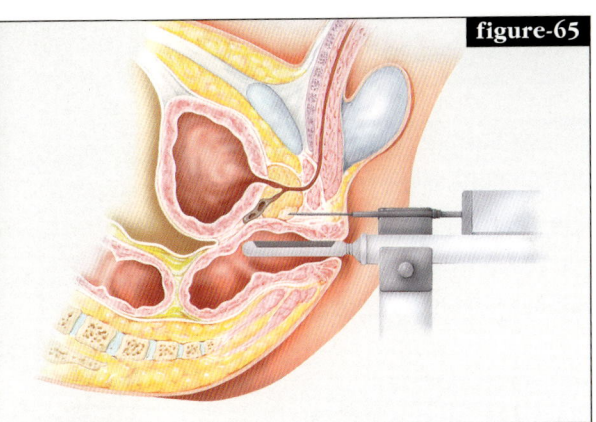

経会陰的超音波ガイド下生検

figure-65

Sonograms of prostate by linear scanning

Before puncture
B: urinary bladder
P: prostate
R: rectum

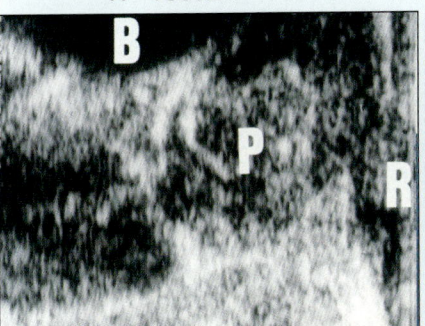

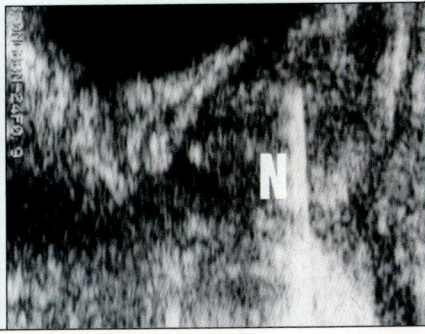

During puncture
N: needle

figure-66

経会陰的パワードプラガイド下生検

figure-67

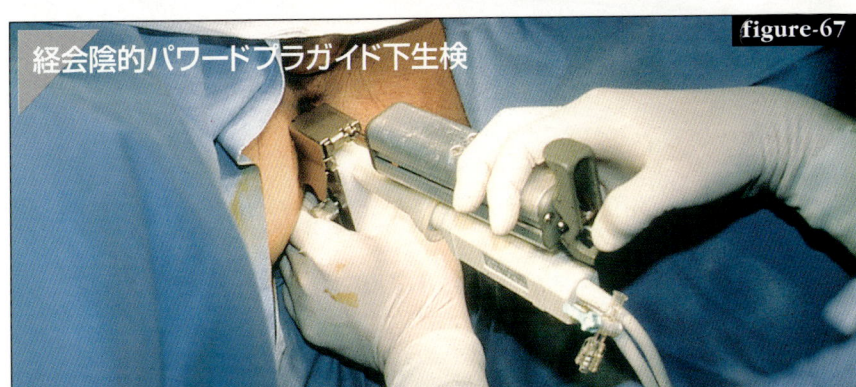

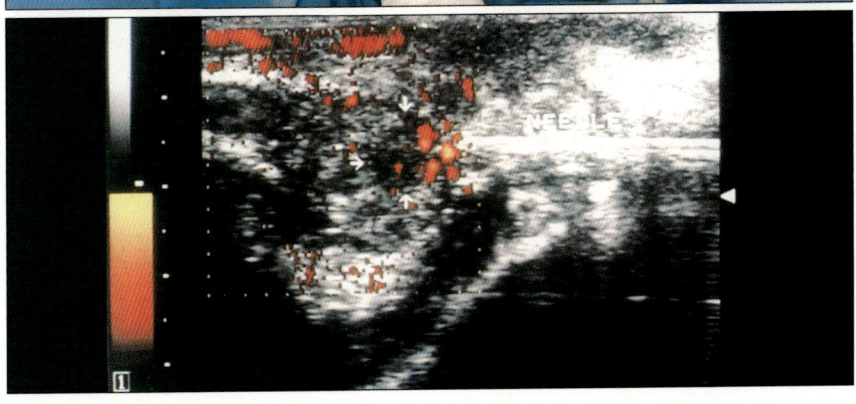

前立腺

figure-65~67

前立腺の針生検は、経会陰的と経直腸的方法があり、それぞれに特長がある。

1989年以来、系統的前立腺生検の重要性が認識され、系統的生検を標準的手法として、さらなる癌診断効率の向上を図る目的で、適切な生検のPSAを中心とした適応基準、生検部位や生検本数の検討がなされてきた。しかし、過去に系統的生検で癌陰性であった症例への再生検で約2割に癌が陽性となる事実からも、再生検の必要性とその適応の検討が必要である。

さらに、初回生検の効率向上を図るために、解決すべき課題が数多く残されている。

生検の適応基準には、TRUSによるvolume-studyの結果を加味したPSA indexが有用とされ、生検前のTRUS測定、およびドプラ法を用いた前立腺内部echoの検討による生検部位の詳細な検討も有用とされている。この分野での画像技術の進歩と生検適応indexの発展、生検方法の改良が期待される。

新しい超音波技術

超音波技術の最近の進歩で、超音波造影剤、harmonic image、さらに三次元画像に注目したい。これらは詳細な血流の同定、gray-scaleの精度向上、立体的病態の把握に貢献しうるものである。今も発展途上にあり、将来が期待される。

手術中超音波

figure-68
泌尿器外科におけるendo-urologyの発展に伴い、術中情報源としての超音波による体腔内走査の重要性も増し、病変の広がりの把握に貢献できる。

Harmonic US

figure-69
超音波の高調波（harmonic）を従来の反射波に重ねて画像化することで、画像精度の向上を図るとともに、血流信号をgray-scale画面上で表示し、isoechoic cancerを同定することも可能となった。

ドプラ法

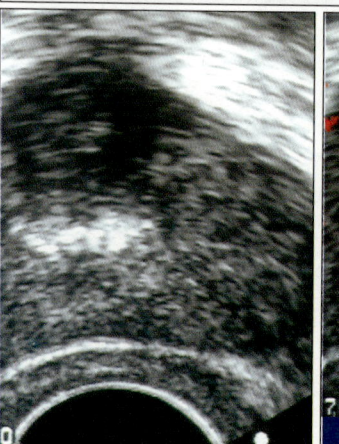

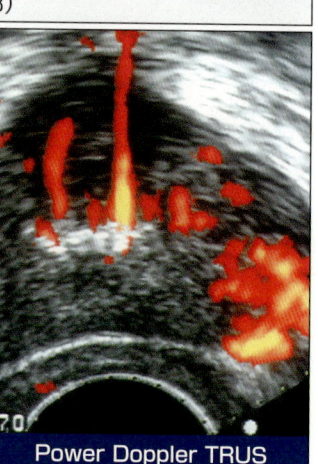

figure-70,71
カラードプラは、血流の流速の方向性とその強弱を色分けして表示する技術である。パワードプラは、血管内の超音波反射体である赤血球数に応じて、色の強弱で血管密度を表示する。

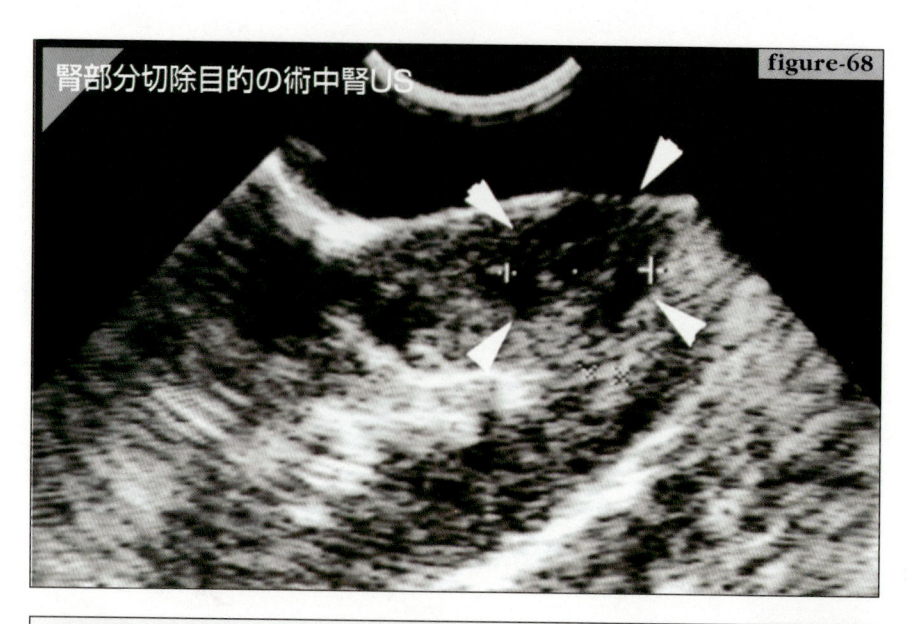

figure-68 腎部分切除目的の術中腎US

figure-69 Contrast-enhanced intermittent gray-scale US: detection for an isoechoic cancer —Halpern et al. AJR174 2000
Prostate cancer (Gleason score 6, PSA=9.1ng/ml)
Before enhancement Isoechoic pattern / Enhanced intermittent image Enhancement in left PZ (arrows)

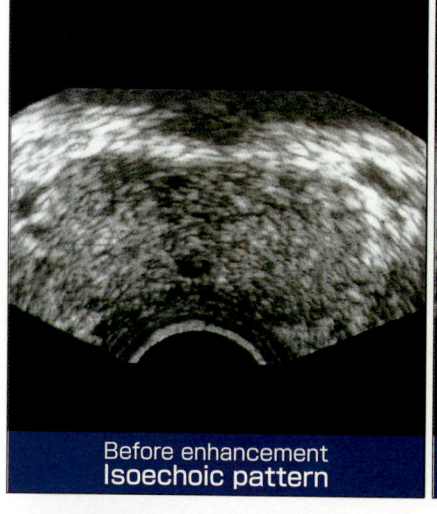

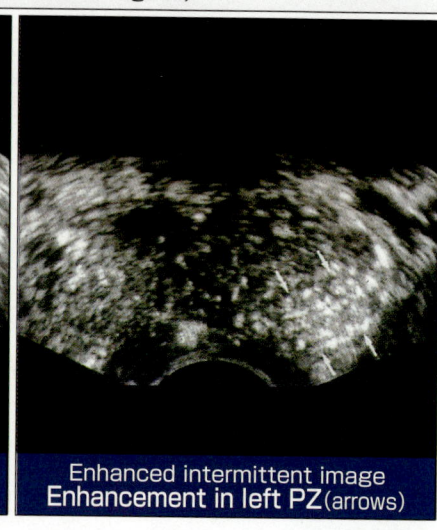

figure-70 T2a prostate cancer (PSA=4.5, Gleason score 8) Doppler TRUS

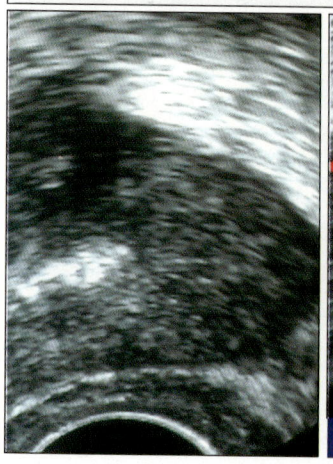

figure-71 T2a prostate cancer (PSA=4.5, Gleason score 8) Power Doppler TRUS

造影ドプラ

figure-72

赤血球とほぼ同様の超音波反射体を、微細な腫瘍血管内に増やすことによって、より微小な血管も連続性を保って画像化できる。
微小気泡超音波造影剤は、すでに保険適応となり、広く用いられている。

Enhanced power Doppler US using micro-bubbles for the prostate cancer (Gleason score 7, PSA=6.2ng/ml)

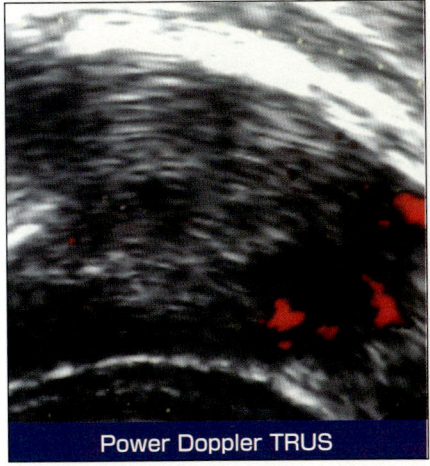

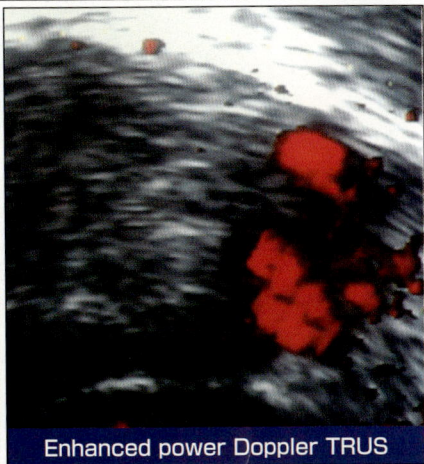

Power Doppler TRUS | Enhanced power Doppler TRUS

3-Dimensional power Doppler US

Power Doppler | Enhanced power Doppler

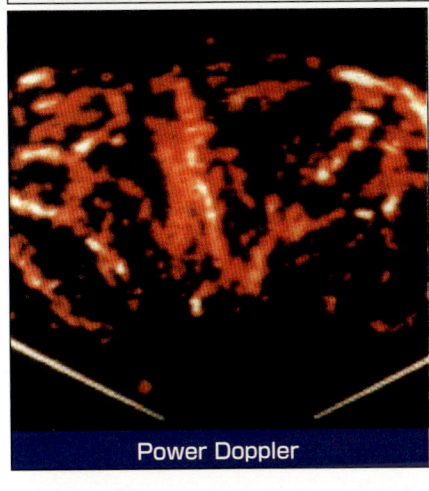

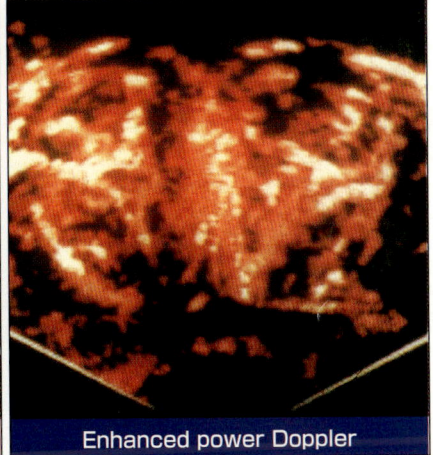

3D前立腺

figure-73

前立腺の血管の三次元的立体走行の変位の評価が、3D超音波画像を用いて可能である。
特に前立腺血管は微細であるので、血管を連続的に描出するには造影法を併用したほうがよい画像が得られる。
figure-73では前立腺肥大において、肥大結節を取り巻く新生血管のほぼ左右対称な走行が描出されている。

3D腎

figure-74

figure-74は、肉眼的血尿を主訴とした腎の動静脈瘻における腎血管の三次元カラードプラ像である。
乱流が黄色に明瞭に描出されており、動静脈瘻の立体的広がりが把握できる。塞栓術の適応部位の判定に有用であるとともに、治療後の残存機能腎の評価にも有用であった。
腎血管の3Dは、腎細胞癌の腫瘍血管と腎主要血管との立体的位置関係を理解する一助となり、腎保存療法における術中評価の目的においても有用性が期待される。

腎臓のAVM（治療前）

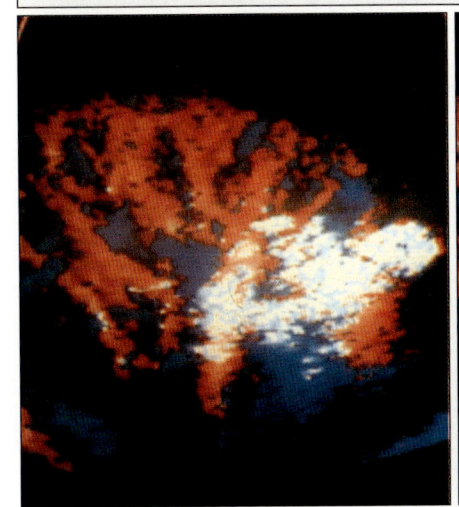

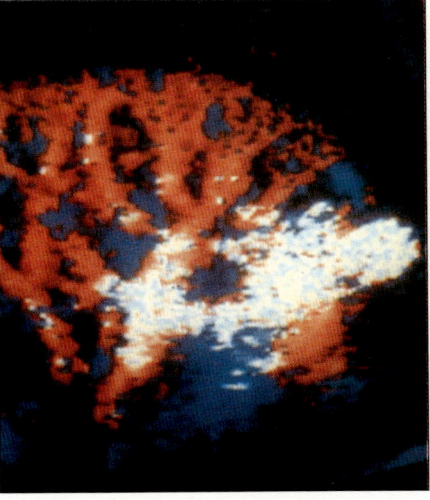

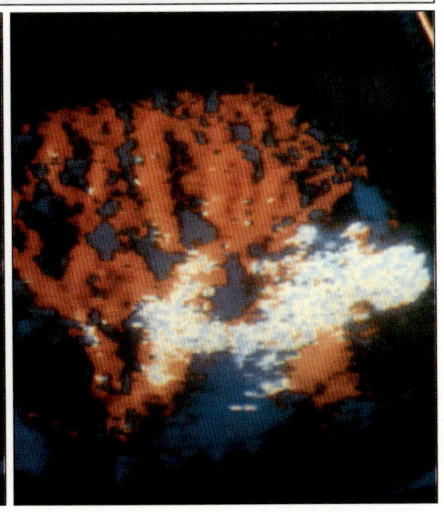

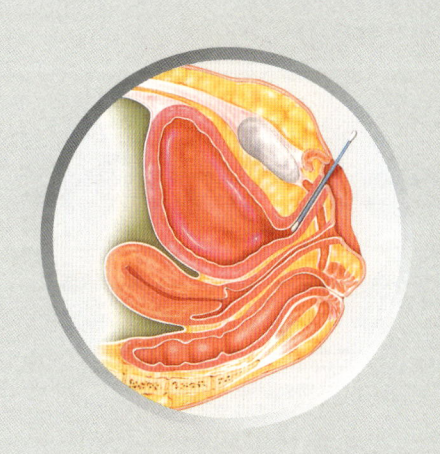

日常診療のための
泌尿器科診断学
VISUAL LECTURE FOR PRACTICE
7

女性尿失禁の検査

名古屋大学大学院医学研究科
病態外科学講座泌尿器科学講師 **後藤百万**　名古屋大学大学院医学研究科
病態外科学講座泌尿器科学教授 **大島伸一**

VISUAL LECTURE FOR PRACTICE
日常診療のための泌尿器科診断学■女性尿失禁の検査

女性尿失禁の病態

切迫性、腹圧性、混合型に分類できる

膀胱機能障害を引き起こす明らかな基礎疾患のない女性尿失禁には、腹圧性尿失禁、切迫性尿失禁、およびその両者が混在する混合型尿失禁がある。切迫性尿失禁は、蓄尿時における膀胱の不随意な収縮（detrusor instability）による尿失禁であり、このような膀胱を不安定膀胱という。不安定膀胱の原因の多くは不明であるが、加齢による膀胱機能変化、下部尿路閉塞や尿路感染が原因となることもある。腹圧性尿失禁は、腹圧上昇に伴う膀胱内圧上昇が尿道抵抗を上回り、膀胱収縮を伴わずに尿がもれるもので、尿道過可動（urethral hypermobility）と内因性括約筋不全（intrinsic sphincter deficiency：ISD）の2つの病態が関与する。

尿道過可動は、骨盤底の弛緩により膀胱頸部が下垂することによる、腹圧の尿道への伝搬障害が主な病態である。内因性尿道括約筋不全は、膀胱頸部・近位尿道が弛緩することにより、尿道抵抗が低下する。閉経後のエストロゲン低下による尿道粘膜萎縮、尿失禁手術・婦人科手術や放射線治療による尿道の変化などによることもあるが、原因不明のものが少なくない。実際には2つの病態が種々の程度に混在する。尿失禁の病態診断は、治療方法の選択において重要である。

分類	病態	病因
切迫性尿失禁	不安定膀胱（Detrusor Instability）	●加齢による膀胱機能変化 ●下部尿路閉塞 ●尿路感染 ●潜在性神経疾患 ●特発性
腹圧性尿失禁	尿道過可動（Urethral Hypermobility）に基づく腹圧の尿道への伝搬障害（骨盤底弛緩による膀胱頸部下垂）	●加齢、分娩、腹圧負荷 ●骨盤内手術 ●先天的骨盤底形成異常
腹圧性尿失禁	内因性尿道括約筋不全（ISD）（膀胱頸部・近位尿道の密着性低下による尿道抵抗低下）	●放射線治療 ●尿失禁手術・婦人科的手術 ●萎縮性尿道炎（エストロゲン低下） ●特発性
混合型尿失禁	腹圧性尿失禁と切迫性尿失禁の合併	

腹圧性尿失禁の病態

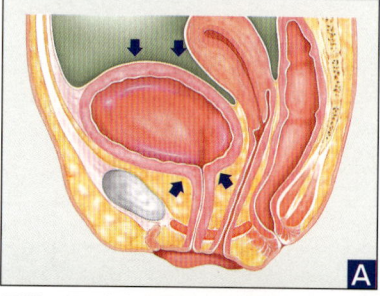

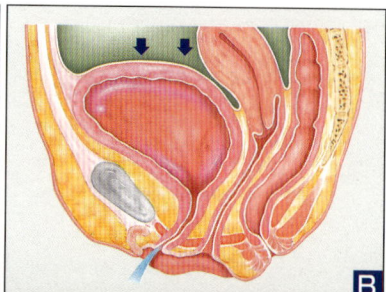

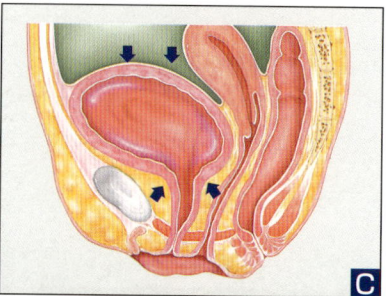

正常では、(A)腹圧により膀胱内圧の上昇が起こるが、腹圧は同様に尿道にも伝搬され、尿道内圧も同時に上昇するため、尿禁制は保たれる。尿道過可動により膀胱頸部が下垂し、骨盤底に押しつけられた形となると(B)、腹圧上昇は尿道へ伝搬されなくなり、膀胱内圧が尿道内圧を凌駕するため、尿失禁が起こる(pressure transmission theory)。他方、(C)内因性括約筋不全では、膀胱頸部・近位尿道の密着(coaptation)が障害されて開大し、軽度の膀胱内圧上昇により尿失禁が起こる。

VISUAL LECTURE FOR PRACTICE
日常診療のための泌尿器科診断学■女性尿失禁の検査

診断手順

尿失禁は生命に直接かかわるものではないが、QOLを損なう、いわゆるQOL疾患である。重症度の評価、治療法の選択、治療効果の評価においては、自覚症状およびQOLの評価が重視される傾向にある。

しかし、病態により治療選択が異なることもあり、診断に迷う場合や、特に外科的治療を行う場合には、尿流動態検査や画像検査により客観的な診断を行うことが必要である。

基本評価

下記に示す評価により、多くの場合は切迫性尿失禁、腹圧性尿失禁などの尿失禁タイプ鑑別、重症度評価が可能であり、初期評価としては以下の基本評価を行う。

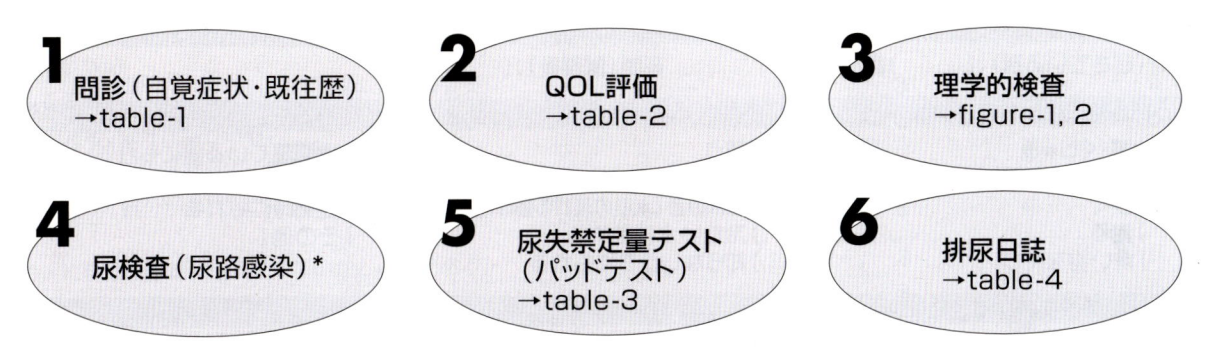

1. 問診（自覚症状・既往歴）→table-1
2. QOL評価 →table-2
3. 理学的検査 →figure-1, 2
4. 尿検査（尿路感染）*
5. 尿失禁定量テスト（パッドテスト）→table-3
6. 排尿日誌 →table-4

*膀胱炎、尿道炎などの尿路感染が不安定膀胱の原因になることがあるので、尿路感染のチェックのために行う。

追加検査

自覚症状や理学的検査による尿失禁タイプの診断と実際の病態が異なることが20〜30％にみられ、より正確な病態の把握が必要である。特に外科的治療を前提とした評価においては、以下のより詳しい他覚的検査を行うことが必要である。

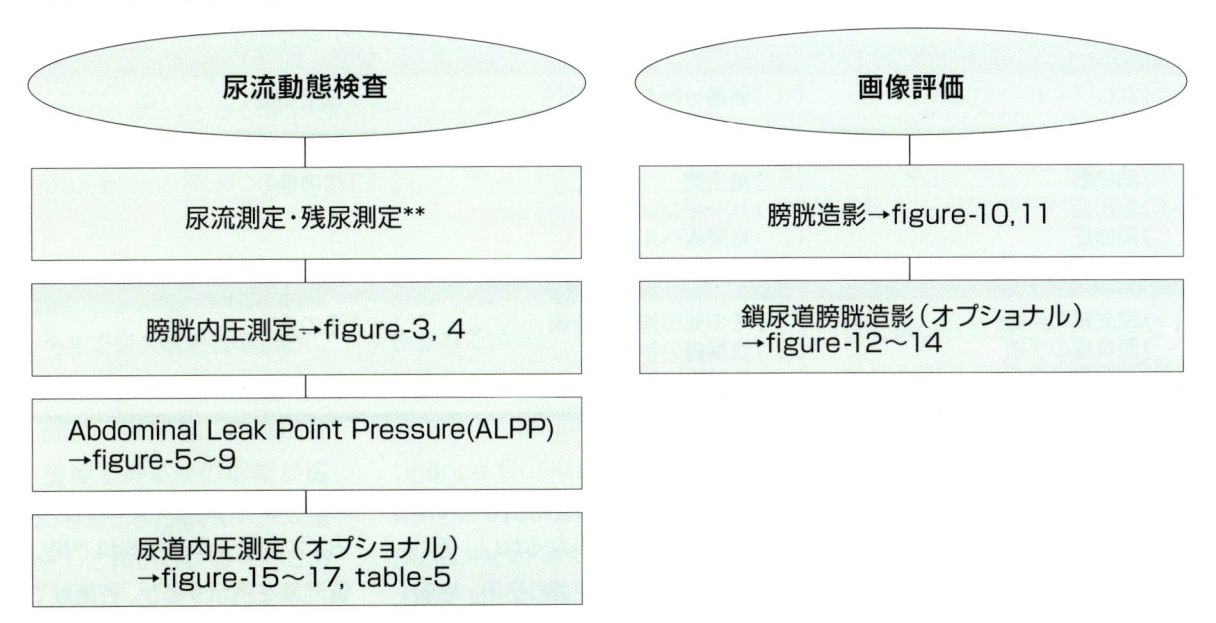

尿流動態検査
- 尿流測定・残尿測定**
- 膀胱内圧測定→figure-3, 4
- Abdominal Leak Point Pressure (ALPP) →figure-5〜9
- 尿道内圧測定（オプショナル）→figure-15〜17, table-5

画像評価
- 膀胱造影→figure-10, 11
- 鎖尿道膀胱造影（オプショナル）→figure-12〜14

**腹圧性尿失禁、切迫性尿失禁では尿流測定は正常であり、通常有意な残尿もみられない。腹圧性尿失禁症例では、尿道抵抗低下のため最大尿流率は正常より高値となることが多い。尿排出障害除外のため、スクリーニング検査として行うことがある。

理学的検査

一般理学的検査、神経学的検査のほかに、尿失禁の評価に必要な特異的な理学的検査がある。

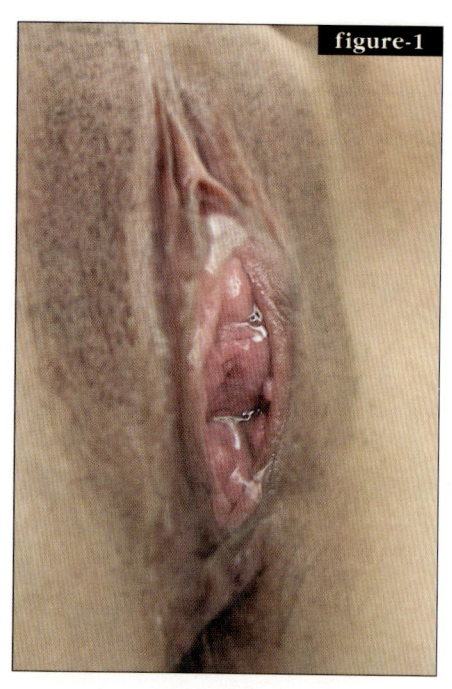

膣・外陰部の診察

尿失禁による外陰部皮膚の湿疹の有無、外尿道口や膣口の診察は重要である。
腹圧性尿失禁患者では、骨盤底弛緩に合併して、膀胱瘤、直腸瘤、子宮脱などの性器脱を合併することが少なくない。
これらは治療方針の選択にかかわることがあるので、怒責による腹圧負荷を行わせ、注意深く診察を行う。なお、クスコー膣鏡よりジモン膣鏡を使ったほうが、膣前壁の観察は行いやすい。

ストレステスト

figure-1

膀胱内に尿が充満した状態で、患者に腹圧をかけたり、あるいは咳をさせ、尿道から腹圧負荷に一致した尿漏出があるかどうかをみる検査である。

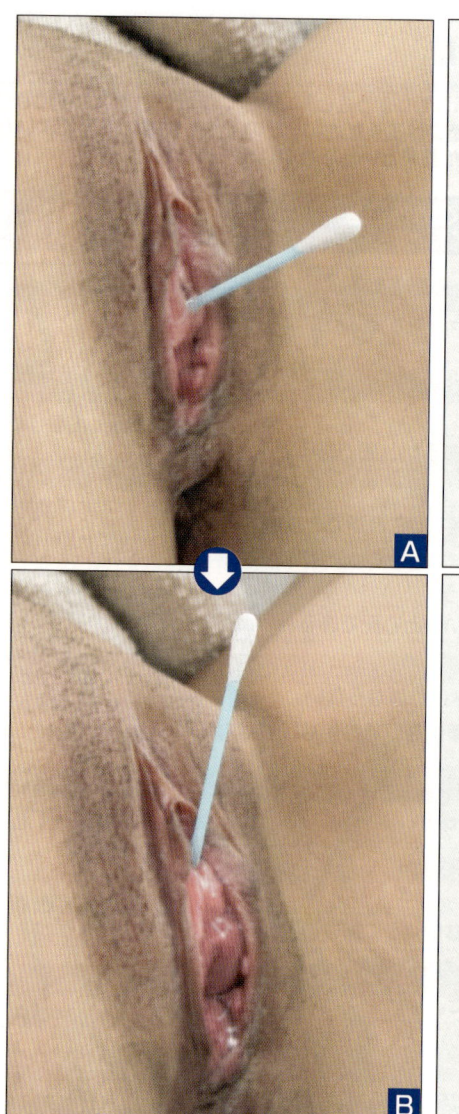

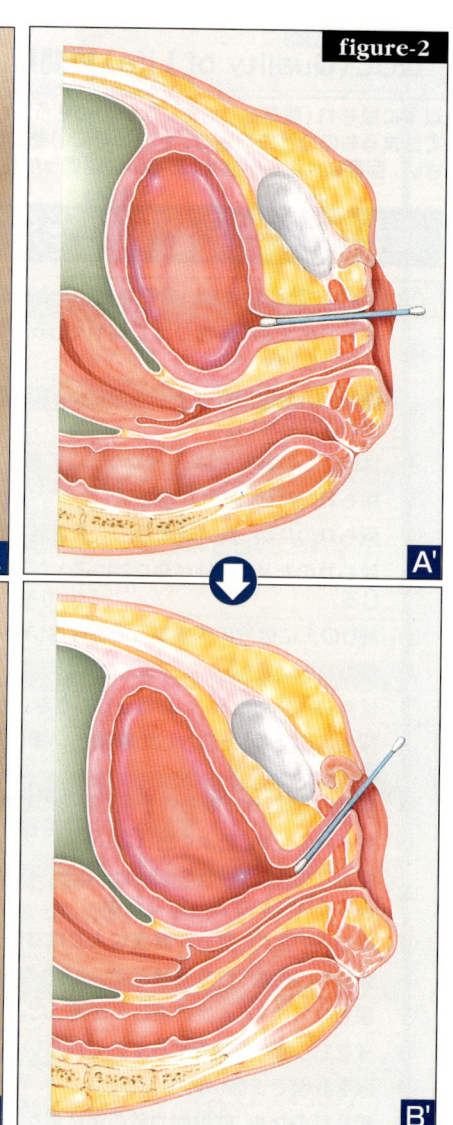

腹圧負荷に一致した尿漏出を認める場合はストレステスト陽性で、腹圧性尿失禁の存在を裏付ける。しかし、陰性でも腹圧性尿失禁がないとはいえない。
また、腹圧負荷中止後しばらくして尿がもれる場合は、detrusor instabilityによる切迫性尿失禁を疑う。
腹圧時の尿もれの自覚症状があり、ストレステストが陽性であれば、ほぼ腹圧性尿失禁と診断してよい。しかし、自覚症状のみでストレステストが陰性の場合は、さらにほかの検査により慎重に診断する必要がある。

Qチップテスト

figure-2

砕石位で外尿道口からQ-tip(綿棒)を挿入し、怒責時にどれほど綿棒の先が弧を描くかを視覚的に判定する検査で、尿道過可動があるかどうかを検討するものである。
水平位置から怒責時30度以内の移動は正常と判定する。figure-2では安静時(A)に比べ、怒責時(B)に綿棒が上向きに大きく弧を描いて移動し、尿道過可動があることを示唆する。

尿失禁定量テスト

腹圧性尿失禁の程度を評価するための方法であり、客観的重症度の評価や治療効果の他覚的評価として用いられる。方法によっては再現性が不良なこと、自覚的重症度と必ずしも相関しないこと、軽度の尿失禁では感度が低いなどの問題も指摘されている。

尿失禁定量テスト（パッドテスト） table-3

- ICS-60分パッドテスト
- 一定膀胱容量パッドテスト
- 24時間パッドテスト

ICS-60分パッドテストの評価

≦2g	尿禁制
2.1〜5.0g	軽度尿失禁
5.1〜10.0g	中等度尿失禁
10.1〜50.0g	高度尿失禁
≧50.1g	極めて高度の尿失禁

ICS-60分パッドテスト

0分
検査前→パッドの重量測定〔　　　〕g（a）
テスト開始前に排尿しない

パッド装着→500mlの水を15分以内で飲み終える
椅子またはベッド上で安静

15分

歩行を30分続ける

階段の上り下り（1階分）　×1回

45分
① 「椅子に座る⇔立ち上がる」の繰り返し　×10回
② 強く咳き込む　×10回
③ 1か所を走り回る……1分間
④ 床上の物を腰をかがめて拾う動作　×5回
⑤ 流水で手を洗う……1分間

60分
終了
パッドの重量測定〔　　　〕g（b）
排尿して尿量測定〔　　　〕ml

尿失禁量：(b)−(a)＝〔　　　〕g

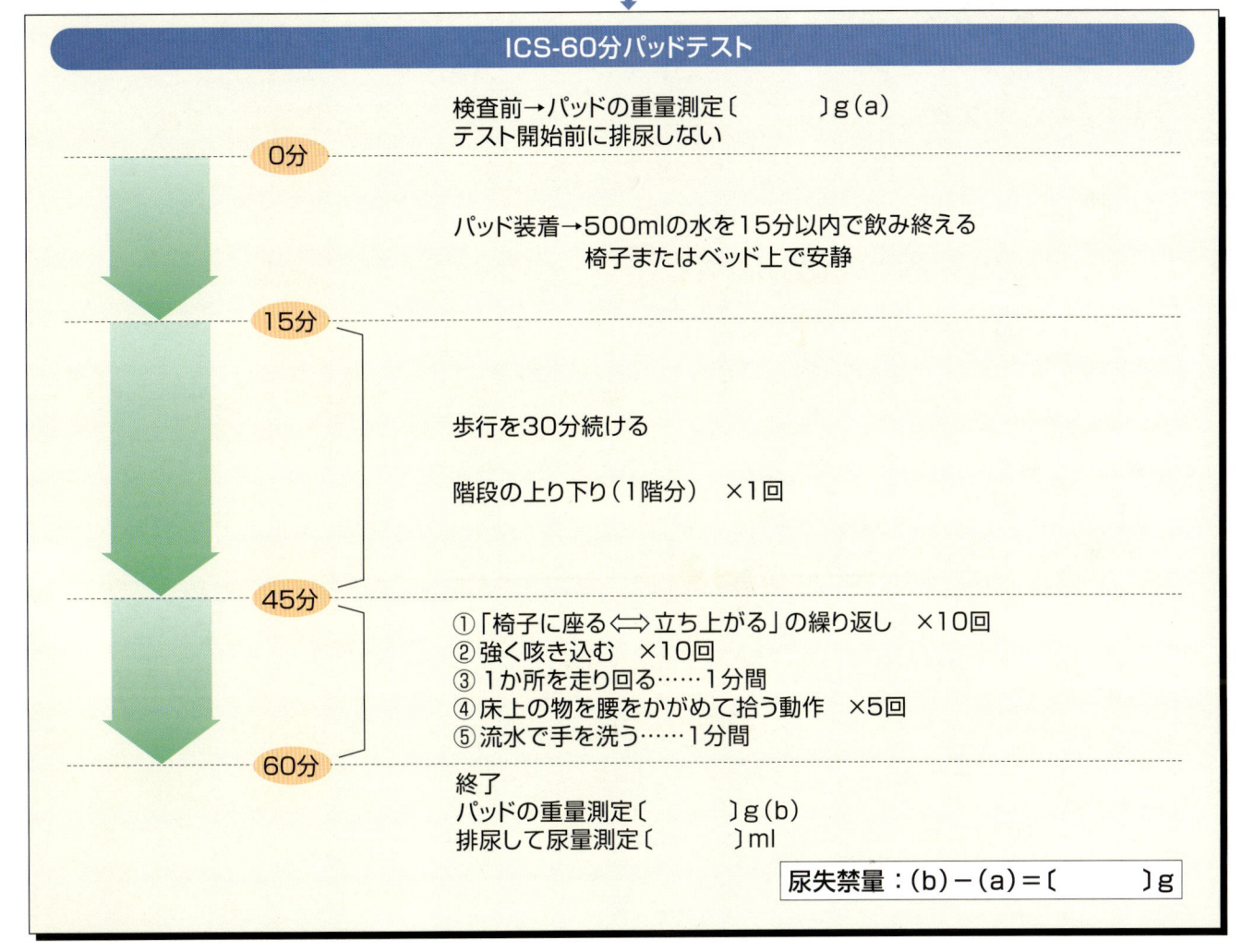

table-3

国際尿禁制学会（ICS）により推奨される方法は、500ml飲水後、外陰部にパッドを装着し、一連の動作を行う。運動前後のパッドの重量の差を測定して、尿失禁量を示す。2g以上を尿失禁陽性と判定する。

この方法は低侵襲で簡便であるが、再現性に問題がある。このため、膀胱内に200〜300ml程度で一定量の生理食塩水を注入して検査を行う一定膀胱容量パッドテストや、24時間のトータルの尿失禁量を測定する24時間パッドテストなどの変法があり、再現性がより高いといわれる。

検査上の注意点は、検査前に尿をもらしてもよい検査であるということを十分に説明しておくことである。被験者が検査中尿をもらさないよう神経を使い、検査結果が実際の症状と一致しないことがあるので注意を要する。

排尿日誌

排尿日誌は、排尿時刻とそれぞれの排尿量、さらに尿失禁の有無などについて患者自身が記録するもので、半他覚的な評価として、排尿パターンの評価、失禁回数の評価に広く用いられる。

排尿日誌　　　　　　　　　　　　　　　　　　　　　　　　　　　　table-4

お名前 _____　　　　　　　　　　　　　月　　日

昼間			夜間（床に入ってから）		
時刻	排尿量	尿もれ	時刻	排尿量	尿もれ
7:00	150		2:00	150	⎫ なし
8:30	60		4:30	200	⎭
12:00	300	✓ トイレまで間に合わず			
15:30		✓ 走った時少し			
16:00	200				
18:00	150				
19:00		✓ くしゃみで下着まで			
21:30	100				
23:00	50				

table-4

患者に目盛りつきの紙コップを渡し、排尿した時刻とその時の排尿量を記載していただき、さらに尿失禁のあった時も記録していただく。
排尿回数、1回排尿量、1日排尿量、尿失禁回数などについて、患者が正しく記録すれば正確な情報を得ることができる。
一般に、切迫性尿失禁の患者では排尿回数が多く、1回排尿量が少ないことが多い。腹圧性尿失禁患者でも、尿をもらすことを恐れて早めにトイレに行く傾向があるので、同様の傾向を示すことがある。
通常3日から1週間の記録が用いられることが多いが、1日から1週間の記録での再現性は良好である。日常臨床では、1日から3日の記録でよいが、尿失禁回数の評価には、より長期間の記録が必要となる。

膀胱内圧測定

膀胱内圧測定において、膀胱の不随意の収縮(detrusor instability)が検出されれば、切迫性尿失禁の存在を客観的に示す。自覚症状に基づく診断では、腹圧性尿失禁と切迫性尿失禁の鑑別が困難な例もあり、混合型尿失禁の症例も少なくないため、診断に迷う症例では有用な検査である。

figure-3

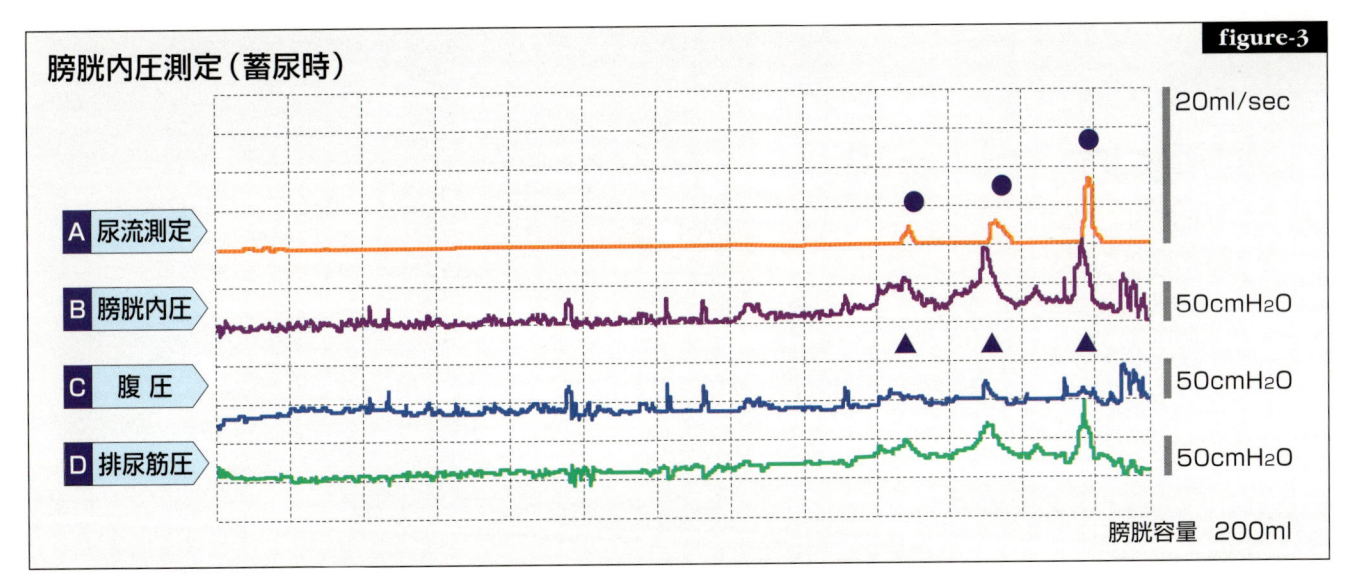

膀胱内圧測定(蓄尿時)

- A 尿流測定 — 20ml/sec
- B 膀胱内圧 — 50cmH$_2$O
- C 腹圧 — 50cmH$_2$O
- D 排尿筋圧 — 50cmH$_2$O

膀胱容量 200ml

figure-4

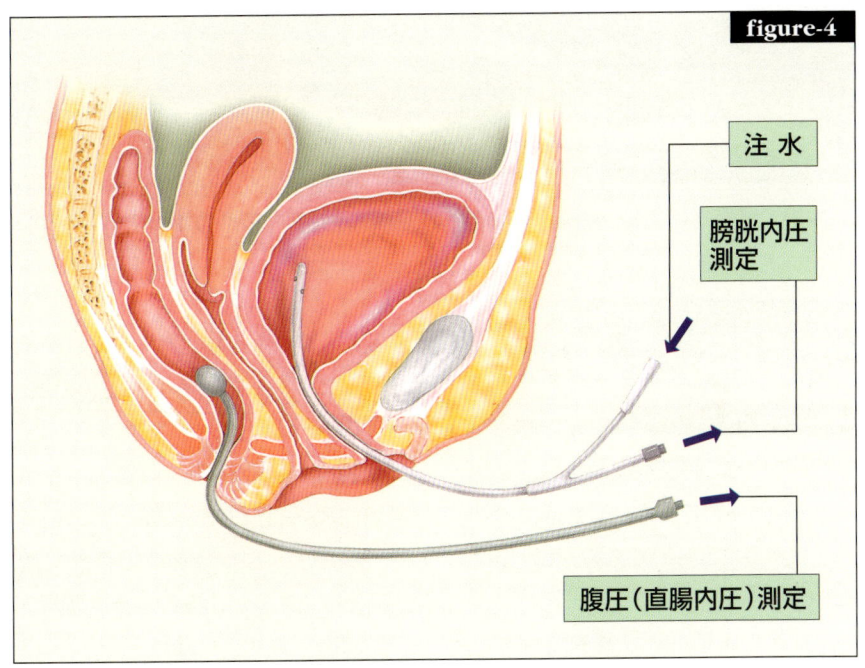

注水
膀胱内圧測定
腹圧(直腸内圧)測定

膀胱内圧測定

figure-3,4

尿道から膀胱に2腔カテーテルを挿入し、1腔から生理食塩水を注入(50ml/min)し、もう一方より膀胱内圧を測定する。

膀胱内圧測定のみの場合は、Bの膀胱内圧のみが記録される。膀胱内圧は腹圧によっても上昇するため、腹圧(C)を測定することにより膀胱内圧の上昇が膀胱の不随意な収縮によるものか、腹圧によるアーチファクトかを鑑別することが可能となる。

機器によっては自動的にリアルタイムに膀胱内圧から腹圧を差し引いた排尿筋圧(D)を記録することができ、膀胱収縮の状態が観察できる。

figure-3に、蓄尿時膀胱内圧測定を示す。膀胱の不随意な収縮(▲)がみられ、その収縮に応じて尿のもれがみられる(●)。

detrusor instabilityは単に膀胱に水を注入するのみの膀胱内圧測定では検出率は約1/3といわれ、膀胱充満時に咳をさせる、冷たい水に手を触れるなどの誘発試験を行うことが重要である。また、臥位より坐位や立位のほうがdetrusor instabilityは起こりやすい。

膀胱内圧測定の媒体

内圧測定の媒体としては、水(液体)とガス(CO_2)があり、市販の検査機器には水専用、ガス専用、両者可能のものなど種々がある。

ガスは準備が簡潔であり、速い注入スピードが可能で検査時間が短くてすむ。あるいは水による検査室のぬれがないことなどの利点がある。

他方、ガスの粘膜刺激性により、膀胱の反応が過敏に出やすいこと、ガスでは膀胱の収縮が過剰に現れること、液体のほうが生理的であることなどから、国際禁制学会では測定媒体として液体を推奨している。

ALPP測定

腹圧性尿失禁において、尿道過可動と内因性括約筋不全との2つの病態の鑑別、および尿道抵抗低下の程度の評価にALPP（abdominal leak point pressure）測定を用いる。

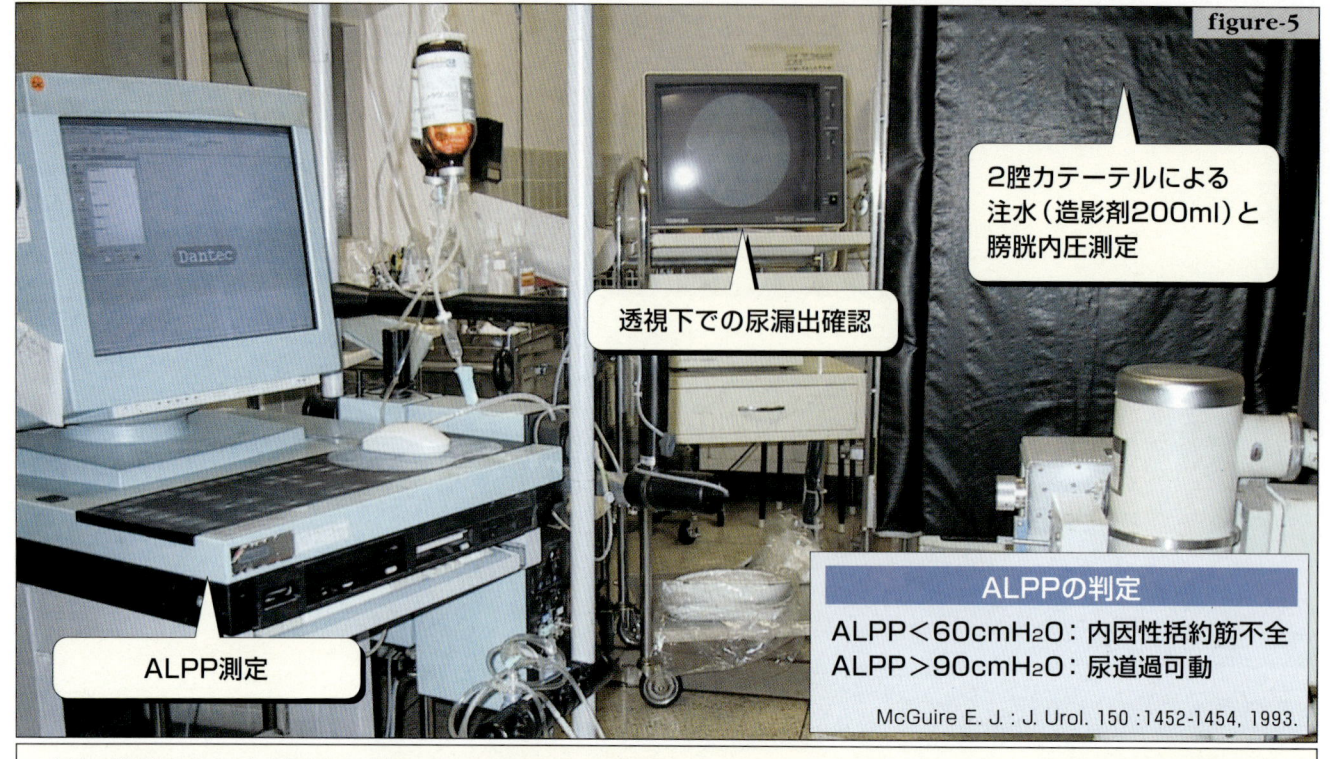

figure-5

- ALPP測定
- 透視下での尿漏出確認
- 2腔カテーテルによる注水（造影剤200ml）と膀胱内圧測定

ALPPの判定
ALPP＜60cmH$_2$O：内因性括約筋不全
ALPP＞90cmH$_2$O：尿道過可動

McGuire E. J. : J. Urol. 150 : 1452-1454, 1993.

本法で検査を行えば、膀胱内圧測定、ALPP測定、膀胱造影のすべてが一連の検査で施行でき、効率的かつ有用である。

実際の方法

figure-5

ALPP測定は、膀胱充満時に腹圧を加え、尿漏出が起こる時の最も低い膀胱内圧を測定するものである。実際には種々の方法が行われており、現在コンセンサスの得られた標準的方法はない。

我々が日常行っている方法は、経尿道的に8Fの2腔カテーテルを膀胱内に挿入し、固定後、1腔から造影剤を50ml/minの速度で注入し、他腔から膀胱内圧を持続的に記録する。正面透視下、立位にて検査を行い、膀胱に200mlの造影剤を注入しながら膀胱内圧測定を行う。

detrusor instabilityの有無を確認後、そのままValsalva法（吸気にて息を止め怒責）で腹圧による膀胱内圧上昇を起こす。内圧がリアルタイムに示されるモニター画面を被験者にみせ、怒責のかけ具合により膀胱内圧の上昇が種々の程度に得られることを示す。モニター上で膀胱内圧上昇の目的レベルを示しながら種々の程度に腹圧をかけてもらい、膀胱の透視画面上で尿漏出を確認した時点で、トレース上に印をつける。

同様の操作を繰り返して、少なくとも3回以上の尿漏出を確認して、各々印をつける。尿漏出の確認は透視下で行っている。怒責にて尿漏出が得られない場合は、段階的な強さで咳をしてもらい、やはり尿漏出が起こった時点で印をつける。

検査終了後、圧トレース上で尿漏出時の膀胱内圧で最も低いものをALPPとして採用する。尿漏出は極めて短時間の変化であるので、尿漏出が起こったと同時の圧を確認するためには、トレースの時間軸を長くしておくとよい。

怒責による圧上昇の場合は圧上昇が緩徐であるため、尿漏出→確認→印付けの時間差はあまり問題とならない。

咳による場合は圧上昇が瞬時のため、尿漏出の起こった瞬間の膀胱内圧を読み取ることは困難である。尿漏出がみられた咳による圧上昇時のピーク圧をALPPとする。

なお、腹圧による膀胱内圧上昇と膀胱収縮による内圧上昇を区別する意味では、直腸内圧を腹圧として同時測定するのが望ましい。しかし、通常判別は容易であるので、腹圧性尿失禁におけるALPP測定において、われわれはルーチンには直腸内圧測定を行っていない。

figure-6

注水
（造影剤：200ml）

膀胱内圧測定

figure-7

cmH₂O
A
Valsalva　咳
200ml　35秒

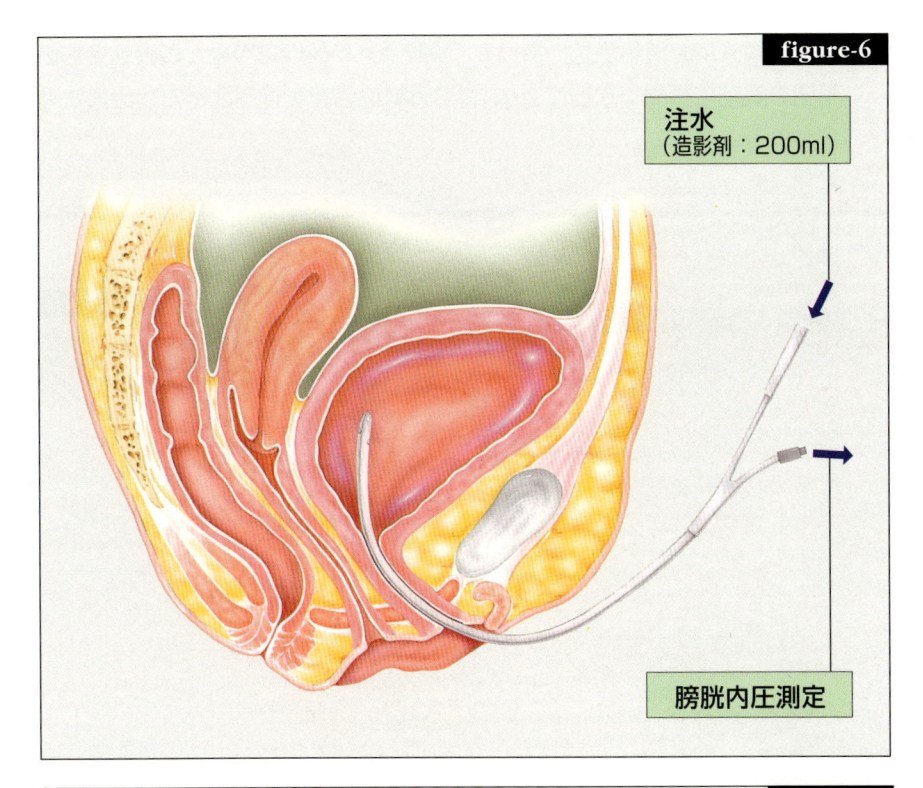

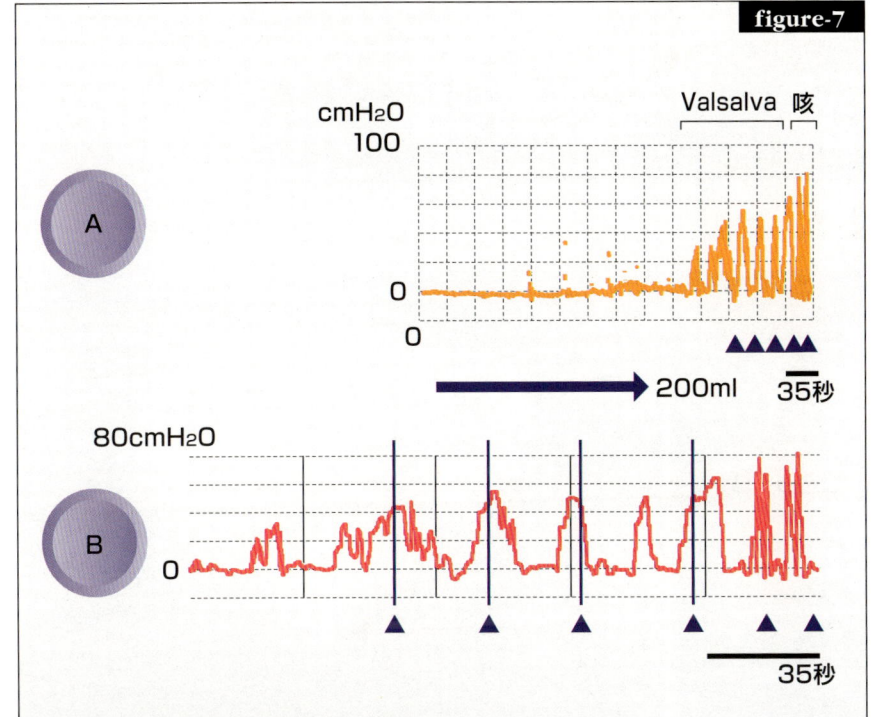

B
80cmH₂O
35秒

figure-6,7

（A）膀胱内に造影剤200mlを注入しながら膀胱内圧測定を施行し、以後、Valsalva法（怒責）、および咳にて膀胱内圧を上昇させ、透視下に尿漏出を確認した瞬間に尿漏出の印（▲）をつける。

（B）ALPP測定時のトレース部の時間軸を引き延ばし、尿漏出（▲）時の膀胱内圧を判読。その最低のものをALPPとする。本例ではALPPは40cmH₂Oと判読できる。

Valsalva法時には判読は容易であるが、咳による圧上昇は極めて短時間であり、正確な圧の判読は困難である。

figure-8

透視下での、尿漏出像を示す。

figure-9

ALPP測定に用いている8Fの2腔カテーテルを示す。一方から注水し、他方から膀胱内圧測定を行う。

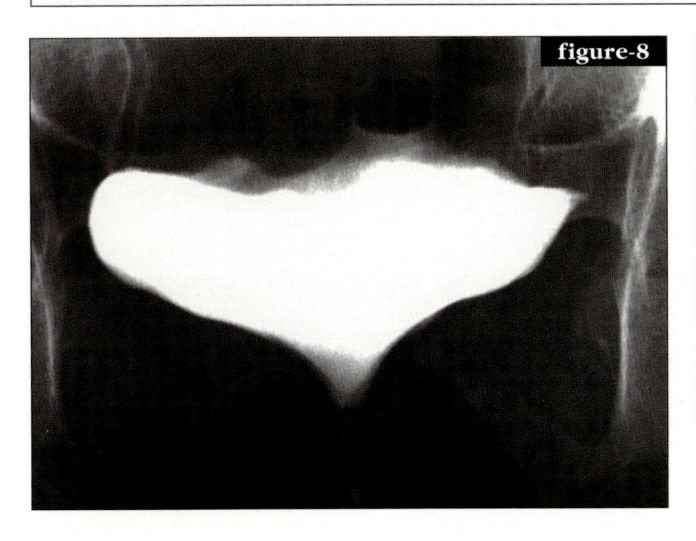

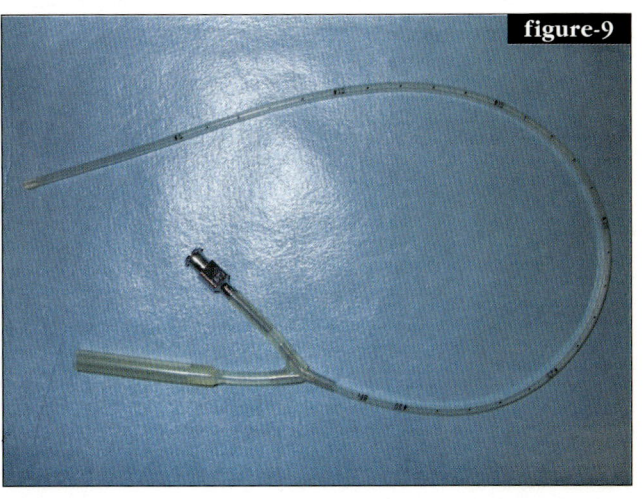

膀胱造影

腹圧性尿失禁の病態評価において、膀胱造影が尿道過可動と内因性括約筋不全の鑑別に役立つことがあり、特に外科的治療を行う症例では治療法選択の参考となる。

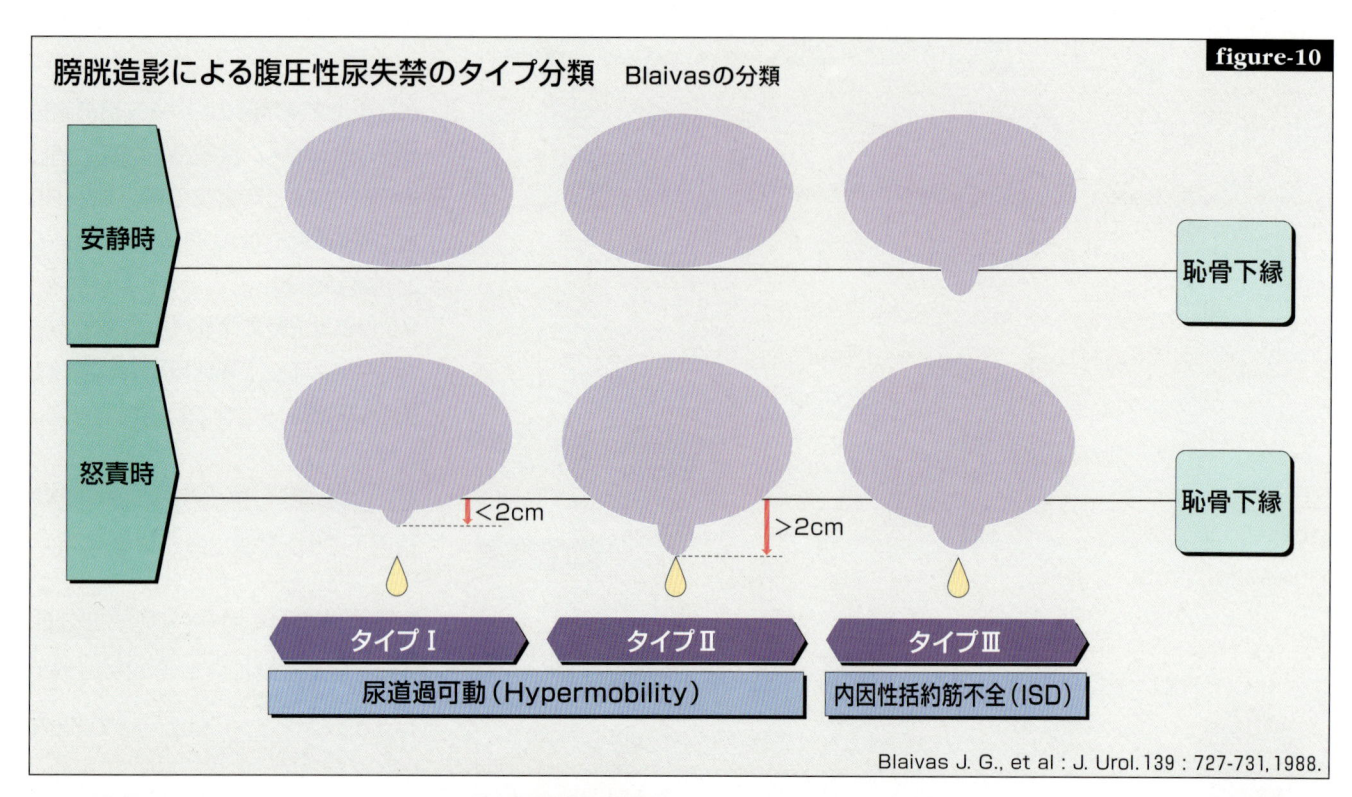

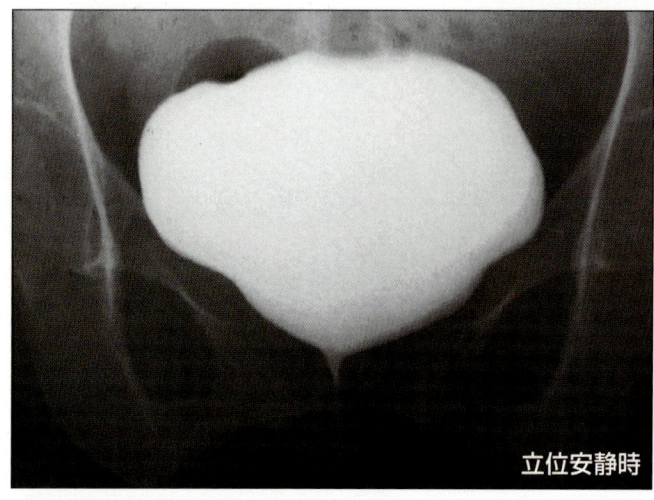

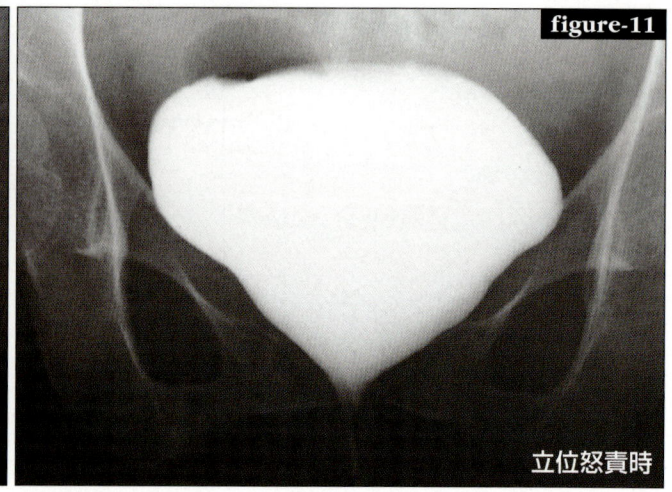

figure-10

膀胱造影による腹圧性尿失禁のタイプ分類　Blaivasの分類

安静時　／　怒責時　　恥骨下縁

タイプⅠ　タイプⅡ　タイプⅢ
尿道過可動（Hypermobility）　内因性括約筋不全（ISD）

Blaivas J. G., et al : J. Urol. 139 : 727-731, 1988.

figure-11

立位安静時　／　立位怒責時

figure-10

膀胱内に造影剤200mlを注入し、立位正面像の安静時と怒責（腹圧負荷）時で評価する。

タイプⅠ：安静時の膀胱頸部は恥骨下縁より上方にあるが、怒責時には恥骨下縁より下降し（2cm以内）、尿失禁を認める。

タイプⅡ：安静時の膀胱頸部は、恥骨下縁より上方（タイプⅡA）あるいは下方（タイプⅡB）にある。怒責すると膀胱頸部は恥骨下縁より2cm以上下降し、尿失禁を認める。

タイプⅢ：安静時に膀胱頸部が開大し、軽度の腹圧で容易に尿がもれる。タイプⅠとタイプⅡが尿道過可動による腹圧性尿失禁。タイプⅢが、内因性括約筋不全による腹圧性尿失禁と診断する。

figure-11

内因性括約筋不全による腹圧性尿失禁例の立位正面安静時と怒責時の膀胱造影である。

安静時に、すでに膀胱頸部から近位尿道の開大がみられる。怒責時には膀胱頸部の下垂は軽度であるが、膀胱頸部から近位尿道の開大が顕著となり、尿失禁がみられる。

鎖尿道膀胱造影

女性尿道を描出するために、尿道内に細い金属製鎖を留置し、膀胱内に造影剤を200ml程度注入して撮影する。腹圧性尿失禁のタイプ分類、外科的治療効果の評価に有用である。

figure-12

鎖尿道膀胱造影では、立位正面の安静時と怒責時、および側面の安静時と怒責時の計4枚の写真を撮影する。正面では、前述のBlaivasの分類の評価を行える。

側面像においては、後部尿道膀胱角（A）、および上部尿道傾斜角（B）を測定できる。

後部尿道膀胱角は正常では60～100度であるが、尿道過可動（膀胱頸部下垂）による腹圧性尿失禁では開大する。写真の症例では180度以上となっている。

上部尿道傾斜角は正常では0～30度であるが、尿道過可動による腹圧性尿失禁では開大する。

膀胱頸部挙上術後では、これらは矯正される。

figure-13

膀胱が膣へ下垂し、膀胱瘤の所見を示す。

figure-14

手術治療（膀胱頸部挙上術）前後の鎖尿道膀胱造影で、後部尿道膀胱角が180度から90度に変化している。

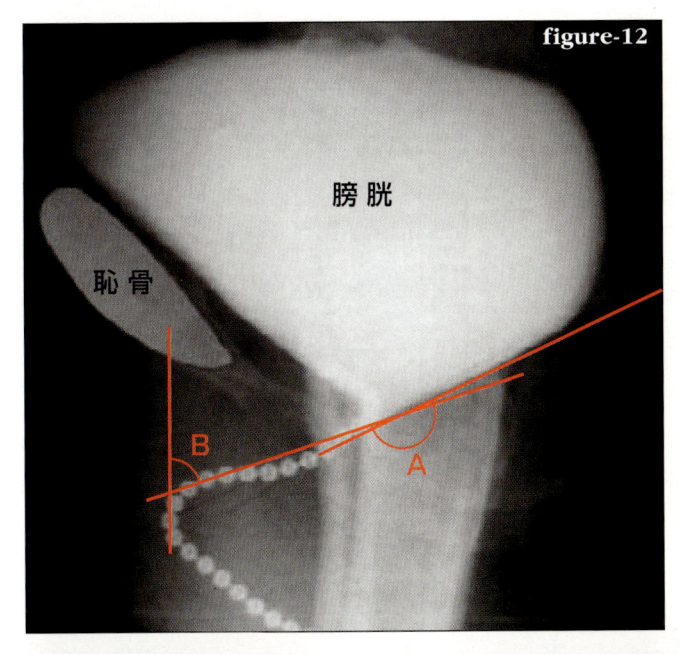

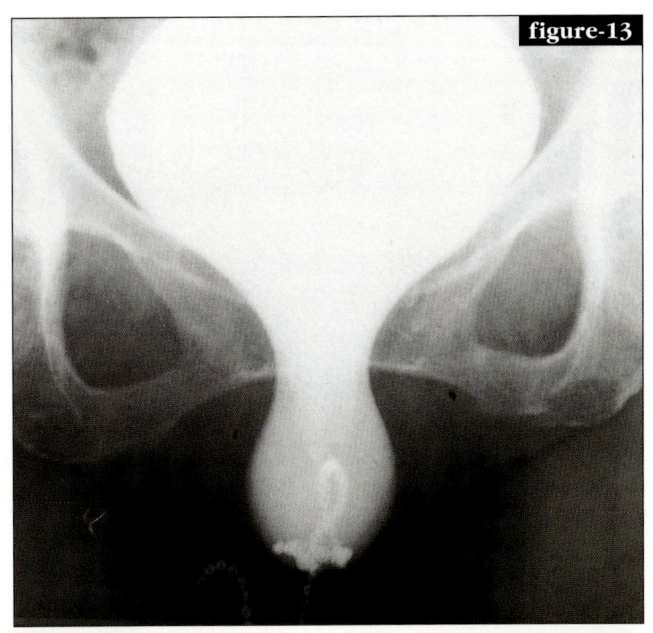

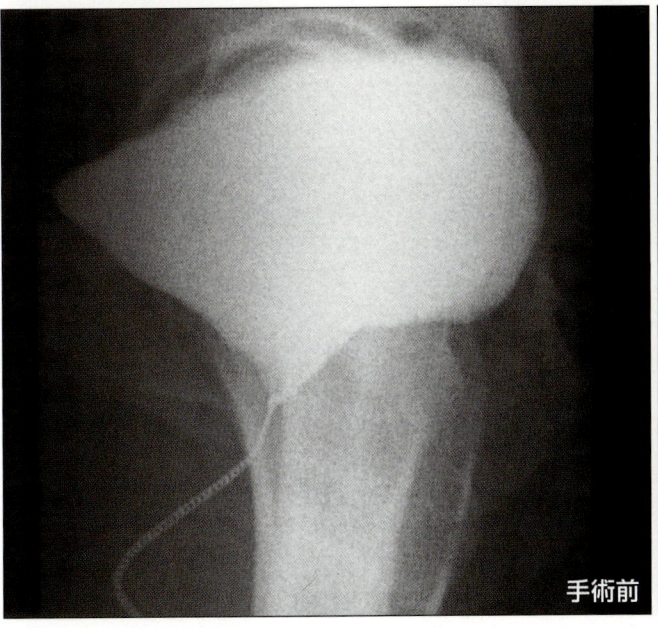

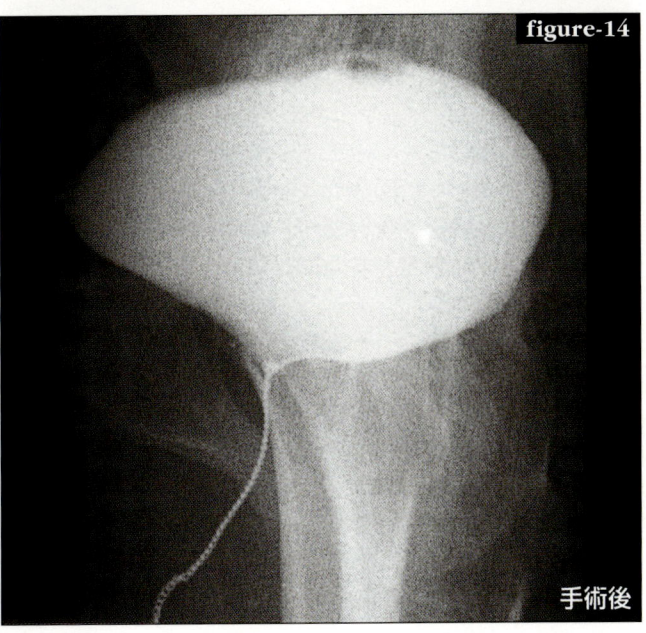

尿道内圧測定

尿道内圧測定(UPP)は、通常安静時の尿道括約筋緊張を評価する検査である。腹圧性尿失禁における尿道閉鎖圧測定の意義については否定的な意見が多く、また、非常に高価なマイクロチップトランスデューサーを要することから、ルーチン検査としての必要性は低い。

尿道内圧測定

figure-15,16

尿道内圧測定(urethral pressure profile：UPP)は、カテーテル内にトランスデューサーが組み込まれたマイクロチップトランスデューサーカテーテルを尿道から膀胱内に挿入し(a)、カテーテルを一定スピードで引き抜くことにより、尿道内腔を押し広げる圧力に対する抵抗値を連続的に描出するものである。

figure-16に、2種類のカテーテルを示す。矢印部にマイクロチップトランスデューサーが組み込まれ、接触する尿道壁の抵抗圧を感知する。

figure-15内bに、女性における尿道内圧曲線を示す。尿道中部では外尿道括約筋のため、尿道内圧は最も高値となる。

最大尿道閉鎖圧が20cmH₂O以下の症例では、膀胱頸部挙上術の治療成績不良が指摘され、おそらくは内因性括約筋の不全に相当する低圧尿道として臨床的意義を指摘する報告もある。

しかし、通常、尿失禁手術前後での尿道閉鎖圧に有意な変化がないこと、腹圧性尿失禁の有無と尿道閉鎖圧が必ずしも相関せず、かなりの重複がみられること、手術成績と尿道閉鎖圧との相関が低いことから、腹圧性尿失禁における尿道閉鎖圧測定の意義については否定的意見が多い。

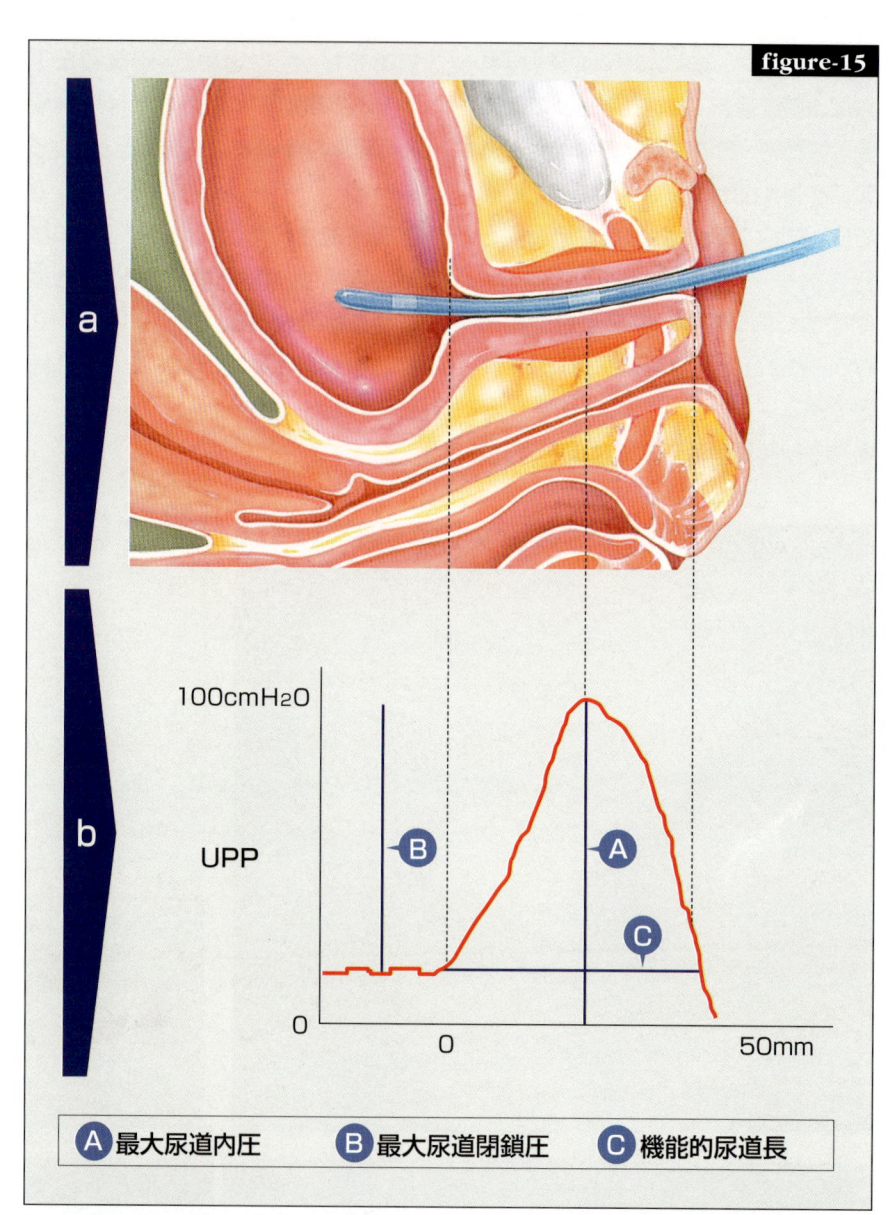

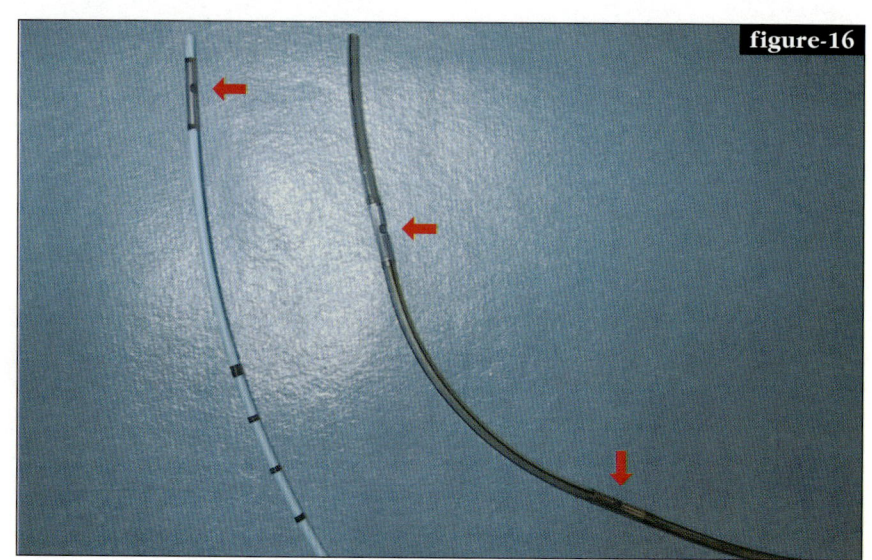

figure-15

Ⓐ 最大尿道内圧　Ⓑ 最大尿道閉鎖圧　Ⓒ 機能的尿道長

figure-16

figure-17

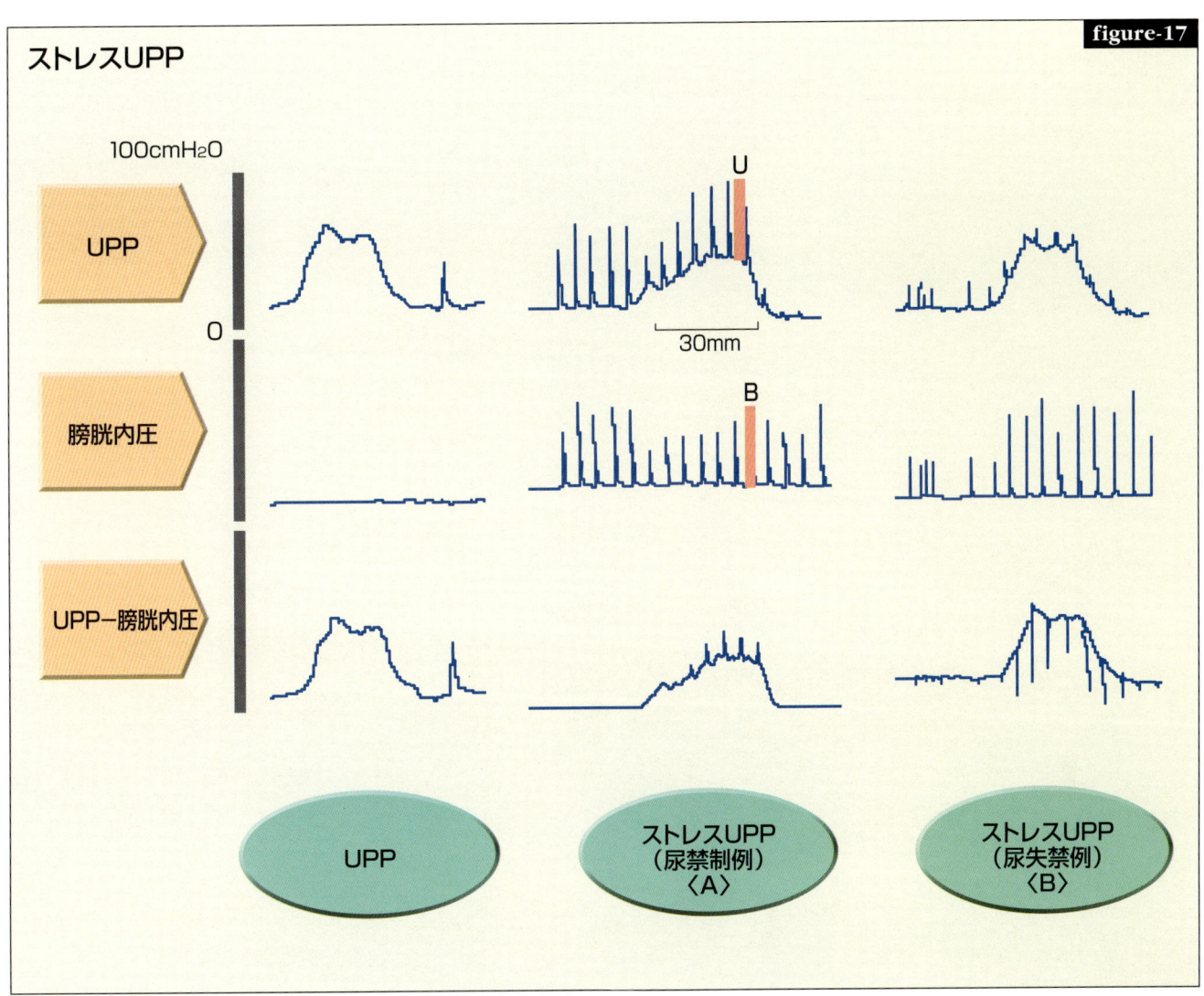

ストレスUPP

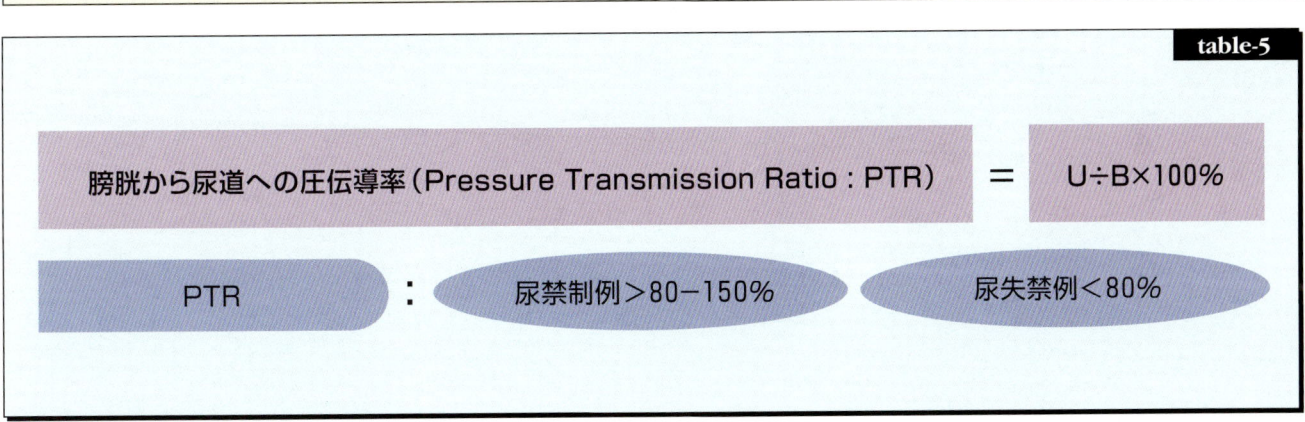

- UPP
- 膀胱内圧
- UPP−膀胱内圧

100cmH₂O

- UPP
- ストレスUPP（尿禁制例）〈A〉
- ストレスUPP（尿失禁例）〈B〉

table-5

膀胱から尿道への圧伝導率（Pressure Transmission Ratio：PTR）	＝ U÷B×100%

PTR ： 尿禁制例＞80−150%　　尿失禁例＜80%

ストレスUPP

figure-17, table-5

膀胱から尿道への圧伝導率（pressure transmission ratio：PTR）を測定し、尿失禁の病因を検討するための検査である。

膀胱内に100mlの生理食塩水を注入し、マイクロチップトランスデューサー（トランスデューサー2つのもの）カテーテルで膀胱内圧と尿道内圧を同時に測定・記録する。

咳を一定の強さで10秒ごとに繰り返させ、カテーテルをゆっくり引き抜き、腹圧の尿道への伝搬をみる。

尿禁制例（A）では、咳による腹圧は尿道へも伝搬し、膀胱内圧のみならず尿道内圧も上昇させるため、咳時の尿道内圧低下（UPP−膀胱内圧）はみられない。

尿道過可動による腹圧性尿失禁例（B）では、腹圧が尿道へ伝搬しないため、咳時に尿道内圧が低下する。

PTR＝U÷B×100％と計算する。

日常診療のための
泌尿器科診断学
VISUAL LECTURE FOR PRACTICE
⑧

尿路結石の検査

名古屋市立大学医学部
泌尿器科教授　郡　健二郎

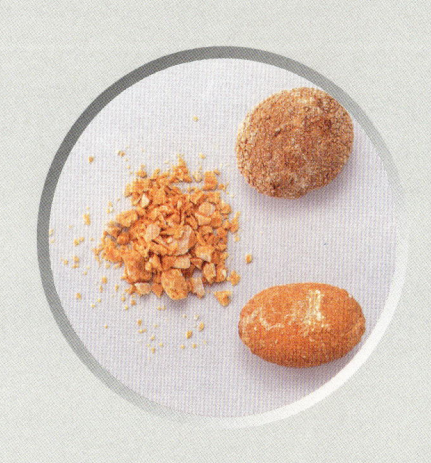

VISUAL LECTURE FOR PRACTICE

日常診療のための泌尿器科診断学■尿路結石の検査

診断手順

```
                    問 診
    ●現病歴→table-1(p.154)   ●常用薬→table-3(p.155)
    ●既往歴→table-2(p.155)   ●家族歴→table-4(p.155)
                      ↓
              理学所見→figure-1(p.156)
                      ↓
          尿検査→table-5～7, figure-2～5(p.157)
                      ↓
       画像診断→table-8～12, figure-6～37(p.158～167)
                      ↓
              確定診断→table-13,14(p.168)
                      ↓
                    治 療
```

- 保存的治療
- ESWL →table-15～17 figure-38 (p.169)
- 緊急処置 →table-18 (p.170)
- 再発予防 →table-19～27 figure-39～47 (p.171～177)

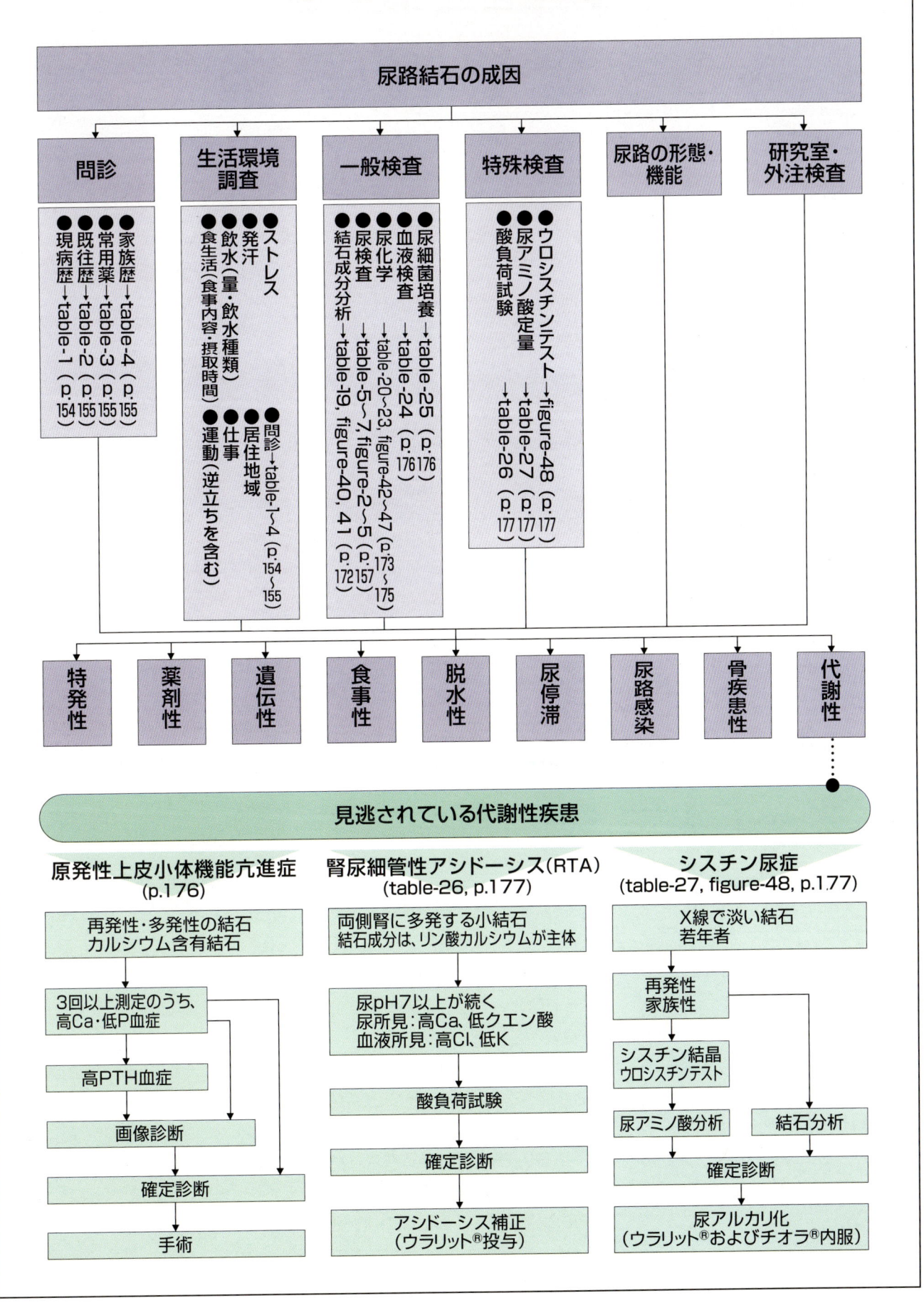

VISUAL LECTURE FOR PRACTICE

日常診療のための泌尿器科診断学 ■ 尿路結石の検査

尿路結石の成因

尿路結石の成因

問診
- 家族歴 → table-4（p.155）
- 常用薬 → table-3（p.155）
- 既往歴 → table-2（p.155）
- 現病歴 → table-1（p.154）

生活環境調査
- 問診 → table-1〜4（p.154〜155）
- 居住地域
- 仕事
- 運動（逆立ちを含む）
- ストレス
- 発汗
- 飲水（量・飲水種類）
- 食生活（食事内容・摂取時間）

一般検査
- 尿細菌培養 → table-25（p.176）
- 血液検査 → table-24（p.176）
- 尿化学 → table-20〜23, figure-42〜47（p.173〜175）
- 尿検査 → table-5〜7, figure-2〜5（p.157）
- 結石成分分析 → table-19, figure-40, 41（p.172）

特殊検査
- ウロシスチンテスト → figure-48（p.177）
- 尿アミノ酸定量 → table-27（p.177）
- 酸負荷試験 → table-26（p.177）

尿路の形態・機能

研究室・外注検査

↓

特発性 ／ 薬剤性 ／ 遺伝性 ／ 食事性 ／ 脱水性 ／ 尿停滞 ／ 尿路感染 ／ 骨疾患性 ／ 代謝性

見逃されている代謝性疾患

原発性上皮小体機能亢進症（p.176）
- 再発性・多発性の結石　カルシウム含有結石
- 3回以上測定のうち、高Ca・低P血症
- 高PTH血症
- 画像診断
- 確定診断
- 手術

腎尿細管性アシドーシス（RTA）（table-26, p.177）
- 両側腎に多発する小結石　結石成分は、リン酸カルシウムが主体
- 尿pH7以上が続く　尿所見：高Ca、低クエン酸　血液所見：高Cl、低K
- 酸負荷試験
- 確定診断
- アシドーシス補正（ウラリット®投与）

シスチン尿症（table-27, figure-48, p.177）
- X線で淡い結石　若年者
- 再発性　家族性
- シスチン結晶　ウロシスチンテスト
- 尿アミノ酸分析
- 結石分析
- 確定診断
- 尿アルカリ化（ウラリット®およびチオラ®内服）

問診

血尿と疼痛が、自覚症状。しかし、そこに落とし穴がある。尿路結石の先入観念なく、他疾患を否定する気持ちで現病歴をとること。血尿や疼痛には「悪性腫瘍」も多い。逆に、「無症状」の尿路結石も忘れずに。既往歴・常用薬の問診は、成因を調べる最も簡単な方法。患者から話すことは少ないので、table-2, 3を列挙して尋ねることが大切。

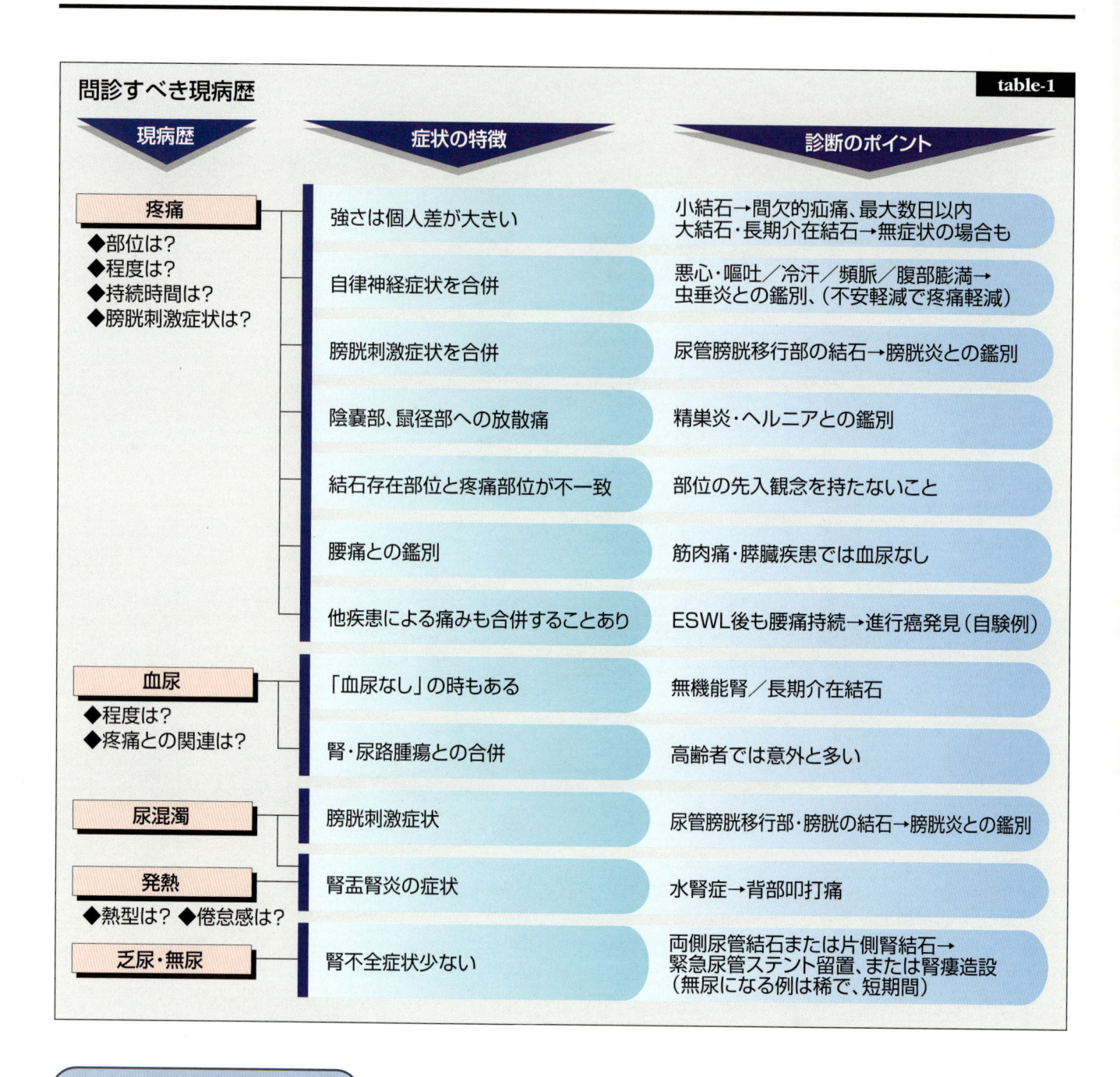

問診すべき現病歴　table-1

現病歴	症状の特徴	診断のポイント
疼痛 ◆部位は? ◆程度は? ◆持続時間は? ◆膀胱刺激症状は?	強さは個人差が大きい	小結石→間欠的疝痛、最大数日以内 大結石・長期介在結石→無症状の場合も
	自律神経症状を合併	悪心・嘔吐／冷汗／頻脈／腹部膨満→ 虫垂炎との鑑別、(不安軽減で疼痛軽減)
	膀胱刺激症状を合併	尿管膀胱移行部の結石→膀胱炎との鑑別
	陰嚢部、鼠径部への放散痛	精巣炎・ヘルニアとの鑑別
	結石存在部位と疼痛部位が不一致	部位の先入観念を持たないこと
	腰痛との鑑別	筋肉痛・膵臓疾患では血尿なし
	他疾患による痛みも合併することあり	ESWL後も腰痛持続→進行癌発見(自験例)
血尿 ◆程度は? ◆疼痛との関連は?	「血尿なし」の時もある	無機能腎／長期介在結石
	腎・尿路腫瘍との合併	高齢者では意外と多い
尿混濁	膀胱刺激症状	尿管膀胱移行部・膀胱の結石→膀胱炎との鑑別
発熱 ◆熱型は? ◆倦怠感は?	腎盂腎炎の症状	水腎症→背部叩打痛
乏尿・無尿	腎不全症状少ない	両側尿管結石または片側腎結石→ 緊急尿管ステント留置、または腎瘻造設 (無尿になる例は稀で、短期間)

現病歴

table-1

尿路結石の診断は、典型的な症状(血尿・疼痛)があるため、容易である。しかし、意外と誤診されるケースが多い。その理由として、以下のことが挙げられる。

(1)「血尿・疼痛がある時」は、まず尿路結石を考えてしまい、逆に「ない時」は結石ではないとの先入観念が強いためである。

(2)また、消化器症状「悪心・嘔吐・腹満」を伴うことが多く、ほかの急性腹症として治療されることも稀ではない。虫垂切除後、血尿が持続し、尿管結石を再治療することも経験する。

(3)血尿や疼痛の原因として、尿路結石とともに他疾患(特に悪性腫瘍)を合併していることもある。診断にあたっては、結石だけにとらわれない余裕を持ちたい。私自身も、尿管ステント留置時に5名(0.5%)の膀胱腫瘍を発見したり、ESWL後も腰痛が持続し、精査により進行性胃癌を発見した苦い経験がある。

(4)尿管結石の膀胱刺激症状は、自然排石(自排)の前兆である。採石(p.172参照)を強く促し、成分分析・再発予防につなげたい。

既往歴

table-2

(1) 尿路結石の成因は50％以上が原因不明だが、既往歴を詳しく問診すると、意外に高い頻度で成因がわかる。
(2) 再発予防も、それらの原因除去により確実かつ容易。問診は重要。
(3) 稀な疾患もあるが、尿路結石の合併頻度は20～70％と高い。これらの疾患を記憶にとどめておくこと。
(4) 尿路結石から基礎（原因）疾患がわかることもある（腎尿細管性アシドーシスからシェーグレン氏病など）。
(5) 内服薬は、特に重要である（table-3参照）。

常用薬

table-3

(1) 結石の原因として最も多いのは、痛風・高尿酸血症に用いられるユリノーム®。血清尿酸を急速に尿中に排泄させるので、内科や整形外科で多用されている。
血清尿酸値は正常になるが、長期間の服用で尿酸結石が形成される。痛風発作時には有用だが、症状が落ち着けばアロプリノールに変更する。もちろん、尿アルカリ化薬と併用すること。
(2) 次に多いのは、緑内障治療薬のダイアモックス®。ステロイドホルモンも多い。
(3) 患者から話すことは少ない。また薬名を知らないこともある。既往歴とともに、前医師から尋ねる必要がある。

家族歴

table-4

(1) table-4の2つの疾患は、常染色体劣性遺伝。家族歴の問診とともに、家族の検尿・超音波検査をする。特に、シスチン尿症は、腎機能低下をきたす。小児期からの治療が必要。
(2) カルシウム含有結石でも、家族内発生は大きい。私たちの疫学調査でも、再発性結石患者の配偶者の結石罹患率は、対照群（非結石患者）に比べて差はないが、両親や兄弟の罹患率は対照群に比べ数倍高かった。食生活や生活習慣が、尿路結石の主要な成因であることは疑う余地はないが、上記の調査結果は遺伝的要因を示唆するものである。

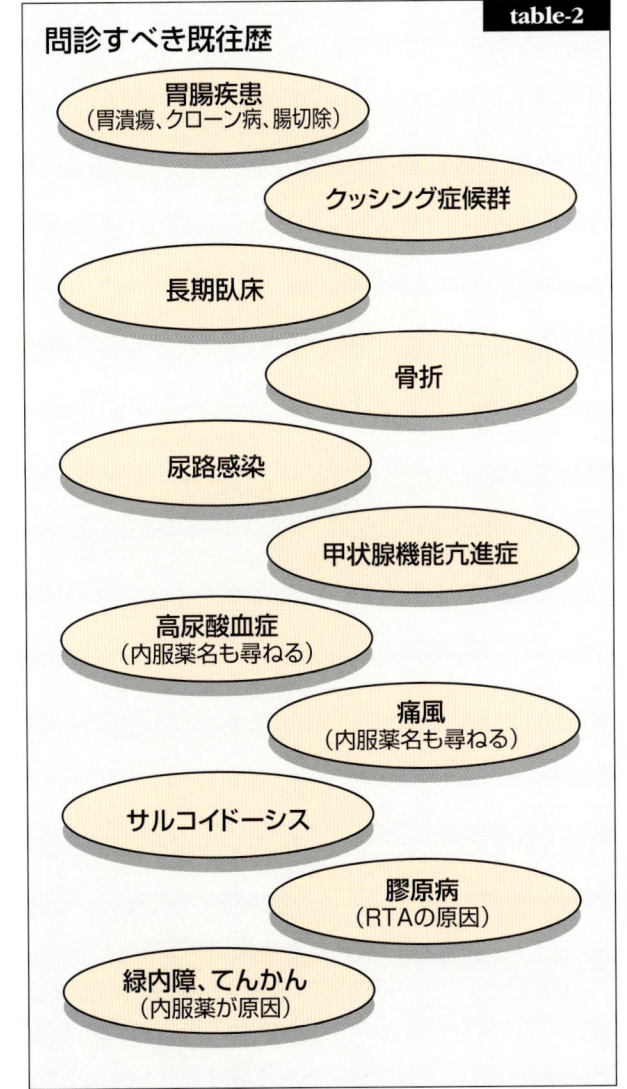

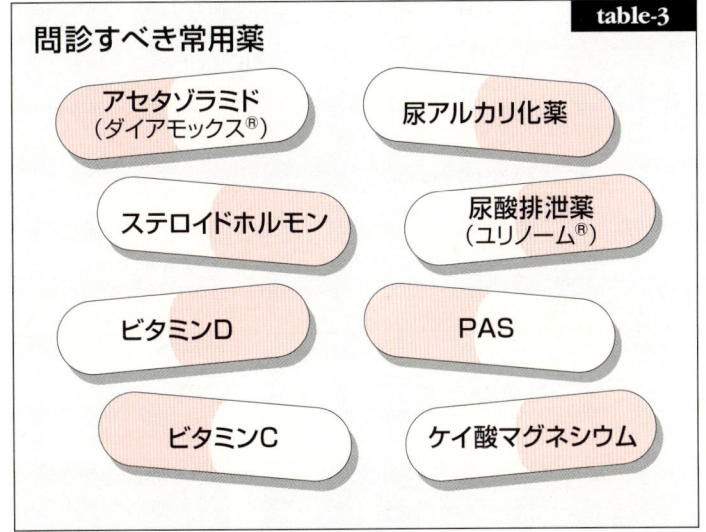

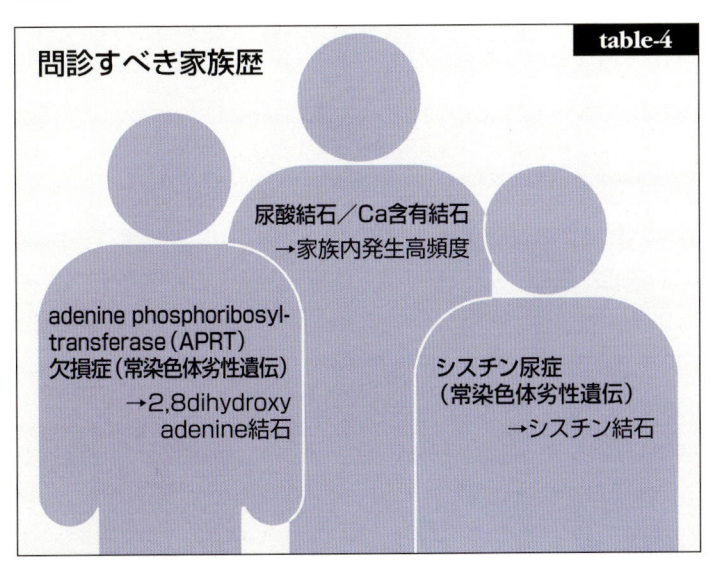

問診すべき既往歴 (table-2)

- 胃腸疾患（胃潰瘍、クローン病、腸切除）
- クッシング症候群
- 長期臥床
- 骨折
- 尿路感染
- 甲状腺機能亢進症
- 高尿酸血症（内服薬名も尋ねる）
- 痛風（内服薬名も尋ねる）
- サルコイドーシス
- 膠原病（RTAの原因）
- 緑内障、てんかん（内服薬が原因）

問診すべき常用薬 (table-3)

- アセタゾラミド（ダイアモックス®）
- 尿アルカリ化薬
- ステロイドホルモン
- 尿酸排泄薬（ユリノーム®）
- ビタミンD
- PAS
- ビタミンC
- ケイ酸マグネシウム

問診すべき家族歴 (table-4)

尿酸結石／Ca含有結石
→家族内発生高頻度

adenine phosphoribosyl-transferase (APRT) 欠損症（常染色体劣性遺伝）
→2,8dihydroxyadenine結石

シスチン尿症（常染色体劣性遺伝）
→シスチン結石

理学所見

他の急性腹症との鑑別を頭に置く。筋性防御が少ないこと、背部叩打痛があることが特徴。自律神経症状がある時は、他疾患と鑑別する。結石患者の症状は、心因的要素が大きい。医師自身が落ち着き、自信を持って理学診断をするだけで、症状が改善することも稀ではない。「手当て」が有効である。

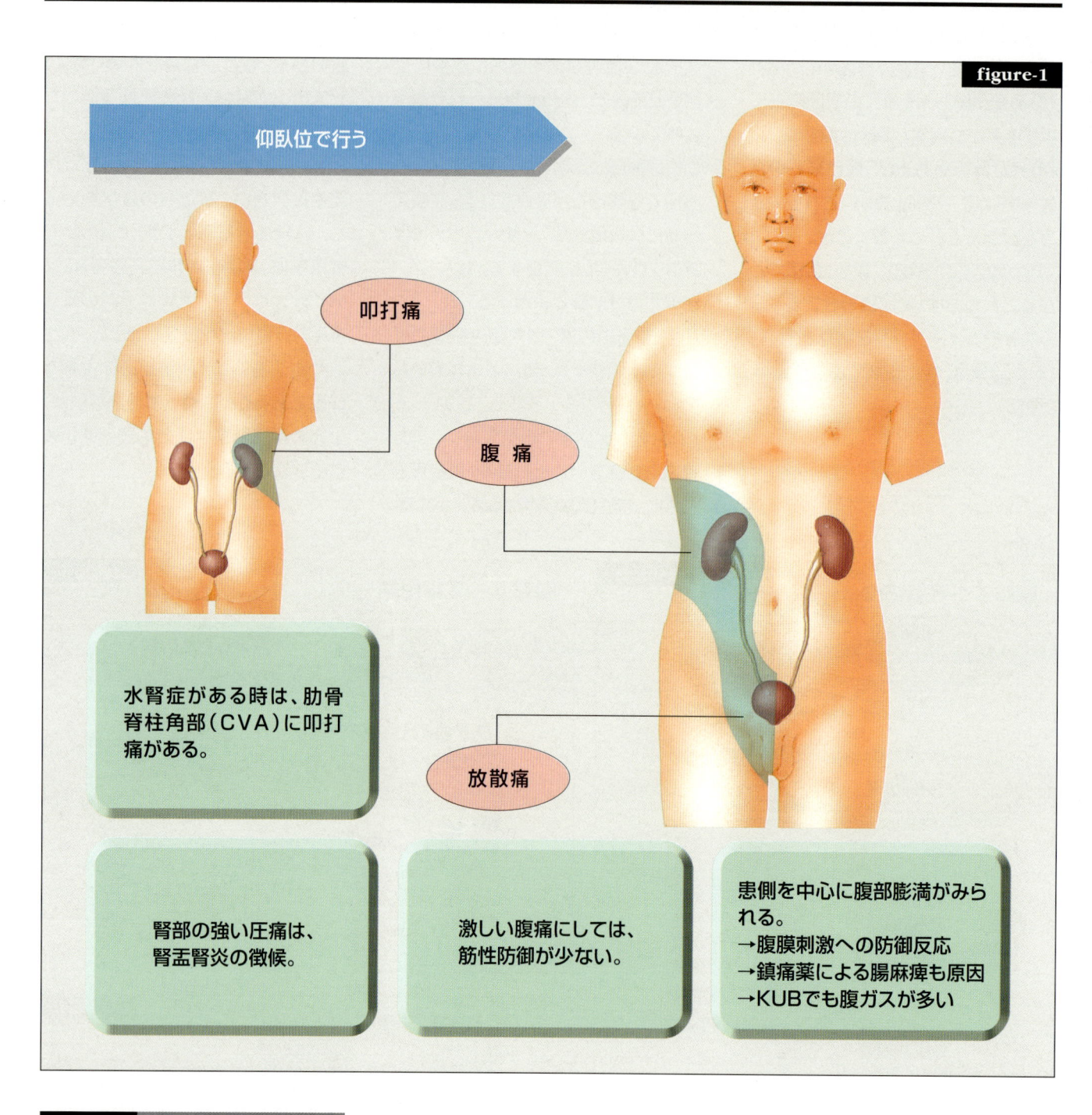

figure-1

仰臥位で行う

叩打痛

腹痛

放散痛

水腎症がある時は、肋骨脊柱角部（CVA）に叩打痛がある。

腎部の強い圧痛は、腎盂腎炎の徴候。

激しい腹痛にしては、筋性防御が少ない。

患側を中心に腹部膨満がみられる。
→腹膜刺激への防御反応
→鎮痛薬による腸麻痺も原因
→KUBでも腹ガスが多い

figure-1

理学所見は仰臥位でする。疝痛の強い時や嘔吐がある時など、仰臥位になれない時は側臥位で行う。

(1) 全身状態を一通りみる。特に自律神経症状（悪心・嘔吐・冷汗・頻脈・呼吸困難など）がある時は、特に入念に行う。他疾患を念頭に置く。

(2) 腹痛・腰痛が激しくとも、腹壁の筋性防御は、さほど強くない。

(3) 腹部膨満は、主に患側にみられる。KUBでも腸ガスが多い（ガスで診断に困ることが多い）。この原因は、腹膜刺激と鎮痛薬による麻痺性のものである。

(4) 放散痛のため、鼠径部や陰嚢部の疼痛を訴える時は、触診とともに必要に応じて血液検査、超音波検査などをする。正常の時は、放散痛と考えられる。

(5) 水腎症や腎盂腎炎がある時は、肋骨脊柱角部（CVA）に叩打痛がある。

(6) 腰部の圧痛が強く、発熱を伴う時は、腎盂腎炎の疑いが強い。

(7) 背部正中部および殿部の痛みは整形外科的疾患が多いが、他疾患および尿路結石を否定することが大切。

尿検査

尿検査は、多くの情報を与えてくれる。血膿尿の程度によって、尿路結石の診断だけでなく、尿路の状態が推察できる。尿沈渣や尿pHから、結石の成分や成因がわかることもある。最近は画像診断や検査データに頼る医療になりがちだが、自分自身で尿沈渣を検鏡し、「思いをめぐらす医療」をしたい。

table-5~7, figure-2~5

血尿

血尿には、肉眼的血尿から、血尿がまったくない症例まで、個人差が大きい。一般的には結石が移動し、尿路粘膜を傷つける時に血尿が強い。一方、(1)尿管の完全閉塞時、(2)結石が長期間同一場所に存在する時は、顕微鏡的血尿もない。

膿尿

膿尿の理由は、(1)腎盂腎炎を含めた尿路感染、(2)尿路結石に対する異物反応である。膿尿は、必ずしも感染性結石(table-7, 25)の時だけでなく、ほかの結石成分でもみられる。水腎症合併時や、結石存在が長期間になると出現しやすい。
aseptic hemato-pyuriaのことが多い。このためもあり、尿路結核や尿路腫瘍との鑑別が難しい時がある。aseptic pyuriaでも、結石内に細菌が存在することが報告されている。

結晶

結晶の形で特徴的なのは、シュウ酸カルシウムとシスチンの2種類。シュウ酸カルシウムの結晶は、必ずしも結石の存在を示すものではない。
例えば、ほうれん草を多く摂取した後では結晶がみられる。脱水でも同様。
結晶観察で重要な点は、結晶の数と大きさ、集合体(凝集)か否かである。figure-2~4と順次、結石が形成されやすい環境にあることを示している。結晶形成にかかわる物質は多いが、無機物質ではシュウ酸濃度が最重要。次いで、カルシウム濃度だが、シュウ酸の1/5~1/10程度の役割である。
結晶は、主に粘液糸に付着していることに注目したい(figure-3, 4)。active stone formerや脱水時には、粘液糸が多い。結晶と結合して結石形成を促進すると考えられる。このような所見がみられたら、飲水を特に勧める。table-5, 6のまとめは重要。

尿沈渣 (table-5)

- 赤血球
  - ほぼ均一の大きさと形(糸球体性血尿と対比できる)
  - 尿管完全閉塞時にはみられない
- 白血球
  - 無菌性のことがある(結石に対する異物反応として出現)
- 結晶
  - シュウ酸カルシウム→正八面体(figure-2~4)
  - シスチン→正六角形(figure-5)
  - 結晶が多い時は、尿を放置しておくと混濁し、膿尿と見誤る(特に小児、冷えた室内)
  - 酸性尿(pH5)→尿酸または尿酸塩、シスチンの結晶
  - アルカリ化尿(pH7以上)→リン酸塩の結晶

pH (table-6)

- pH5.5以下が持続→尿酸結石ができやすい
- pH7以上が持続→リン酸塩結石ができやすい
- pH7以上が持続→RTA、アセタゾラミド内服中を疑う

細菌培養 (P.176 tab-25参照)

- 感染性結石(リン酸マグネシウムアンモニウム結石)
- 水腎症合併時、長期に存在する結石→腎盂腎炎予防に大切

細胞診 (table-7)

- 血尿の原因→他疾患との鑑別
- 結石による尿路の慢性炎症や損傷
  → 偽陽性になることがある
  → 結石除去後も持続すれば、要精査

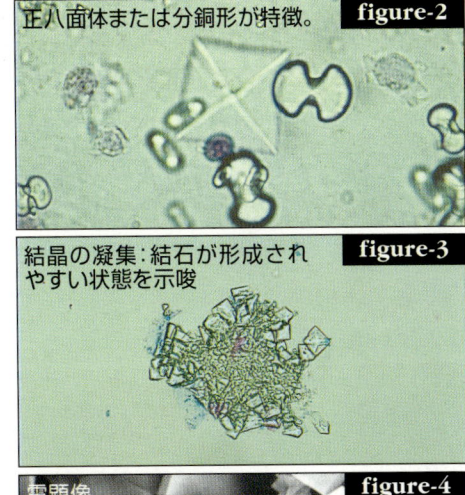

figure-2 正八面体または分銅形が特徴。

figure-3 結晶の凝集：結石が形成されやすい状態を示唆

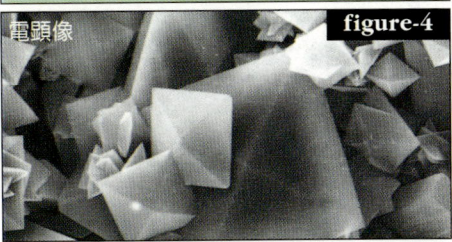

figure-4 電顕像　シュウ酸カルシウム結晶

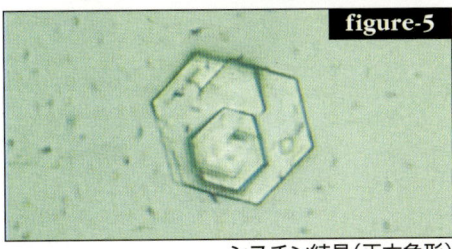

figure-5 シスチン結晶(正六角形)

画像診断

画像診断は、尿路結石診断の急所である。診断力を高めるコツは、診断学の基本を大切にすること、数多くの症例に接することである。本稿では、一般的ケースから特殊なケースまでを並べた。レントゲンフィルムを自己診断後、解説を読んでみてください。

結石と誤りやすい石灰化像とその特徴

画像診断のスタートはKUB
table-8

尿路結石の診断に限らず、単純撮影の情報と意義は大きい。尿路結石と誤りやすい石灰化像を列挙した。鑑別点を以下に述べる。

table-8 尿路結石と誤りやすい石灰化像

- 肋軟骨石灰化 (fig-6,7,8)
- 静脈石 (fig-6,9,20,21,22)
- 子宮石灰化 (fig-9)
- 卵巣石灰化 (fig-6,7,8)
- 造影剤のバリウム像 (fig-12)
- 腸間膜リンパ節石灰化 (fig-7)
- 胆石 (fig-6)
- 膵石 (fig-8)
- 針 (fig-30)
- 腎動脈瘤石灰化 (fig-10)
- 大動脈石灰化 (fig-20)
- 腎結核石灰化〈漆喰腎〉(fig-11)

多数の腹部石灰化像（その1）
figure-6a,b

①胆石 ②肋軟骨石灰化 ③尿管結石 ④右卵巣石灰化 ⑤静脈石 (figure-6a)
尿路結石患者、特に高齢女性では骨粗鬆症、骨折（本症例では腰椎圧迫）、骨変形（両側股関節）などの骨病変、ならびに他臓器石灰化を合併することが多い。
尿管結石（③）は、DIP（figure-6b）で尿管の造影と一致しており、その上方が水尿管であることから診断される。そのほかの石灰化の確定診断は、CTや超音波検査（US）による。本症例の静脈石（⑤）は、通常より大きい。

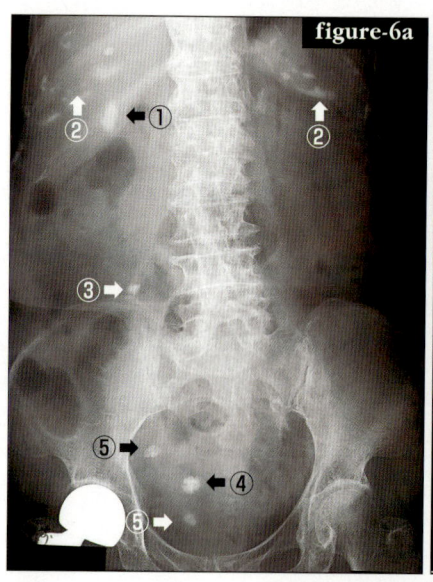

多数の腹部石灰化像（その2）
figure-7a,b

腸間膜リンパ節石灰化（①）は、結核の既往患者に多発的にみられる。撮影時間や体位により、移行・変形する。
卵巣石灰化（②）は丸みがあり、尿管結石より大きい。本症例もfigure-6と同様、高齢女性特有の多発石灰化。腎杯結石（③）、肋軟骨石灰化（④）がある。
figure-7bはIVP像である。腎結石の約7割は下腎杯を中心にみられる。本症例のような上腎杯結石は、稀である。

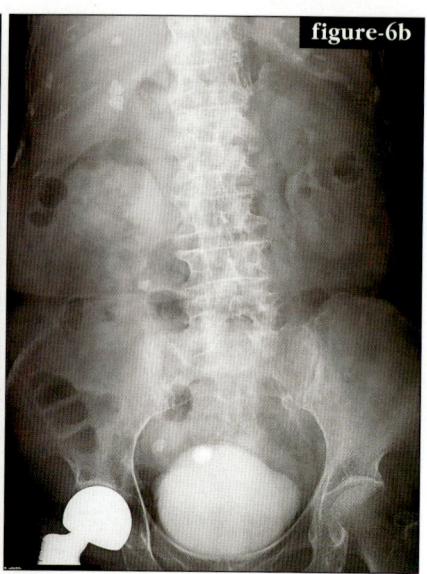

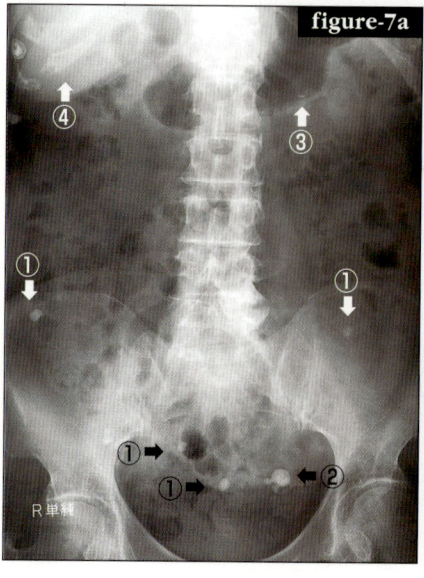

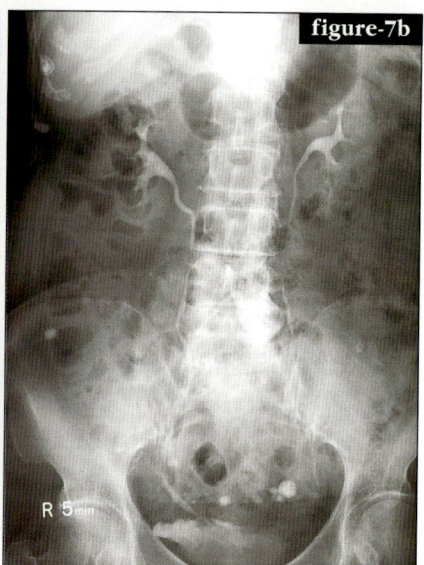

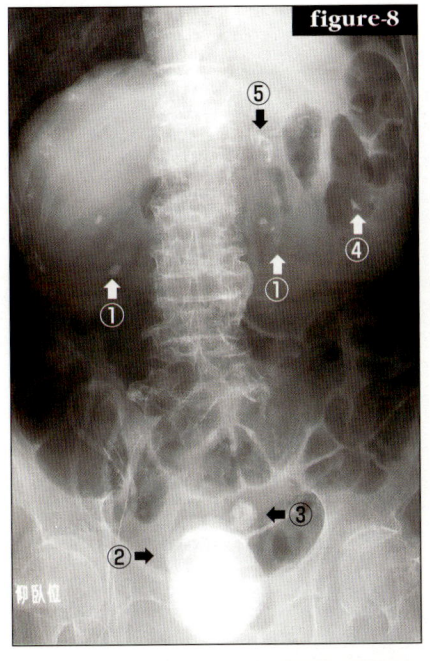

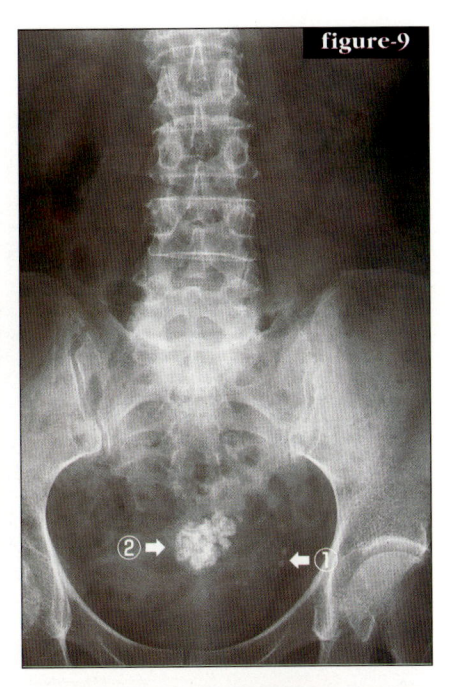

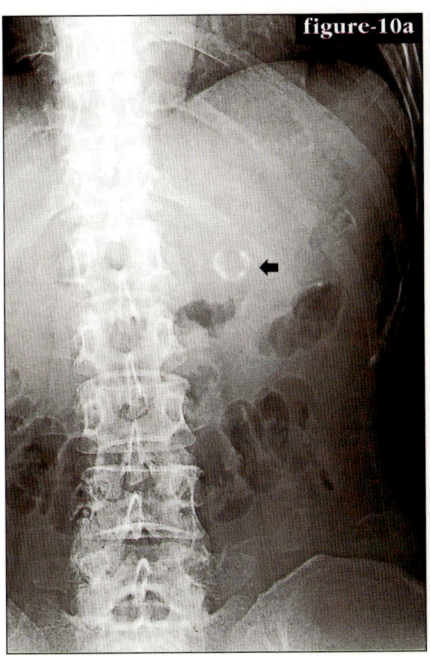

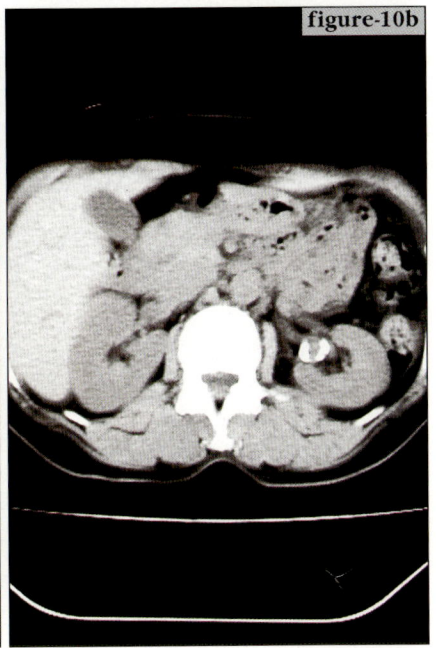

多数の腹部石灰化像（その3）
figure-8

本症例も高齢女性である。両側の多発腎結石（①）と巨大膀胱結石（②）、卵巣石灰化（③）、肋軟骨石灰化（④）のほかに膵石（⑤）を認める。
膵石はCT、USで確診される。なお、高齢者は腸ガスが多いので診断しづらい。

静脈石と子宮石灰化
figure-9

静脈石（①）の特徴は丸みを帯び、中央が淡く、尿管の走行より外下側に存在することが多い。尿管結石との鑑別はIVPで、時には斜位撮影や排尿後撮影で尿路と一致しないことから行う。しかし、KUBのみで鑑別できるようにしたい。子宮石灰化（②）は、卵巣石灰化に比べ、正中部に大きく、辺縁不整でみられる。

腎動脈瘤石灰化
figure-10a,b

腎動脈瘤石灰化像（矢印）の特徴は、動脈存在部に三日月状または円形の石灰化としてみられることである。ESWLの時、結石と見誤らないこと。figure-10bにCT像を示す。CTも三日月状。

KUBにおける留意点　table-9

1 腎上極から尿道部まで撮影する。
（Th12〜恥骨結合下縁）
尿道結石を見逃すことがある。

2 仰臥位で撮影する。
①ほかの急性腹症を疑う時は、立位を併用する。
　内科・外科では、立位のみのことがあるので注意する。
②milk of calciumを疑う時は、側臥位または立位で撮る。
③ほかの腹部石灰化との鑑別困難時には、斜位を併用する。

IVPにおける留意点　table-10

1 禁忌または注意して検査する症例
①ヨードアレルギーの既往
②腎機能低下
③喘息
④妊婦
⑤乳児

2 方法
①当日朝は水分のみ。
②まず、KUBを撮影。
③造影剤静注（量・注入時間・撮影時間）。
　IVP：40ml、2〜3分、5・10・15分
　DIP：100ml、3〜5分、10・20・30分
④立位で撮影。
⑤排尿後に撮影。
　残尿の有無／膀胱近くの尿管状況を知る。
⑥造影剤の副作用のチェック。

漆喰腎
figure-11a,b

最近では稀だが、尿路結核の石灰化を尿路結石と誤り、治療することがある。本症例のように漆喰腎となり（矢印①）、無機能腎となると診断が容易だが、既往歴などから注意したい。結核では、腸間膜リンパ節石灰化も特徴像（②）。

腎実質に石灰化を生ずる疾患として、このほかには腎腫瘍、腎出血後、腎膿瘍後がある。

figure-11bはIVP像。なお、本症例は、子宮癌放射線治療後の膀胱腫瘍である。

figure-11a,bのCT像
figure-11c

腎実質のほぼ全体に石灰化を生じている。炎症反応後のため、実質は萎縮している。典型的な漆喰腎像である。

消化管造影後のバリウムの残存
figure-12

消化管検査後、虫垂や憩室にバリウムが数か月貯留することもある。結石に比べ、色が濃い。検査の有無を問診する。

左腎結石
figure-13a,b

KUB像（figure-13a）だけで、腎結石と断定してはいけない（矢印①）。

一般的には、造影剤でカルシウム含有結石陰影はわからなくなるが、本症例のように「欠損像」（矢印②）としてみられることがある（figure-13b）。

尿酸結石（figure-31,32）では、尿路腫瘍との鑑別が困難で、CTやUSが必要なことがある。

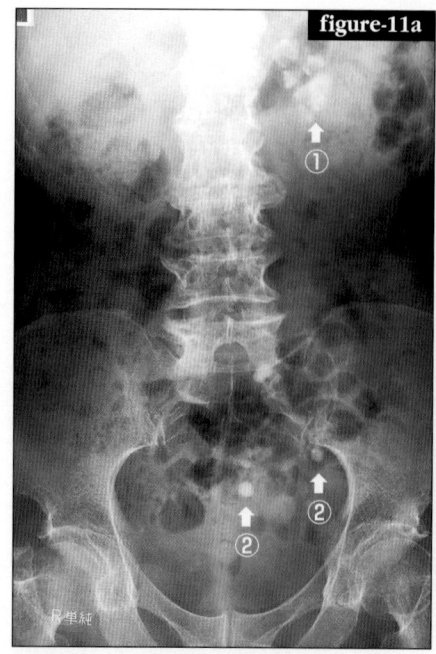

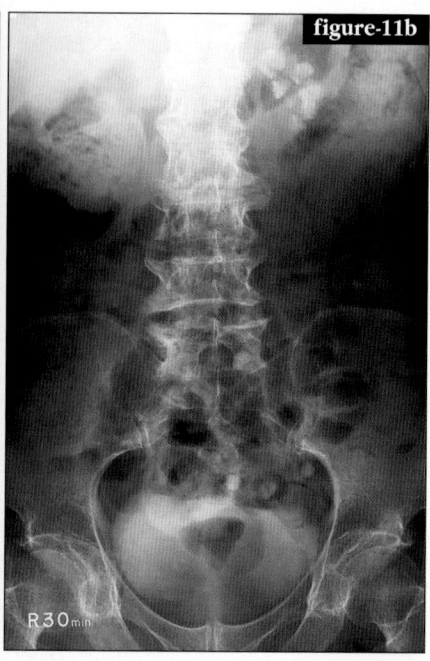

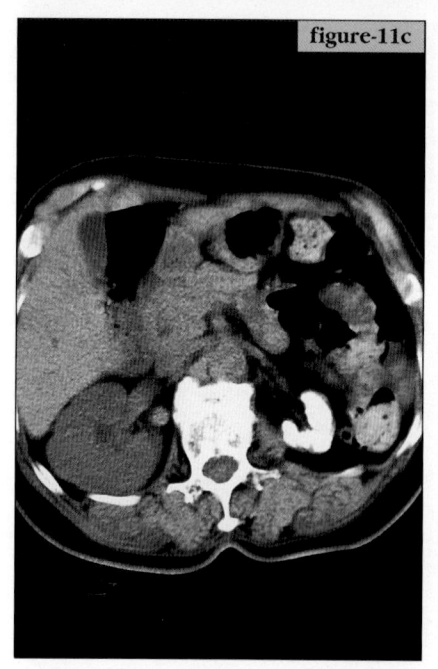

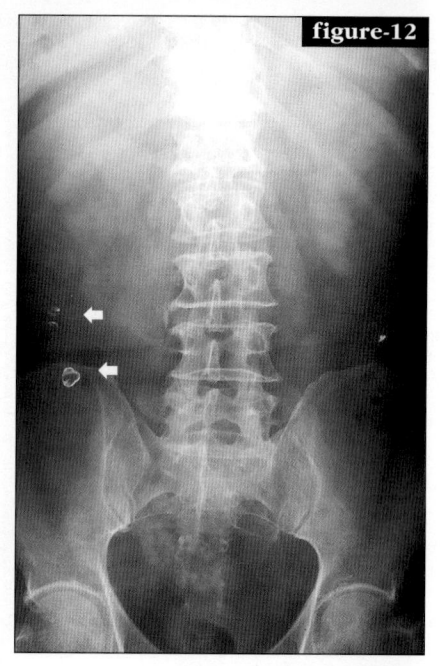

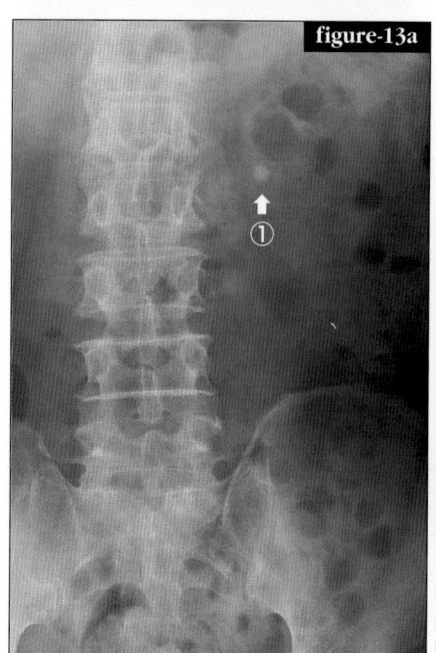

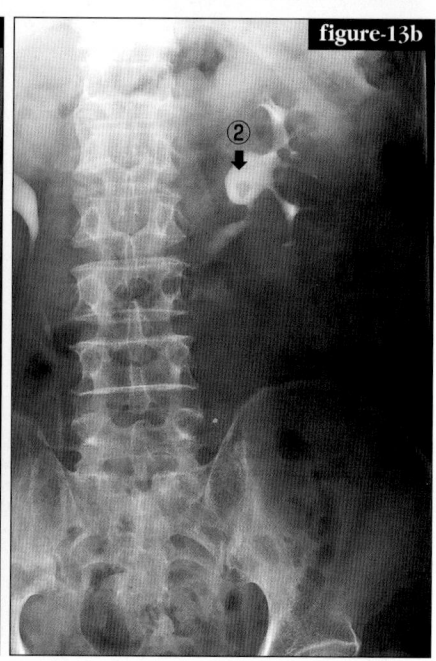

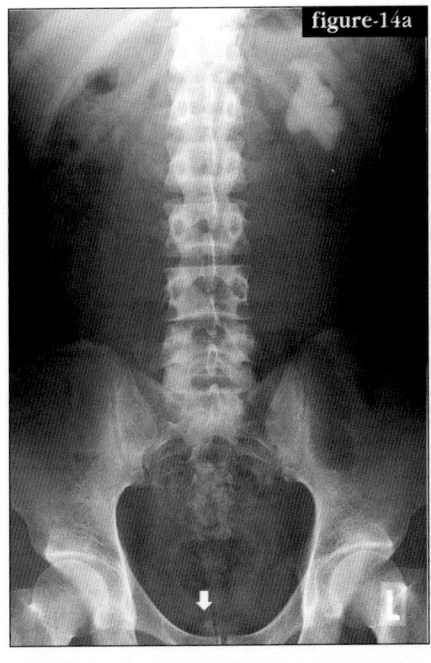

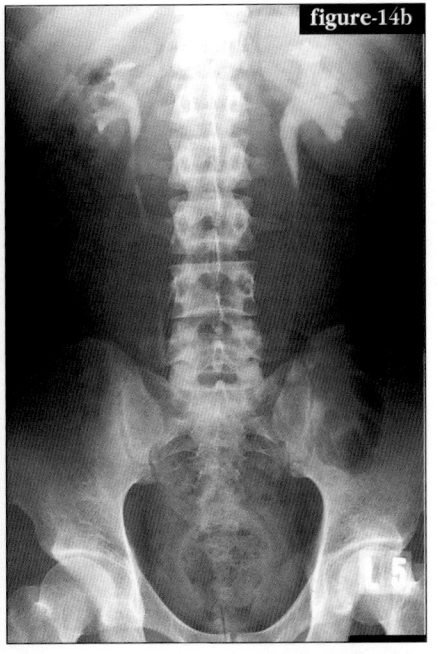

左さんご状結石
figure-14a,b

鋳型結石ともいう。画像診断においては、目に付くところだけでなく、すべてをみることが大切である。前立腺結石（矢印）がある。

figure-14bはIVP像。さんご状結石は、本症例のように意外と腎機能がよいことが多い。

本症例はシスチン結石。カルシウム含有結石に比べ、淡い陰影が特徴。

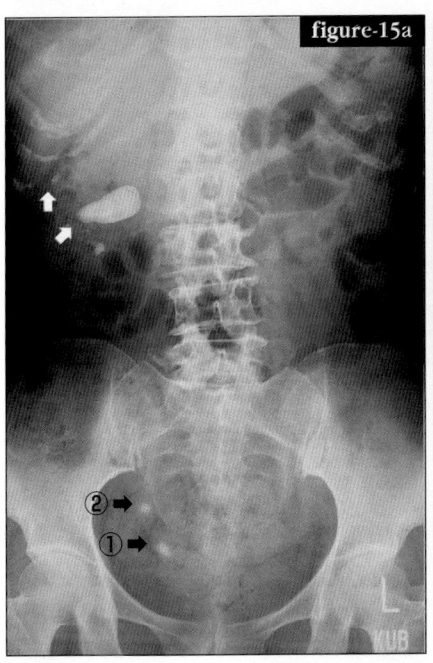

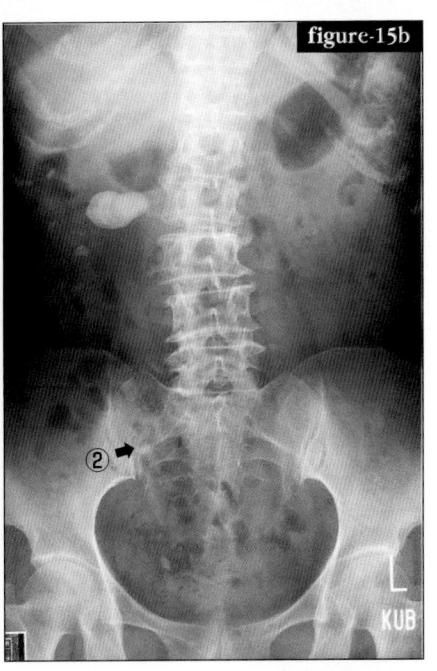

右さんご状結石・右尿管結石
figure-15a,b

右側に、腎結石と尿管結石を各々2個みられる。

尿管膀胱移行部の尿管結石（①）が長期介在するため、高度の水腎症がみられる。figure-15a,bの写真からわかるように、大きなさんご状結石でも回転し、変形したり、もうひとつの尿管結石（②）が上方へ移行することも稀ではない。

骨盤骨（②）や脊椎横突起と重なる結石の診断には注意すること。

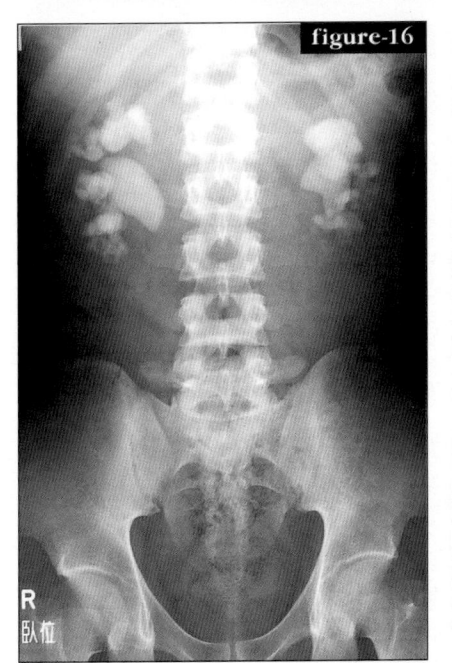

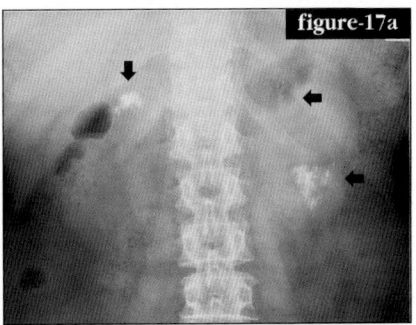

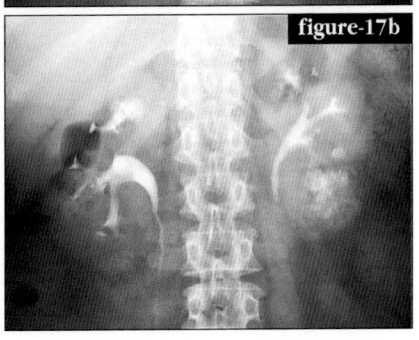

両側さんご状結石
figure-16

両側に、完全さんご状結石がみられる。

海綿腎
figure-17a,b

KUB像（figure-17a）で左右の腎実質、1〜3個の乳頭部に多発・小結石を認める（矢印）。

figure-17bはIVP像。通常の腎結石でみられる腎杯拡張とは異なり、尿細管、集合管が拡張している特徴的な像である。

腎尿細管性アシドーシス（その1）
figure-18a,b

両側に多発する小結石が特徴。本疾患ではH$^+$の排泄障害、尿Ca排泄増加と尿pHアルカリ化のため、結石成分はリン酸カルシウムである（p.153, 177参照）。
IVP（figure-18b）は、本症例のように病状初期では腎杯拡張はない。

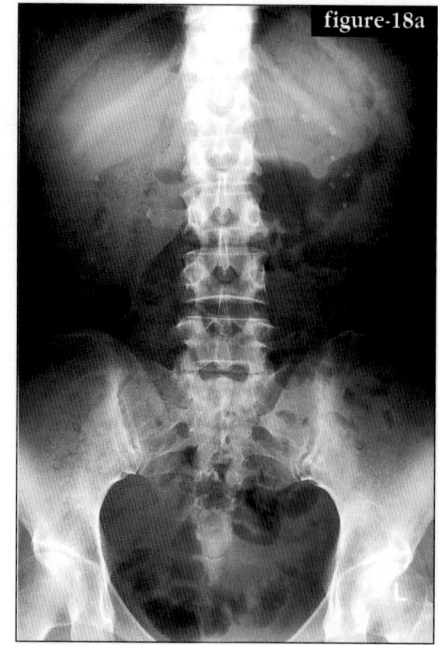

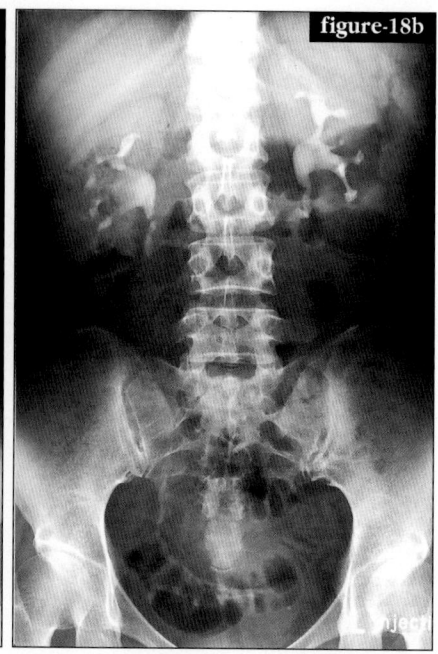

腎尿細管性アシドーシス（その2）
figure-19a,b

腎実質（乳頭）の石灰化のため、尿路に下降することは稀だが、進行すると尿管結石（矢印）になることもある。なお、ESWLを本症の腎結石に対して施行すると尿細管障害が進行するので、特別の理由がないかぎり、行わないほうがよい。
CTでは、腎実質が石灰化している特徴像。

馬蹄鉄腎に合併した腎結石
figure-20a,b

尿路通過障害があると、結石が形成されやすい。本症例は、馬蹄鉄腎による水腎が原因。両側腎結石を認める。静脈石も2個みられる。

figure-20a,bのCT像
figure-20c

CTで、峡部（①）の高さに腎結石（②）がみられる。大動脈石灰化（③）もみられる。

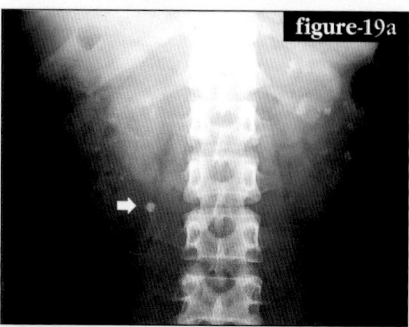

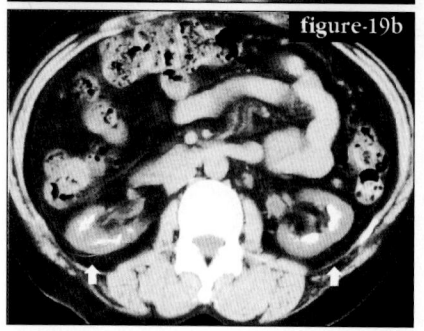

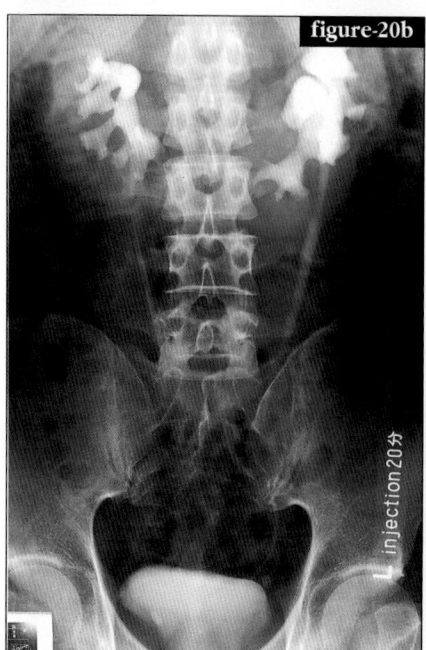

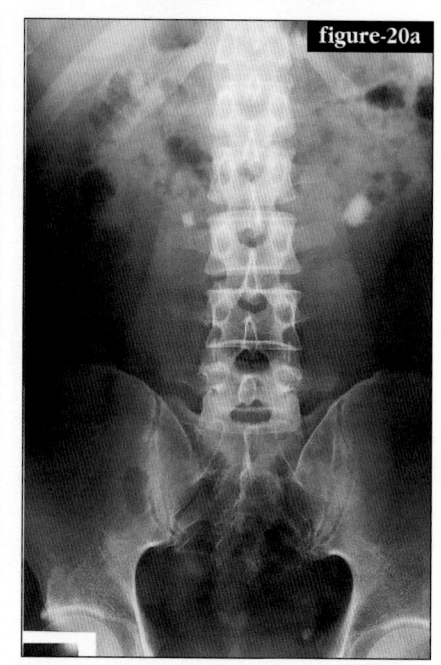

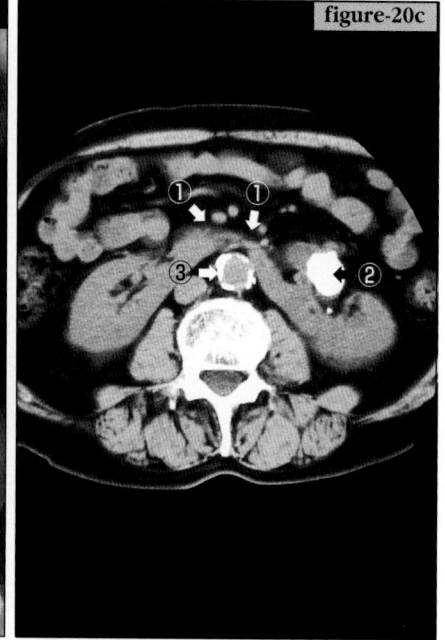

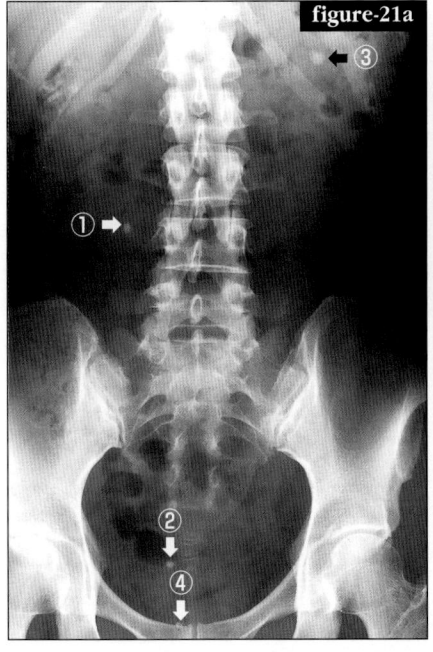

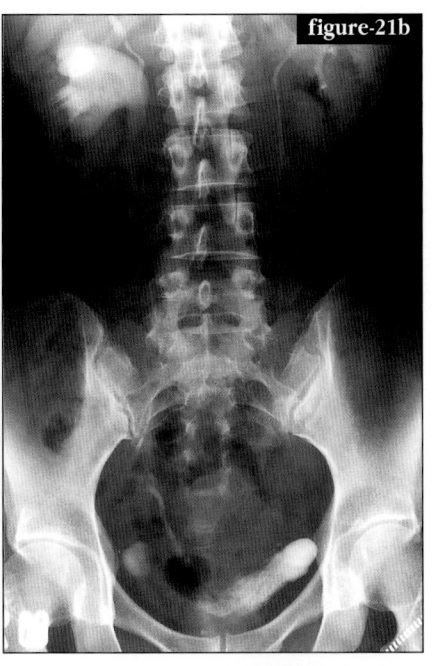

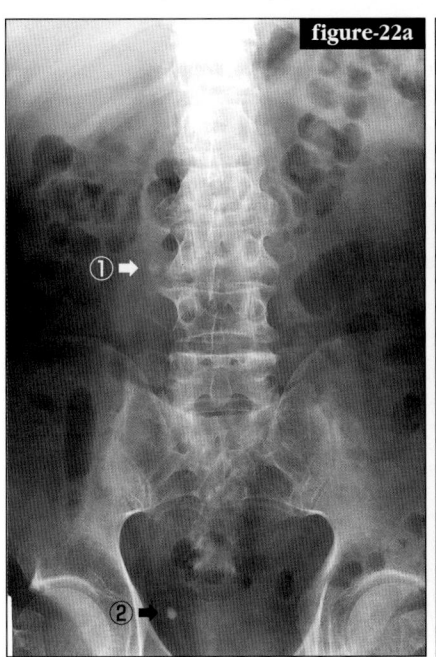

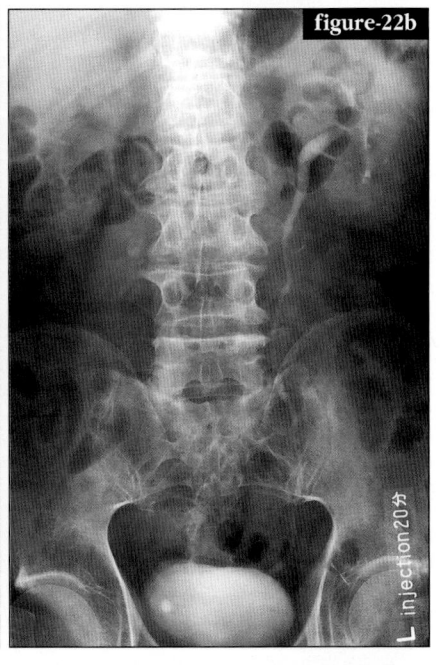

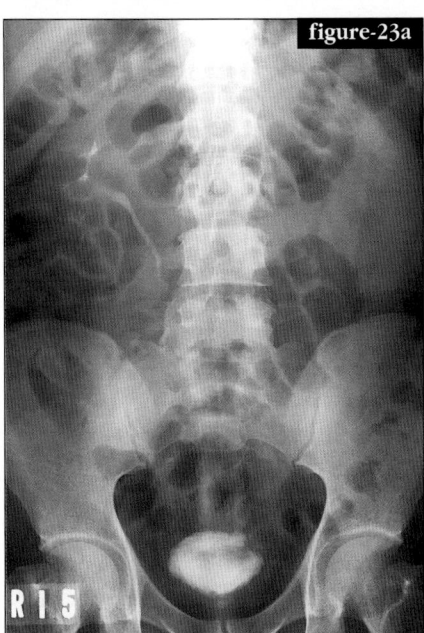

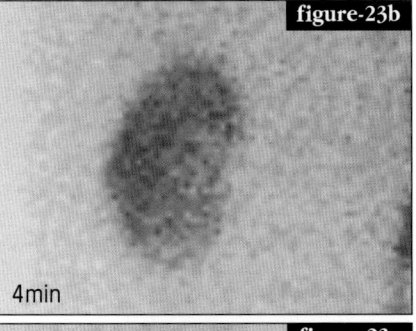

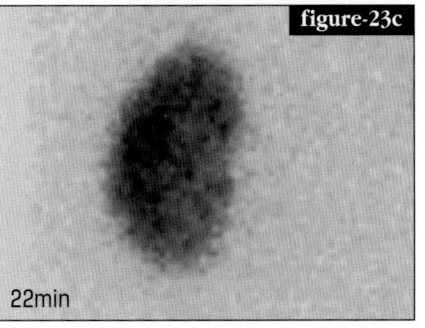

重複尿管にみられる尿管結石
figure-21a,b
重複尿管のいずれか一方の結石（①）では、本症例のように水腎・水尿管となるが、進行すると無機能になる。上半腎の結石の無機能時には、尿管結石を見逃すことがある。稀だが、注意したい。

本症例では、ほかに尿管（②）、腎（③）に結石、静脈石（④）を認める。ひとつの病変だけにとらわれず、全体を注意深く観察したい。

疝痛発作時のnon-visualizing kidney（その1）
figure-22a,b
疝痛発作を起こす結石は、一般的には小さい（①）。疝痛時は、本症例のようにnon-visualizing kidneyになることがある。non-functioning kidneyとの鑑別は重要。non-visualizing kidneyでは、

(1) IVP後、翌日にKUBを撮ると尿路が造影される。
(2) 疝痛発作消失後のIVPを撮り、
(3) レノグラムを撮ると、腎機能がある。
(4) 血尿がある。
(5) 腹ガスが多い。

②は、静脈石。

疝痛発作時のnon-visualizing kidney（その2）
figure-23a,b,c
本症例の結石は、疝痛発作特有のサイズ（小さい）。麻痺性、または鎮痛薬により腸ガスが多いのも特徴。結石は明らかでない。

IVPでnon-functioning kidneyのようにみえても、レノグラムでは腎への取り込みがあり、機能がある。

注射22分後には、右腎はほとんど排泄されているが、左腎は取り込みが増している。このような症例では、IVP検査翌日のKUBで、水腎症がみられることがある。

膀胱結石(その1)
figure-24

膀胱結石は、上部尿路から下降した結石と膀胱で形成した結石の2つのタイプがある。いずれも長期間存在すると、辺縁が整で、丸みを帯びる。よくみると層状になっていることがある。

膀胱結石(その2)
figure-25a

時には、小結石として多発することもある。

figure-25aのIVP像
figure-25b

膀胱結石の主因は、排尿障害である。本症例も前立腺肥大(矢印)がある。結石除去とともに、原因除去と再発予防が重要である。

膀胱結石(その3)
figure-26

膀胱結石の種類は、成人では主としてカルシウム含有結石、感染結石、尿酸結石の3つであり、KUBではこの順に濃い陰影。
本症例は、リン酸マグネシウムアンモニウムを成分とし、淡い結石である。小さい尿酸結石では、膀胱造影で陰影欠損とならず、見誤ることがある。注意を要する。

前立腺結石(その1)
figure-27a,b

本症例ほどに多発することは稀である。リン酸カルシウム成分が、最も多い。figure-27bは、逆行性尿道膀胱造影。前立腺結石の主な原因は、排尿障害と感染である。本症例では、右VURと膀胱の仮性憩室、肉柱形成をみる。排尿困難が強いことがわかる。前立腺内に逆流し、造影される。

前立腺結石(その2)
figure-28

通常、前立腺の内腺と外腺との境に、小結石が多発してみられる。

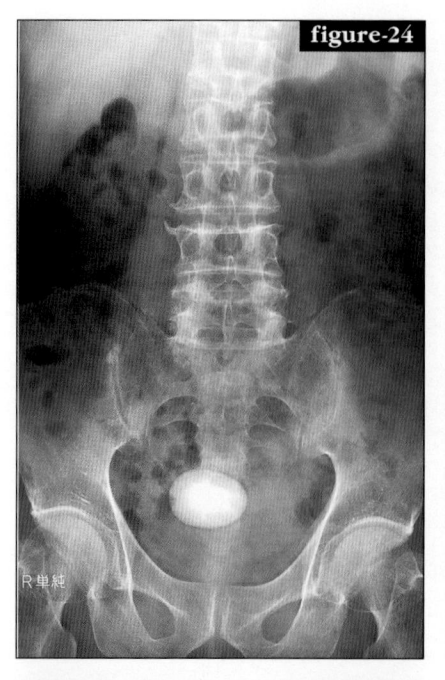

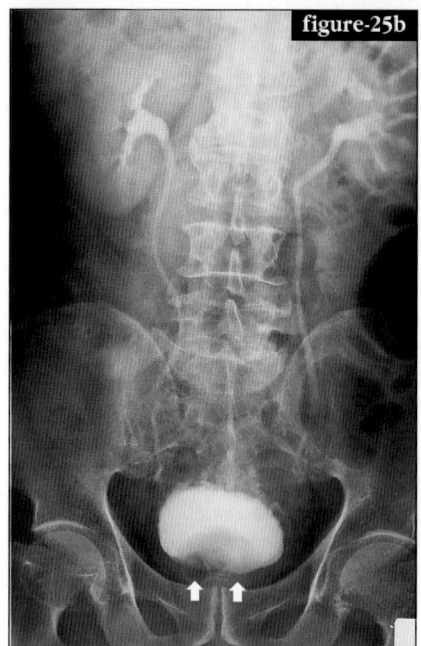

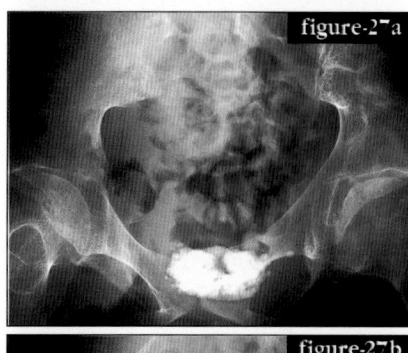

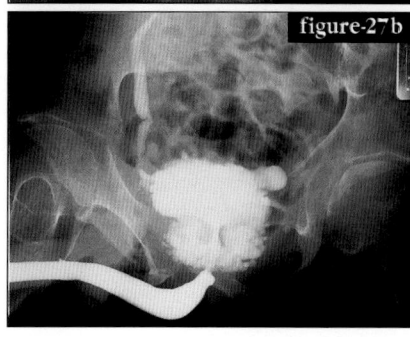

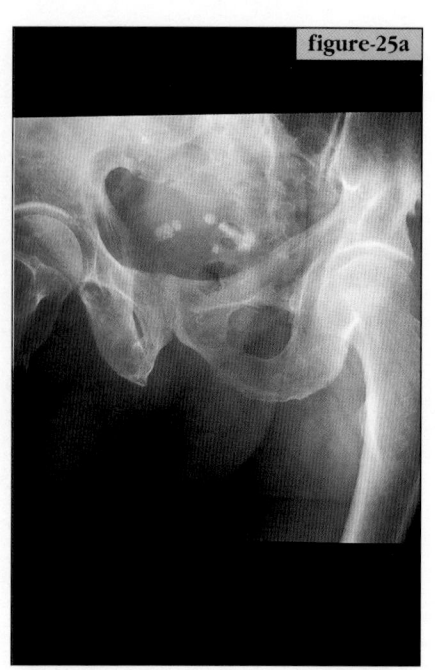

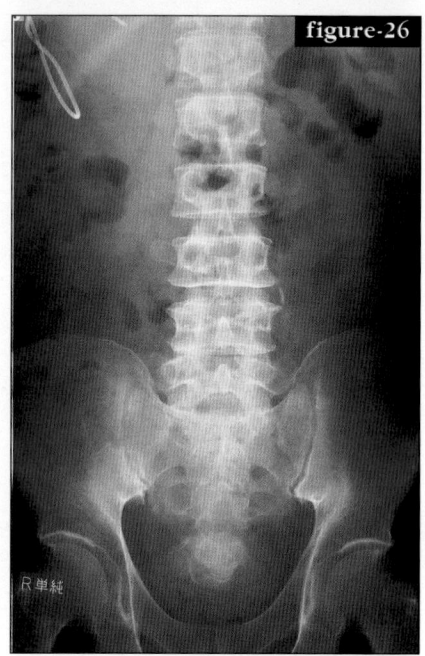

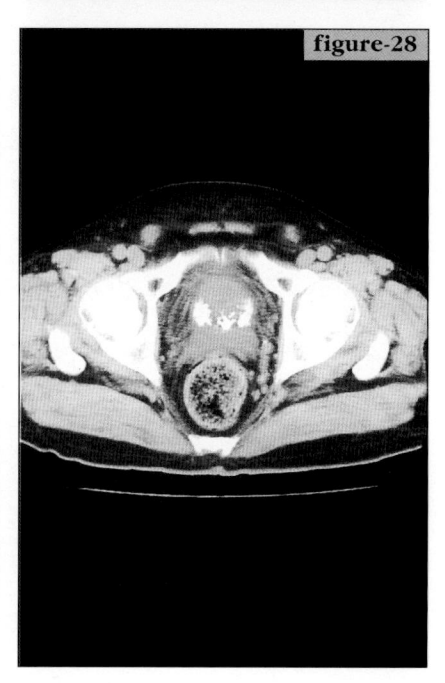

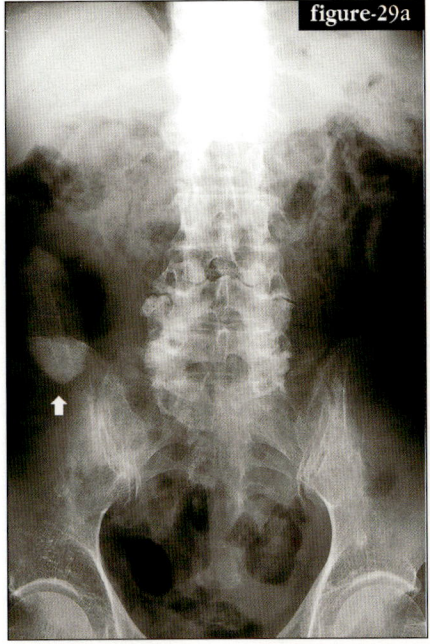

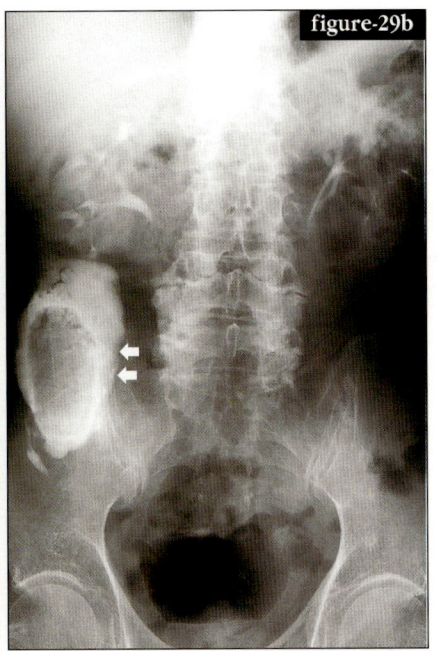

尿路変更術後の結石(その1)
figure-29a,b

蓄尿型、または自排尿型の尿路変更術後では、残尿が多いと代用膀胱内に結石を形成しやすい。

尿路感染が原因のため、淡い結石陰影(矢印)が多い(figure-29a)。

IVP像(figure-29b)では、結石は膀胱内で陰影欠損としてみられる(矢印)。上部尿路は正常である。砕石除去後は自己導尿を確実にするよう指導する。

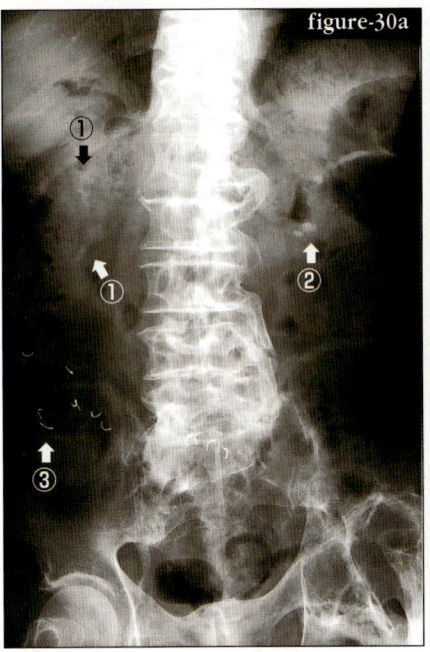

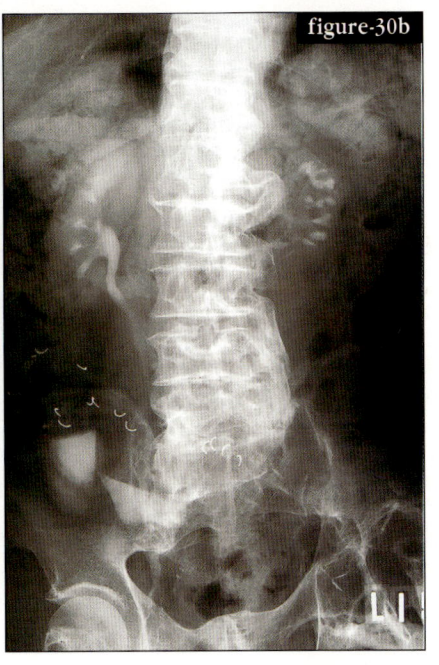

尿路変更術後の結石(その2)
figure-30a,b

失禁型の尿路変更術後では、導管内に結石が形成されることは稀。しかし、腎への逆流がみられる時は、腎結石を形成しやすい(①②)。③は挿入された針(figure-30a)。

IVP像(figure-30b)で、右腎には上腎杯と下腎杯にみられる部分さんご状結石がある。左腎は、下腎杯結石。左腎は萎縮腎になっている。

結石の密度
table-11

骨の無機物質の主成分は、リン酸カルシウムである。骨の濃さと比較すると、カルシウム結石の成分比率(シュウ酸対リン酸)が推察できる。

尿酸はキサンチンの代謝産物で、キサンチンと同様の性状を持つ。

CTおよびUSの有用性
table-12

CTおよびUSは、他疾患の鑑別に有用である。腎・尿路だけにとらわれないことが大切である。

table-11 結石成分別X線透過性(水を1.0とした結石密度)

リン酸カルシウム	22.0
シュウ酸カルシウム	10.8
リン酸マグネシウムアンモニウム	4.1
シスチン	3.7
尿酸	1.4
キサンチン	1.4

table-12 尿路結石におけるCTおよびUS施行の目的と注意点

目的
① X線陰性結石の同定。
② 造影剤が使用できない症例(table-10の1参照)。
③ 腎実質の厚さ、水腎症の程度を診断、および腎瘻造設、経過観察。

注意点
① 第一選択の検査法にしない。
② 健診などではUSだけで腎結石と診断されることが多いが、実際は単なる高輝度エコー像のことがある。
③ 5mm以下の結石は描出困難。
④ 尿管結石は、腎盂および膀胱近傍の時、および高度水腎症合併の時以外は描出困難。

尿酸結石(その1)
figure-31a,b
尿酸結石は、最もX線透過度が高い(table-11)。尿酸のみの単一結石と、カルシウムとの混合結石の2種がある。後者では結石陰影はみられるが、単一結石の時は、本症例のようにまったく明らかでない(figure-31a)。
IVP像(figure-31b)で、左腎の中腎杯と腎盂に陰影欠損がみられる(矢印)。KUBとIVPだけでは尿酸結石とは断定できず、腎盂腫瘍や凝血塊も考えられる。

figure-31a,bのCT像
figure-31c
鑑別は、CTまたはUSが有用。CT値はカルシウム含有結石より低いが、一見しただけでは差異はわからない。
さんご状結石は尿酸結石に限らず、いずれの結石成分でも、大きさの割には腎機能がよい(figure-14参照)。

尿酸結石(その2)
figure-32a,b
KUBでは、結石陰影は明らかでない(figure-32a)。
IVPで水腎症だが、結石陰影が明らかでなかった。CTで尿酸結石を疑うが、腎盂・尿管の状態を調べる目的と、腎瘻から溶解療法を行う目的で、AP(順行性腎盂造影)を行う(figure-32b)。腎盂尿管移行部付近の閉塞と4個の陰影欠損(矢印)を認める。

シスチン結石
figure-33a,b
右腎に、淡いさんご状結石を認める(矢印)。純粋シスチン結石は、KUB(figure-33a)でほとんど明らかでない。本症例のように、尿アルカリ化薬を長期間内服するとリン酸カルシウム成分が結石表面に付着し、淡い結石陰影になることがある。
IVP(figure-33b)では、腎盂・中下腎杯は結石により陰影欠損となり、上腎杯の水腎症(造影剤)より淡い。

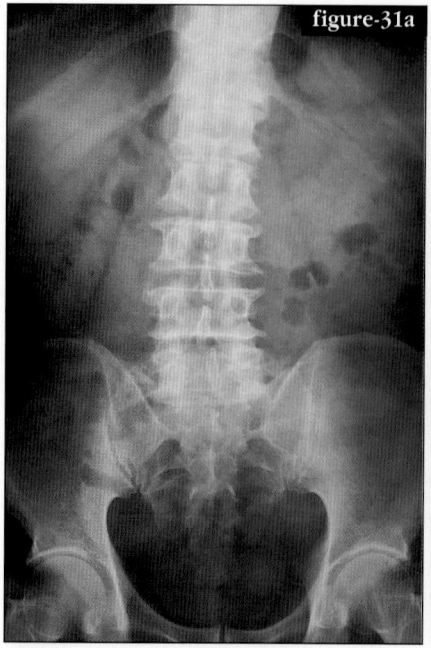

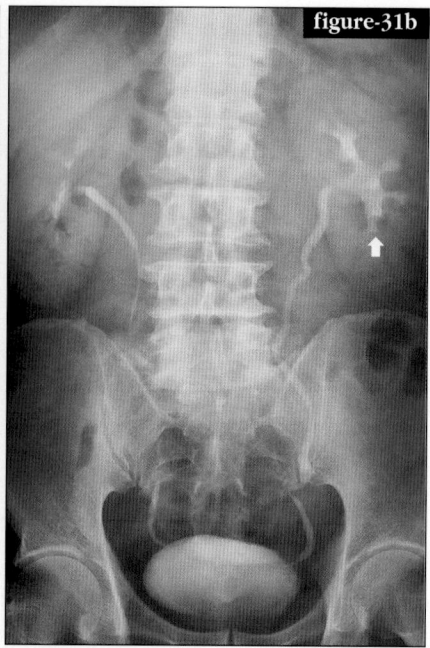

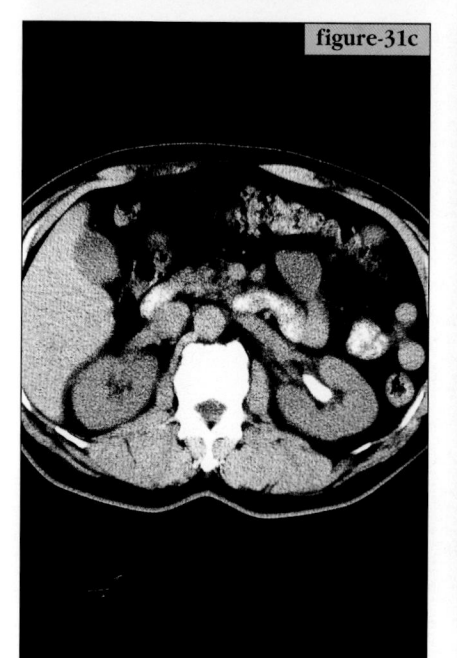

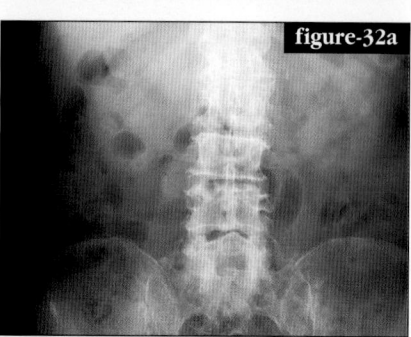

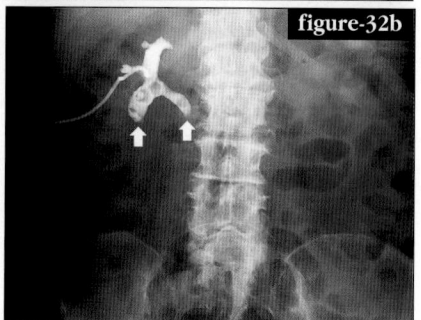

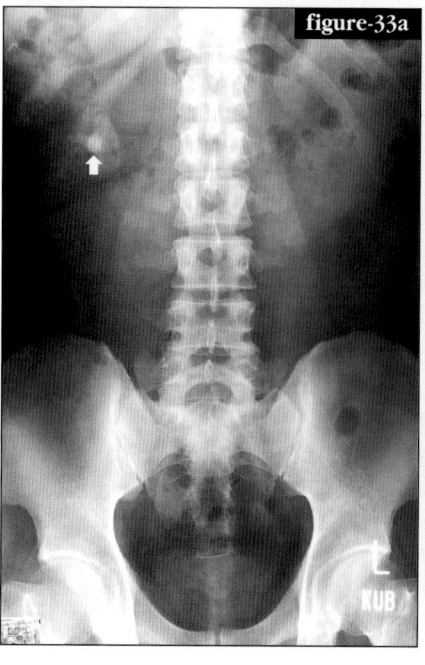

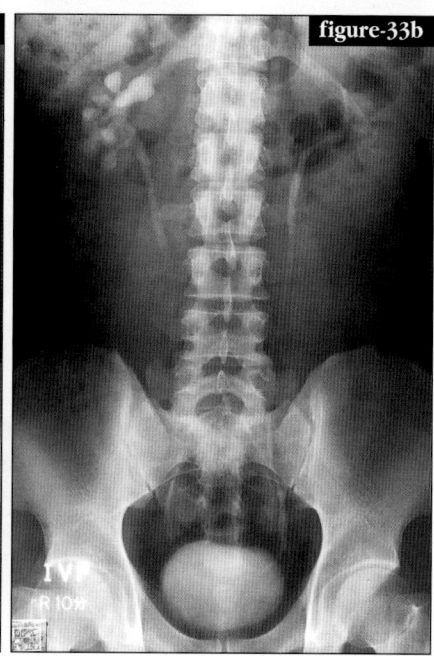

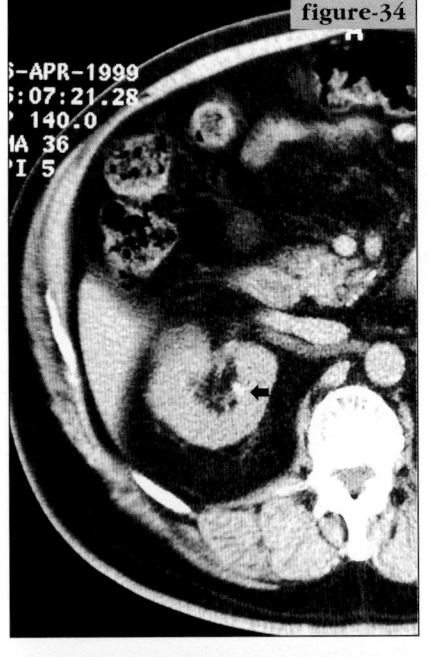

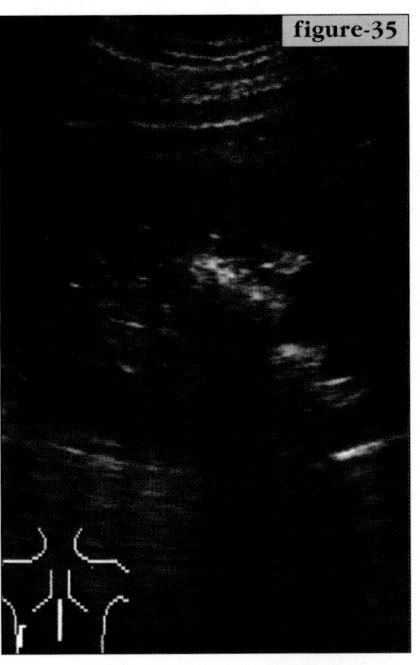

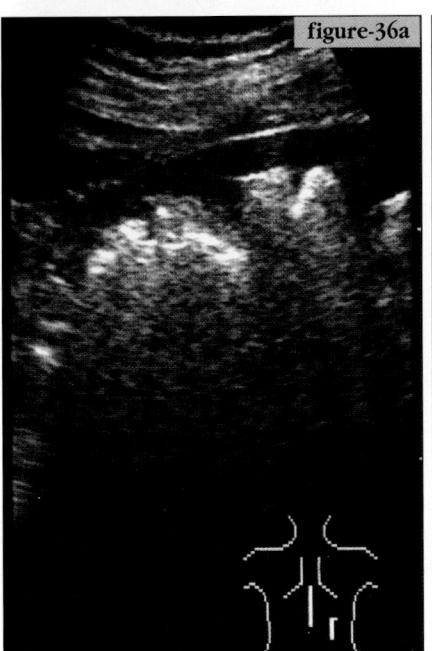

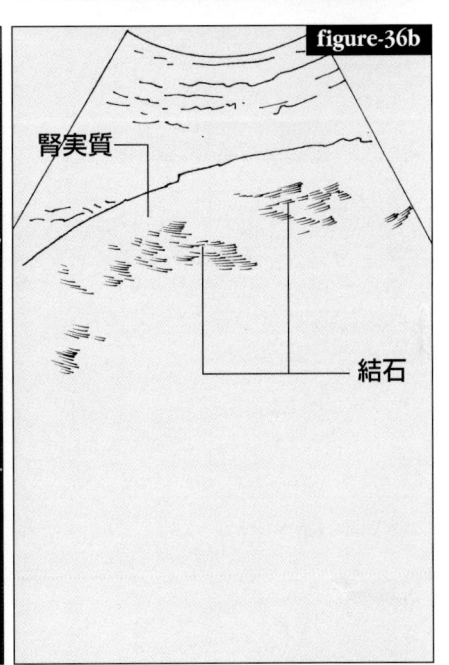

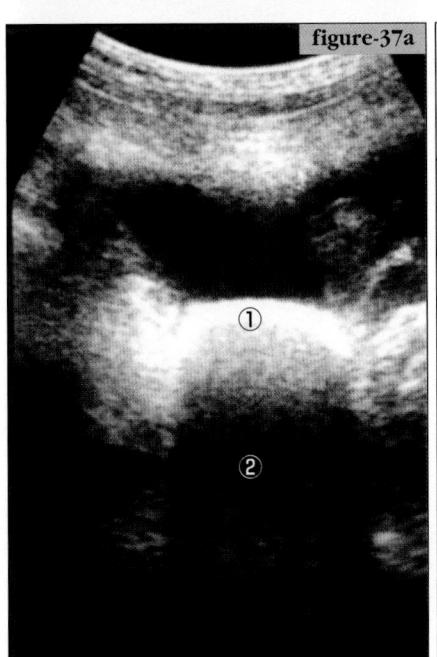

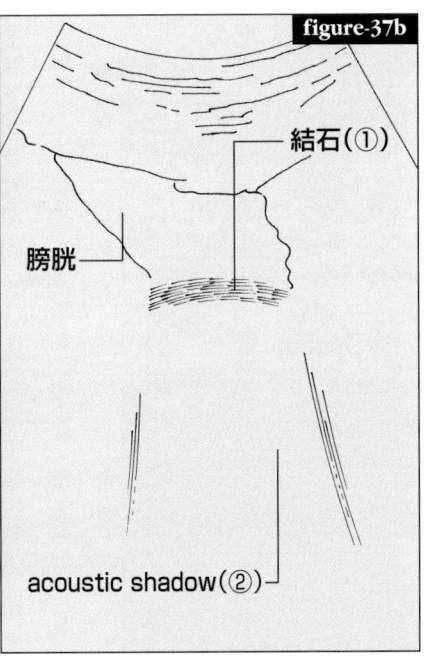

腎内の微小結石
figure-34
KUBでは明らかでないほど小さい石灰化陰影を、CTでは乳頭に認めることができる（矢印）。腎尿細管、集合管で形成された結石が、乳頭に氷柱のように出たものと思われる。
どのような経過をたどるか調べた報告はないが、結石形成が活動的な人に多くみられる。
小結石は乳頭から離れ、主に下腎杯でKUBで明らかな大きさまで成長するのかもしれない。

腎結石の超音波像（その1）
figure-35
中腎杯から下腎杯にみられる腎結石。figure-36に比べ小さい結石なので、腹側の腎辺縁は明瞭である。

腎結石の超音波像（その2）
figure-36a,b
腎結石（さんご状結石）の超音波像。結石は高輝度で、その後方はacoustic shadowが特徴的である。acoustic shadowのため、腎辺縁は不明瞭である。

膀胱結石の超音波像
figure-37a,b
結石は高輝度のエコー群（①）として描出され、その後方に尾を引くようなacoustic shadow（②）が典型的な所見である。

確定診断

確定診断に苦慮する時は、系統的に考えるのがよい。症状（例えば血尿や疼痛）がみられる部位付近にはどんな臓器や組織があるか？血尿や疼痛はどのような機序で生じるのか？このように症状や所見を論理的に考え、鑑別診断したい。それには、解剖学・生理学・生化学・病理学の正しい知識が必要であるが。

鑑別すべき疾患

table-13

(1) 尿路結石の主症状である腹痛、腰痛、血尿、頻度は低いが膀胱刺激症状、自律神経症状、陰嚢部痛、微熱、乏尿、尿混濁を症状とするあらゆる疾患が「鑑別すべき疾患」である。

(2) 臓器別・部位別など、系統的に疾患を考える習慣をつけると、抜け落ちは少ない。

(3) table-13には、考えられる疾患を挙げたが、問診・検尿・画像診断で大半は容易に鑑別できる。

(4) この中でも、尿路結石と誤りやすい高頻度の疾患は、急性虫垂炎、卵巣茎捻転、単なる腰部筋肉痛などである。

鑑別診断に重要な疾患　table-13

泌尿器科疾患
- 腎腫瘍、腎盂尿管腫瘍
- 腎盂尿管移行部狭窄、尿管狭窄
- 腎膿瘍、尿路結核、腎盂腎炎
- 腎梗塞
- 膀胱炎・精巣炎
- そのほか血尿をきたす疾患

婦人科疾患
- 子宮外妊娠、卵巣茎捻転、子宮内膜症
- 悪性腫瘍進行期

消化器疾患
- 胆嚢炎、胆石症、肝膿瘍、膵炎、膵癌
- 急性虫垂炎、消化管潰瘍、消化管穿孔
- 腸閉塞、大腸憩室炎
- 腸間膜動脈閉塞症、大動脈解離
- 悪性腫瘍進行期

整形外科疾患
- 腰部筋肉痛・神経痛
- 椎間板ヘルニア、腰椎圧迫骨折

診断のポイント

table-14

(1) 急性虫垂炎は、その頻度の高さもあるが、誤られることが多い。虫垂炎切除後は、麻酔や抗生物質、鎮痛薬で治療され、尿路結石の急性症状は消失するが、再び結石が発見されることも稀ではない。

(2) 婦人科疾患や消化器疾患の中には、対応に急を要するものが多い。泌尿器科外来に来院されたので「尿路結石」との先入観を持たぬこと。

(3) 稀だが、2つの疾患（尿路結石と悪性腫瘍）を合併することもある。一つの診断で安心しないこと。

鑑別診断のポイント　table-14

急性虫垂炎	類似点	腹痛、悪心・嘔吐　稀に顕微鏡的血尿
急性虫垂炎	異なる点	筋性防御著明　血中に白血球が著明に増加（尿路結石では10,000程度）　発熱
泌尿器科以外の疾患	異なる点（例外も多い）	血尿、石灰化陰影、水腎症、背部叩打痛がない
泌尿器科疾患	注意点	稀に悪性腫瘍を合併（高齢者）

ESWL

外科的治療の大半はESWLである。本稿では、ESWLの適応か否かを決める検査と、ESWLが可能か否かを調べる検査を中心に述べる。ESWL治療の実際については、別の成書を参照してほしい。

table-15　ESWLまたは内視鏡手術の適応

絶対的
① 高度の水腎症、腎機能悪化
② 腎盂腎炎・膿腎症の合併
③ 繰り返す疝痛発作
④ 6×10mm以上の結石

その他
⑤ 尿路通過障害の合併（内視鏡手術）
⑥ 若年者では、腎内にある時（早目に）
⑦ パイロットなど、社会的要因

table-16　ESWLの禁忌

絶対禁忌
妊婦／出血傾向／結石より下の尿路閉塞／無機能腎

施行に注意
腹部大動脈瘤／腎動脈石灰化／腎周囲の金属クリップ／心臓ペースメーカー／不整脈／高血圧／心筋梗塞／脊髄損傷

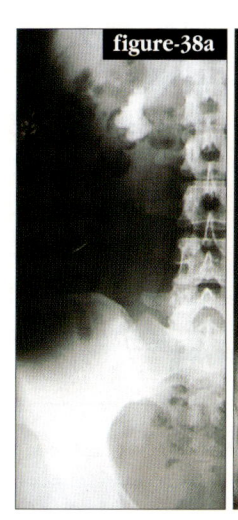

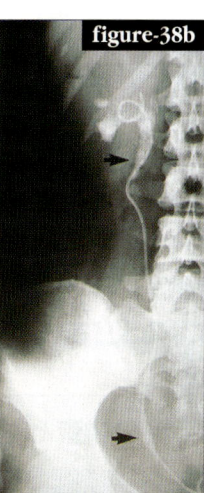

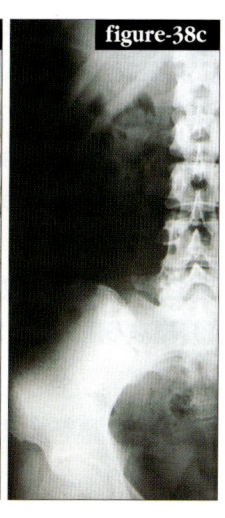

table-17　ESWL術前検査

術前一般検査
心電図
血液検査
尿検査（培養も含む）
出血・凝固能検査

画像検査
超音波検査
KUB, DIP
CT
RP（逆行性尿路造影）
レノグラム

figure-38a　figure-38b　figure-38c

適応

table-15
(1) 開腹手術時の適応と原則的に変わらないが、ESWLの簡便さから適応は拡大されている。
(2) 結石除去の目的は、腎機能低下を防ぎ、重症尿路感染を予防することである。
(3) したがって、原則的にはたとえ疝痛発作や血尿が強くとも行わない（ただし、日常生活を妨げる時は行う）。
(4) 自排可能な条件は、結石サイズ（短径が5mm以下）、腎機能良好、尿路通過障害がないことである。ほかに、結石部位（下腎杯は困難）、年齢・性差（若い女性は排石しやすい）などがある。
(5) 腎結石は、尿管結石より砕石されやすい。疝痛発作や結石増大の予防目的で、若年者の腎結石には上記の適応外でもESWLをしてもよい。

禁忌

table-16
(1) 妊婦への影響は明らかでない。
(2) 出血傾向の有無は、厳重にチェックすること。血友病はもちろん、抗凝固薬の内服、高血圧に注意。特に腎結石に対しては要精査である。
(3) 通過障害がある時は、膿腎症や疝痛発作をきたすので、内視鏡手術などを併用する。
(4) ほかの腹部石灰化像を結石と見誤らないこと。

治療

figure-38a,b,c
完全さんご状結石に対してESWL治療を行った。治療中にstone streetになり、腎盂腎炎を合併した。患者の希望から腎瘻造設などは行わなかったが、幸い完全排石をみた。

結石成分の分析

再発予防に最も重要な検査は、結石成分分析である。しかし、意外にも行われていない。特に、ESWL治療後は、砕石後から排石までに時間があることや、砕石片が小さく採石できなかったなどの理由から、未検査が多い。

table-19 結石成分の分析

1 必ず、採石する
- 再発予防のための基本検査である。
- 女性は、排石に気づかないことがある。
- 外出先などではカルクキャッチ®を利用。
- KUBで明らかでない小結石では、血尿・疼痛の確定診断となる。

2 色調から判断
- レンガ色→尿酸結石（figure-41a,b）。
- カルシウム含有結石は、赤血球・細菌などの付着の程度で色調が異なる。

3 分析法
- 赤外分光分析法が一般的。
- 外注検査では、稀に思いがけない成分報告あり。
- 成分比率は臨床的意義が小さい（検査は結石のごく一部を用いているため）。

figure-40 カルクキャッチ®

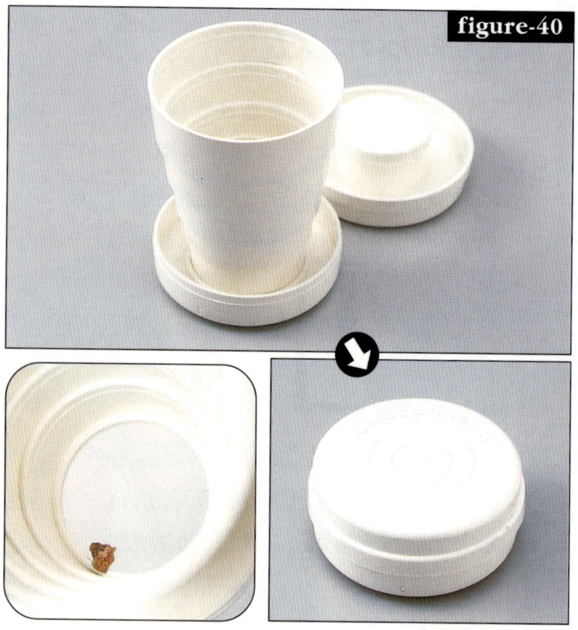

figure-41a, figure-41b, 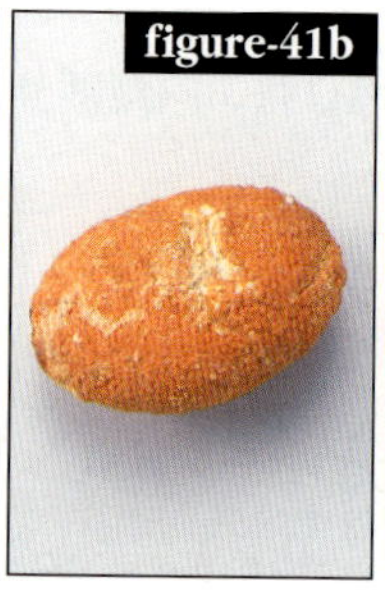 figure-41c

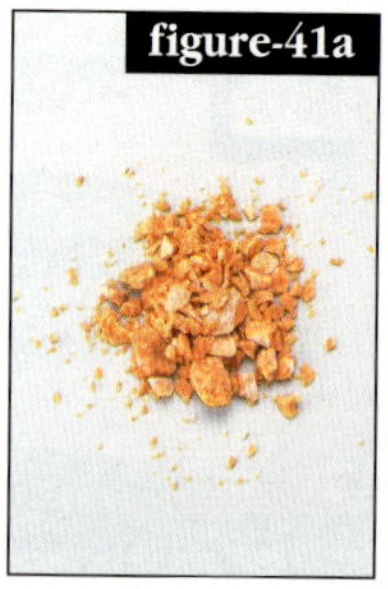

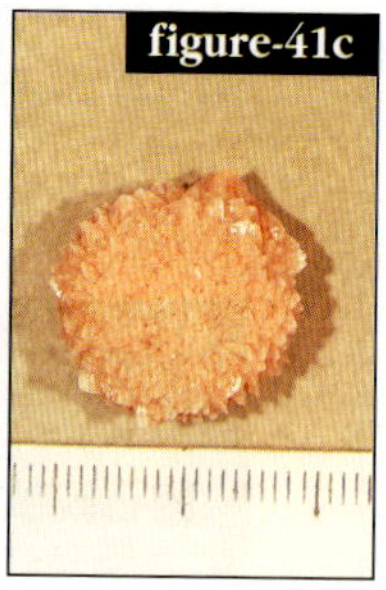

table-19, figure-40

（1）結石分析こそ、結石検査と再発予防の基本検査である。
（2）採石し、分析される割合は意外と低い。尿路結石と診断し、自然排石可能と判断した時は、カルクキャッチ®や紙コップを渡すことである。
（3）再発率は、5年間で約40％と高いことを説明し、必ず採石して分析する重要性を説明する。
（4）カルクキャッチ®は、排尿時にはコップのようにして用い、底は網になっているので、採石しやすい。携帯時はコンパクトになるので、外出先でも使用が可能で便利である。

table-19, figure-41a,b,c

色調からわかること
（1）尿酸結石はレンガ色をしている。一度みておくと、次回からは分析をせずとも外観だけで推察できる。乳児の「オムツの赤色の斑点」で来院する時も、その粒子は尿酸結石のことが多い。膀胱鏡でも、膀胱内によくみかける（figure-41a,b）。
（2）他の結石成分は特徴的でないが、シスチン結石は灰白色で輝いている。カルシウム結石でも、形成初期は同様のことがある（figure-41c）。

形・硬さからわかること
（1）上部尿路結石は、表面が結晶状でざらざらしている（figure-41c）。
（2）下部尿路結石は、表面が平滑で、表面は崩れやすい（figure-41b）。
（3）尿路感染がある時は、色調はまだらになる。
（4）形成直後の結石や感染結石はもろく、長期介在結石は硬い。

分析法
（1）昔は、研究室レベルで分析されていたが、現在は外注検査で行われている。大半の検査方法は赤外分光分析法である。その信頼度は高いが、稀に思いがけない成分報告があるので注意すること。
（2）成分比率は意味が少ない。分析は1mg程度の結石で可能。結石成分は、部分により比率は異なるため。

尿化学(24時間蓄尿)

尿化学は、尿路結石の成因を調べ、再発予防につながる大切な検査である。医師・患者にとって手間がかかるが、検査の習慣をつけたい。

正しく蓄尿するポイント

table-20

Point 1
朝、一定時刻に排尿し、翌朝同じ時刻に尿意と関係なく蓄尿する。

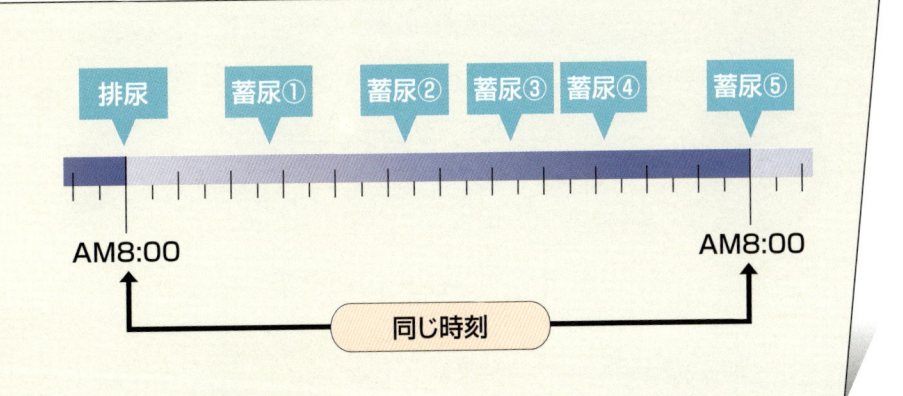

排尿 AM8:00 → 蓄尿① 蓄尿② 蓄尿③ 蓄尿④ 蓄尿⑤ AM8:00（同じ時刻）

Point 2
排便時、夜間、外出時にも、忘れずに蓄尿する。

Point 3
排尿の全量を蓄尿する。
(容器が一杯になると、止める人がいる)

Point 4
腎機能が正常な人では、尿クレアチニン排泄量から正しく蓄尿されたかチェックする。

Point 5
通常の生活下で検査する。
(検査日に飲水量を多くしたり、食生活を改善する人がいる)

Point 6
尿路結石および尿路閉塞の除去後や、腎機能回復後、再度検査する。
(食事指導や薬物療法の前が理想)

Point 7
3日間測定する。
(日差変動があり、蓄尿法によっては測定できない項目がある)

蓄尿のポイント

table-20

(1)尿中排泄量の測定値から病態を考える前に、正しく蓄尿されたかを必ずチェックしたい。その基本は、尿中クレアチニン排泄量である。腎機能が正常ならば、男性成人では1.5g/日、女性成人では1.2g/日前後の排泄量がある。少ない時は、Point①～③のいずれかが原因。
(2)患者の病態を調べるのが目的であるので、外来通院中に日頃の食生活、生活習慣下で検査する。
(3)検査の必要性を説明する医師や看護婦はもちろん、患者にとって根気のいる検査である。
(4)蓄尿終了後、可及的早く持参してもらう。冷所保存が望ましい。
(5)蓄尿時に血液検査をする。

蓄尿瓶に添加する薬剤　table-21

目的
①pH、温度の変化により、尿中成分の飽和度が低下するので、析出・結晶化するのを防ぐ。
②尿細菌による影響を防ぐ。

方法
①に対して➡pHにより溶解度が異なるので、正しくは酸性・アルカリ性の2種類を添加する（1NのHCl　120mlが一般的）。
②に対して➡防腐剤チモール1gを用いる。
①②➡同時に行うことは不可能（2日間検査が必要）。

注意点
●実際には添加しなくても、値が大きく変わることは少ない。
●添加よりも、まず蓄尿・測定することが重要（煩雑さから添加しないこともある）。

そのほか蓄尿の注意点　table-22

Point 1
随時尿を検査・測定してもよい。
◆24時間蓄尿がむずかしい場合。
◆クレアチニン補正（/g・Cr）または濃度で診断する。
◆日差変動（主に食事が原因）の影響を考慮して、診断する。

Point 2
血液検査と蓄尿を同じ日に行う。

Point 3
蓄尿を簡便にする容器も利用する（次頁参照）。
（添加薬はないが、外出先でも蓄尿可能）

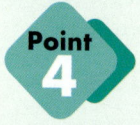

Point 4
よく撹拌後、採尿して測定する。

測定項目と再発予防のための基準値（成人男性）　table-23

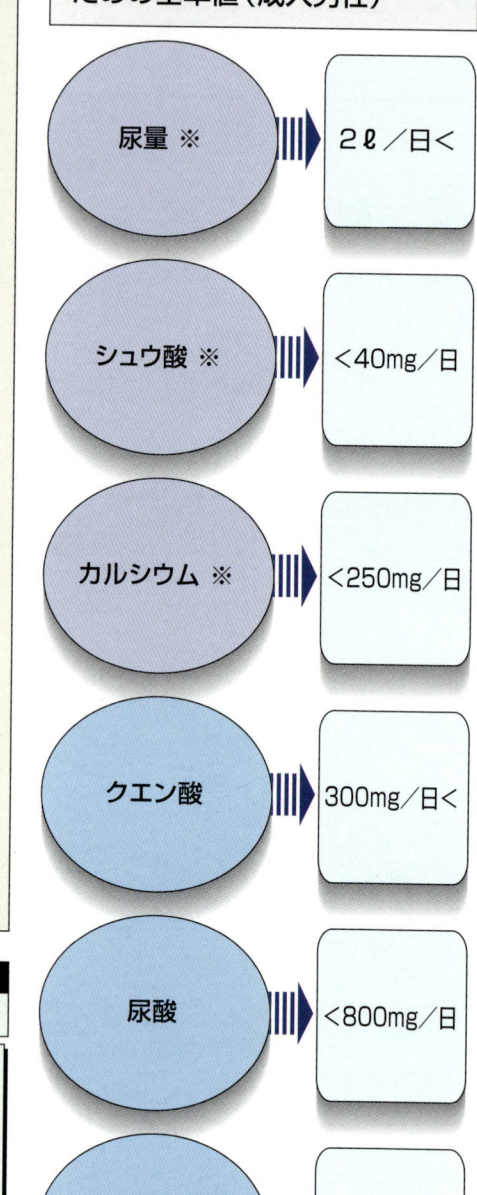

- 尿量 ※ ➡ 2ℓ／日＜
- シュウ酸 ※ ➡ ＜40mg／日
- カルシウム ※ ➡ ＜250mg／日
- クエン酸 ➡ 300mg／日＜
- 尿酸 ➡ ＜800mg／日
- マグネシウム ➡ 100mg／日＜
- Mg／Ca比 ➡ ＜0.3

注
●成人女性は、男性の80％の値が目安。
●※印が特に重要。
●主にカルシウム含有結石の再発予防が目的。

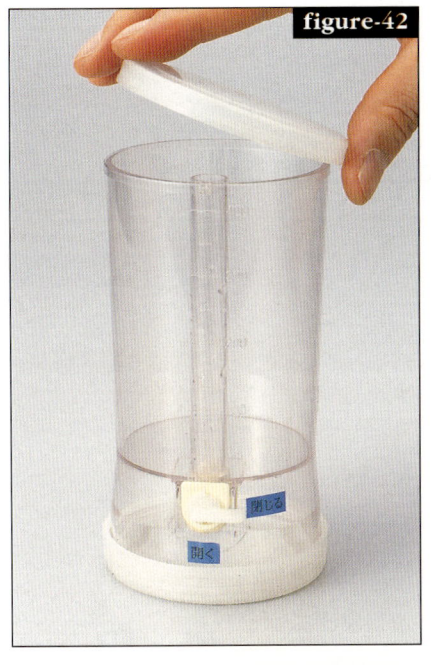

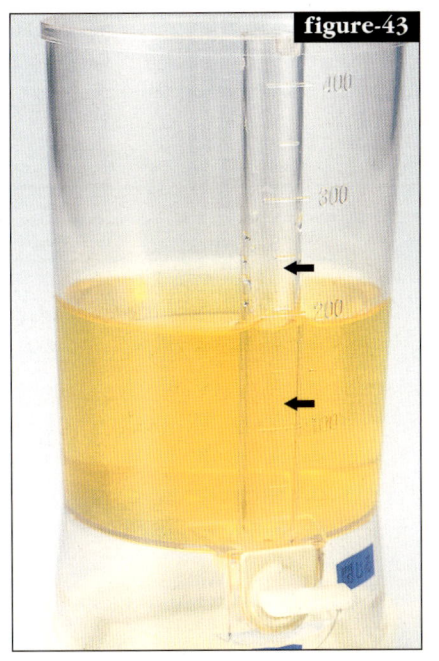

簡便な蓄尿容器

figure-42
1日の尿を蓄尿することは、困難が多い。特に外出先では、困難である。その対策として、携帯用の蓄尿容器がある。

figure-43
通常の紙コップのように採尿する。容器の容量は400mlまで採尿可能。容器内に細い管(矢印)が付属し、本体の量の1/20がたまる仕組みになっている。

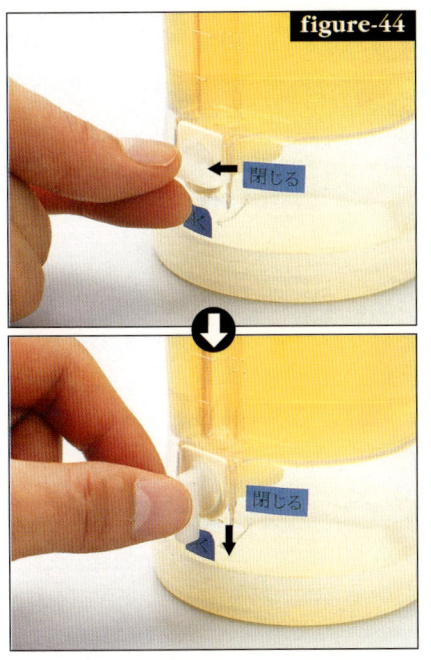

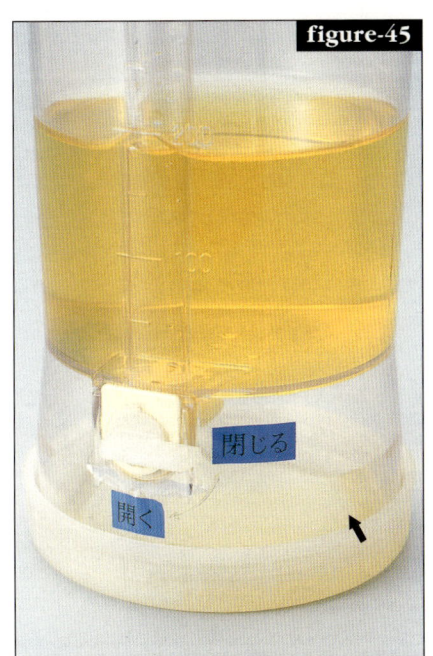

figure-44
コック(矢印)を縦にし、細い管の尿を本体の底のスペースに落とす。

figure-45
底にわずかな尿がたまっている(矢印)。このケースでは、排尿200ml(figure-43)に対し、10mlがたまっている。

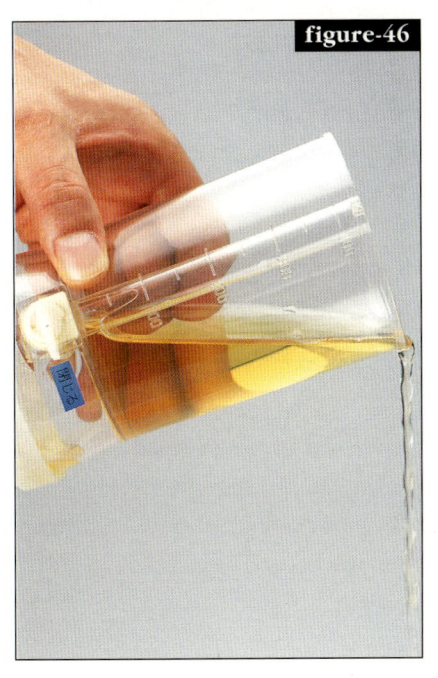

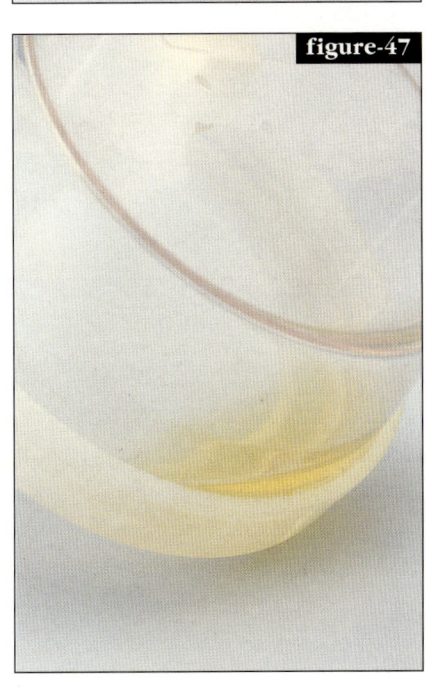

figure-46
本体の尿を捨てる。

figure-47
底にたまった尿。このような方法で採尿・蓄尿を1日繰り返す。
1日尿量すべてを持参することは不便だが、本容器なら、せいぜい100mlを持参すればよいので便利である。

その他の一般検査

最近、血液検査をせず、基礎疾患（原発性上皮小体機能亢進症など）が見逃されているケースが多い。要注意である。

血液検査

table-24

(1) 尿路結石に対する血液検査の目的は成因検査、および腎機能検査である。

(2) イオン化カルシウムは、血清カルシウムの真の状態を示す。採血時は駆血帯を使わず、採血瓶にパラフィンを入れ、空気と接触させないようにする。

(3) 上皮小体機能亢進症（PHPT）では、高Caのほかに低リン、低Mg、高Clになるが、日差変動が強い。疑う時は、何回も測定する（p.153参照）。

(4) スクリーニング検査で、高Ca血症が見逃されている。その中に、PHPTがある。

血液検査の測定項目 — table-24

- カルシウム
- イオン化カルシウム
- リン
- マグネシウム
- クロール
- 尿酸
- クレアチニン
- 上皮小体ホルモン

注意点

- 血清カルシウムの約45%はアルブミンと結合しているので、低アルブミン血症では低値。補正をするか、イオン化カルシウムを測定する。
- 上皮小体機能亢進症では、上皮小体ホルモン、カルシウムは日差変動があるので、時期をあけて最低2回は測定する。
- 低尿酸血症の時にも、腎尿細管再吸収の低下による高尿酸尿症がみられる。
- ユリノーム®内服中は血清尿酸値は正常だが、高尿酸尿症で結石が形成されやすい。
- PTHは84個のアミノ酸からなり、フラグメントにより主に3つの測定キットがあるが、精度は高くない。上皮小体機能亢進症のスクリーニングには、カルシウム、リンを頻回に測定するほうがよい。

尿細菌培養

table-25

(1) ウレアーゼ産生菌の中に、大腸菌はない。ほかの菌の多くが産生する。すなわち、急性・単純性尿路感染では、struvite結石は形成されない。慢性複雑性尿路感染では注意する。

(2) 内視鏡手術、ESWL後の敗血症は稀ではない。術前、必ず培養検査をする。

(3) aseptic pyuriaが多い。その理由は、p.157参照。

尿細菌培養検査の目的 — table-25

1. 結石を形成する起因菌の同定

リン酸マグネシウムアンモニウム結石（struvite）は、ウレアーゼ産生菌による尿路感染があるとウレアーゼにより尿素が分解され、尿アルカリ化とNH_4^+が産生されて形成される。

2. 尿路感染の予防と治療

尿路感染の原因は尿路通過障害のほかに、結石内部に細菌が生息すること。

3. 砕石術後の菌血症の防止

ESWLなどによりグラム陰性細菌が破壊され、外膜成分がエンドトキシンになる。

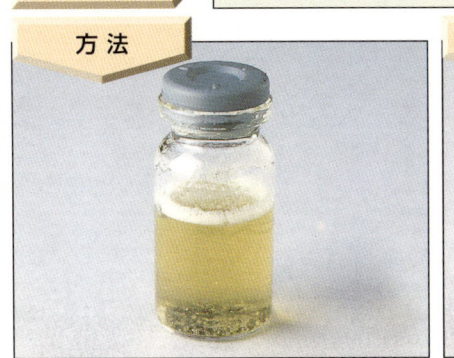

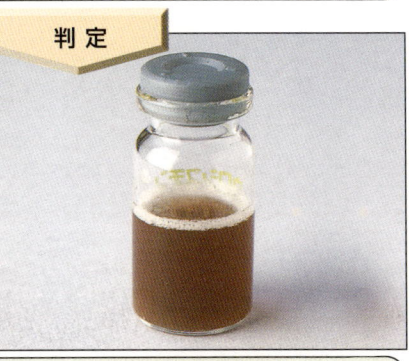

特殊検査

遠位型RTA、シスチン尿症ほど、治療のしがいがある疾患はない。早期発見・早期治療で結石の再発防止と腎機能低下を防げるが、一方、手遅れで腎不全に移行する患者も稀ではない。

酸負荷試験 table-26

目的	遠位型RTAの確定診断
方法	①検査当日は、絶食（水分可）。 ②負荷前に、尿pH、動脈血ガス（pH、重炭酸濃度）を測定。 ③0.1g/kg体重の塩化アンモニウムを約30分かけて内服。 ④1時間ごとに6時間まで、同上の項目を測定。
判定	血液pHが7.32未満、または重炭酸濃度が16mEq/l未満になったかどうか（酸が吸収されていることを確認）にかかわらず、尿pHが5.3以下にならない時はRTAと診断する。
注意点	●NH_4Clは、吸収されやすいよう粉にする。 ●NH_4Clは、肝障害者には禁忌（$CaCl_2$ 2mEq/kg体重を200mlの水に溶解して使用） ●アシドーシスの症状（嘔気など）がみられるので、入院のうえ血液ガスを経時測定しながら行う（原法では負荷後3時間後のみ測定）。

酸負荷試験 table-26

RTAを疑う条件は、p.153に示した。その中でも、尿pHはスクリーニング検査である。両側・多発・小結石の時は、必ず本試験を行う。

酸負荷なので、全身状態を厳重にチェックしながら行わないと、危険な場合もある。特に、腎・肝機能低下時には注意する。

尿アミノ酸定量 table-27

目的	シスチン尿症の診断
方法	①24時間の酸性蓄尿。 ②クロマトグラフィー測定（外注検査で信頼できる）。
判定	①シスチンのほか、近位尿細管で再吸収障害をきたす2塩基性アミノ酸（オルニチン、リジン、アルギニン）が高値（頭文字COLA）。ほかの3つは尿溶解度が高いので結石はできない。 ②400mg/日以上：ホモ型 　100～300mg/日：ヘテロ型

尿アミノ酸定量 table-27

シスチン尿症を疑う条件もp.153に示した。まず、ウロシスチンテストでスクリーニングを行う。

次に、尿中アミノ酸定量を行う。必ず家族の検査をし、予防に努めたい。
（figure-5,14参照）

ウロシスチンテスト figure-48

目的	シスチン尿症の診断
方法 / 判定	（写真）
注意点	チオール化合物（チオラ®、グルタチオン）内服中は、偽陽性となる。

ウロシスチンテスト figure-48

尿アミノ酸定量は、蓄尿が不便であり高価である欠点がある。

本テストは、簡易的スクリーニングで有用。特に、患者の子どもさんに本症がないかを調べるのに用いる。

日常診療のための
泌尿器科診断学
VISUAL LECTURE FOR PRACTICE
⑨

男性不妊症の検査

聖マリアンナ医科大学
泌尿器科教授 岩本晃明

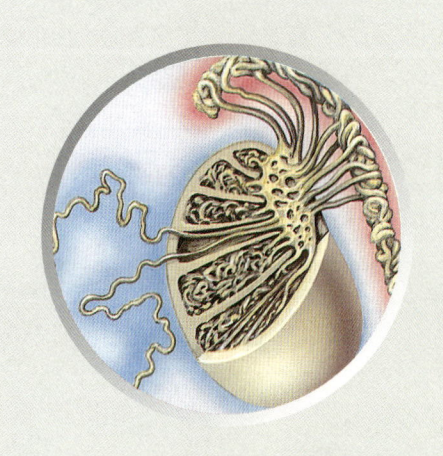

VISUAL LECTURE FOR PRACTICE

日常診療のための泌尿器科診断学■男性不妊症の検査

男性不妊症の病因

男性不妊症は、その多くが造精機能障害に起因する

挙児を希望するカップルの10%から15%が不妊であり、1980年代より男性因子が注目されている。明らかな男性因子が20%、双方の原因30%といわれ、合わせて大よそ50%が男性側にも原因があるといわれている。最近の補助生殖技術(assisted reproductive technology：ART)の導入は、従来絶対不妊と考えられていたカップルにも挙児が得られるようになり、高医療費にもかかわらず急速に需要が高まった。しかしながら、男性因子の評価がややもすると、ないがしろにされる傾向もみられることから、基本に戻り通常の夫婦生活によって児が得られるよう診断をきちんと行い、治療しうる疾患をみつけ出さねばならない。

男性不妊症の原因としては、1.造精機能障害(90%)、2.精路通過障害(5%)、3.性機能障害(3%)、4.副性器機能異常・その他(2%)に大別される。造精機能障害をきたす原因としては、そのうちの半数が特発性、30%が精索静脈瘤で、ほかに染色体異常、停留精巣、内分泌障害、精巣炎などがある。精路通過障害の原因としては、先天性精管欠損症や精巣上体炎後の炎症性閉塞、Young症候群、精管切断術後、ヘルニア手術後などがある。また、性機能障害も男性不妊の一因であり、バイアグラの出現以降、潜在的患者が表出化してきている印象がある。

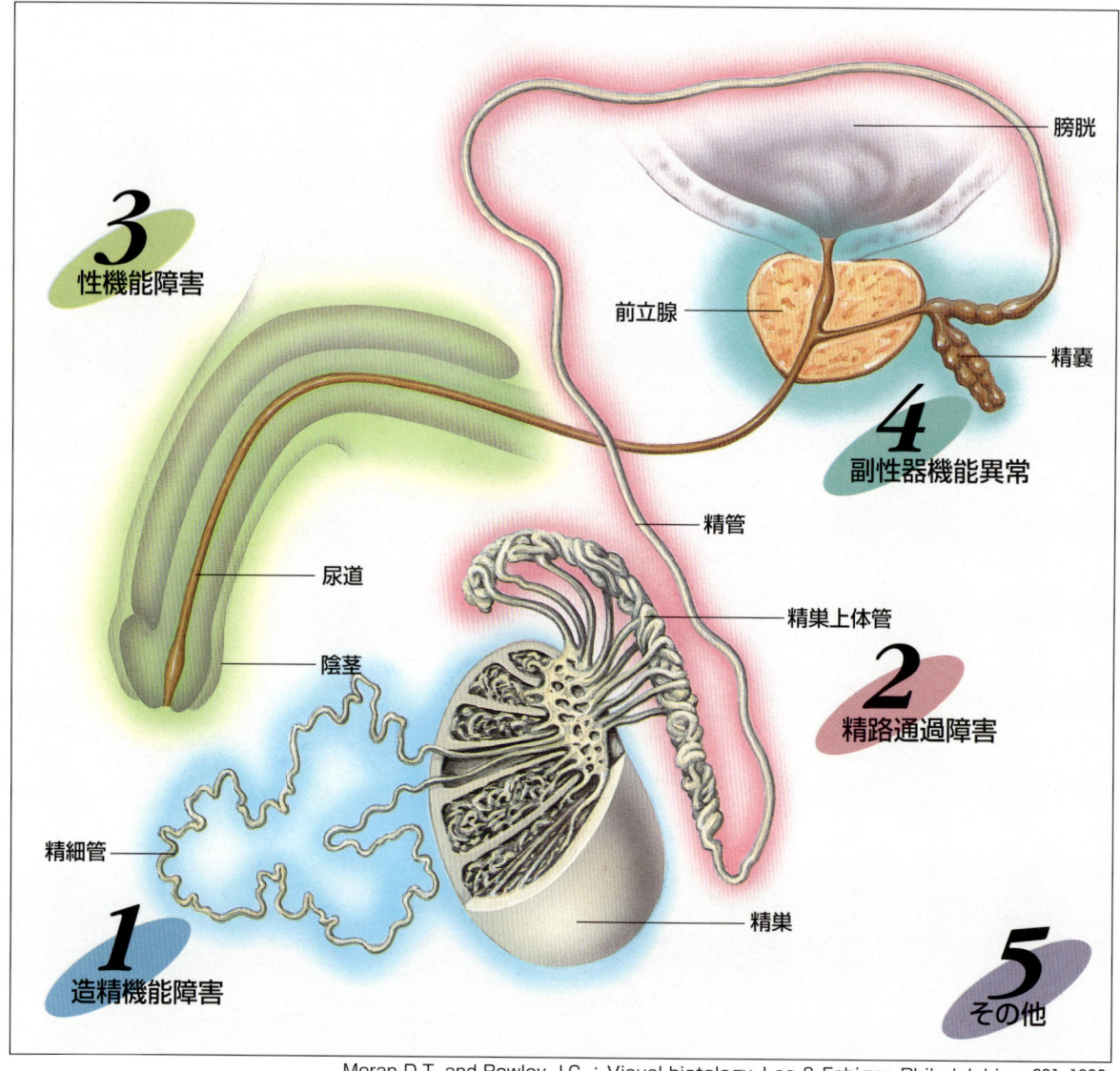

Moran D.T. and Rowley J.C.：Visual histology, Lea & Febiger, Philadelphia, p201, 1988.

VISUAL LECTURE FOR PRACTICE
日常診療のための泌尿器科診断学■男性不妊症の検査

診 断 手 順

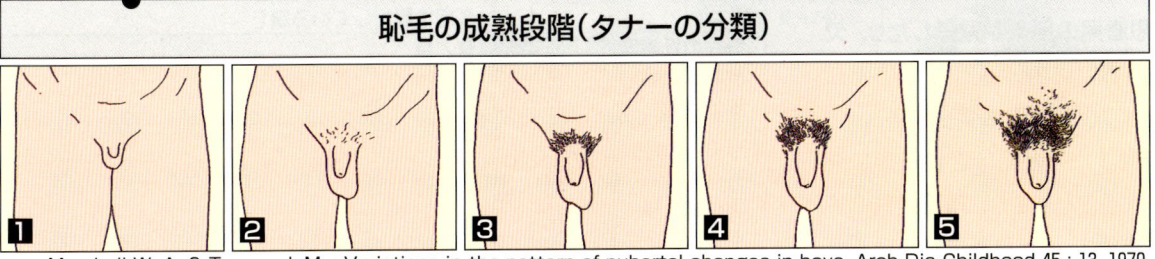

```
                        不妊カップル
                   ┌─────────┴─────────┐
                  男性                女性
         ┌────────┬────┴───┬────────┐
       既往歴   理学的所見  精液検査  内分泌検査
         │        │         │         │
        問診     身長      精液量     FSH
                 体重      精子濃度    LH
                 指極長    精子運動率  テストステロン
                 恥毛      精子奇形率  PRL
                 陰茎サイズ
                 精巣の位置
                 精巣サイズ
```

恥毛の成熟段階（タナーの分類）

1　2　3　4　5

Marshall W. A. & Tanner J. M. : Variations in the pattern of pubertal changes in boys. Arch Dis Childhood 45 : 13, 1970.

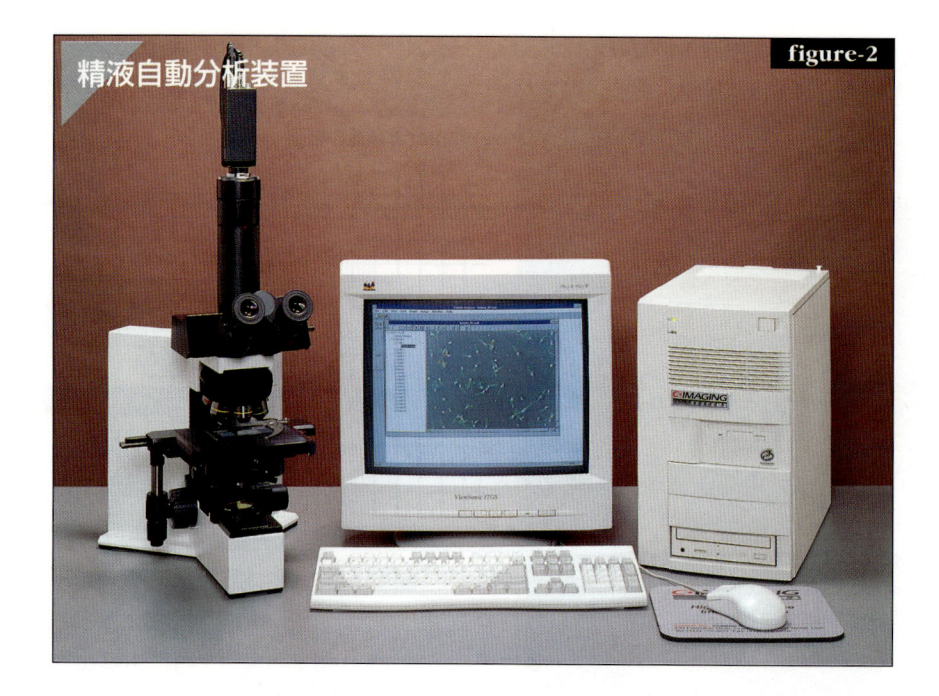

figure-2 精液自動分析装置

は、共通の精度管理が必要となる。

精子形態

table-5,6,figure-3

精巣に種々のストレス(温度・薬物・ホルモン・血流障害など)がかかった時に、精液中に幼若細胞や未熟精子の出現をみることがある。

観察方法は、血液と同じようにスメアーを作成して固定、染色して判定する。染色法はヘマトキシリン-エオジン染色、パパニコロー法、ショアー法、ギムザ法などがある。いずれも染色には、やや煩雑で手間がかかる。

現在、染色液が塗布されている市販のスライドグラス(ブルートスタン、第一化学薬品(株)、Testsimplets)、また固定液と染色液の入った染色キット(Spermac, Diff-Quik)もあり、簡便である。ただし、費用がかかる。油浸レンズを用いて1000倍で検鏡し、200精子を分類する。

形態分類はWHOマニュアルにも記載されているKrugerらのstrict criteriaが使われる。WHOの基準による正常精子形態率は、30%以上としている。

精液自動分析装置による精液検査

figure-2

精液自動分析装置の有用な点は、客観性のあるデータが得られ、1検体あたりの検査時間を短縮できること、精子個々の運動能の解析が可能であることである。しかし、問題点も多く、以下の点に注意しなければならない。

1. 多少の熟練を要す。
2. 計算盤は精子の運動を考慮し、20μmの厚さが望ましい。
3. 精子数が多い時には希釈しなければならない。目安は$50×10^6$/ml以上である。
4. 精液中に精子以外の細胞成分、結晶などが多くみられる時は、要注意である。精子濃度が高く出たり、運動率が相対的に低く出ることがある。

したがって、日常臨床で精液自動分析装置のみに頼るのは危険である。特に、他施設とデータを比較する場合に

table-5 Strict Criteria

頭部	①なめらかな楕円形。 ②明瞭な先体が頭部の40〜70%を占める。 ③大きさは染色法によって異なり、Papanicolaou染色では長さ3〜5μm、幅2〜3μm、Diff-Quik染色では長さ5〜6μm、幅2.5〜3.5μm(WHOマニュアル第3版では長さ4〜5.5μm、幅2.5〜3.5μmとしている)。 ④頭部の幅は長さの3／5〜2／3(WHOマニュアル第3版では長さは幅の1.5〜1.75倍としている)。 ⑤従来いわれていたborderline normal head formは異常とする。
頸部	①長軸方向に結合。
Midpiece	①細長く、長軸方向に結合。 ②幅は約1μm、長さは頭部の約1.5倍。 ③頭部の1／2より大きなcytoplasmic dropletがない(WHOマニュアル第3版では1／3より大きなcytoplasmic dropletがないとしている)。
尾部	①midpieceよりやや細く、長さは約45μmで均一。 ②coil状を呈しない。

六車光英:一般精液検査.男性不妊症外来.松田公志編,メジカルビュー社,p34,1998.

table-6 精子の形態異常の分類 (WHOマニュアル第3版)

頭部の異常

large head, small head, tapering head, pyriform head, amorphous head, vacuolated head(空胞が頭部の20%以上を占める), double head

頸部およびMidpieceの異常

absent tail(free or loose head), non-inserted or bent tail(尾部が頭部の長軸に対し約90°に結合), distended/irregular/bent midpiece, abnormally thin midpiece

尾部の異常

short tail, multiple tail, hairpin tail, broken tail(90°以上に屈曲), irregular width tail, coiled tail, tail with terminal droplet

Cytoplasmic Dropletの異常

figure-3

精子の形態

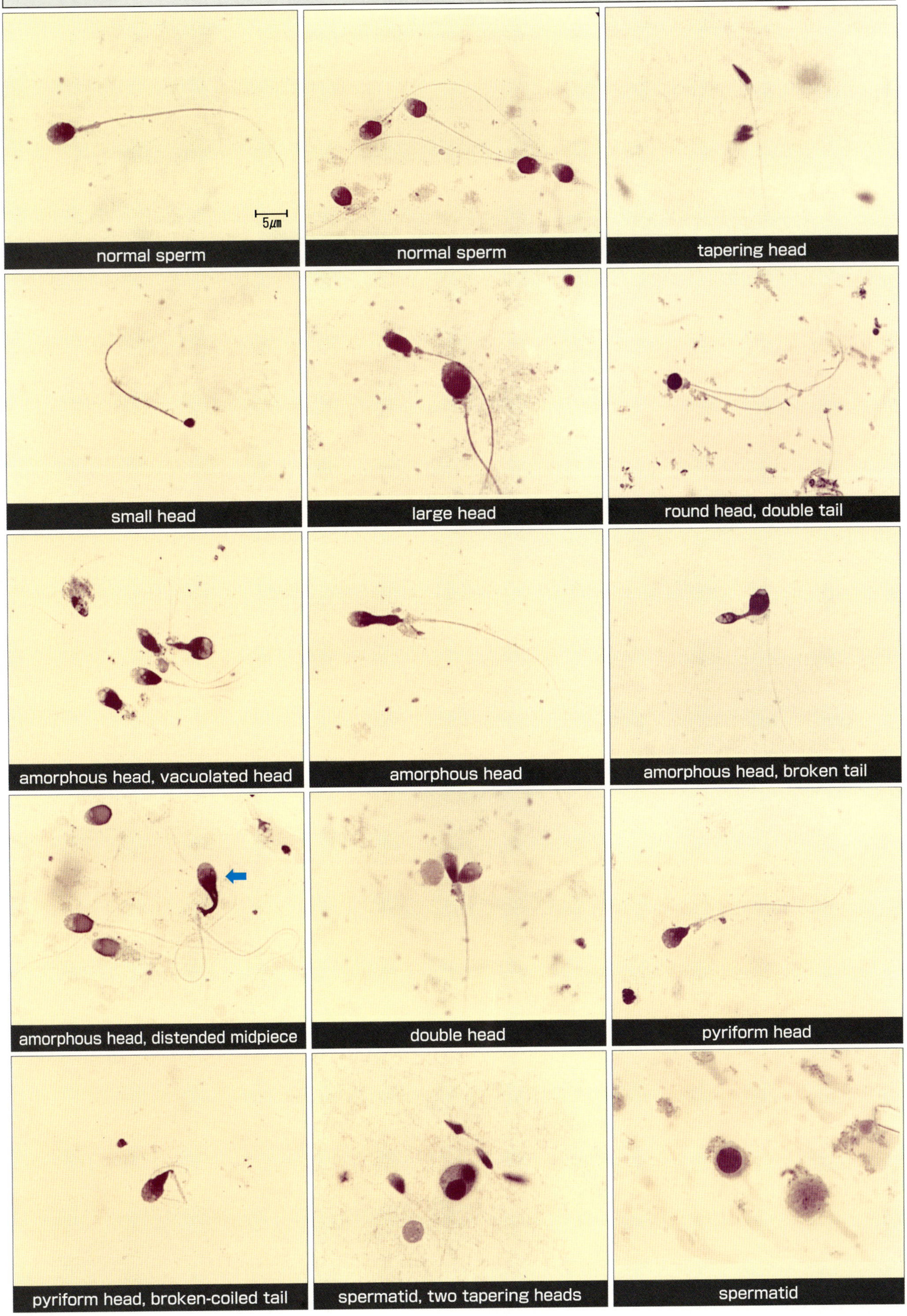

normal sperm	normal sperm	tapering head
small head	large head	round head, double tail
amorphous head, vacuolated head	amorphous head	amorphous head, broken tail
amorphous head, distended midpiece	double head	pyriform head
pyriform head, broken-coiled tail	spermatid, two tapering heads	spermatid

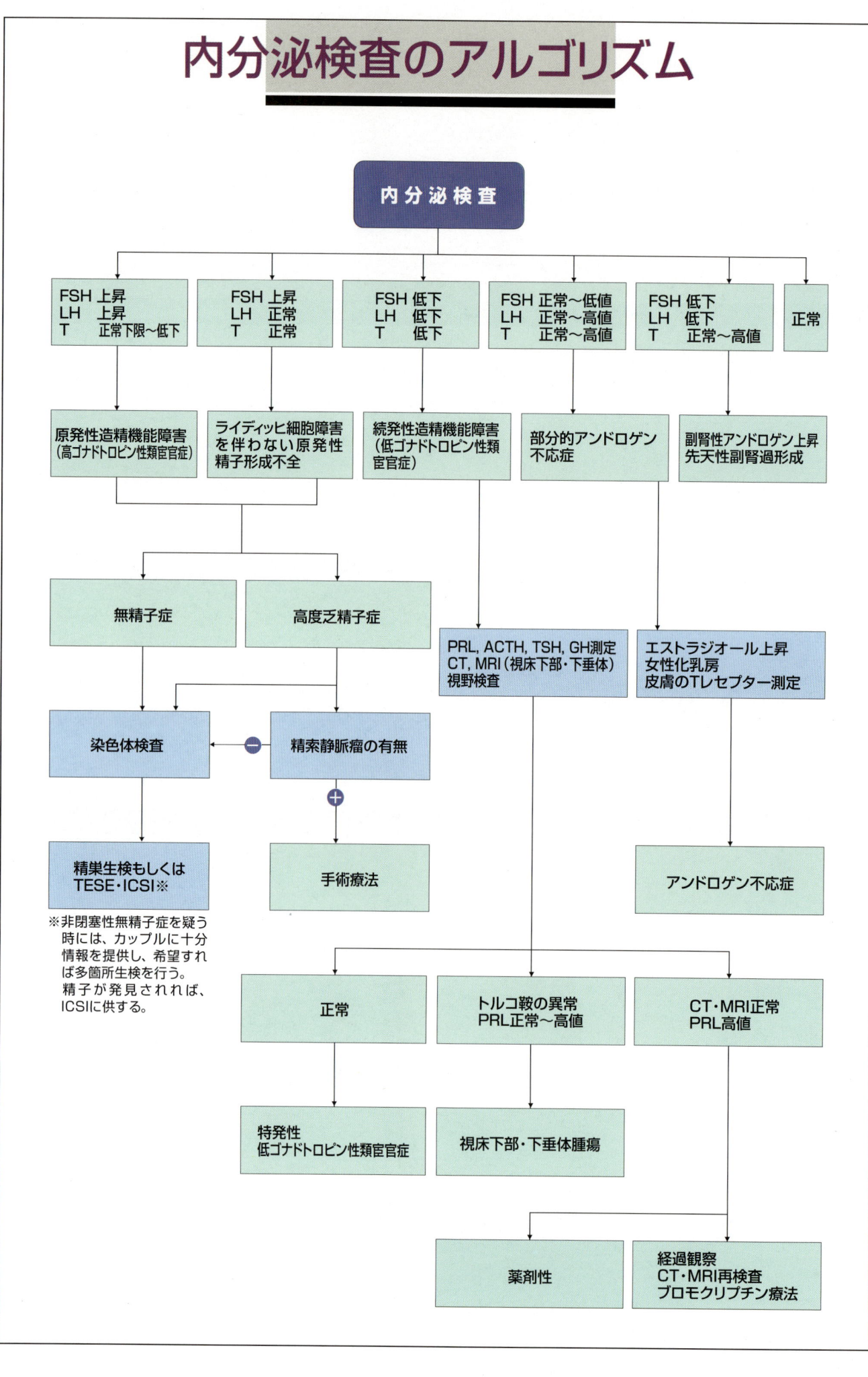

内分泌検査のアルゴリズム

```
                        内分泌検査
                            │
  ┌─────────┬─────────┬─────────┬─────────┬─────────┬─────────┐
FSH 上昇   FSH 上昇   FSH 低下   FSH 正常～低値  FSH 低下   正常
LH  上昇   LH  正常   LH  低下   LH  正常～高値  LH  低下
T 正常下限～低下  T 正常   T  低下   T  正常～高値   T  正常～高値
```

- 原発性造精機能障害（高ゴナドトロピン性類宦官症）
- ライディッヒ細胞障害を伴わない原発性精子形成不全
- 続発性造精機能障害（低ゴナドトロピン性類宦官症）
- 部分的アンドロゲン不応症
- 副腎性アンドロゲン上昇 先天性副腎過形成

→ 無精子症 / 高度乏精子症

- 染色体検査 ← 精索静脈瘤の有無
  - (−) → 染色体検査 → 精巣生検もしくはTESE・ICSI※
  - (+) → 手術療法

※非閉塞性無精子症を疑う時には、カップルに十分情報を提供し、希望すれば多箇所生検を行う。精子が発見されれば、ICSIに供する。

続発性造精機能障害 →
- PRL, ACTH, TSH, GH測定
- CT, MRI（視床下部・下垂体）
- 視野検査

部分的アンドロゲン不応症 →
- エストラジオール上昇
- 女性化乳房
- 皮膚のTレセプター測定
→ アンドロゲン不応症

PRL, ACTH等検査 →
- 正常 → 特発性低ゴナドトロピン性類宦官症
- トルコ鞍の異常 PRL正常～高値 → 視床下部・下垂体腫瘍 → 薬剤性
- CT・MRI正常 PRL高値 → 経過観察 CT・MRI再検査 ブロモクリプチン療法

精巣機能のホルモン調節

精巣は精子形成能とアンドロゲン産生能の2大作用を持つ。精巣は上位中枢すなわち視床下部〜下垂体のホルモン調節に支配される。その分泌障害は精巣機能低下をきたし、男性不妊症となる。

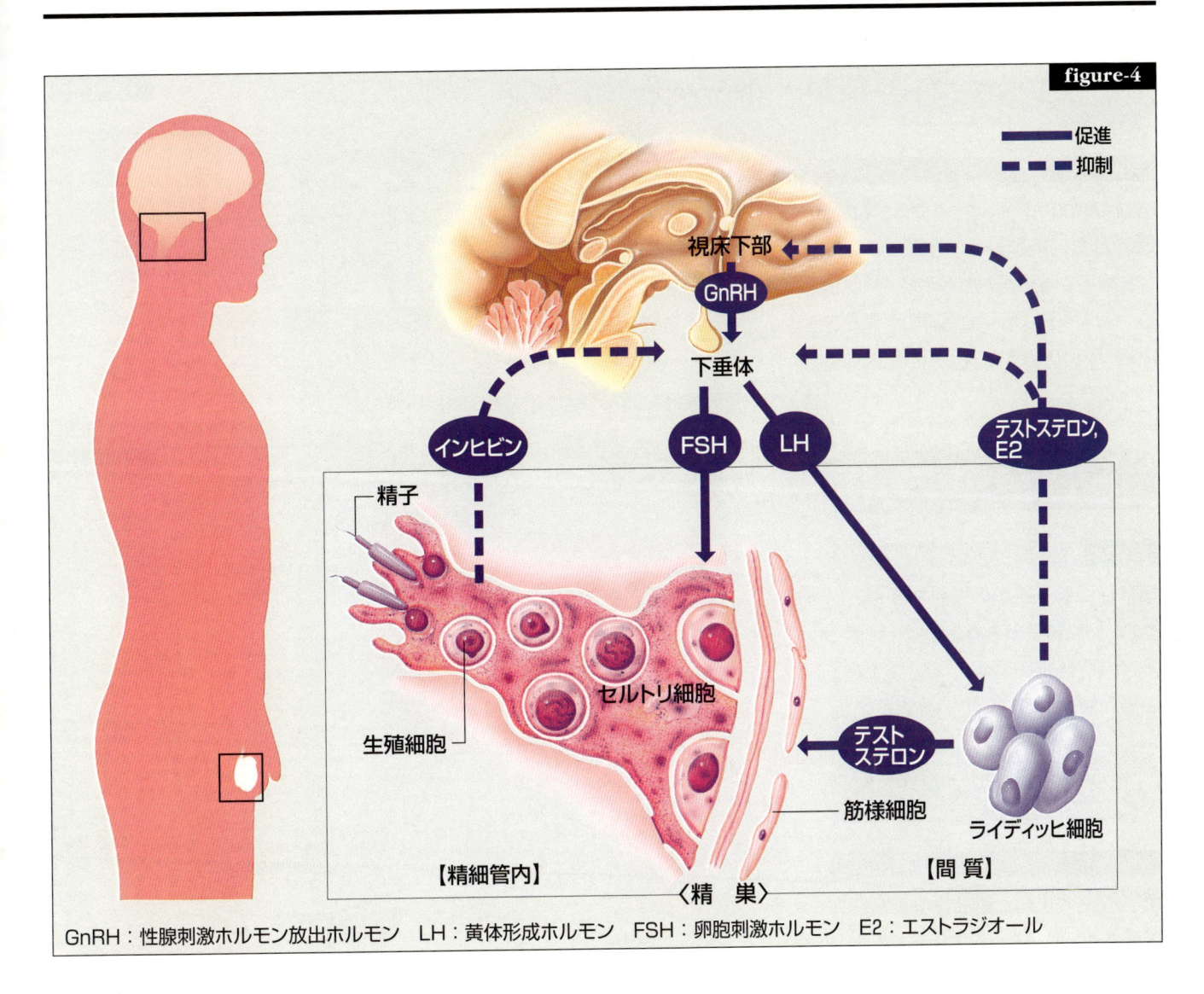

figure-4

促進／抑制

視床下部 — GnRH — 下垂体 — インヒビン／FSH／LH／テストステロン, E2

精子／生殖細胞／セルトリ細胞／テストステロン／筋様細胞／ライディッヒ細胞

【精細管内】〈精巣〉【間質】

GnRH：性腺刺激ホルモン放出ホルモン　LH：黄体形成ホルモン　FSH：卵胞刺激ホルモン　E2：エストラジオール

figure-4

視床下部よりの性腺刺激ホルモン放出ホルモン（GnRH）は、脈動波をもって間欠的に分泌され、日内変動が存在する。

このGnRHは、下垂体門脈によって下垂体前葉に運ばれ、ゴナドトロフ細胞から刺激ホルモン（ゴナドトロピン）である黄体形成ホルモン（LH）と卵胞刺激ホルモン（FSH）を放出し、やはり日内変動を有する。

LHは、精巣間質に存在するライディッヒ細胞の細胞膜にあるレセプターに結合し、細胞内のコレステロールのステロイド代謝経路を経て、テストステロン（T）、エストラジオール（E2）を産生する。

FSHは、精細管内のセルトリ細胞のレセプターに結合し、精子形成に関与する。また、セルトリ細胞からは、アンドロゲン結合蛋白が分泌される。精細管内のT濃度は、末梢血中の100倍もの高濃度に保たれて、FSHの存在下で精子形成能の開始・維持に必須の環境になっている。

この視床下部下垂体精巣軸による精巣機能は、一元的な中枢支配だけでなく、精巣内にも細胞調節機能が存在し、産生物質の周囲細胞への作用であるパラクリンや産生細胞自身が調節を受けるオートクリン機構の存在が明らかになってきている。

LH、FSHの分泌は、精巣からの負のフィードバック機構によって調節され、LHに対してT、E2はその分泌を強力に抑制し、FSHに対してはセルトリ細胞から分泌されるインヒビンによってその分泌が抑制される。

内分泌検査は、これらホルモン調節の状態を知るうえで必須である。男性不妊症のスクリーニングに必要な内分泌検査項目は、FSH、LH、T、フリーT、PRL、E2である。この中で、フリーTとE2の臨床的有用性は、まだ明確ではない。

精子機能検査

精子の受精能を評価するパラメーターとして、日常臨床では精子濃度、運動率、奇形率で判定しているが、精子の質すなわち受精能をみるには不十分である。現在のところルーチンには行われていないが、受精能を反映するといわれている検査を精子機能検査としてあげる。

HOSテスト

figure-5

hypoosmotic swelling testは低浸透圧溶液に精液を入れ、精子尾部の膨化を観察する。精子機能の悪い未熟精子、奇形精子は精子細胞膜の膨潤をきたし、IVFの受精率の予知と関連するといわれる。

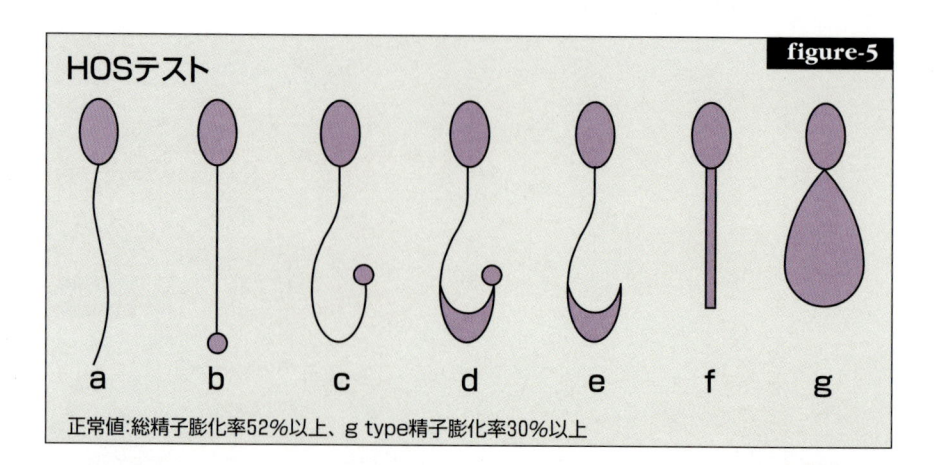

頸管粘液貫通テスト

figure-6

妊孕性に精子運動の関与が強いといわれ、特に精子の直進運動能を評価する。牛頸管粘液を用いて90分間で精子の最大到達距離（貫通力）を測定する。

アクロビーズテスト

figure-7

精子の先体状態と運動性を総合的に評価する。精子と、先体反応を起こした精子に特異的な抗体を結合させたMH61ビーズとの、抗原抗体反応による凝集を観察する。操作が簡便で再現性に優れ、ハムスターテストの成績とよく相関するといわれる。

ハムスターテスト

透明体を除去したハムスター未受精卵にヒト精子が侵入することから、ヒト精子の受精能の評価に使われ、IVFの成績ともよく相関する。
正常精子侵入率を40％としている施設が多いが、一定した方式が確立されておらず、評価が一定していない。

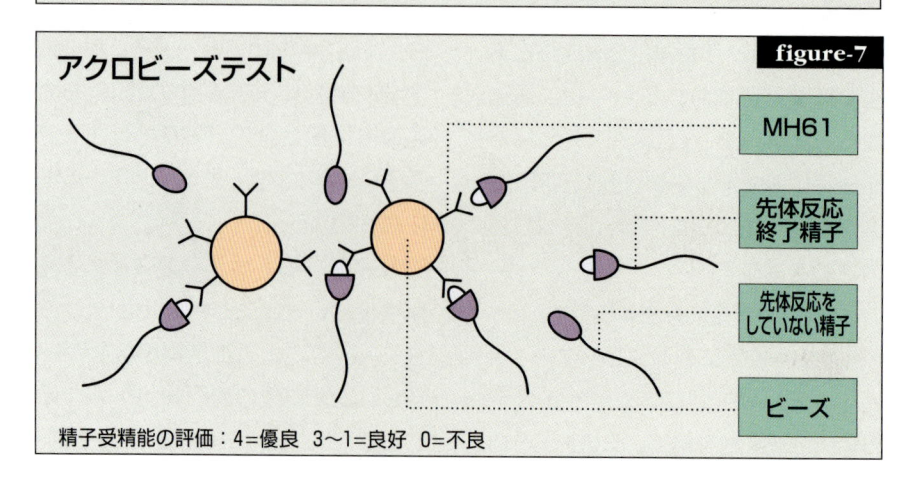

figure-5 HOSテスト

a b c d e f g

正常値：総精子膨化率52％以上、g type精子膨化率30％以上

figure-6 頸管粘液貫通テスト

牛頸管粘液が充填されたチューブ

Penetrak値(mm)
貫通力正常：30mm以上
貫通力低下：20mm以下

精液 200μl（25℃・90分）

figure-7 アクロビーズテスト

MH61
先体反応終了精子
先体反応をしていない精子
ビーズ

精子受精能の評価：4＝優良　3〜1＝良好　0＝不良

精巣生検

精巣生検は不妊症患者の診断・治療法の決定、予後の判定を目的として行われる。生検の手技は局麻あるいは腰麻下で行われ、容易である。しかし、精巣組織像の評価法には種々の問題点があるが、精細管の造精能をみる市川・熊本の分類、精細管の障害をみるJohnsen score count法が多く使われている。

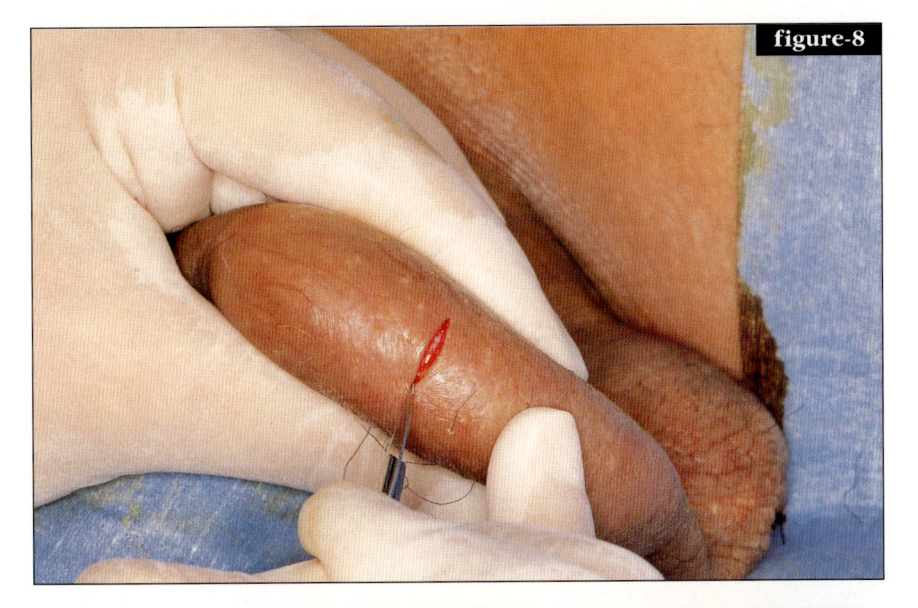

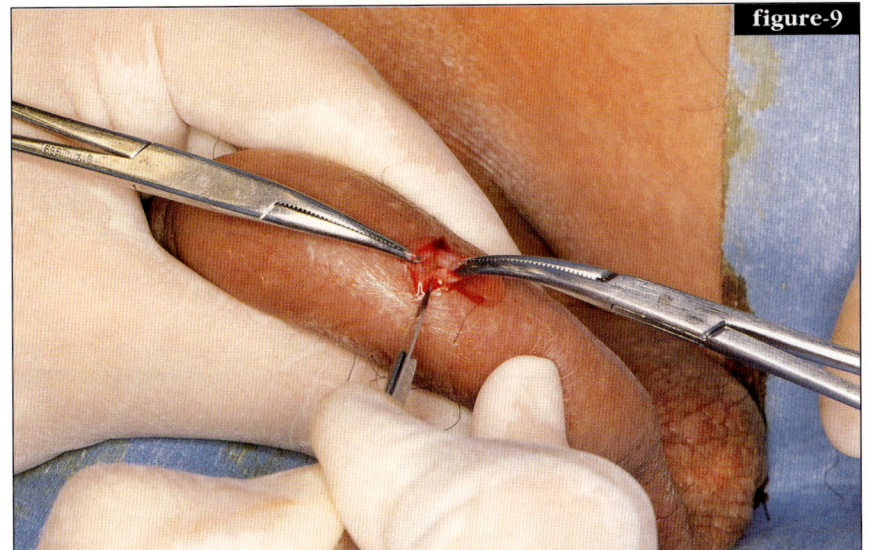

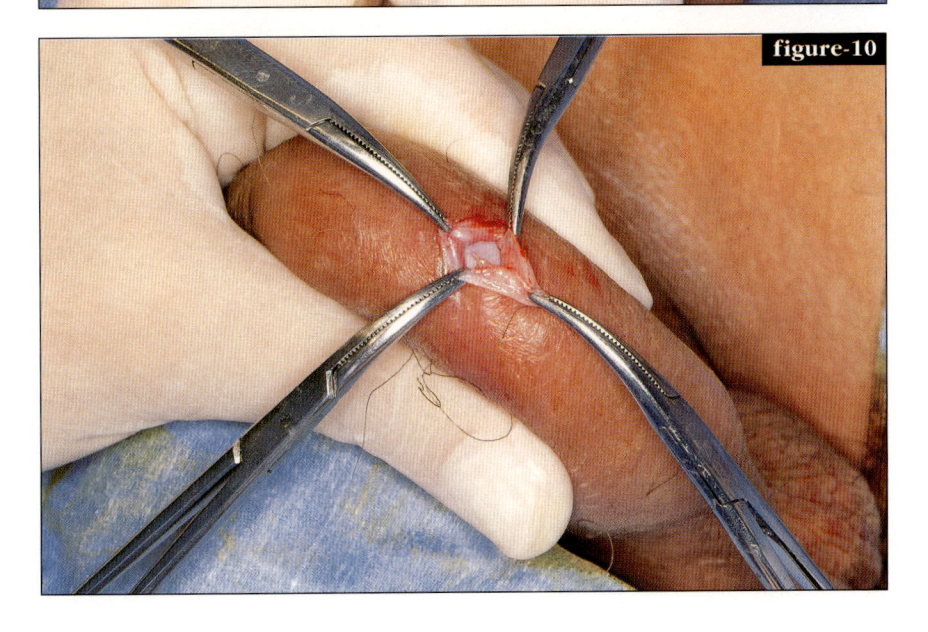

適応

男性不妊症患者の中で、精巣生検を行う必要がある症例は、無精子症と高度乏精子症である。

特に無精子症例では、精巣サイズが正常大の20ml以上あり、内分泌学的検査でFSH、LH、T値が正常範囲内にある場合には、絶対的な適応である。Sertoli cell onlyを含めて、精巣の原発性造精機能障害との鑑別が必要で、外科的な精路再建術により回復しうる症例を発見しなければならない。一方、最近、非閉塞性無精子症症例に対して、精巣から精子をみつけ出して採取するtesticular sperm extraction(TESE)が積極的に行われるようになった。一部の症例で精子が発見され、顕微受精・出産例が報告されている。従来、絶対不妊とされた非閉塞性無精子症患者には、多箇所生検を行わなければ絶対不妊といえない現実になった。

方法

figure-8,9

局麻の時は、精管に沿った伝達麻酔と切開部の局麻をする。精巣をしっかり固定し、陰嚢皮膚に緊張をかけ、表面血管のない所の皮膚を先刃で切開。精巣白膜まで達しない時には、モスキート2本で鞘状膜突起を把持し、その真中を切開する。

figure-10

精巣白膜がみえたら、モスキートで切開部を広げ、視野確保のため4か所で鞘状膜突起を保持する。

figure-11
熟練者はそのまま白膜を切開してもよいが、不慣れな場合には、精巣が逃げないように5-0バイクリルで2箇所白膜に牽引糸を置き、その間を切開すると容易である。

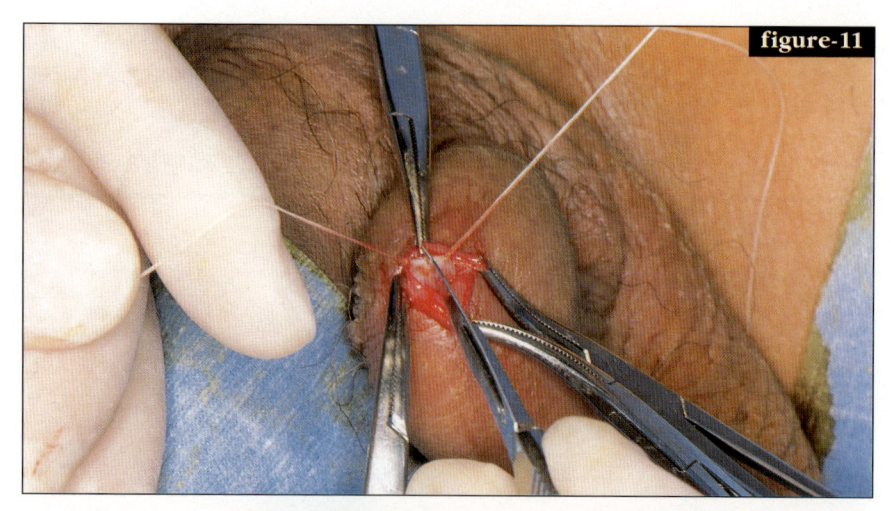

figure-12
白膜を切開すると、時にひどく出血をみることがあるが、精巣を圧迫すると精巣実質が飛び出してきて、かつ出血もみられなくなる。
そこで眼科剪刃で、手前から精細管がバラバラにならないようマッチ棒の頭ほどの実質を切除する。

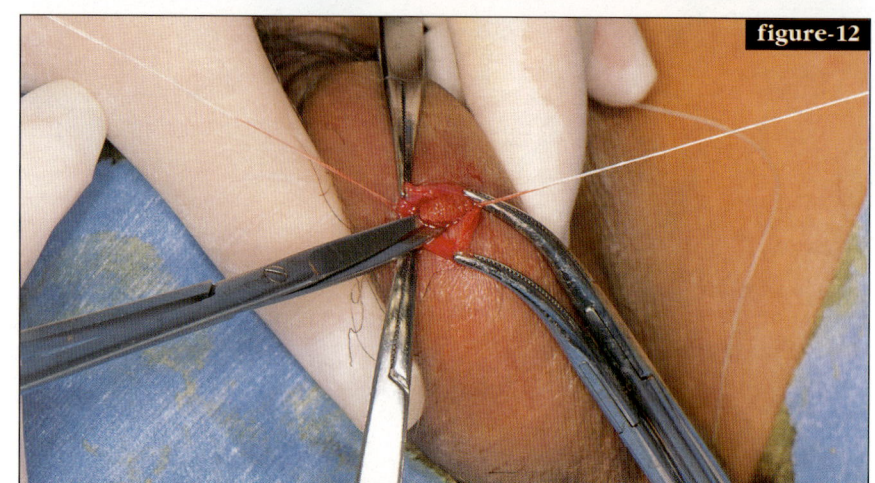

figure-13~15
精巣実質を切除後、5-0バイクリルで白膜を連続縫合する。出血がみられる時には、その部位にZ縫合を加える。出血は白膜直下であることから、大きく縫合してはいけない。
次いで鞘状膜突起を縫合し、陰嚢皮膚はカットグートで2針縫合して終了となる。

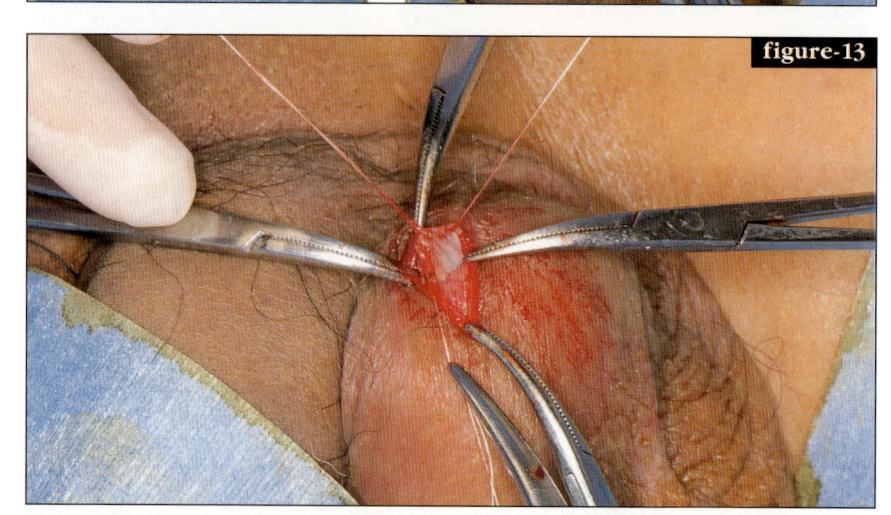

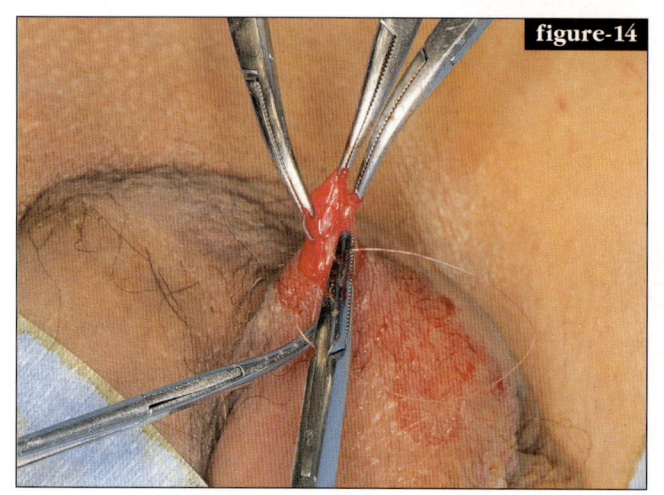

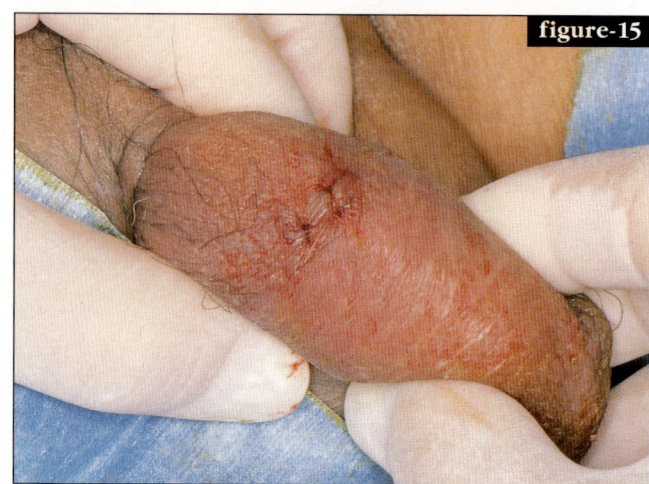

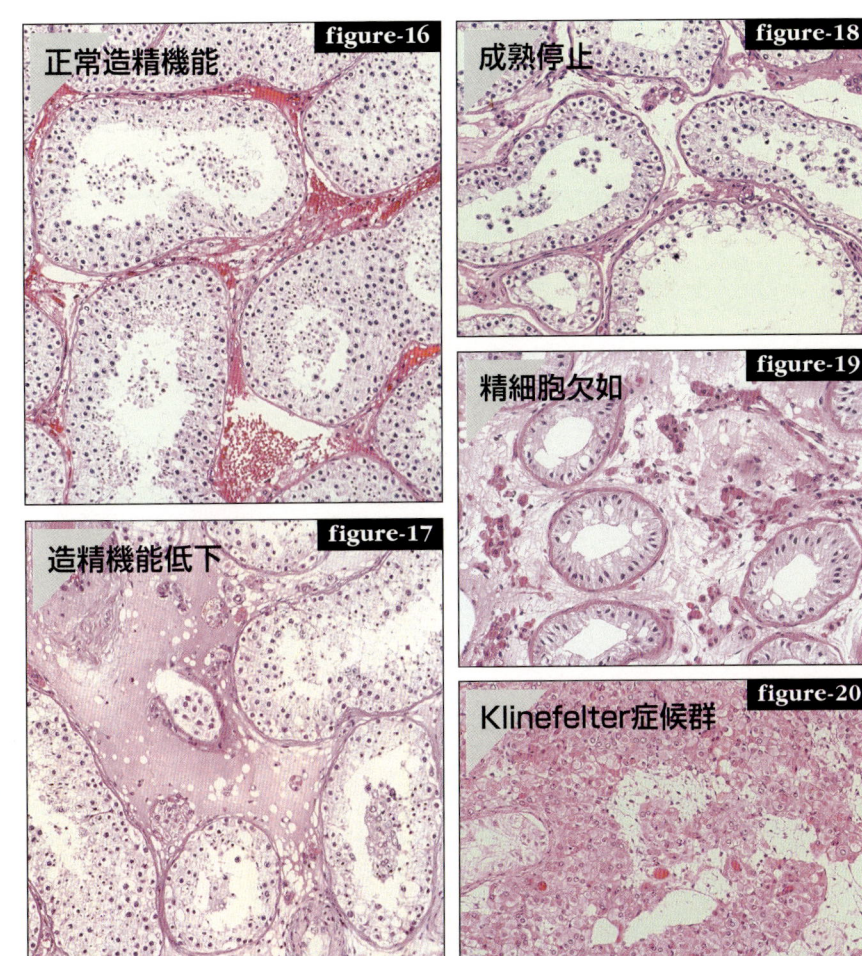

Johnsen's Score table-7

10	多数の精子を認める完全な造精機能。精細胞の層が厚く規則正しく配列しており、内腔がある。
9	多数精子は認めるが、精細胞の配列が不規則で内腔が狭い。
8	精細管内に精子が5〜10。
7	精子を認めず、精子細胞が多数。
6	精子を認めず、精子細胞が5〜10。
5	精子、精子細胞を認めず、精母細胞が多数。
4	精子、精子細胞を認めず、精母細胞が数個。
3	精祖細胞のみ。
2	精細胞がなく、セルトリ細胞のみ。
1	ヒアリン、線維成分のみで細胞成分なし。

figure-16 正常造精機能

figure-17 造精機能低下

figure-18 成熟停止

figure-19 精細胞欠如

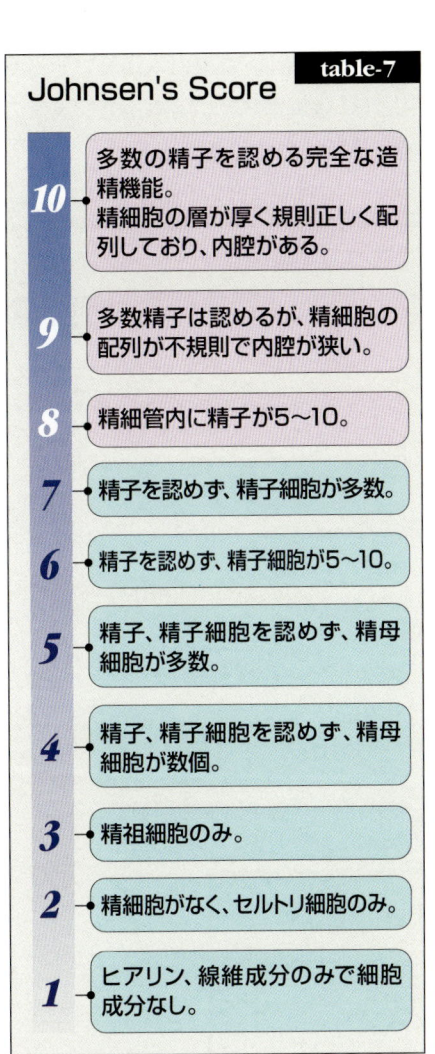

figure-20 Klinefelter症候群

横浜市立大学医学部市民総合医療センター病理部・野沢昭典博士撮影

評価

table-7

精巣機能は、間質に存在するライディッヒ細胞機能と精細管内の造精機能に分かれる。男性不妊症を判定するには、一般的には後者の解析が基になる。

造精機能を質的な評価と量的な評価で加味したJohnsen score count(JS)法が、現在、一般的に使われている。通常50から100個の精細管を表に示したような基準で点数化し、平均値を算出する。評価には、平均JS値とJS分布も併せて行うほうがよい。正常造精機能の平均JS値は9以上である。

臨床上、造精機能の評価で重要なのは精子が存在する精細管、すなわちJS8の精細管の有無である。TESEによる顕微受精が可能かどうかの判断となるため、観察を十分に行う。

組織像

figure-16

各精細胞の成熟過程がみられ、精子も十分みられる。JS値9、10の精細管がみられる。

figure-17

精索静脈瘤症例で、高度乏精子症である。精細管内の精細胞は密度が低下しているが、一応精子まで全段階の成熟過程が観察される。
一部の精細管にsloughingを認める。また、繊維化に陥った精細管もある。本症例の平均JS値は6.3である。

figure-18

精索静脈瘤症例で、高度乏精子症である。精細管内には精母細胞までみられ、精子細胞、精子を認めない。場所によっては、セルトリ細胞だけの精細管もある。平均JS値は4.6である。生検組織内には精子まで認めないが、精液中には少数の精子がある。

figure-19

精細管内にはセルトリ細胞のみがみられ、精細胞は存在しない。基底膜は繊維化、硝子化して肥厚する。間質のライディッヒ細胞は過形成を示す。
原因不明の無精子症や停留精巣にもみられる。

figure-20

間質は浮腫状で、精細管はほとんど存在していない。わずかに残存する精細管には、少数のセルトリ細胞がみられるものや、まったく硝子化しているものもある。ライディッヒ細胞は、過形成が強い。

ホルモン負荷試験

ホルモン負荷試験は、下垂体・精巣のホルモン分泌反応をみることにより、表現されているホルモン異常の原因・部位を検索するための検査である。

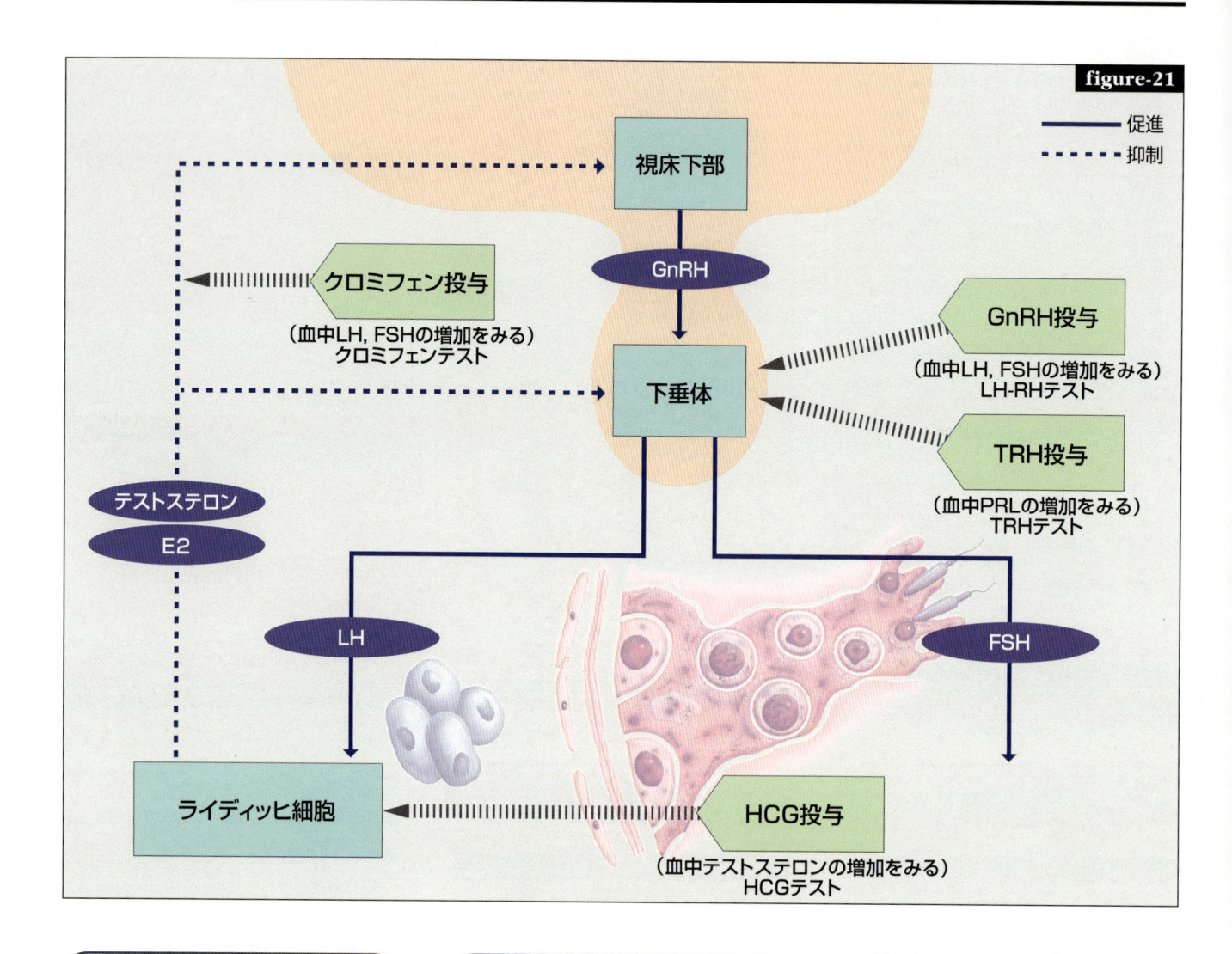

figure-21

―― 促進
---- 抑制

視床下部 → GnRH → 下垂体

クロミフェン投与
（血中LH, FSHの増加をみる）
クロミフェンテスト

GnRH投与
（血中LH, FSHの増加をみる）
LH-RHテスト

TRH投与
（血中PRLの増加をみる）
TRHテスト

テストステロン / E2

LH → ライディッヒ細胞
FSH

HCG投与
（血中テストステロンの増加をみる）
HCGテスト

視床下部機能検査

figure-21

クロミフェン試験は、クロミフェンの抗エストロゲン作用を利用し、精巣からのnegative feedbackを遮断することでLHとFSHの分泌を刺激、その反応をみるものである。
クロミフェン50-100mgを7日間連続経口投与する。投与前後でLH、FSHを測定。LHが2倍に、FSHが1.5倍以上増加すれば正常反応とする。

下垂体機能検査

figure-21

LH-RH負荷試験は下垂体を刺激し、その反応をみる。LH-RH100μgを静注または筋注して、投与前基礎値、15、30、60、90、120分後に採血する。
LH、FSH値は、それぞれ注射後30分、60分で最高値となり、徐々に低下する。正常反応率は、LH7〜8倍、FSH約1.5〜2倍程度。LHとFSHが正常な反応を示せば視床下部障害、低反応であれば下垂体障害を意味する。原発性性腺機能不全では基礎値が高く、LH-RHの反応も過剰となる。PRL値の異常がみられる時、TRHテストを行う。

ライディッヒ細胞機能検査

figure-21

HCG負荷試験は、ヒト絨毛性性腺刺激ホルモン（HCG）のLH作用を利用して、精巣の間質に存在するライディッヒ細胞を刺激し、精巣の分泌予備能をみる検査である。
HCG3000〜5000単位を3日間連続筋注し、投与前と4日目に血中テストステロン（T）を測定する。
正常反応は、Tが投与前の1.5〜3倍増加をみる。Tが正常な反応を示せば下垂体障害、低反応であれば精巣機能障害を考える。

画像検査

男性不妊症の画像検査の位置付けは視診・触診、そして理学的検査を補う検査といえる。非侵襲的な検査として、超音波検査は有用である。無精子症例で超音波検査による精嚢の形態、射精管の異常拡張などの情報は、診断のために有力な情報を与えてくれる。

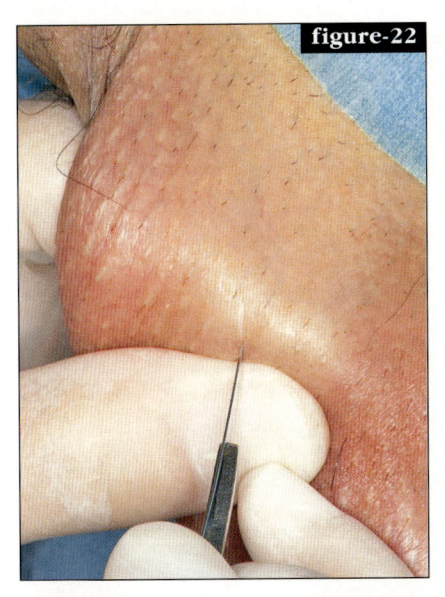

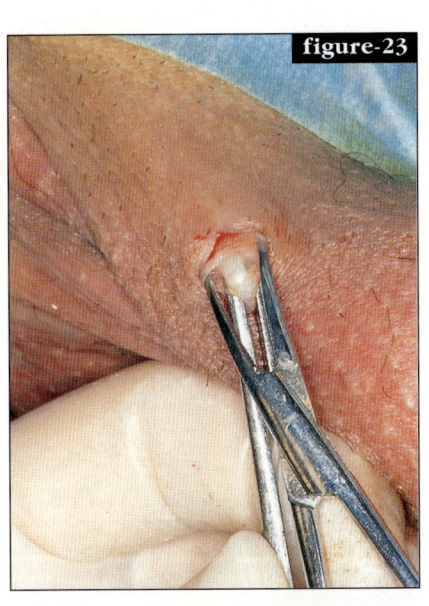

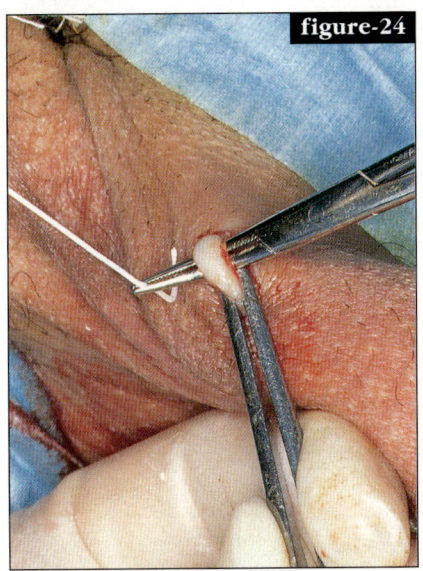

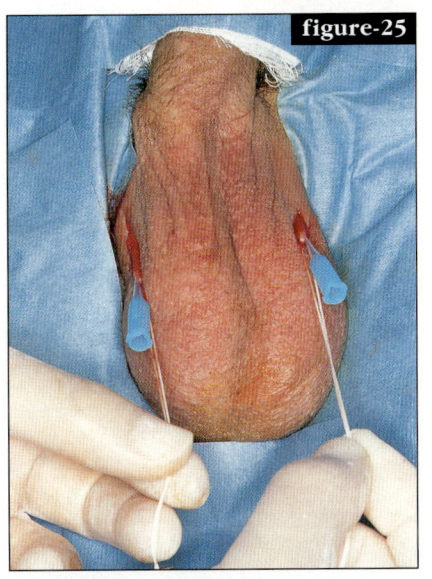

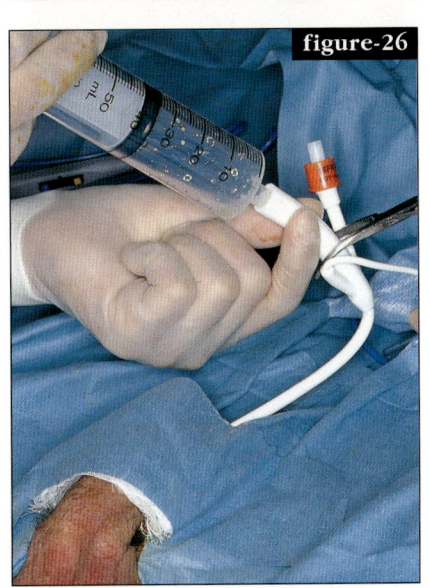

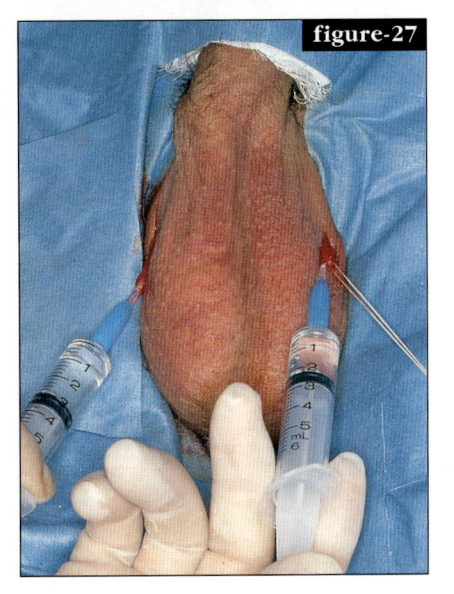

精管造影

一般的には閉塞性無精子症を疑う時に、精巣生検と同時に行われる。末梢側精管の情報を得るためである。
しかし、既往歴、触診所見、超音波検査からほぼ診断がつくこと、また精管を穿刺針で傷つけて狭窄を引き起こす心配があることから、筆者は診断に迷わない限りは、精路再建術前には精管造影を施行していない。

figure-22~27

精管造影は、通常は経精管法で行う。陰嚢上部で、左手の母指と示指で精索全体をつかみ、精索をしごきながら硬く触れる精管をできるだけ両指先の間に持ってくる。精管が逃げないよう把持・固定すれば、9割がた終わったようなものである。精管直上の皮膚に局麻を行い、尖刃で精管に沿って1cm弱の皮膚切開を置く(fig22)。
切開部の皮下組織をモスキートで剥離し、鉤ピンで精管を周囲の組織ごと把持する(fig23)。精管が逃げないように直針で精管の下に通しておいてもよい。
精管周囲の組織を尖刃で切開し、モスキートで精管周囲を剥離。精管が露出すればもう1本の鉤ピンで精管のみをつかみ直し、1号の絹糸を通す(fig24)。両側精管を露出したら、24~27Gのエラスター針で正確に精管内腔に穿刺する(fig25)。膀胱内の尿を排出後、150mlほどの空気を注入し、カテーテルを抜く(fig26)。両側のエラスター針から、非イオン性低浸透圧造影剤を2~3mlゆっくり注入しながら撮影する(fig27)。

figure-28 正常精管精嚢造影のシェーマ
精嚢　膀胱　造影剤注入部

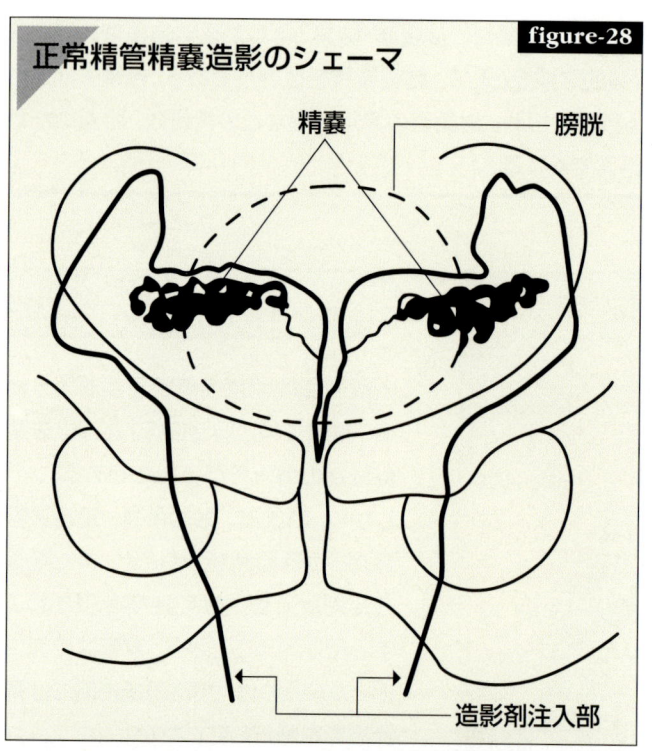

figure-29 正常な精管造影像

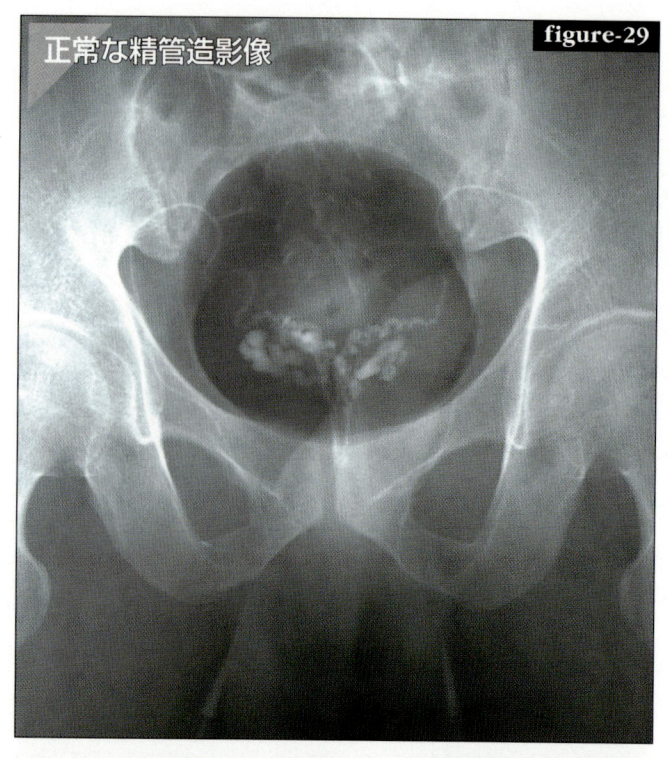

figure-30 異常な精管造影像
横浜日赤病院泌尿器科・岩崎皓博士より提供 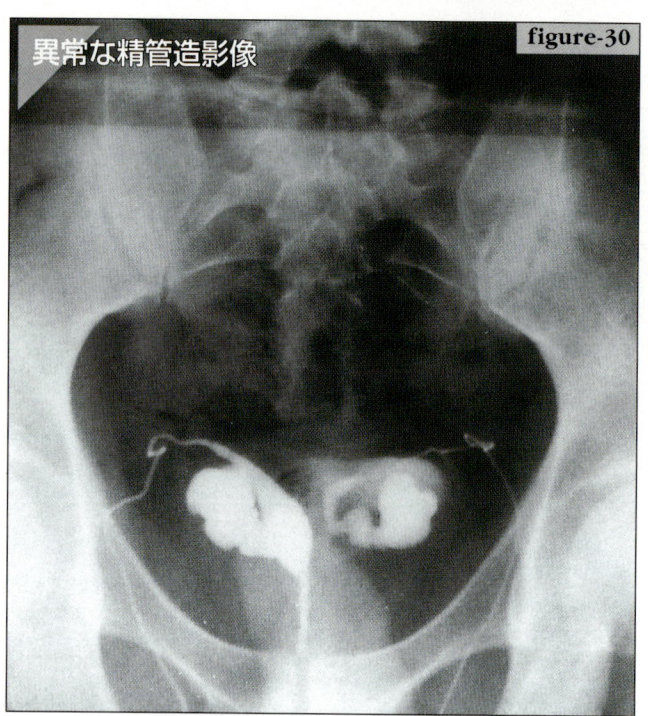

figure-31 射精管拡張症 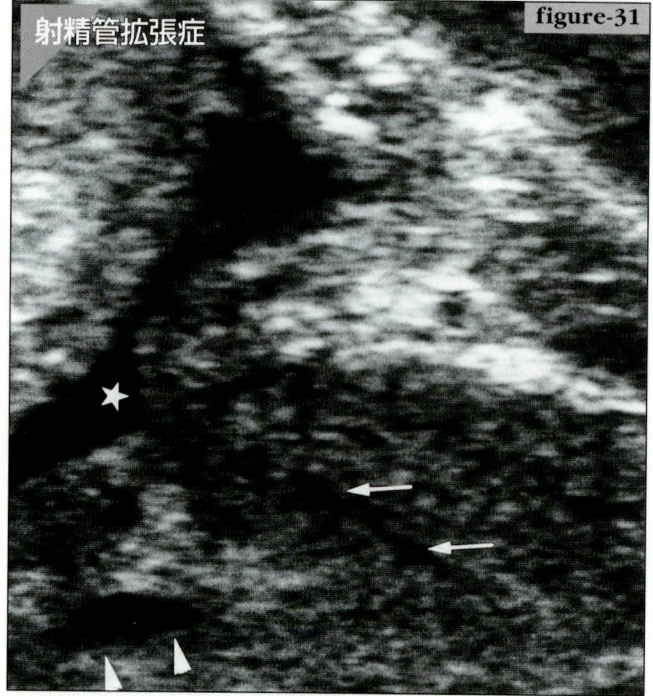
神戸大泌尿器科・岡田弘博士より提供／▲拡張した射精管　★膀胱　←尿道

figure-28, 29

精嚢の形態は、多種多様で個人差が著しく、また必ずしも左右対称でないこともあり、形態学的分類が困難である。精管精嚢造影画像の読影のポイントは精管が描出されているか、比較的左右対照か、精嚢の描出および拡張がないか、後部尿道から膀胱へ造影剤が排出されているかどうかをチェックすることである。

figure-30

両側の精嚢の著明な嚢胞状拡張像である。本症例は、尿道鏡にて射精管口にカテーテルを挿入し、拡張操作を行っただけで精子の出現をみて、4か月後に自然妊娠した。

経直腸的超音波検査

figure-31

射精管の描出は、正常の場合には不可能である。本症例は精液量が少なく、無精子症であったことから丹念な検索により、射精管の拡張を確認した。
精阜を経尿道的電気切除術により治療し、精子の排出を認めた。

figure-32

figure-33

figure-34

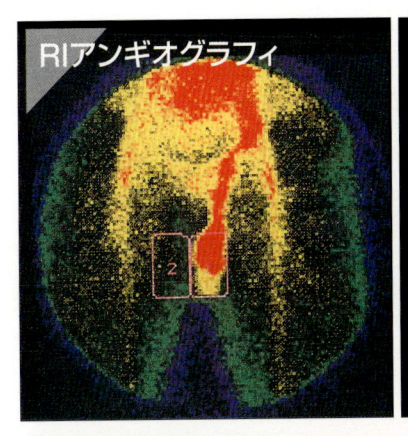

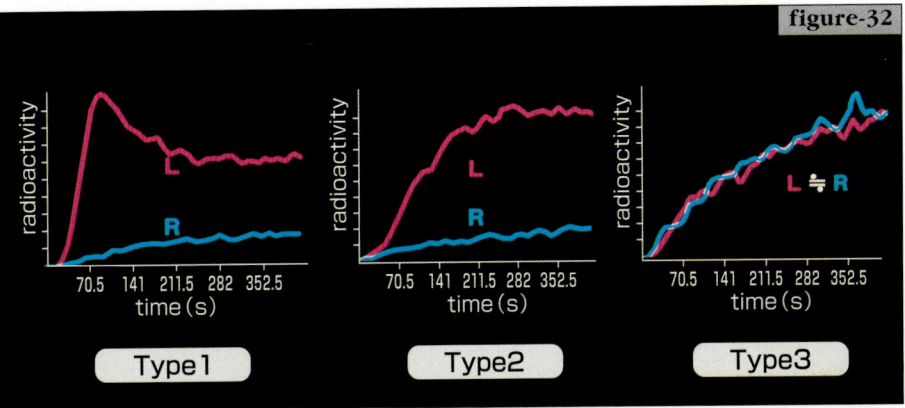

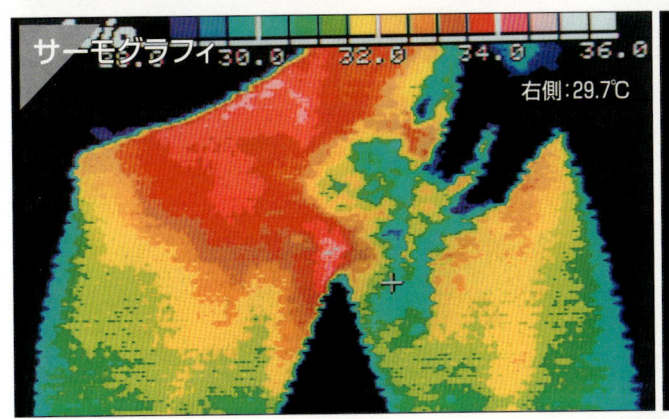

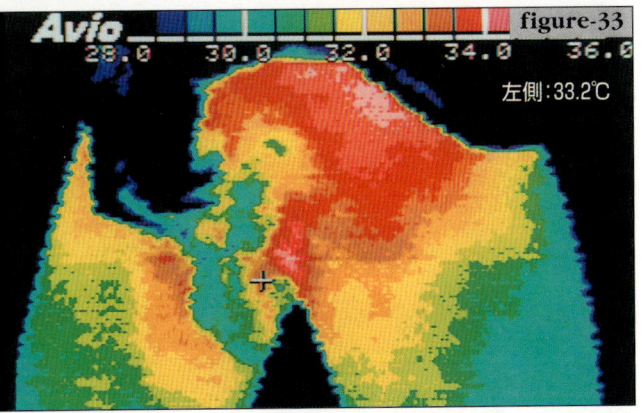

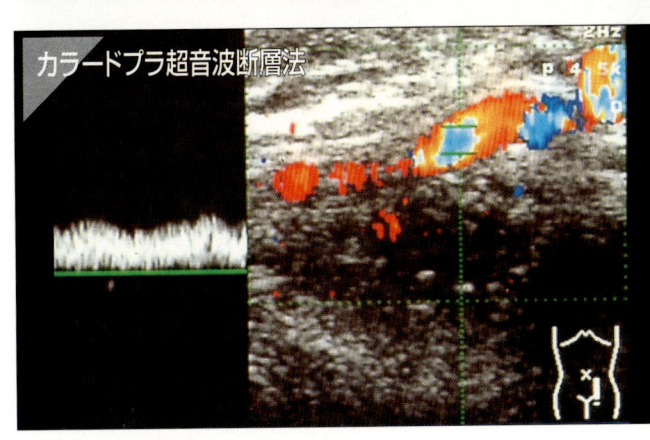

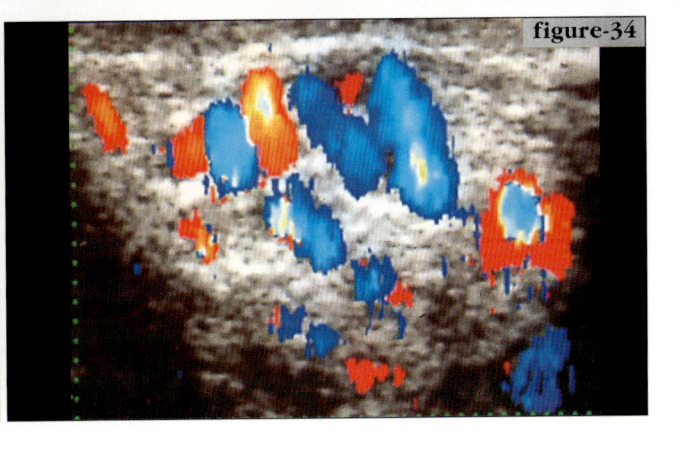

精索静脈瘤の補助診断

診断は、視診と触診でも十分であるが、補助診断としてはサーモグラフィ、カラードプラ超音波断層法やRIアンギオグラフィが行われる。

figure-32

RIアンギオグラフィは、精索静脈瘤の血流動態をよりよく評価できる点で有用な検査法である。しかし、核種を用いること、検査料が高いことが欠点である。
同程度の精索静脈瘤でも、RIアンギオのtime activity curveは3つのパターンを示す。Type1・2を示す精索静脈瘤は、患側精巣周囲に静脈血が停滞していることを意味しており、静脈血還流改善のため手術を勧めている。

figure-33

サーモグラフィは、体表の赤外線を検出することにより陰嚢皮膚温を測定する。室温・湿度の一定した室内に、被検者の陰嚢部を露出したまま15分間ほど立たせた後、陰茎を腹壁に固定し、かつ大腿部の輻射熱を避けるため大腿を十分に開かせ、正面あるいは斜位にて検査する。
測定された部位の温度は、ポイントモードあるいはヒストグラムの平均で表す。非侵襲性で簡便に行えるが、陰嚢皮膚の発汗状態によってバイアスがかかる。

figure-34

患者を腰掛けさせた座位とし、外鼠径輪から精索に沿って蔓状静脈叢にプローブを当て、動脈音を探す。
Valsalva負荷をかけさせて、逆流してくる静脈音が波状に聞こえ、画像でも捉えられれば内精静脈血の逆流ありと判定する。
本検査は熟練を要するが、低侵襲で血流動態を観察しうる利点がある。

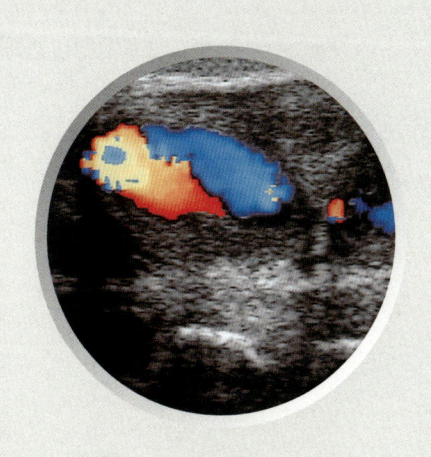

日常診療のための
泌尿器科診断学
VISUAL LECTURE FOR PRACTICE
⑩

勃起障害(ED)の検査

東邦大学医学部
泌尿器科学第一講座講師 **永尾光一**　東邦大学医学部
泌尿器科学第一講座教授 **石井延久**

VISUAL LECTURE FOR PRACTICE

日常診療のための泌尿器科診断学 ■勃起障害(ED)の検査

EDの疫学と病態

日本におけるED患者数は、軽症を除くと980万人

米国泌尿器科学会(1996年)はEDを「満足のいく性行為に十分な勃起を達成できない、もしくは維持できないこと」と定義している。

日本におけるEDの有病率は、1998年の白井らの報告によると完全型ED(常にできない)、中等症ED(しばしばできない)を合計すると40代が20％前後、50代が40％前後、60代が60％前後と高い有病率を示し、ED患者数は980万人である。軽症ED(たまにできない)を含むと1000万人を越える。

高血圧患者1320万人、糖尿病患者472万人であり、ED患者が非常に多いことがわかる。2000年の白井らの勃起障害および治療に関する一般市民意識調査では、既婚男性の30％がEDを自覚しているという報告もある。

EDの分類は、身体に問題のない機能性と問題のある器質性に分けられる。機能性には心因性と精神病性、器質性は血管性、神経性、内分泌性、陰茎性に分類されるが、心理的なものやそれぞれの身体的障害が重複する場合もある。

ED Erectile Dysfunction：勃起不全または勃起障害

EDの定義
性交時に十分な勃起が得られないため、あるいは十分な勃起が維持できないため、満足な性交が行えない状態
NIH Consensus Development Panel on Impotence：JAMA 270：83, 1993.

EDの分類
機能性…身体に問題なし
　　　　（心因性・精神病性）
器質性…身体に問題あり
　　　　（血管性・神経性・内分泌性・陰茎性）

日本における年齢別ED有病率（白井らの疫学調査より）

（完全型ED／中等症ED）
40-45, 46-50, 51-55, 56-60, 61-65, 66-70（歳）
(n=707)　調査年月：1998年初め　※白井將文：財団法人博慈会記念総合病院顧問
第8回ISIR(International Society for Impotence Research：国際インポテンス学会, 1998, アムステルダム)にて発表

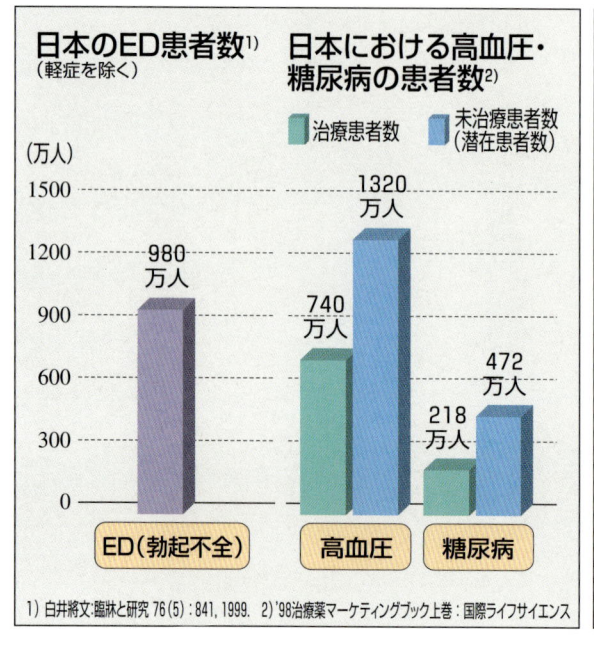

日本のED患者数[1]（軽症を除く）／日本における高血圧・糖尿病の患者数[2]

治療患者数／未治療患者数（潜在患者数）
ED（勃起不全）：980万人
高血圧：740万人／1320万人
糖尿病：218万人／472万人

1) 白井將文：臨牀と研究 76(5)：841, 1999.　2) '98治療薬マーケティングブック上巻：国際ライフサイエンス

EDのリスクファクター

疾患
- 心疾患
- 糖尿病
- 高血圧
- 高脂血症
- うつ病
- 腎疾患
- 神経障害（脊髄損傷、骨盤内手術後）など

薬剤
- 降圧薬
- 抗うつ薬
- 血糖降下薬　など

そのほかの要因
- 喫煙
- 過量なアルコール
- ストレス　など

☆トピックス
自転車のサドルによる勃起障害が明らかになってきた。

NIH Consensus Development Panel on Impotence：JAMA, 270：83, 1993.より改変

VISUAL LECTURE FOR PRACTICE
日常診療のための泌尿器科診断学 ■勃起障害(ED)の検査

ED診断手順
(基本的事項：診断および治療は侵襲の少ない順に行う)

- **問診票→table-1, 2**
  IIEF5と勃起機能アンケートのどちらかで行う

- **問診・診察→table-3**
  ED専用カルテを用いるともれなく行える

- **心理テスト→figure-1**
  CMI, MAS, SRQ-Dなど

- **採血・検尿**
  血液は、内分泌(LH、FSH、プロラクチン、テストステロン、フリーテストステロン、エストラジオール)・血糖・肝臓・腎臓検査を行う

- **簡易夜間陰茎勃起検査(簡易NPT測定)→figure-2, table-4**
  ジェクスメーターなどを用いる

- **シルデナフィルの処方を検討→table-5, figure-3**
  ここまでで、シルデナフィルの処方を検討することが多い。また、患者の希望により簡単な問診でシルデナフィルの処方を検討することもある

- **生理的勃起機能検査**
  AVSS→figure-4〜7
  RigiScanによる夜間陰茎勃起検査(NPT測定)→figure-8, 9
  ※入院が必要となるため、後回しにすることがある

- **神経系検査**
  振動覚検査→figure-10
  球海綿体筋反射潜時
  陰茎背神経伝導速度→figure-11

- **血管系検査**
  プロスタグランジンE_1陰茎海綿体注射テスト→figure-12〜14
  カラードプラ検査→figure-15〜17
  海綿体内圧測定および造影→figure-18〜21
  血管造影検査→figure-22

- **その他**
  陰茎彎曲症の術前評価→figure-23
  high flow priapismの検査→figure-24, 25

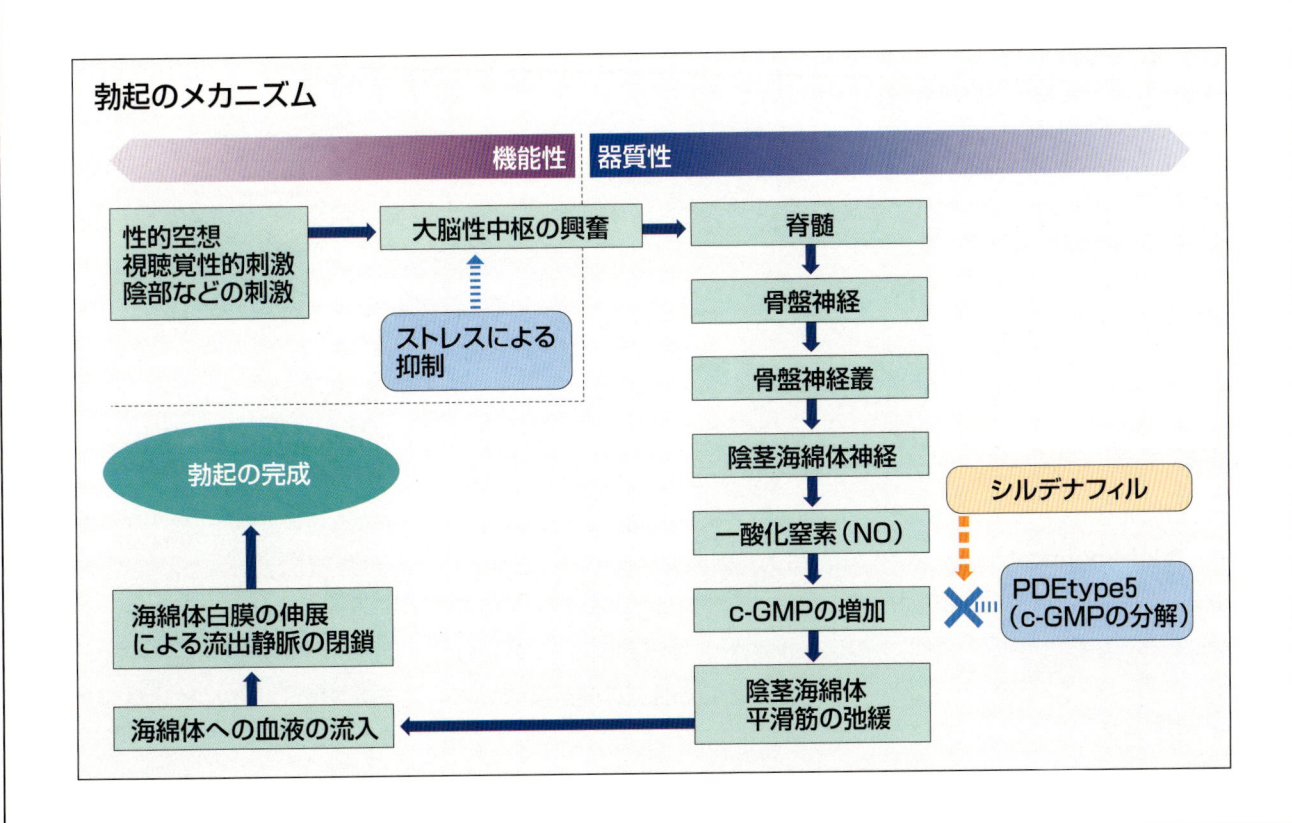

勃起のメカニズム

機能性 ／ 器質性

性的空想／視聴覚性的刺激／陰部などの刺激 → 大脳性中枢の興奮 → 脊髄 → 骨盤神経 → 骨盤神経叢 → 陰茎海綿体神経 → 一酸化窒素(NO) → c-GMPの増加 → 陰茎海綿体平滑筋の弛緩 → 海綿体への血液の流入 → 海綿体白膜の伸展による流出静脈の閉鎖 → 勃起の完成

ストレスによる抑制

シルデナフィル → PDEtype5 (c-GMPの分解) ✕

問診票

問診票は、国際的なものとして、International Index of Erectile Function (IIEF)がある。これを、外来でのスクリーニング用に質問項目をしぼり込んだのがIIEF5である。IIEF5は抽象的な項目もあり選択に迷うことがあるため、われわれは、すべて数値で表現でき、わかりやすい勃起機能アンケートを用いている。

ED問診票（IIEF5） table-1

年　月　日
氏名
カルテ番号

最近6カ月で、該当するところに○をつけてください

1	勃起を維持する<u>自信</u>の程度はどれくらいありましたか？		非常に低い 1	低い 2	普通 3	高い 4	非常に高い 5
2	性的刺激による勃起の場合、何回挿入可能な勃起の硬さになりましたか？	性的刺激 一度もなし 0	全くなし または ほとんどなし 1	たまに （半分よりかなり下回る回数） 2	時々 （半分くらい） 3	おおかた毎回 （半分よりかなり上回る回数） 4	毎回 または ほぼ毎回 5
3	性交中、挿入後<u>何回</u>勃起を維持することができましたか？	性交の試み 一度もなし 0	全くなし または ほとんどなし 1	たまに （半分よりかなり下回る回数） 2	時々 （半分くらい） 3	おおかた毎回 （半分よりかなり上回る回数） 4	毎回 または ほぼ毎回 5
4	性交中に、性交を終了するまで勃起を維持するのはどれくらい<u>困難</u>でしたか？	性交の試み 一度もなし 0	ほとんど困難 1	かなり困難 2	困難 3	やや困難 4	困難でない 5
5	性交を試みた時に、何回満足に性交ができましたか？	性交の試み 一度もなし 0	全くなし または ほとんどなし 1	たまに （半分よりかなり下回る回数） 2	時々 （半分くらい） 3	おおかた毎回 （半分よりかなり上回る回数） 4	毎回 または ほぼ毎回 5

IMPOTENCE 13(1)：35,1998より抜粋

合計点数　　　　点

table-1

問診票は、国際的なものとしてRosenらが作成したInternational Index of Erectile Function(IIEF)があり、最近4週間の性生活に関する15項目を質問する。

これは、シルデナフィル（バイアグラ™）の臨床試験のために開発された問診票である。薬剤開発の効果判定にはよいが、質問項目が多いため、外来でのスクリーニング用にIIEF5が作られた。IIEF5の対象期間は6か月で、5項目、つまり1.勃起を維持する自信、2.挿入可能な硬さ、3.勃起の維持、4.勃起の維持の困難さ、5.性交の満足度について、質問する。

各質問の最高得点が5点で、合計点数が21点以下であると勃起障害の疑いがあるとされる。

また、注意すべき点として、勃起障害がないのに合計点数が低く出ることがある（例えば、早漏の患者で合計点数5点を示したように、早漏や、早漏と勃起障害の合併には注意が必要である）。

table-2

IIEF5は抽象的な項目もあり、選択に迷うことがある。このため、われわれは、わかりやすい問診票として、すべて数値で表現できる勃起機能アンケートを用いている。

対象期間は限定せず1か月、3か月、6か月、1年などから選択してもらう。性交の試み（失敗を含めて）が何日あったか（Q1）、試みのうち挿入は何日できたか（Q2）、試みのうち射精は何日できたか（Q3）をアンケートする。

このQ1、Q2、Q3が1セットの質問になっていて、治療後はアンケート用紙を使用しなくても簡単に質問できる（例えばバイアグラを何回使用し、何回挿入でき、何回射精まで維持できたかなど）。

Q4、Q5も1セットになっていて、適切な性的刺激（Q5）のある状況での最大勃起角度（Q4）を選択してもらう。最大勃起角度とは体の軸に対する陰茎の角度で、会陰に一瞬力を入れた状態を除外するため2秒以上持続したものとし、90度以上を機能性勃起障害と予測している。

最大勃起角度とNPT測定値（簡便法）の比較で機能性46例、器質性13例をRigiScanなどで確定診断した。

器質性と診断できた（敏感度, sensitivity）症例と機能性と診断できた（特異度, specificity）症例は、それぞれ最大勃起角度では92.3％, 95.7％、NPT測定値（簡便法）では69.2％, 89.1％であった。問診による最大勃起角度のほうが、信頼性が高いという結果が出ている。

勃起機能アンケート   table-2

Q1 最近、性交の試み（失敗も含めて）は何日くらいですか？

　　　　　　　　　　　1カ所に○印　　　　　　数字
　　　例　（ 月 ・(3カ月)・ 6カ月 ・ 1年 ）に（　5　）日くらい。

　　　　　（ 月 ・ 3カ月 ・ 6カ月 ・ 1年 ）に（　　　　　）日くらい。

Q2 そのうち、挿入は何日できましたか？

　　　（　　　　　）日くらい。

Q3 そのうち、射精（感じ）は何日ありましたか？

　　　（　　　　　）日くらい。

Q4 最近、あなたの最大の勃起角度（体の軸に対する陰茎の角度、2秒以上持続）は1～8のうちどれですか？

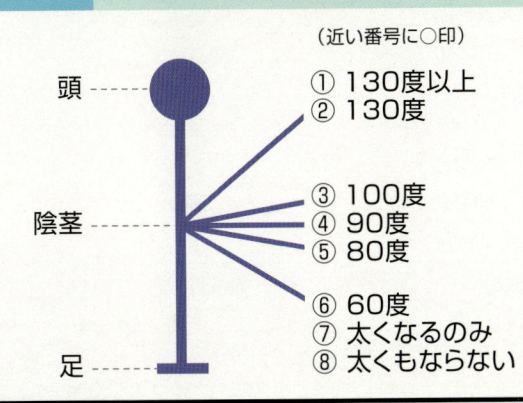

（近い番号に○印）

頭 ---　
① 130度以上
② 130度
陰茎 ---　
③ 100度
④ 90度
⑤ 80度
⑥ 60度
⑦ 太くなるのみ
足 ---　
⑧ 太くもならない

Q5 あなたの最大勃起時の状況（性的刺激）は？

（番号に○印、重複可）

① 朝立ち
② マスターベーション
③ 性行為
④ その他（　　　　　　　　　）
⑤ 性的刺激なし

Q6 治療により勃起自体はどうなりましたか？（治療後の人）

　　　　　　　　　　1カ所に○印
　　　　（　改善 ・ 少し改善 ・ 少し悪化 ・ 悪化 ・ 変わらない　）

問診・診察

問診にあたっては、患者が自分の症状を安心して話せる雰囲気作りがもっとも大切である。問診に先立って、職業、結婚の有無、離婚、宗教など、患者の生活背景を聞き取ることも必要である。主訴から、性欲・勃起・性交・射精・オーガズムのどこに問題があるのかを、明らかにしていく。

ED専用カルテ

table-3

問診の時に注意することは、患者が自分の症状を安心して話せる雰囲気をつくることである。そのためには、外来の環境や医療スタッフの対応にも、気を配らなければならない。

問診に先立って職業を聞き、ストレスの多いものではないか、経営状態やリストラなどの対象になっていないかなども聞く。結婚の有無や、離婚している場合は離婚理由なども聴取し、性の問題が離婚理由になっていないかを確かめる。

また、宗教も聞いて、性に関する規律の厳しい宗教ではないかなどを聞き取る。

問診する項目は、インポテンス研究会(現・日本性機能学会)の性機能障害診療用カルテを使用すると、もれがなく聴取できて便利である。

主訴は性欲・勃起・性交・射精・オーガズムの、どこに問題があるのかを聞きだす。

性欲の減退あるいは欠如には、一次性のものと勃起障害や射精障害が誘因となる二次性のものがある。

一次性のものには、内分泌機能障害(テストステロンの低下や高プロラクチン血症など)やうつ状態・性的嗜好(パートナーとの不一致、同性愛者ほか)の問題などの心理的なものなどが考えられる。

勃起障害や射精障害が誘因となる二次性のものは、性行為がうまくいかずに自信を喪失し、性行為を楽しめなくなったため、性欲も低下する。勃起障害や射精障害が改善されると、性欲も回復する場合がある。

勃起については性交時勃起、マスターベーション時勃起、早朝勃起の状態を

ED(インポテンス)専用カルテ

氏 名		職 業	
生年月日	明大昭　年　月　日(　歳)		未婚 既婚 離婚 再婚
住 所		電話	
初診月日	年　月　日	宗教	

主 訴
- 性 欲:_____
- 勃 起: erotic erection　　morning erection
  　　　　reflective erection　　NPT
- 性 交: *可・否　*持続時間　　*回数
- 射 精: *可・否　*持続時間　速い・正常・遅い
- オーガズム: *有(強 弱)・無　*不快感 有・無

現病歴

性機能障害以外の症状
- 排 便:_____　　排 尿:_____
- 補償問題:_____　　裁判:_____
- 　　　　嗜好:タバコ　　本／日　アルコール　／日

性 歴
- 夢精:____ 初発____ 頻度____ 現在の状態____
- 自慰:____ 初発____ 頻度____ 現在の状態____
- 性交:初体験____
- 　　:頻度____
- 結婚歴:____
- 異常性体験:____

既往歴
性病:____	感染症:____
糖尿病:____	結核:____
消化器:____	精神病:____
肝:____	アルコール中毒:____
腎:____	外傷:____
内分泌:____	手術:____
脳脊髄:____	薬物:____
血管系:____	

家族歴　　**遺伝性疾患**
- 父(　歳)┐
- 　　　　├　子供:____
- 母(　歳)┘　連絡先:____

家庭
- 妻: 年齢____ 職業____ 妻との関係(生計,養子)
- 　　性格____
- 　　性生活(協力度,不満など)____
- 住宅環境:____　　同居人____

聴取する。マスターベーション時勃起や早朝勃起が十分であれば、勃起に関係する神経・血管・陰茎などの障害は少なく、機能性EDの可能性があり、不十分であれば器質性EDの可能性もある。

性交については、性交の試み回数（失敗も含む）や挿入できた回数、射精まで持続できた回数を聞く。毎回性交が可能であっても、満足のいく状態でなければ詳しく問題点を明らかにする。

射精については、マスターベーション時の射精の有無と、性交時の膣内射精障害の有無についても聴取する。当科での射精障害の中では膣内射精障害が最も多く、その原因としては、マスターベーション法が性交時の状態と異なるためであることが考えられる。射精の感じはあるが精液が出ない場合は、逆行性射精が疑われる。射精がまったくない場合は、夢精の有無についても聞く。勃起が維持できないための二次性射精障害もあるので、勃起の維持が10〜15分以上可能かどうかも聞いている。

射精までの時間は、本人やパートナーが期待した時間よりも早い場合を早漏、遅い場合が遅漏と考えられる。正常値はないが、何分ぐらいか聞くと参考になる。

オーガズムは一般に、射精に伴い尿道の知覚や射精に関する筋肉の律動的な収縮を脳で快感として認知することである。

前立腺癌術後でも精液による尿道の刺激はないが、筋肉の律動的な収縮で弱いオーガズムを感じることができる。向精神薬使用中や精神的な問題で、オーガズムを認知できない場合もある。

現病歴では、発症時期、要因、来院の動機、性交や勃起の状況などを聴取する。

性機能以外の症状として、排便や排尿状態から神経障害の有無を予測することができる。また、もめごとや裁判の有無、タバコやアルコールも性機能障害と関係があるので聴取する。

また、最近行った健康診断などの結果についても聞く。薬歴も重要で、すべての薬剤を明らかにし、シルデナフィル使用の禁忌などがないか判断する。

家族歴では、子供の有無などの家族構成や遺伝性疾患の有無も診断上重要である。

生育歴は、幼少時期の精神的な問題点などを聞く。性格は、自分の認識や周囲の人からの評価などを聞き取る。

table-3

生育歴

性格

現症
- 性知識：
- 精神状態：
- 体型： 身長＿＿＿cm 体重＿＿＿kg
- 性器・陰毛：
- 陰茎： 長さ＿＿cm 周径（環状溝部＿＿cm 根部＿＿cm） 包茎（仮性・真性）
- 精巣： 容積（右＿＿ml 左＿＿ml）
- 精巣上体および精管：
- 前立腺：
- 知覚：
- 反射： cremaster reflex: bulbocavernosus reflex:
  anal reflex: PSR: ASR:
- 胸腹部：

病型分類（主訴　病歴　現症のまとめ）
1. 勃起障害　射精障害　　2. Primary Secondary
3. 機能的要因　　　　　　4. 器質的要因

1. 検尿　　蛋白　糖　WBC　RBC　細菌
   前立腺マッサージ後分泌液　　WBC　RBC　細菌
   同上尿　蛋白　糖　WBC　RBC　細菌
2. 血液
   肝機能：　　血糖：　　その他：
3. 内分泌
   Testosterone ＿＿＿ng/ml　Free testosterone ＿＿＿pg/ml
   LH ＿＿＿mIU/ml　FSH ＿＿＿mIU/ml　Prolactin ＿＿＿ng/ml
4. 心理テスト
   CMI:
   Y-G:
   MAS:
   SRQ-D or SDS:
5. 勃起機能
   性的刺激（AVSS, VSS）：
   nocturnal penile tumescence (NPT):
6. 神経系検査
   bulbocavernosus reflex latency time:
   R-R間隔：　　その他：
7. 血管系検査
   陰茎血圧：P＿＿＿mmHg　B＿＿＿mmHg　PBI＿＿＿P/B
   プロスタグランディンE₁テスト：
   超音波血流検査：
   血管撮影：　　その他：
8. その他
   膣抵抗：　　中枢性平衡機能：
   その他：

紹介医　　　　　返事

心理テスト・採血・検尿

勃起障害患者は、器質性の患者でも心理的なストレスを抱えている。心理テストの結果を参考に、診察を進める。一般血液検査、内分泌検査、一般尿検査は、シルデナフィル投与前の健康チェックの参考ともなる。

心理テスト

figure-1

勃起障害患者は、心因性だけでなく器質性の患者でも心理的なストレスを抱えている。この心理的なストレスを理解しながら、診察を進めていく必要がある。

われわれの行っている心理テストは、神経症的傾向の有無を知るためにCornell Medical Index(CMI)、不安傾向の有無を知るためにTaylorのManifest Anxiety Scale(MAS)、うつ傾向の有無を知る目的で東邦大学心療内科で開発されたSelf-rating Questionnaire for Depression (SRQ-D)などである。

各心理テストの点数比較では、機能性ED患者群と器質性ED患者群の間に有意差は認められなかった。

これらの心理テストの結果を参考にして、ストレスが多い場合にはSSRIなどの薬剤を併用している。

採血・検尿

検査項目は、一般血液検査、内分泌検査、一般尿検査である。これらは勃起障害の診断や治療に役立つだけでなく、シルデナフィル投与前の健康チェックの参考にもなる。

内分泌検査はLH, FSH, プロラクチン(PRL), エストラジオール(E2), テストステロン, フリーテストステロンなどを行っている。低テストステロン血症や高PRL血症では、勃起障害や性欲低下が認められることがある。

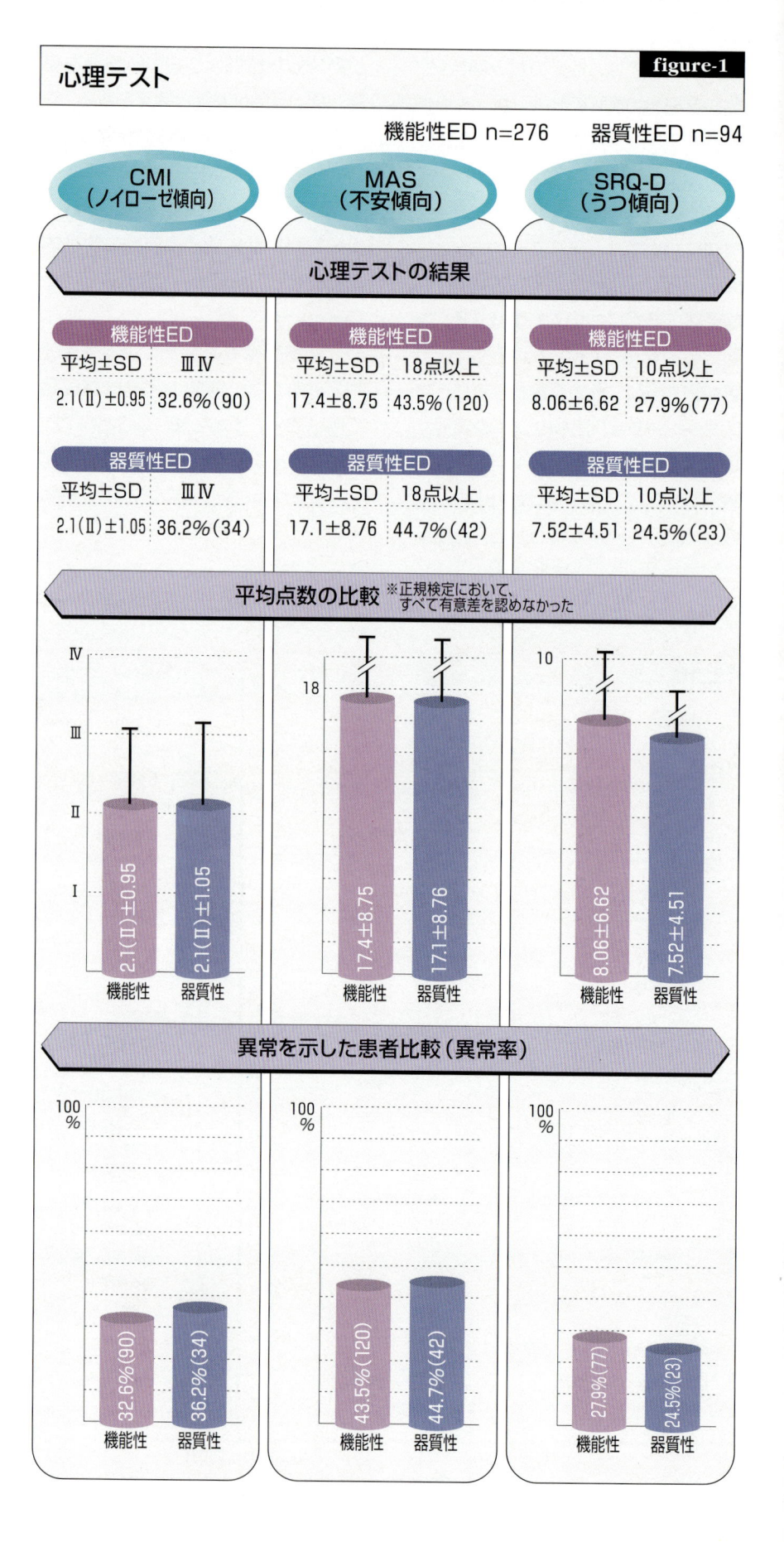

心理テスト figure-1

機能性ED n=276　　器質性ED n=94

CMI（ノイローゼ傾向）

心理テストの結果

機能性ED
- 平均±SD: 2.1(Ⅱ)±0.95
- ⅢⅣ: 32.6%(90)

器質性ED
- 平均±SD: 2.1(Ⅱ)±1.05
- ⅢⅣ: 36.2%(34)

MAS（不安傾向）

機能性ED
- 平均±SD: 17.4±8.75
- 18点以上: 43.5%(120)

器質性ED
- 平均±SD: 17.1±8.76
- 18点以上: 44.7%(42)

SRQ-D（うつ傾向）

機能性ED
- 平均±SD: 8.06±6.62
- 10点以上: 27.9%(77)

器質性ED
- 平均±SD: 7.52±4.51
- 10点以上: 24.5%(23)

平均点数の比較 ※正規検定において、すべて有意差を認めなかった

異常を示した患者比較（異常率）

簡易夜間陰茎勃起検査

器質的障害のない男性は、睡眠時に性的刺激を伴わない勃起現象が3～6回発現する。自宅で睡眠時陰茎周径増大幅を測定する方法として、いくつか簡便な用具がある。本稿では、ジェクスメーターを例示する。

figure-2 ジェクスメーター

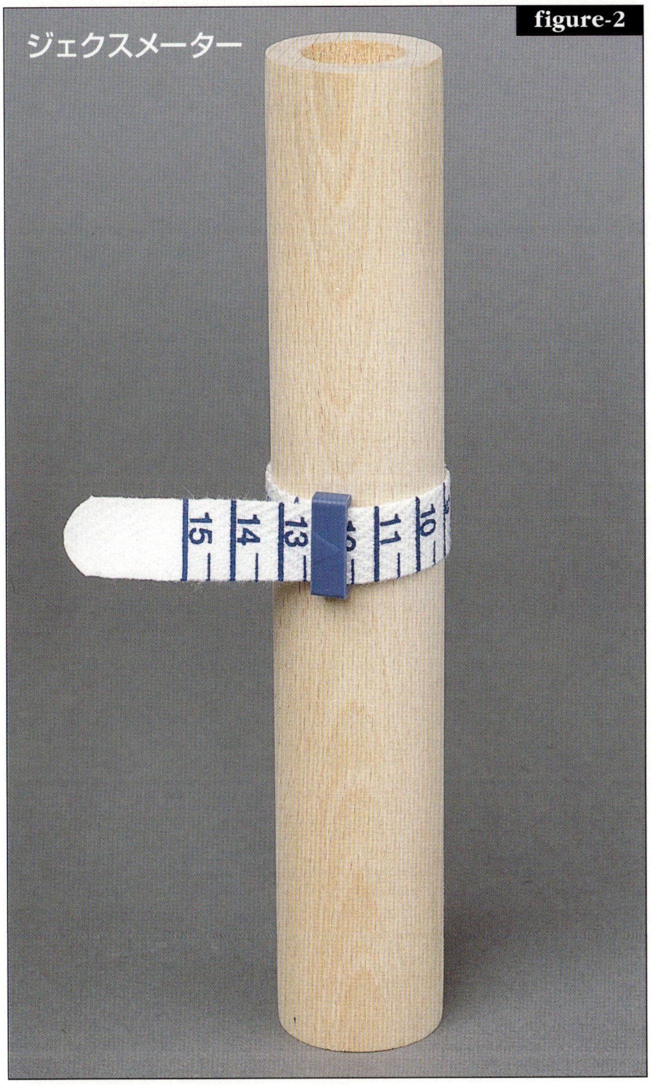

table-4 NPT計測記録（夜間陰茎勃起測定）

	1回目	2回目	3回目
日付	月　日	月　日	月　日
夜間排尿回数	回	回	回
朝立ちの有無	あり・なし	あり・なし	あり・なし
睡眠の程度	熟睡・普通 浅い・不眠	熟睡・普通 浅い・不眠	熟睡・普通 浅い・不眠
朝起きた時	．　　cm	．　　cm	．　　cm
夜寝る前	．　　cm	．　　cm	．　　cm
差	．　　cm	．　　cm	．　　cm
備考			

figure-2, table-4

器質的な障害のない男性には、睡眠時にREM睡眠と平行して、性的な刺激を伴わない勃起現象が3～6回程度発現する。

睡眠中は、勃起現象の自覚はできないが、夜間陰茎勃起；nocturnal penile tumescence（NPT）のなごりが早朝勃起である。

正確に陰茎硬度／周径増大幅を測定するためには、RigiScanを使用しなければならないが、RigiScanは高価である。患者に機械を貸し出して行うことはできず、入院が必要となり、多くの患者さんに行うことができない。そこで、自宅で簡便に睡眠時陰茎周径増大幅を測定する方法としてerectiometer、エレクトメーター、ジェクスメーター（株式会社ジェクス社製）などがあり、簡便に陰茎硬度を測定できるものにはスナップゲージがある。

figure-2, table-4に、ジェクスメーターとその記録法を示す。使用法は、寝る直前に陰茎にジェクスメーターを巻いて、陰茎の非勃起時の陰茎周径を目盛を読んで記録用紙に記入する。ジェクスメーターを付けたまま眠り、睡眠時に勃起現象が発現すればジェクスメーターが緩むため、起床した時は目盛がずれている。目盛を再び読んで、記録用紙に記録する。

このほか睡眠中の夜間排尿回数、朝立ちの有無、睡眠の状態も記録してもらい、記録は3日間連続で行ってもらう（睡眠が不十分な場合に、REM睡眠が起こらないこともあるからである）。評価法は、3日間のうち1日でも睡眠時陰茎周径増大幅20mmを越えれば、機能的に問題がないことになる。

シルデナフィルの処方

EDの検査は、ED診断のための検査と、シルデナフィル処方のための健康チェックに分けられる。前者はED専門医が行い、一般医は後者の検査で十分と考える。

シルデナフィル処方の禁忌　table-5

1. 硝酸剤あるいは一酸化窒素（NO）供与剤投与中および投与後の患者（ニトログリセリン、亜硝酸アミル、硝酸イソソルビド など）
2. 過敏症
3. 心血管系障害を有するなど性行為が不適当と考えられる患者
4. 心筋梗塞（最近6か月以内）
5. 低血圧（血圧＜90/50mmHg）
6. 高血圧（血圧＞170/100mmHg）
7. 脳梗塞・脳出血（最近6か月以内）
8. 重度の肝障害（肝硬変）
9. 網膜色素変性症（進行性の夜盲）

薬歴・既往歴チェック

table-5

シルデナフィル処方の禁忌項目を除外するため、薬歴や既往歴をチェックする必要がある。

まず、ニトロ剤などのNO薬や、エリスロマイシン、シメチジンなどの薬歴チェックを行う。NO薬を使用中の場合や、使用の可能性がある患者は、シルデナフィルは処方できない。

また、エリスロマイシンやシメチジンなどは、シルデナフィルの代謝を遅らせるので、少量（25mg錠）から開始する。

次に、禁忌の既往歴をチェックする。心血管系障害を有するなど、性行為が不適当と考えられる場合は、シルデナフィルを処方できない。

具体的には、心筋梗塞（6か月以内）、低血圧（90/50mmHg以下）、高血圧（170/100mmHg以上）、脳梗塞・脳出血（6か月以内）、重度の肝障害（肝硬変）、網膜色素変性症（進行性の夜盲）が禁忌の適応となる。

健康チェック

figure-3

シルデナフィル処方のための健康チェックの検査は、まだ、はっきりと統一されたものはない。ここでは、われわれの方法を紹介する。

検査は血圧測定、一般血液検査（肝・腎障害の疑い、肥満）、尿糖（糖尿病の疑い）などで問題なく、50歳未満であれば50mgを処方する。

50歳以上や、50歳未満でも高血圧・心疾患・肥満・糖尿病の既往があれば心電図をとる。問題がなければ、65歳未満は50mg、65歳以上は25mg（高齢者はシルデナフィルの代謝が遅いため）を初回投与する。

また、負荷心電図（ダブルマスターなど）は、糖尿病でかつ高血圧・喫煙・高脂血症・神経障害のいずれか1つ以上合併している患者や、脳梗塞（脳出血）・心筋梗塞（狭心症）・動脈障害の6か月以前の既往患者に施行している。ただし、シルデナフィル処方のための検査費用は保険適用されず、患者負担が増えるため、かかりつけ医師・健康診断のデータで異常がなければ省略している。

figure-3

シルデナフィル処方のための健康チェック

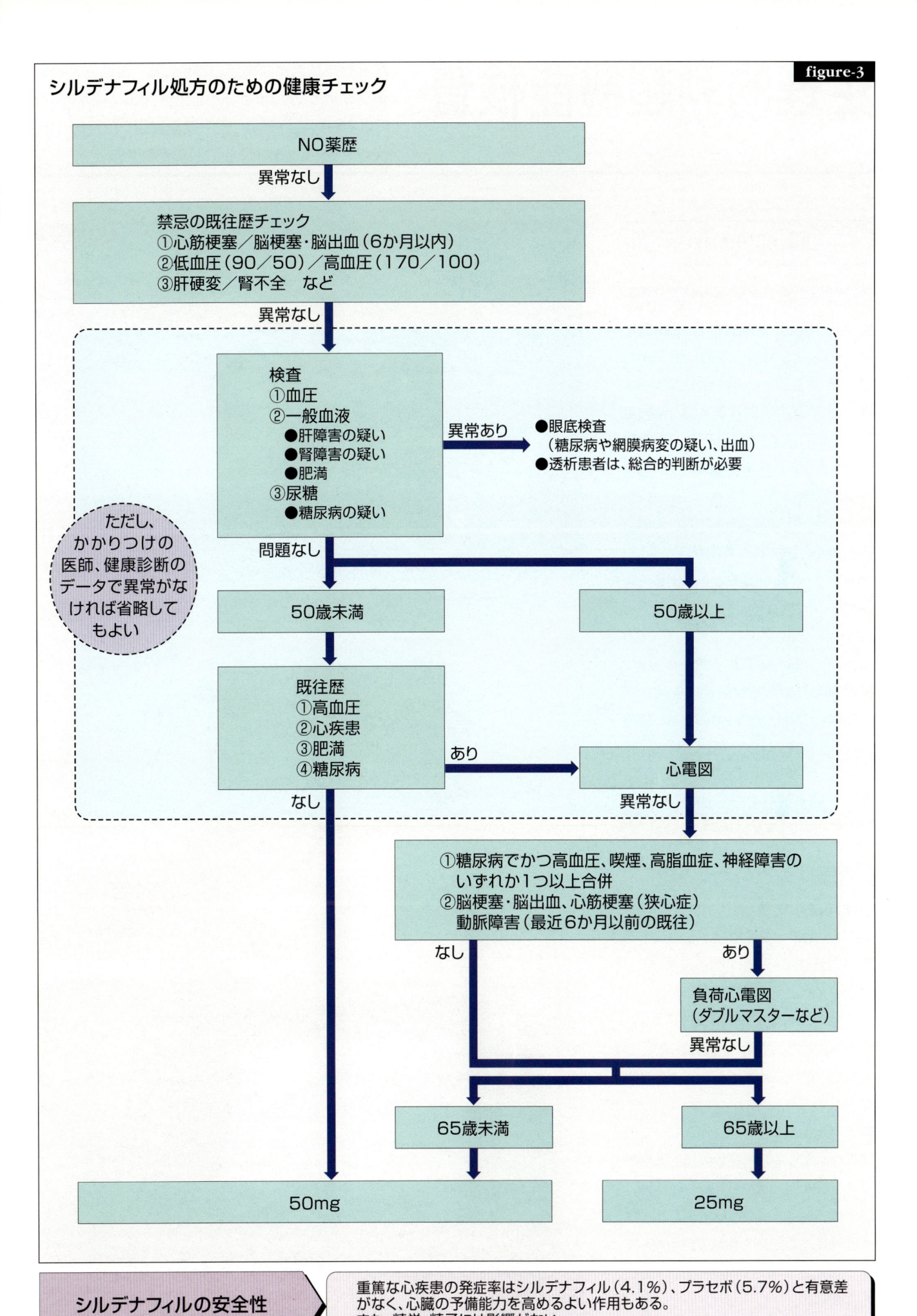

```
NO薬歴
  ↓ 異常なし
禁忌の既往歴チェック
 ①心筋梗塞／脳梗塞・脳出血（6か月以内）
 ②低血圧（90／50）／高血圧（170／100）
 ③肝硬変／腎不全　など
  ↓ 異常なし
検査
 ①血圧
 ②一般血液
   ●肝障害の疑い
   ●腎障害の疑い
   ●肥満
 ③尿糖
   ●糖尿病の疑い
  → 異常あり → ●眼底検査（糖尿病や網膜病変の疑い、出血）
              ●透析患者は、総合的判断が必要
  ↓ 問題なし
```

（ただし、かかりつけの医師、健康診断のデータで異常がなければ省略してもよい）

- 50歳未満 → 既往歴 ①高血圧 ②心疾患 ③肥満 ④糖尿病
  - あり → 心電図
  - なし → 50mg
- 50歳以上 → 心電図
  - 異常なし →
    ①糖尿病でかつ高血圧、喫煙、高脂血症、神経障害のいずれか1つ以上合併
    ②脳梗塞・脳出血、心筋梗塞（狭心症）動脈障害（最近6か月以前の既往）
    - なし → 65歳未満：50mg／65歳以上：25mg
    - あり → 負荷心電図（ダブルマスターなど）
      - 異常なし → 65歳未満：50mg／65歳以上：25mg

シルデナフィルの安全性

重篤な心疾患の発症率はシルデナフィル（4.1％）、プラセボ（5.7％）と有意差がなく、心臓の予備能力を高めるよい作用もある。
また、精巣・精子には影響がない。

生理的勃起機能検査

非侵襲的な自然な勃起の検査には、視聴覚性的刺激；audio-visual sexual stimulation(AVSS)による勃起の記録と、夜間陰茎勃起；nocturnal penile tumescence(NPT)の記録がある。

RigiScan

figure-4

生理的勃起機能検査の記録装置には、RigiScanが用いられる(Timm Medical Technologies社製)。2本のループ(陰茎の環状溝下部と陰茎基部の2か所測定)で陰茎周囲長と陰茎硬度(radial rigidity)を測定し、パソコンに表示する。

RigiScanによる陰茎硬度の正常値は70％以上とされるが、機種がRigiScan plusになってから硬度が低く出る印象があり、われわれは65％以上を正常としている。

また、RigiScanによる陰茎硬度は、陰茎長軸に対して放射状に負荷された硬度(radial rigidity)のため、包皮の厚い患者では硬度が低く出やすい。

AVSS

figure-5,6

視聴覚性的刺激；audio-visual sexual stimulation(AVSS)による勃起の記録は、RigiScanによってリアルタイムにモニタリングできる。視聴覚性的刺激としてはエロチックビデオを使用し、患者を防音室にひとりにして、隠しカメラとモニターで観察する。

また、患者にはRigiScanのループに触れないよう指で亀頭や包皮小体部をなでてもらう(manual stimulation)。この検査で十分な勃起が確認できれば機能性勃起障害と診断できるが、勃起が起こらずとも器質性勃起障害とは言えない。

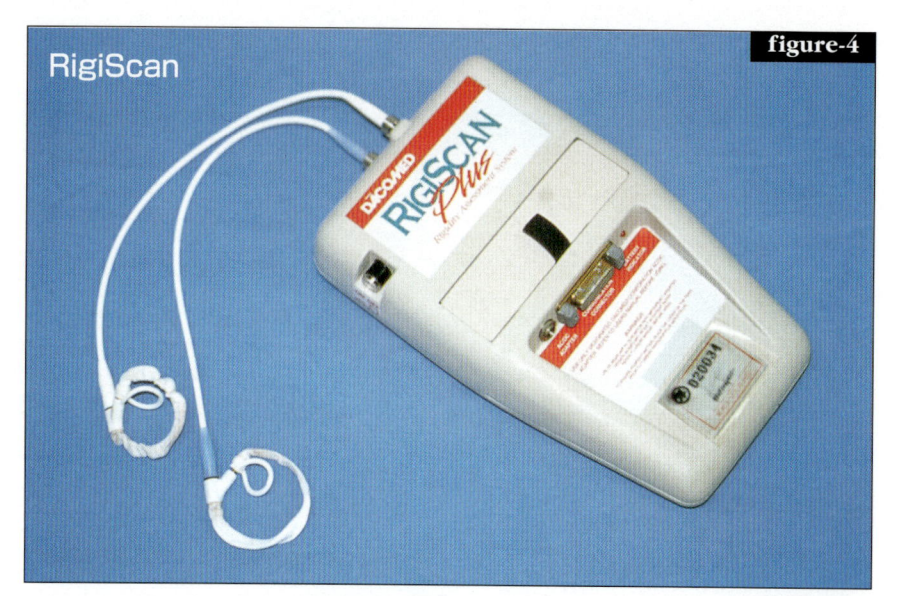

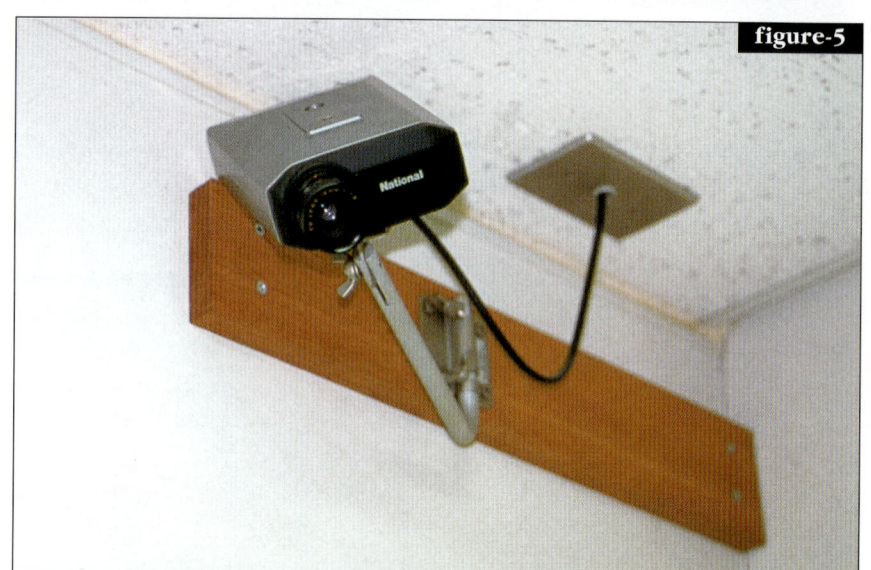

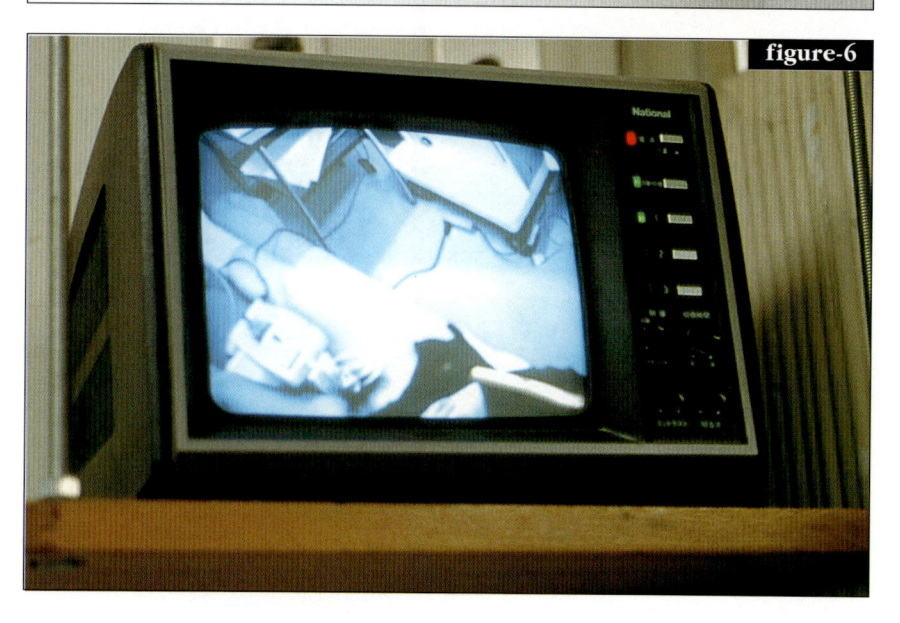

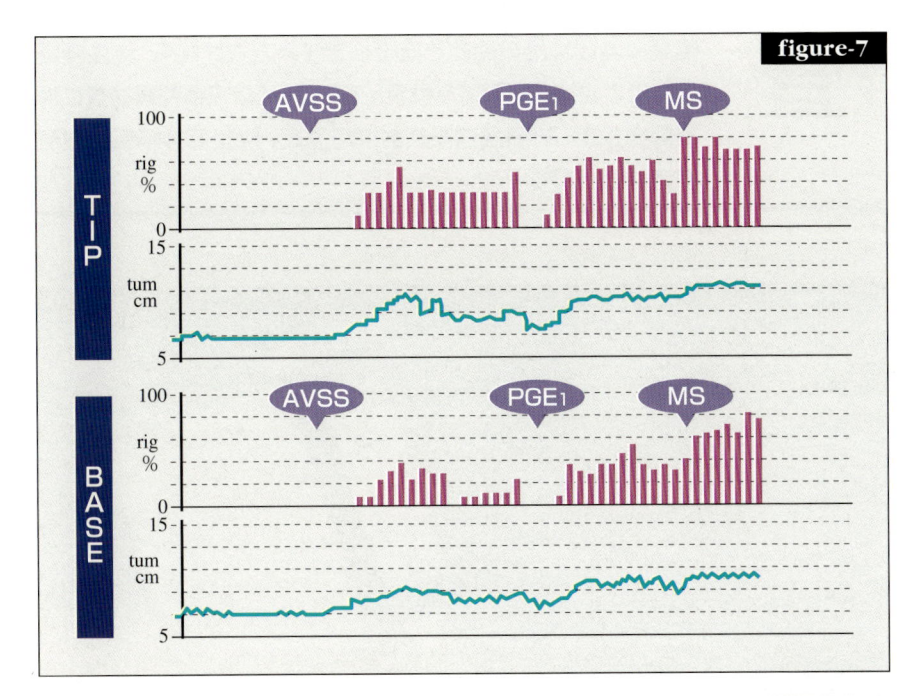

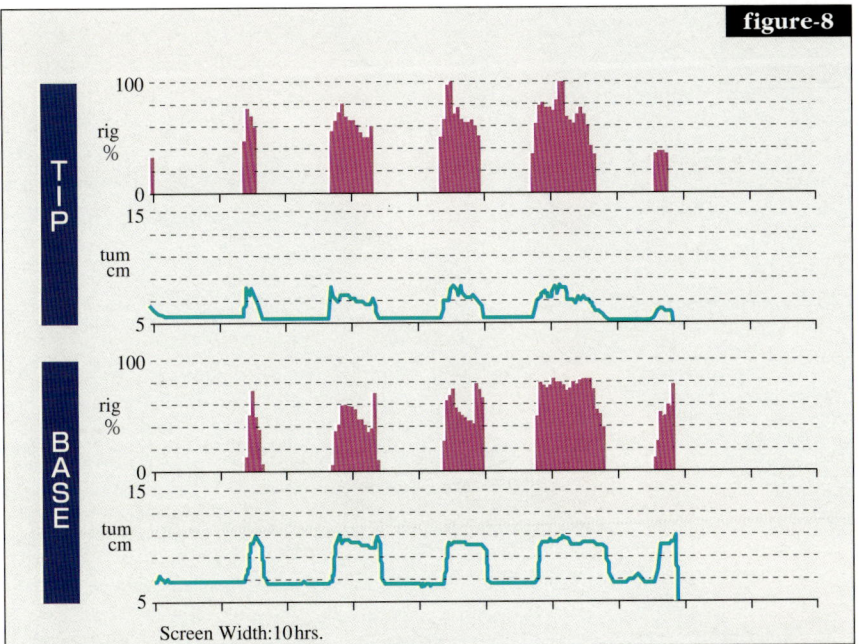

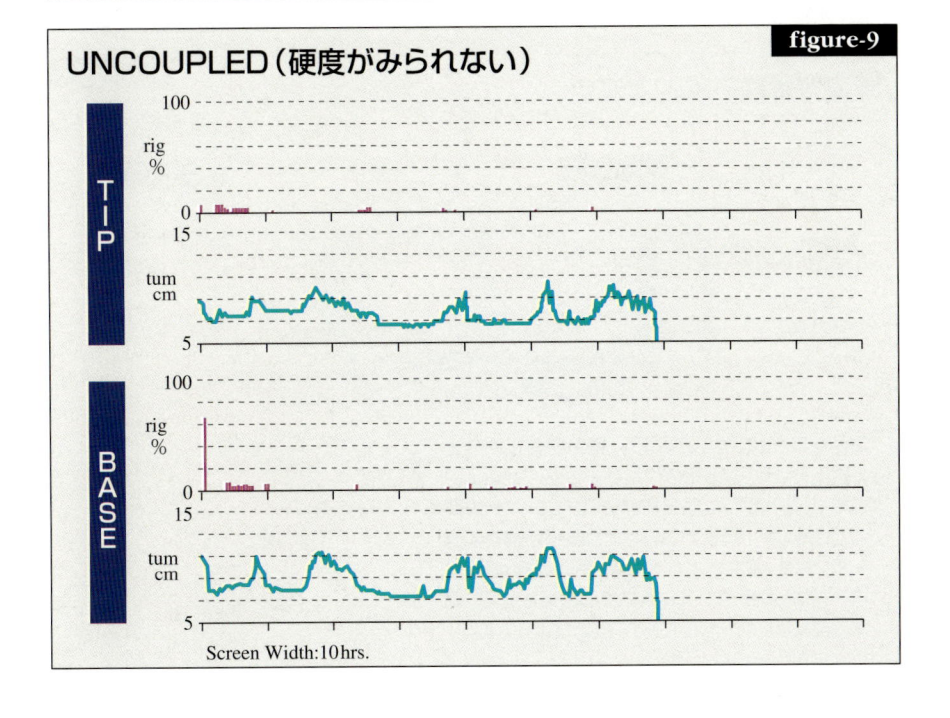

figure-7

figure-7は、AVSSによる勃起の記録である。陰茎硬度が不十分なため、血管系の検査を引き続き行っている。プロスタグランジンE_1（PGE_1）を陰茎海綿体に注射し、manual stimulation（MS）を追加して陰茎硬度が十分になっており、血管系に問題がないことがわかる。このように、AVSSによる勃起の記録に引き続いて血管系の検査を行うことが多い。

プロスタグランジンE_1（PGE_1）陰茎海綿体テストでは、長軸方向の硬度（axial rigidity）も同時に測定し、800g〜1kg以上あれば正常としている。

NPT測定

figure-8

figure-8は、RigiScanによる夜間陰茎勃起；nocturnal penile tumescence（NPT）の記録である。一晩の勃起回数は3〜6回の範囲にあり、勃起の持続時間10分以上、陰茎周径増大は陰茎基部3cm以上、陰茎環状溝下部2cm以上、陰茎硬度70％以上あり、正常である。

figure-9

figure-9は、陰茎周径増大が少しあるだけで陰茎硬度が認められないため、器質性勃起障害が疑われる。

NPTの別の評価法として、持続勃起活動値；sustained erectile activityがある。tipとbaseそれぞれのrigidity activity unit（RAU）、tumescence activity unit（TAU）が表示され、この数値をLevine & Carroll（1994年）のノモグラムに当てはめて評価する。

神経系検査

陰茎の勃起神経の機能を直接検査する方法はなく、体性神経の検査で自律神経障害を推測している。この末梢神経検査には振動覚検査、球海綿体筋反射潜時測定、陰茎背神経伝導速度測定などがある。

振動覚検査

figure-10

振動覚検査は侵襲が少なく、簡便である。振動覚計は、鈴木松岡式振動覚計ver.5（SMV5）を使用。振動量を数字で、単位を加速度（10^{-2}Gal）で表す。まず被検者の指先で振動の特徴をつかんでもらい、「振動を感じたら早めにハイと言ってください」と告げる。亀頭部で3回測定し、平均値を出す。
正常被検者121例よりの正常値は、82（10^{-2}Gal）以下。特異度；specificity 97.5％、合併症群（糖尿病31例と骨盤内手術11例）42例での敏感度；sensitivity 42.9％であった。

球海綿体筋反射潜時

亀頭から電気刺激を与え、刺激が脊髄に達し、会陰部にある球海綿体筋が収縮するまでの時間を測定する。
正常群（機能性勃起障害）45例よりの正常値は45msec以下で、特異度；specificity 95.6％。合併症群（糖尿病31例と骨盤内手術11例）42例での敏感度；sensitivity 28.6％。振動覚検査のほうが、異常発見の割合が高い。

陰茎背神経伝導速度

figure-11

陰茎を300gで牽引した状態で、陰茎先端から基部までの刺激伝導測定を行う。正常値は40m/sec以上。陰部神経障害があれば伝導速度が低下するか、活動電位を記録できなくなる。球海綿体筋反射潜時測定よりも正確に、陰部神経の障害をとらえることができる。

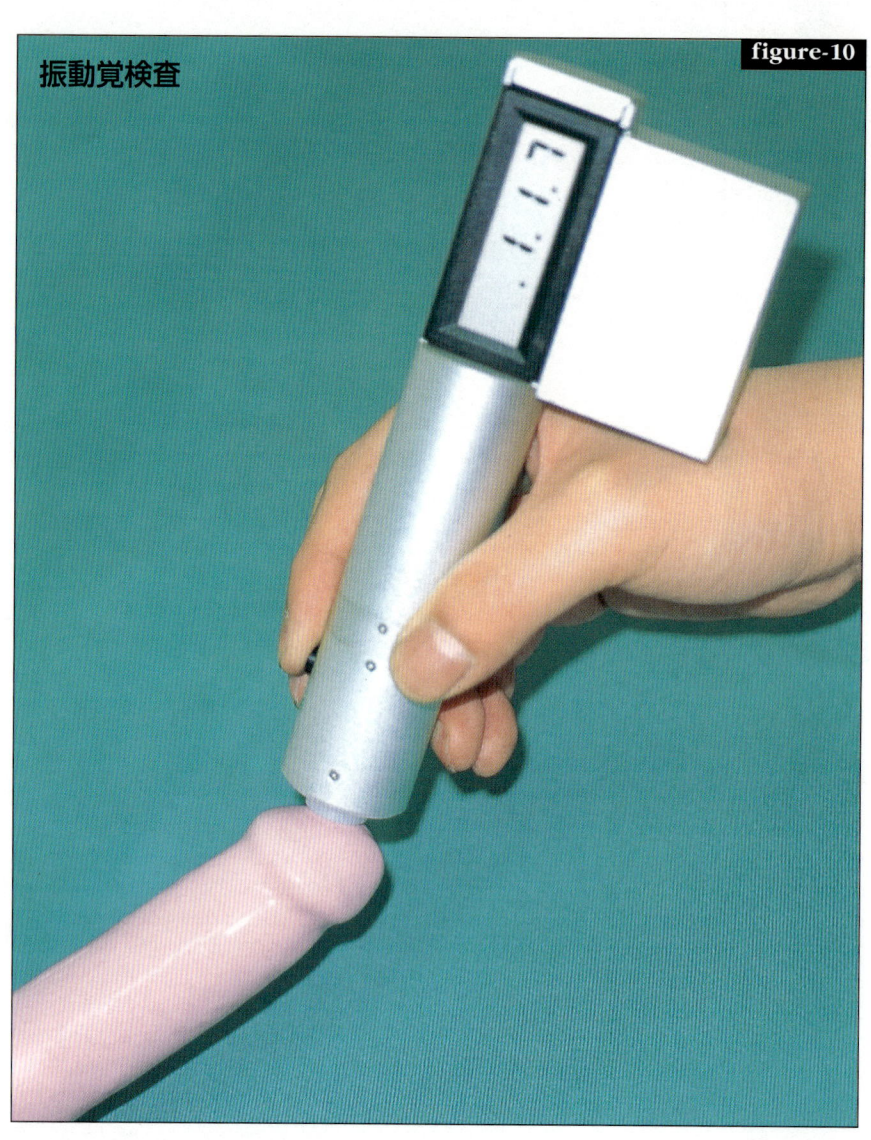

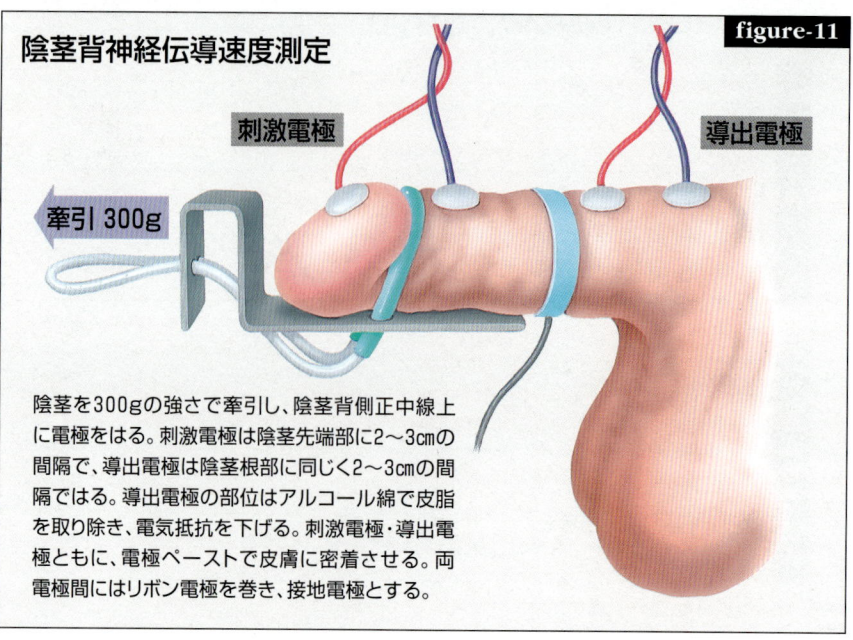

figure-10 振動覚検査

figure-11 陰茎背神経伝導速度測定

刺激電極　導出電極　牽引300g

陰茎を300gの強さで牽引し、陰茎背側正中線上に電極をはる。刺激電極は陰茎先端部に2～3cmの間隔で、導出電極は陰茎根部に同じく2～3cmの間隔ではる。導出電極の部位はアルコール綿で皮脂を取り除き、電気抵抗を下げる。刺激電極・導出電極ともに、電極ペーストで皮膚に密着させる。両電極間にはリボン電極を巻き、接地電極とする。

血管系検査

血管系の検査にはPGE₁テスト、カラードプラ検査、海綿体内圧測定および造影、血管造影検査などがある。

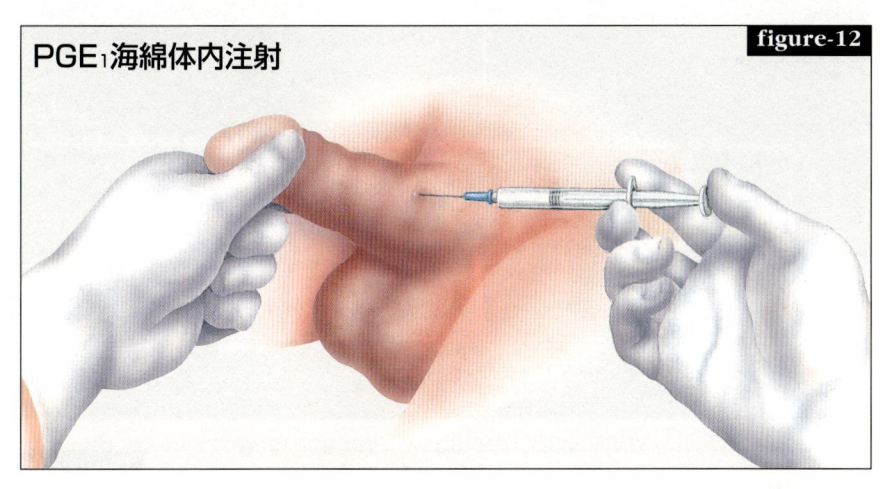

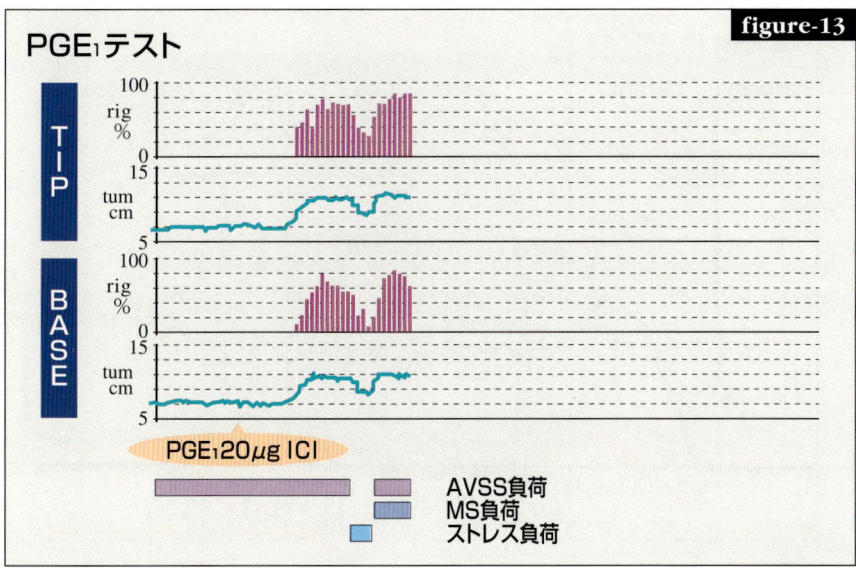

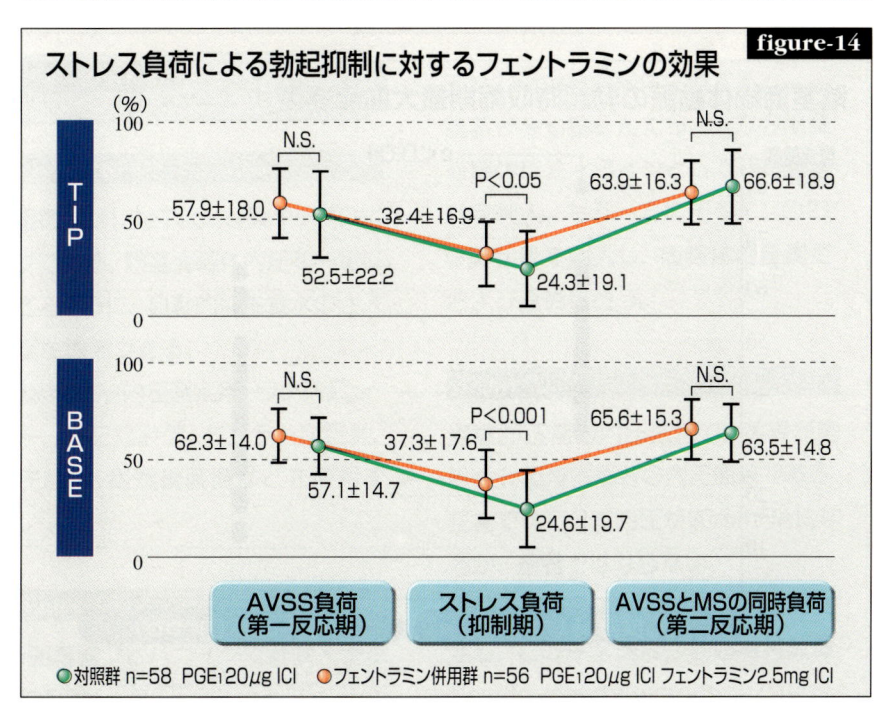

figure-12 PGE₁海綿体内注射

figure-13 PGE₁テスト

figure-14 ストレス負荷による勃起抑制に対するフェントラミンの効果

TIP: 57.9±18.0、52.5±22.2、32.4±16.9、24.3±19.1、63.9±16.3、66.6±18.9
BASE: 62.3±14.0、57.1±14.7、37.3±17.6、24.6±19.7、65.6±15.3、63.5±14.8

AVSS負荷（第一反応期） / ストレス負荷（抑制期） / AVSSとMSの同時負荷（第二反応期）

●対照群 n=58 PGE₁20μg ICI　　●フェントラミン併用群 n=56 PGE₁20μg ICI フェントラミン2.5mg ICI

PGE₁テスト

figure-12

血管作動薬の陰茎海綿体注射（ICI：Intra Cavernous Injection）により十分な勃起が確認できれば、勃起に関する血管系の障害がないと診断できる。PGE₁にはプロスタンジン™20μg（小野薬品）、リプル™5μg,10μg（吉富）、パルクス™5μg,10μg（大正製薬）などがあり、1～3mlの注射器に27Gの針をつけて注射、10分ほどで勃起が完成する。

figure-13

figure-13は、PGE₁テスト時に陰茎の勃起状態をRigiScanで記録したものである。ストレス負荷がかかると勃起が抑制され、AVSS（エロチックビデオ）とmanual stimulationを同時負荷すると勃起が最大となることがわかる。AVSS単独よりも、AVSSとmanual stimulationの併用で有意に陰茎硬度が高くなる（n=58）。
つまり、PGE₁テストの条件として、個室でAVSSとmanual stimulationを同時に負荷することが望ましい。

figure-14

PGE₁20μg単独群（n=58）とPGE₁20μg、フェントラミン2.5mgの併用群（n=56）で勃起状態を比較した。最大の勃起状態に有意差はないが、ストレス負荷による勃起抑制に有意差がある。フェントラミンは、ストレス負荷による勃起抑制を予防することがわかる。また、PGE₁テスト中に、陰茎海綿体内のノルアドレナリンがストレス負荷時に上昇することもわかっている。

血管造影検査

figure-22

鼠径部から外腸骨動脈を穿刺し、5FのC1カテーテルを大動脈分岐部まで持っていき、太い血管の狭窄の有無と内腸骨動脈分岐部を確認する。

カテーテルを内腸骨動脈に進め、5Fの直のカテーテルに交換し、内陰部動脈分岐部の手前まで進める。$PGE_1 20\mu g$を陰茎海綿体に注射し、陰茎が太くなったら造影を行う。

陰茎に尿道カテーテルを挿入しておき、造影血管と反対側に固定する。造影剤の注入速度は2ml/sec〜4ml/secで、30秒間の撮影をDSAで行う。反対側の撮影は5FのC1カテーテルで大動脈分岐部を越え、内腸骨動脈に5Fの直のカテーテルを進めて同様に撮影する。正常の造影所見では内陰部動脈、総陰茎動脈、陰茎背動脈、海綿体動脈がきれいに造影されている。異常造影所見では、内陰部動脈から総陰茎動脈あたりで閉塞し、陰茎背動脈や海綿体動脈が造影されていない。

figure-22

正常

異常

陰茎彎曲症の術前評価

figure-23

先天性陰茎彎曲症や陰茎硬化症(ペロニー病)の一部に対し、長い側の陰茎海綿体白膜を縫縮するplication法が行われる。術前評価に、$PGE_1 20\mu g$の陰茎海綿体注射を行ったり、陰圧式勃起補助具で勃起を誘発して写真撮影や計測を行う。

計測は彎曲方向を記録(図示)して、陰茎基部から亀頭先端までの最長部と最短部の距離を巻き尺で測定する。この最長部と最短部の長さの差が縫縮幅となり、患者への説明や手術時間の短縮に役立つ。また、彎曲角度の計測は、写真から行う。

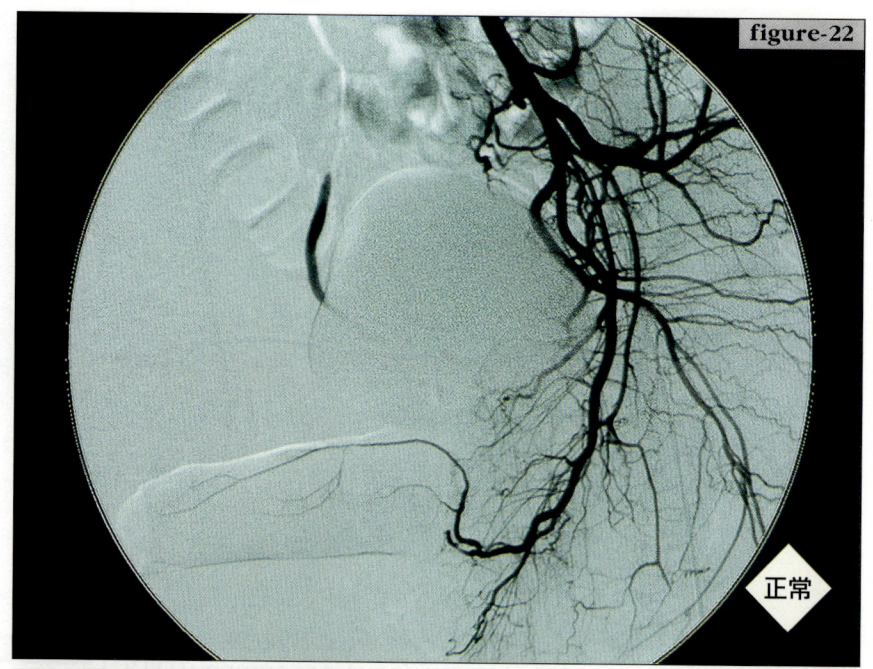

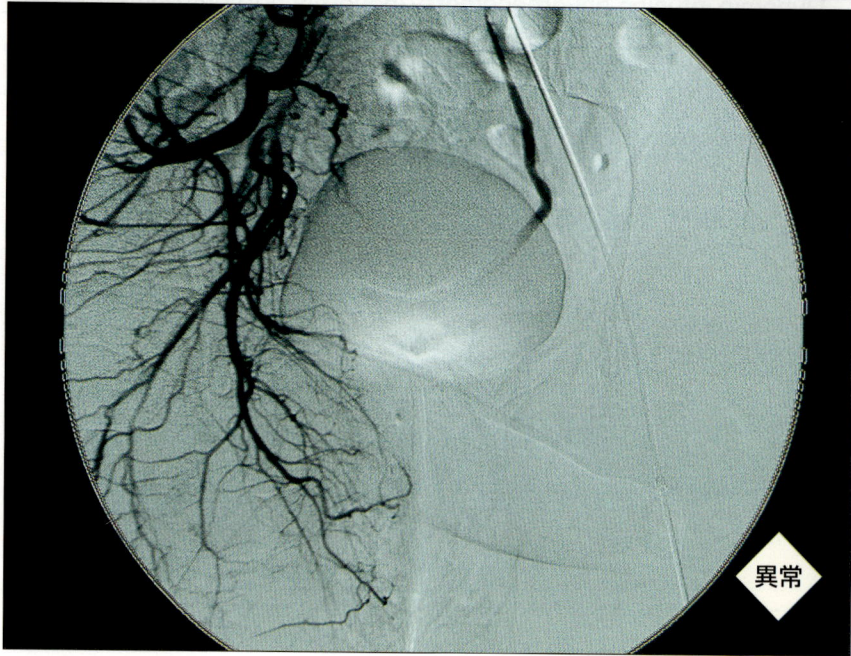

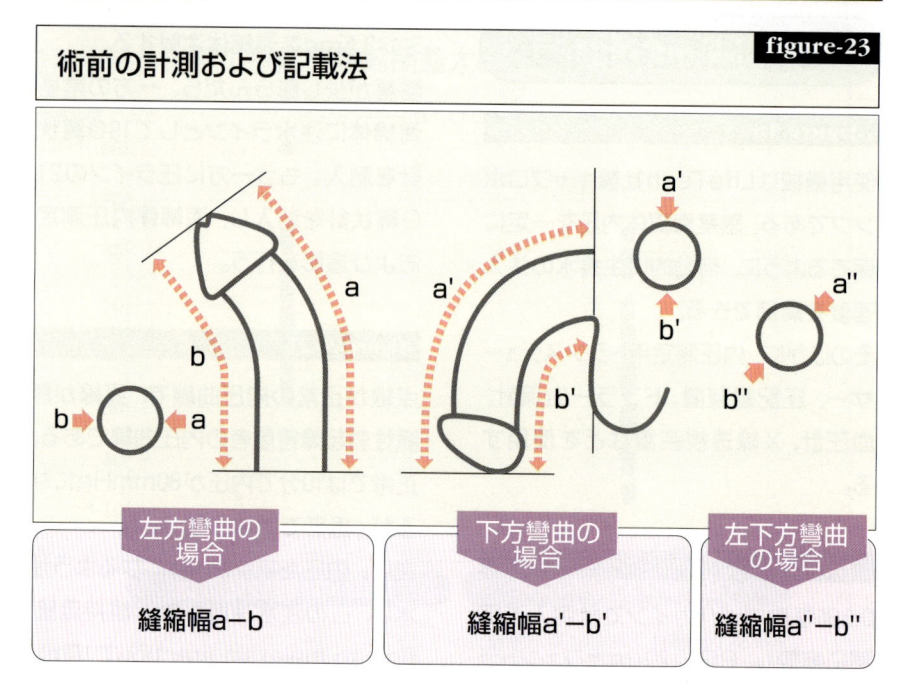

figure-23

術前の計測および記載法

左方彎曲の場合　縫縮幅 a−b

下方彎曲の場合　縫縮幅 a'−b'

左下方彎曲の場合　縫縮幅 a''−b''

high flow priapismの検査

figure-24

持続勃起症(priapism)の患者が来院したら、まず海綿体内血の血液ガス分析を行う。酸素分圧が高く、動脈血に近ければhigh flow priapismを疑ってカラードプラ検査を行う。
figure-24はhigh flow priapismのカラードプラの所見で、会陰部にプローブを当てた像である。右の陰茎海綿体に、血液の漏れが確認される。

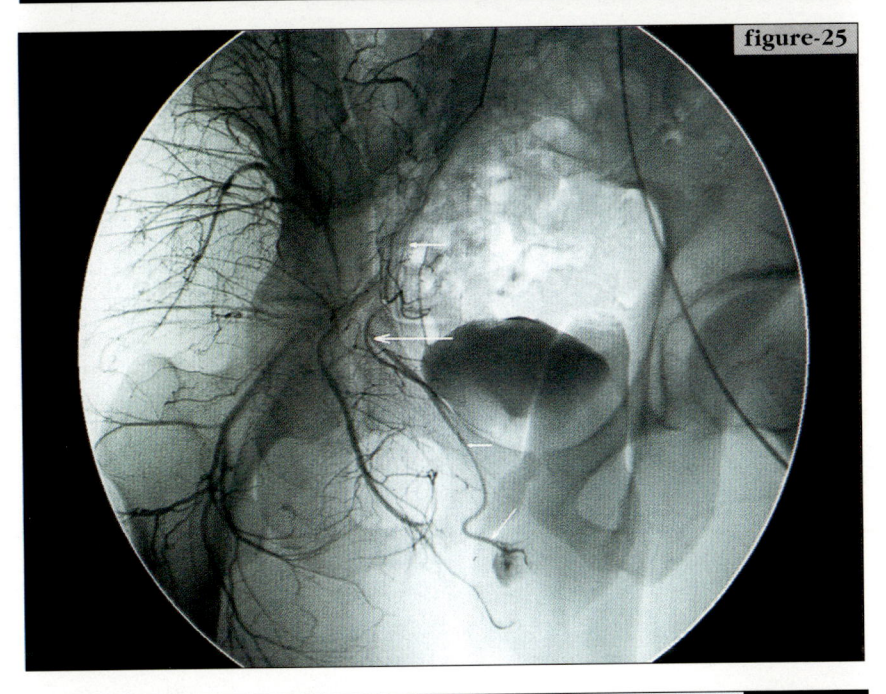

figure-25

high flow priapismの血管撮影および自己凝血塊による塞栓術で、塞栓前のX線写真である。海綿体動脈の損傷による血液の漏れが確認できる。
塞栓術では、3FのSPカテーテルを5Fの直のカテーテル内に通す。内陰部動脈、総陰茎動脈まで進め、穿刺時に採血した自己凝血塊を塞栓する。
塞栓された自己凝血塊は、海綿体動脈の修復後、徐々に吸収され、勃起機能も改善する。

table-6

EDの治療の第一選択はシルデナフィルとなり、有効率は全体で約70%である。機能性EDでは、勃起の自信が回復すれば、完治する可能性がある。器質性においても、有効率が高い。
治療の第二選択としてはバキュームディバイス(有効率約80%)、PGE₁陰茎海綿体注射(有効率約75%)などがあり、有効性も高い。
器質性に対しては、男性ホルモン補充療法、陰茎形成術(陰茎彎曲症矯正手術)、血管手術、陰茎プロステーシス手術などがある。

勃起障害(ED)の治療

	機能性	器質性
カウンセリング	◎	△
内服薬(シルデナフィル)	◎	○
バキュームディバイス	◎	◎
尿道注入薬(未承認)	◎	○
PGE₁陰茎海綿体注射	◎	○
男性ホルモン補充療法	×	◎
陰茎形成術	×	◎
血管手術	×	○
陰茎プロステーシス手術	×	◎

◎有用　○やや有用　△どちらとも言えない　×適応外

日常診療のための
泌尿器科診断学
VISUAL LECTURE FOR PRACTICE
⑪

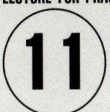

前立腺肥大症の検査

北里大学医学部
泌尿器科教授 馬場志郎

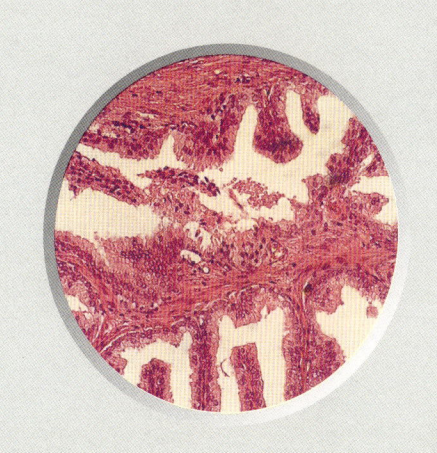

VISUAL LECTURE FOR PRACTICE

日常診療のための泌尿器科診断学■前立腺肥大症の検査

前立腺肥大症の病態

前立腺肥大症は、複雑な過程を呈する排尿障害

前立腺肥大症は、前立腺内の腺上皮・線維・筋肉の各要素が成長して結節を形成する結果もたらされる排尿障害と理解されている。しかし、その実態は症例ごとに異なる。高齢者に特有の加齢による膀胱機能障害（コンプライアンスの低下）を基礎に、尿道の閉塞による二次的な膀胱刺激症状も加わるほか、直接的な閉塞性変化とあいまって、複雑な過程を経て排尿障害を呈するものである。

これを客観的に評価するには、(1)自覚症状スコアによる患者自身の重症度評価、(2)前立腺肥大結節の存在の確認（直腸診、超音波）、(3)尿道閉塞所見の確認（尿流量率などのウロダイナミクス検査）を行う。これらの3つの要素が一定基準を越えて陽性であることを確認することが、正しい診断と治療指針を決定する根拠となる。

前立腺肥大症の病態

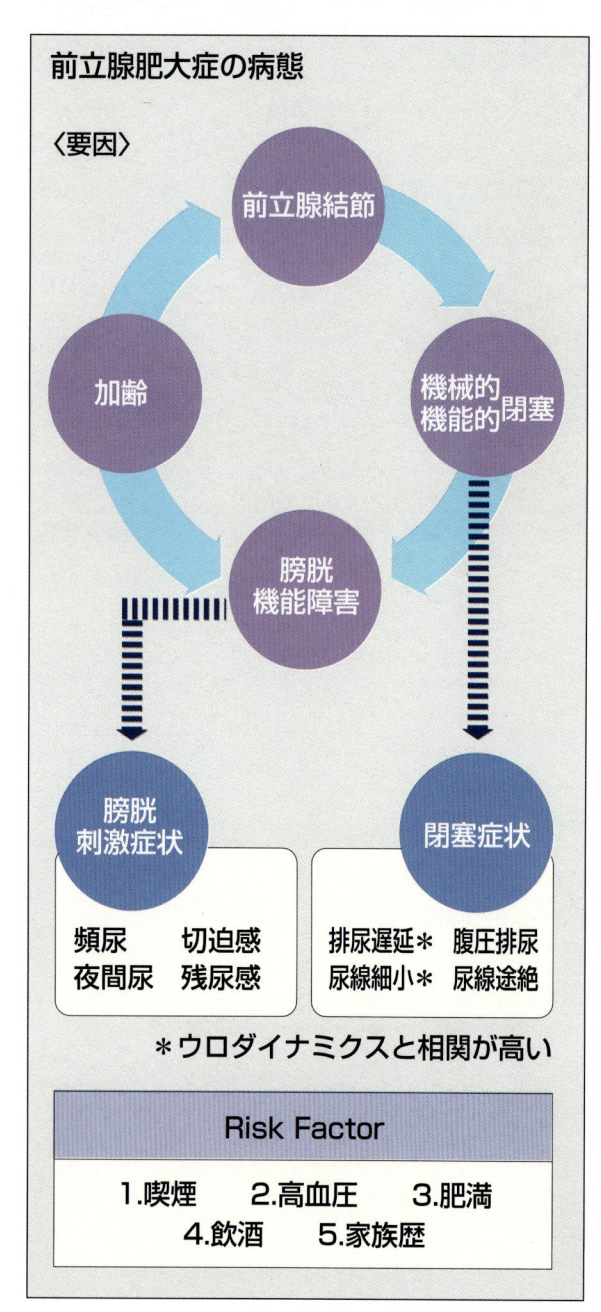

〈要因〉
- 前立腺結節
- 加齢
- 機械的・機能的閉塞
- 膀胱機能障害

↓

膀胱刺激症状: 頻尿、切迫感、夜間尿、残尿感

閉塞症状: 排尿遅延＊、腹圧排尿、尿線細小＊、尿線途絶

＊ウロダイナミクスと相関が高い

Risk Factor
1. 喫煙　2. 高血圧　3. 肥満　4. 飲酒　5. 家族歴

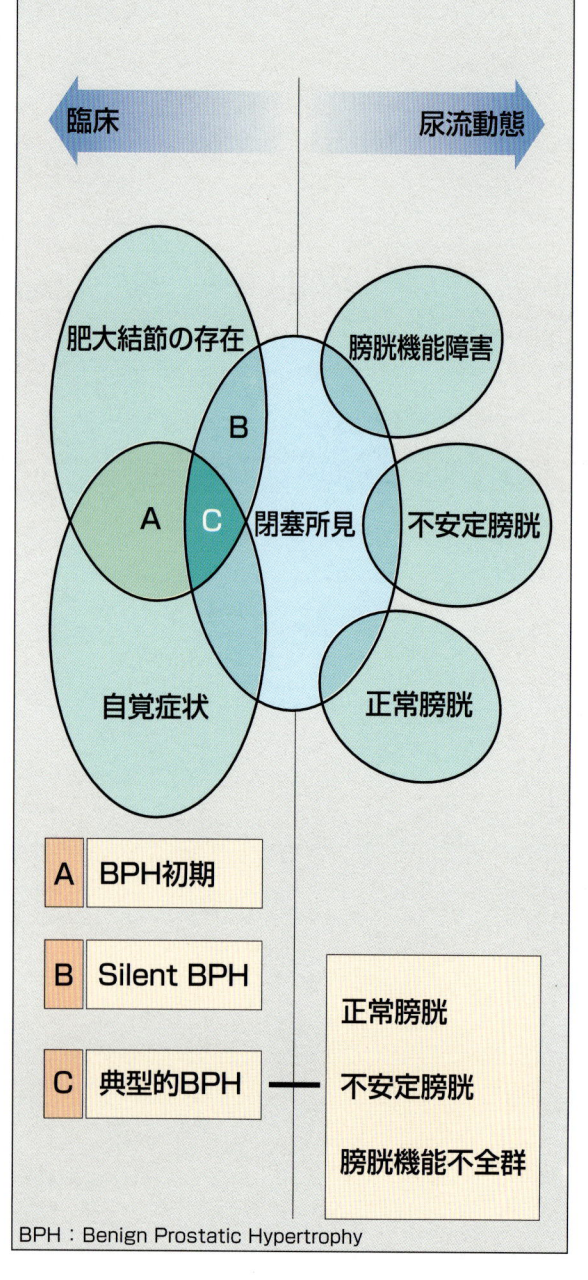

臨床／尿流動態

- 肥大結節の存在
- 膀胱機能障害
- 閉塞所見
- 不安定膀胱
- 自覚症状
- 正常膀胱

A	BPH初期
B	Silent BPH
C	典型的BPH

正常膀胱
不安定膀胱
膀胱機能不全群

BPH：Benign Prostatic Hypertrophy

VISUAL LECTURE FOR PRACTICE
日常診療のための泌尿器科診断学■前立腺肥大症の検査

診断手順

診断手順は、初期評価と追加検査とで構成される。　＊は、米国医療政策研究局（AHCPR）のガイドラインによるもの

初期評価

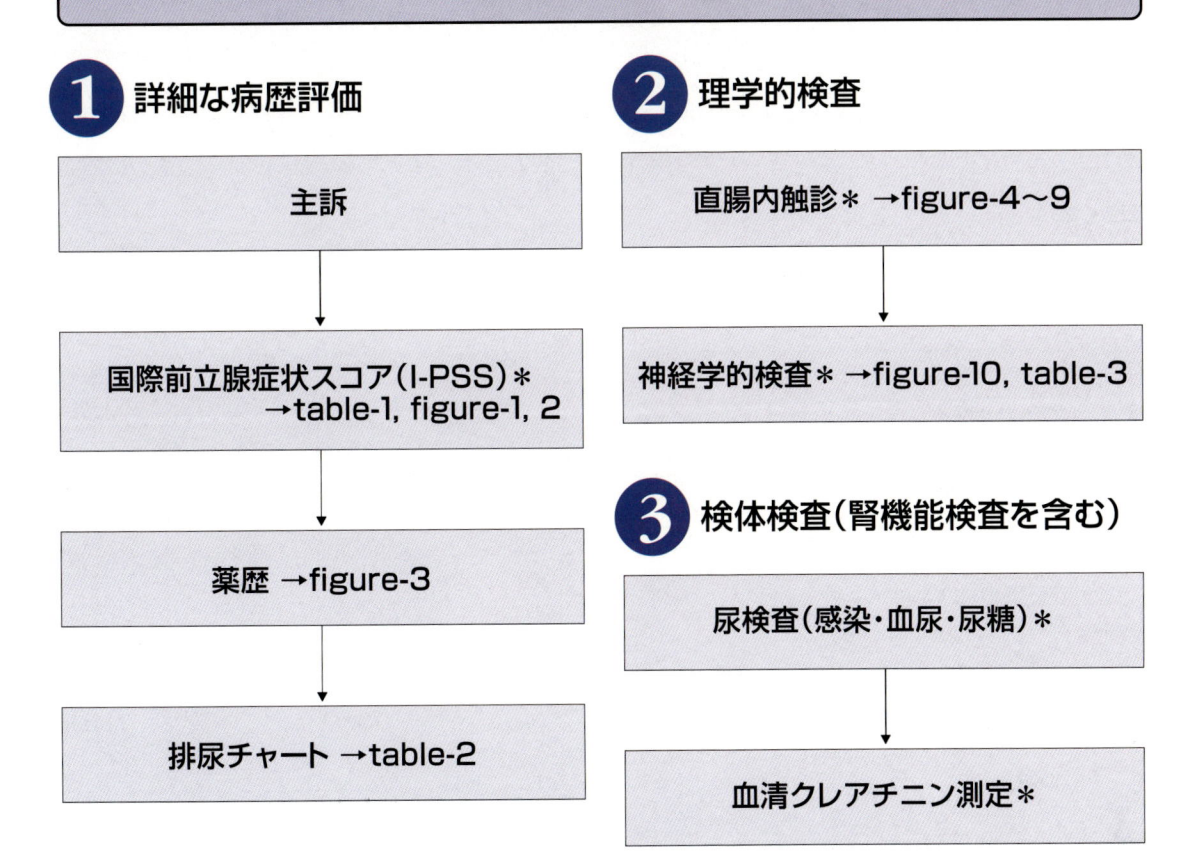

1 詳細な病歴評価

- 主訴
  ↓
- 国際前立腺症状スコア（I-PSS）＊
  →table-1, figure-1, 2
  ↓
- 薬歴 →figure-3
  ↓
- 排尿チャート →table-2

2 理学的検査

- 直腸内触診＊ →figure-4〜9
  ↓
- 神経学的検査＊ →figure-10, table-3

3 検体検査（腎機能検査を含む）

- 尿検査（感染・血尿・尿糖）＊
  ↓
- 血清クレアチニン測定＊

追加検査

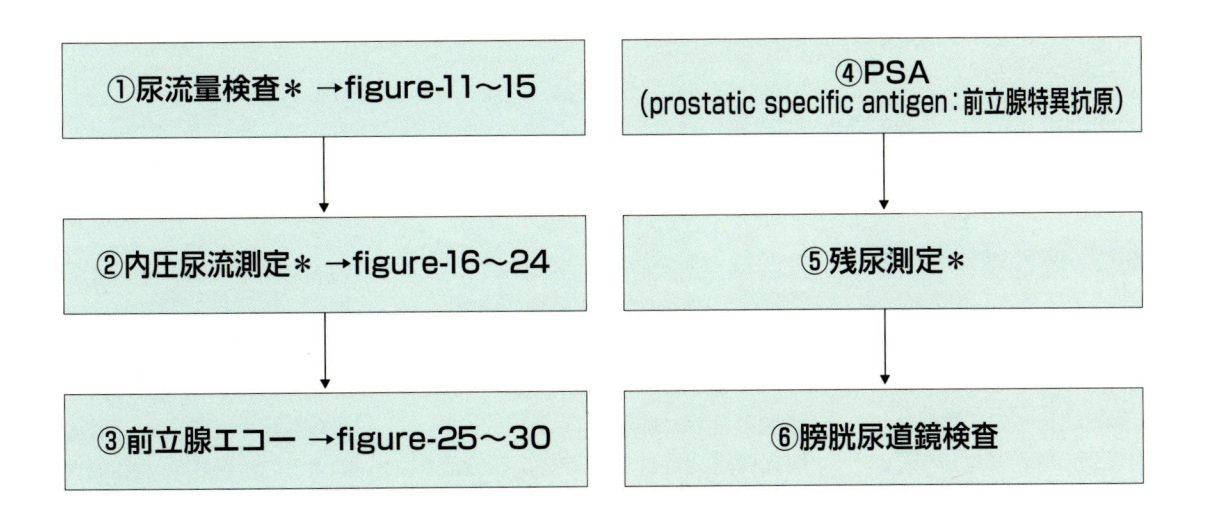

- ①尿流量検査＊ →figure-11〜15
  ↓
- ②内圧尿流測定＊ →figure-16〜24
  ↓
- ③前立腺エコー →figure-25〜30

- ④PSA（prostatic specific antigen：前立腺特異抗原）
  ↓
- ⑤残尿測定＊
  ↓
- ⑥膀胱尿道鏡検査

McConnell J.D., et al : Benign Prostatic Hyperplasia : Diagnosis and Treatment, Excerpta Medica, 1996.

国際前立腺症状スコア (I-PSS)

症状スコアの7項目を患者自身に選択させ、合計点で0〜7を軽症、8〜19を中等症、20〜35を重症とする。排尿症状のQOLは治療法決定の参考とする。

table-1

国際前立腺症状スコア（International Prostate Symptom Score：I-PSS）

記入日：平成　　年　　月　　日　（治療前、30日後、90日後）
患者イニシャル
症例番号　　　－

	なし	5回に1回未満	2回に1回未満	2回に1回ぐらい	2回に1回以上	ほとんどいつも
①最近1か月間、排尿後に尿がまだ残っている感じがありましたか。	0	1	2	3	4	5
②最近1か月間、排尿後2時間以内にもう一度行かねばならないことがありましたか。	0	1	2	3	4	5
③最近1か月間、排尿途中に尿がとぎれることがありましたか。	0	1	2	3	4	5
④最近1か月間、排尿をがまんするのがつらいことがありましたか。	0	1	2	3	4	5
⑤最近1か月間、尿の勢いが弱いことがありましたか。	0	1	2	3	4	5
⑥最近1か月間、排尿開始時にいきむ必要がありましたか。	0	1	2	3	4	5
	0回	1回	2回	3回	4回	5回以上
⑦最近1か月間、床についてから朝起きるまで、普通何回排尿に起きましたか。	0	1	2	3	4	5

（I-PSS）得点合計 S=　　点

排尿症状のQOL

	大変満足	満足	だいたい満足	満足・不満どちらでもない	不満気味	不満	大変不満
①現在の排尿の状態が、今後一生続くとしたらどう感じますか。	0	1	2	3	4	5	6

table-1

国際前立腺症状スコアは、元来アメリカ泌尿器科学会による症状評価法（AUA symptom score）の中でQOLに関する質問を一つに簡略化して、9か国語以上に翻訳したものである。1993年のWHO第2回国際前立腺肥大症会議で承認された。例えば、ある母集団で前立腺肥大症患者が軽症20%、中等症57%、重症23%である場合に、対照者では83%が軽症、15%が中等症、2%が重症に分類される。I-PSSの③⑤⑥項目は、**下部尿路閉塞症状**と理解される。

前立腺肥大症がなくても、この症状スコアは排尿障害全般の判定に用いられてもよい。この場合の多くは、膀胱蓄尿障害に起因する症状を呈している。前立腺症状スコアは、S_{0-35}のように点数を付記する。quality of life（QOL）スコアは、症状が患者のQOLにどのような影響を及ぼしているかを推察する目的で加えられ、L_{0-6}のように付記する。医師と患者との対話のきっかけとして有用である。

figure-1

自覚症状スコアで合計点が8以上の中等症以上の患者で、尿線細小あるいは腹圧排尿、尿線途絶などの前立腺肥大症に典型的な下部尿路閉塞症状が認められる頻度は、加齢に伴って増加する。

60歳代の男性の40%に、また70歳代の男性の56%に認められる。そのほかは、多くは頻尿、切迫感、夜間尿、残尿感などの膀胱刺激症状を呈している。

この下部尿路閉塞症状は、自覚症状スコアの重症例では、さらに増加する傾向がある。I-PSSの総合点数が20点以上の症例で、経尿道的前立腺切除術が有効となる根拠と考えられる。

I-PSSの上昇率は40歳代では0.05／年であるのに対し、60歳代・70歳代では各々0.44／年、0.14／年と、60歳代で最も症状が進行しやすい傾向がある。

figure-2

日本人の男性の病理組織学的に確認される前立腺肥大結節の頻度は、すでに50歳代で約40%、60歳代で約60%、そして80歳代ではほぼ全例にあるといえる。

年齢補正を加えると、50歳以上の男性の70%には何らかの病理組織学的肥大結節が発生している。しかし、これらの中で、前立腺肥大症としての臨床症状を実際に呈するのは、約50%といわれている。

母集団により変動を示すが、I-PSSが中等症以上のスコアを示す頻度は50歳代で31〜44%、60歳代で36〜52%、70歳代で44〜63%である。

ここで注目すべきは、前立腺のサイズと臨床症状との関係である。確かに、顕微鏡レベルでの肥大結節の頻度は、臨床の頻度と相関している。しかし、前立腺の容積と臨床症状とは極めて相関が乏しく、臨床では前立腺肥大結節のサイズにより個々の症例の重症度は判定できない。

このことは、日本人の前立腺容積は欧米人のそれと比較して、どの年齢層でも小さいが、実際の前立腺肥大症患者の頻度は変わらないことをみても明らかである。むしろ、前立腺容積は治療法の選択にあたり重要な要素となる。

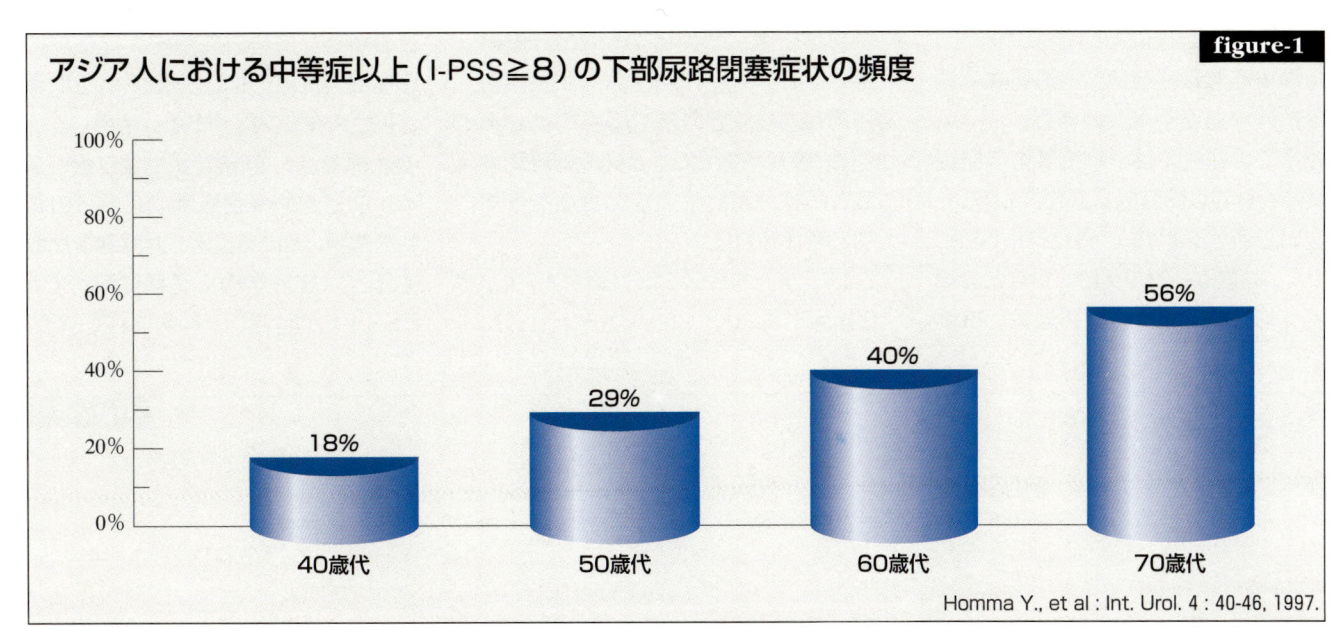

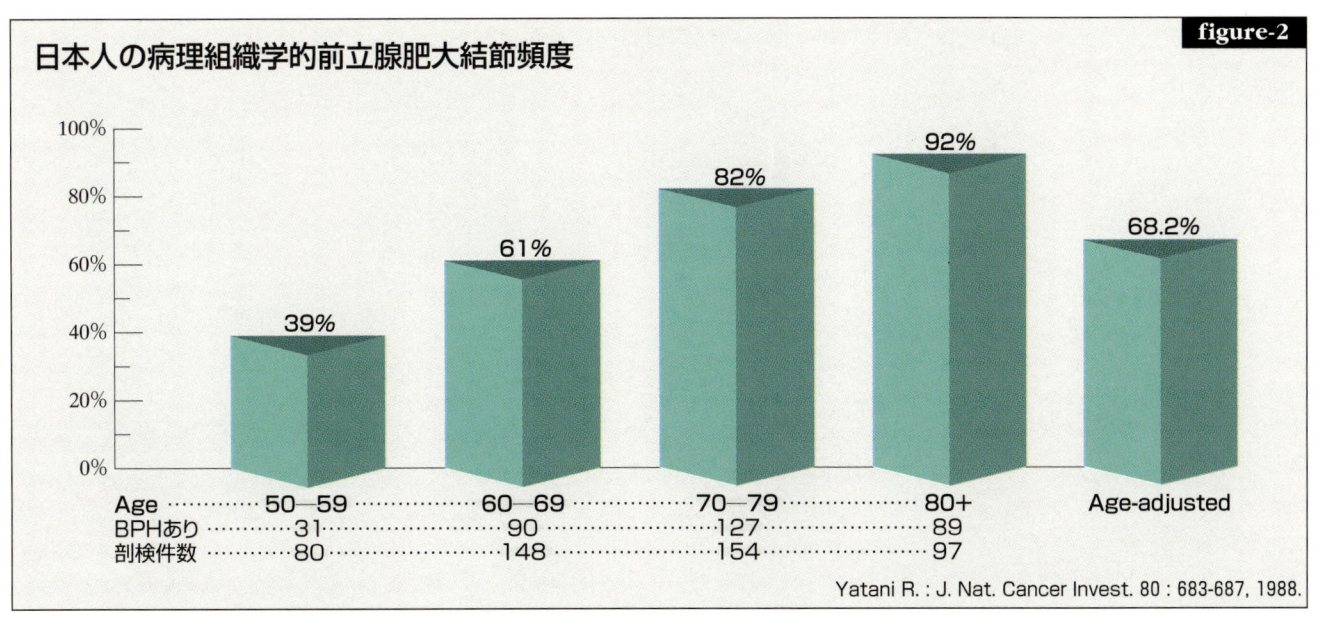

figure-1 アジア人における中等症以上（I-PSS≧8）の下部尿路閉塞症状の頻度

40歳代	50歳代	60歳代	70歳代
18%	29%	40%	56%

Homma Y., et al : Int. Urol. 4 : 40-46, 1997.

figure-2 日本人の病理組織学的前立腺肥大結節頻度

Age	50—59	60—69	70—79	80+	Age-adjusted
	39%	61%	82%	92%	68.2%
BPHあり	31	90	127	89	
剖検件数	80	148	154	97	

Yatani R. : J. Nat. Cancer Invest. 80 : 683-687, 1988.

I-PSSと併用薬剤

下部尿路に影響する薬物には、排尿障害をきたす薬物と蓄尿障害を起こす薬物がある。患者の既往歴の聴取にあたり、特に尿閉例では薬歴聴取を忘れてはならない。

figure-3

排尿障害には、膀胱機能障害や尿路の通過障害に起因する排出障害以外に、蓄尿障害として尿失禁や遺尿などの症状を起こす場合も含まれ、その臨床像は極めて多彩である。

高齢化社会とあいまって、排尿障害を呈する下部尿路疾患、特に前立腺疾患や膀胱機能不全の頻度が増加してきている。

一方、日常の一般診療において使用されている多種多様な薬剤には、排尿障害を誘発する薬剤もある。排尿障害患者の管理においては、そうした事実を念頭において、適切な病態の把握が必要不可欠である。

臨床での頻度では、排出障害の原因薬剤としては総合感冒薬が最も多い。次いでテオフィリン、臭化フルトロピウム、塩酸クレンブテロールなどの気管支拡張薬、β受容体刺激薬、抗不整脈薬（ジソピラミド）、アモキサピン、塩酸クロミプラミンなどの三環系抗うつ薬（塩酸イミプラミン、塩酸アミトリプチリン）の順である。

鎮痙薬（臭化チキジウム、臭化ブチルスコポラミン）、止瀉整腸薬（臭化メペンゾラート）、消化性潰瘍薬（塩酸ピレンゼピン）などの抗コリン薬の頻度も高い。

膀胱平滑筋は、β受容体刺激を介するcyclic AMPの上昇により弛緩する。テオフィリンによる尿閉も知られている。テオフィリンなどキサンチン誘導体には、cyclic AMPの分解酵素であるphosphodiesterase阻害作用があり、そのため細胞内cyclic AMP量が増加して、β交感神経刺激薬と同様、膀胱平滑筋の弛緩をきたすと考えられる。

このほか、抗ヒスタミン薬（ジフェンヒドラミン、ジメンヒドリナートなど）、トランキライザー、パーキンソン病治療薬（レボドパ、ビペリデンなど）、消化性潰瘍治療薬（コランチル、臭化プロパンテリン・銅クロロフィリンナトリウム・ケイ酸マグネシウム、塩酸ピレンゼピン）、カルシウム拮抗薬（ニフェジピン、塩酸フルナリジン）なども、膀胱平滑筋の収縮を抑制して、排尿障害を起こすことが知られている。

また、α受容体刺激薬（塩酸フェニレフリン、塩酸エフェドリン、塩酸ミドドリン）や抗うつ薬は、内尿道口の緊張性を増すことにより排尿障害を起こす。この中で、最も前立腺肥大症患者に影響を与えるのは、三環系抗うつ薬と抗ヒスタミン薬である。常用している症例では、自覚症状はより強くなる。前立腺肥大症患者でこれらの薬物を常用している症例と対照者を比較すると、統計学的に有意に前者でI-PSS平均値は高いと報告されている。

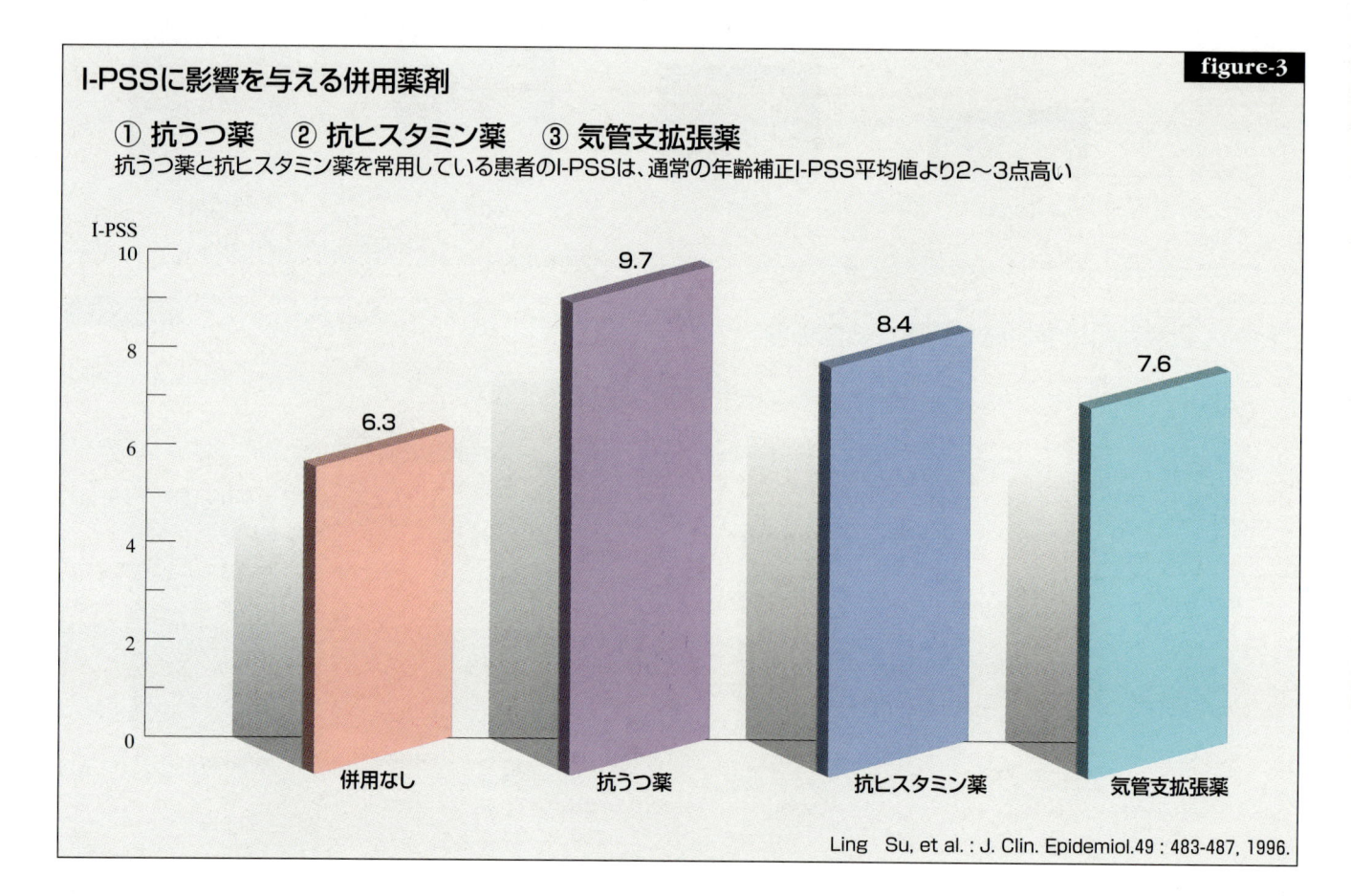

figure-3 I-PSSに影響を与える併用薬剤

① 抗うつ薬　② 抗ヒスタミン薬　③ 気管支拡張薬

抗うつ薬と抗ヒスタミン薬を常用している患者のI-PSSは、通常の年齢補正I-PSS平均値より2〜3点高い

併用なし	抗うつ薬	抗ヒスタミン薬	気管支拡張薬
6.3	9.7	8.4	7.6

Ling Su, et al. : J. Clin. Epidemiol. 49 : 483-487, 1996.

排尿チャート

腎機能障害を伴う症例や神経疾患のある症例では、特に飲水習慣や排尿回数、排尿量を記録し、前立腺肥大症以外の要素を把握する。この排尿チャート(frequency volume charts)で夜間の尿量を知ることができ、患者により適切な助言ができる。1回の排尿量が少ない症例には、膀胱訓練の指導も行うことができる。

table-2

記載事項

①排尿した時は、Aの欄に尿量かレ印を記入してください。
②漏らしてしまった時は、Bの欄に尿量(cc)かレ印を記入してください。
③水分を摂取した時は、Cの欄に摂取量(cc)かレ印を記入してください。
④そのほか、何か特別なことがあれば記入してください。
(例)ビールを○○cc飲んだ、あるいは利尿薬を開始したなど。

	曜 日			曜 日			曜 日			曜 日			曜 日			曜 日			曜 日		
	A	B	C	A	B	C	A	B	C	A	B	C	A	B	C	A	B	C	A	B	C
午前6時																						
7時																						
8時																						
9時																						
10時																						
11時																						
12時																						
午後1時																						
2時																						
3時																						
4時																						
5時																						
6時																						
7時																						
8時																						
9時																						
10時																						
11時																						
12時																						
午前1時																						
2時																						
3時																						
4時																						
5時																						
総 合																						
備 考																						

直腸内触診

直腸内触診は、前立腺肥大症の初期評価で必ず行われる。前立腺の各種疾患の鑑別診断のほかに、肛門括約筋の神経反射の有無の確認などに必須である。

前立腺触診での注意点

figure-4

患者にあらかじめ肛門より指診を行う必要性を説明し、了解を得る。膀胱が充満していると触知しにくいので、必ず排尿させて行う。

触診は、検者の利き手の人差し指を肛門内に挿入して行う。その前に、十分に周囲から遮へいした状態で体位をとらせ、潤滑油をつけて肛門に軽く触れて安心させ、緊張を取り除いてから挿入する。

前立腺を触診する前に、肛門括約筋の緊張の有無、痔核の有無、直腸内の腫瘍の有無などに注意する。

指を直腸内に挿入した状態で患者に声をかけて、これから前立腺を触診することを告げる。圧痛などが起きる場合には、どの部位を触診しているかを患者に知らせながら行うとよい。白色ワセリンあるいはオリーブ油に、つば付き指嚢、あるいはディスポ手袋を用意する。触診所見は、(1)前立腺の大きさ、(2)前立腺全体の硬さ、(3)石様結節の有無、(4)正中溝の有無、(5)圧痛の有無などを分類して記載する。

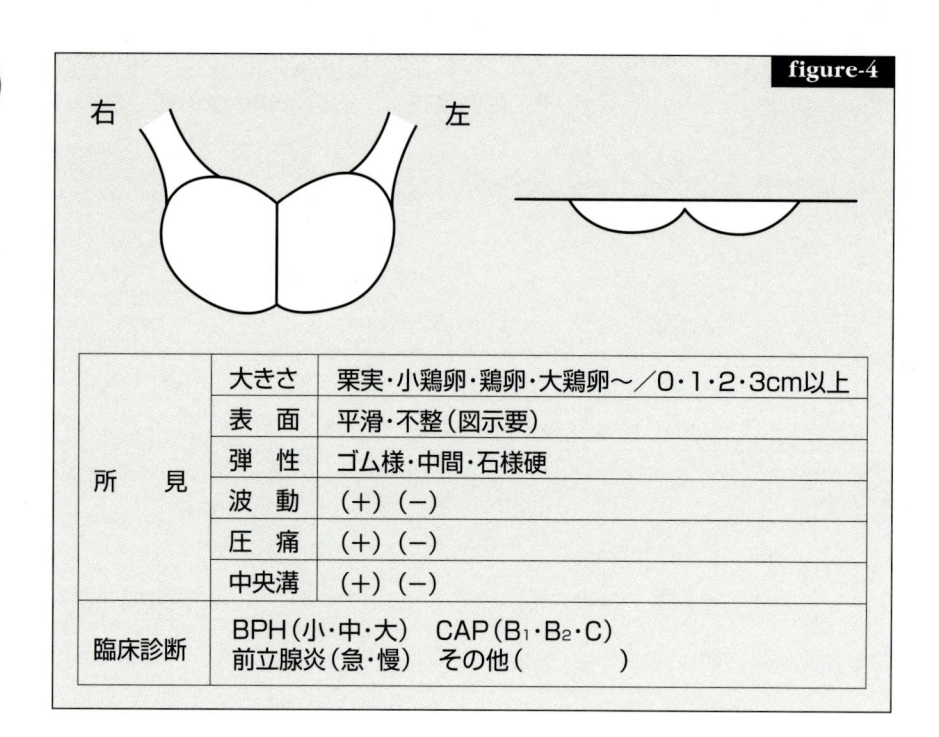

figure-4

所見	項目	内容
所見	大きさ	栗実・小鶏卵・鶏卵・大鶏卵～／0・1・2・3cm以上
	表面	平滑・不整（図示要）
	弾性	ゴム様・中間・石様硬
	波動	（＋）（－）
	圧痛	（＋）（－）
	中央溝	（＋）（－）
臨床診断		BPH（小・中・大）　CAP（B₁・B₂・C） 前立腺炎（急・慢）　その他（　　　）

体位

figure-5

患者をベッドの上で背臥位とし、下肢を軽度に開いた状態で、両手で両膝を胸に抱え込んで、臀部を露出するような姿勢をとらせる。

前立腺は直腸腹側に位置するので、医師が右手で触診する場合には、患者の右側からベッドに座って触診する。

figure-6

肥満した患者で、背臥位では触診しにくい場合や、前立腺のマッサージを十分に行いたい場合には、下腿を広げた膝肘位をとって触診を行う。

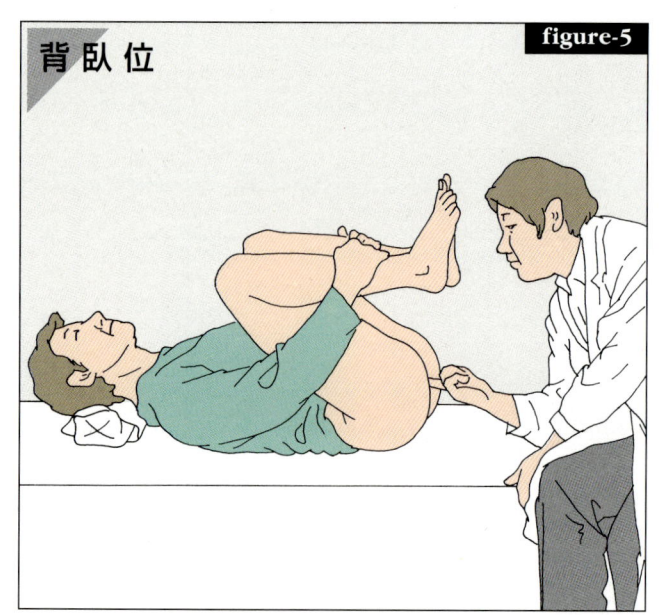

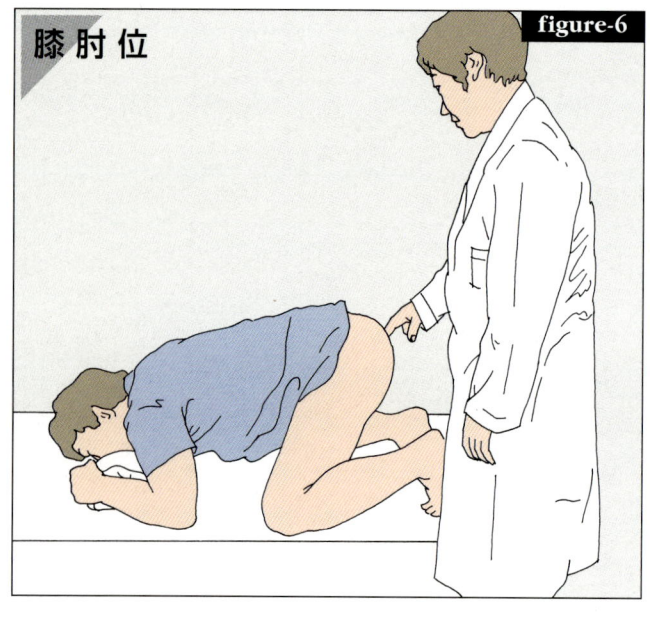

背臥位 figure-5

膝肘位 figure-6

figure-7
前立腺肥大症

figure-8
前立腺癌

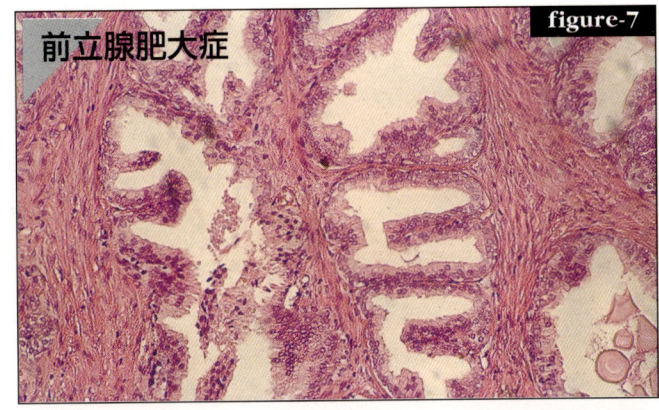

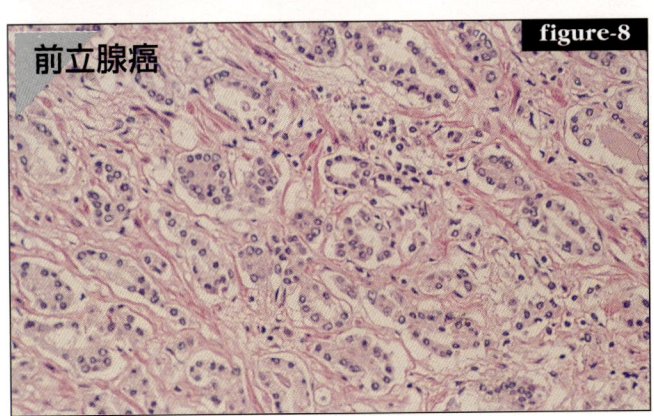

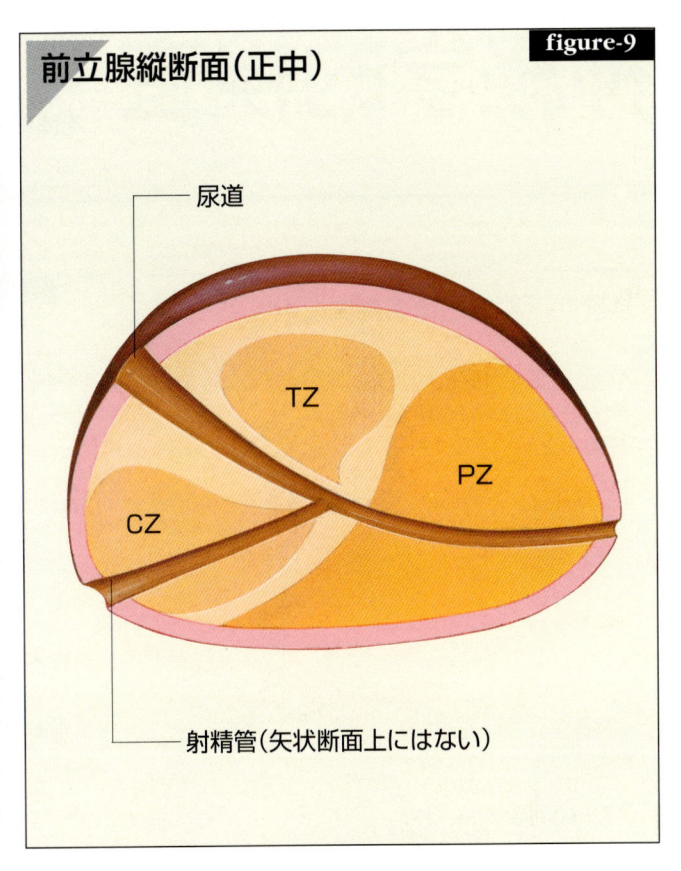

figure-9
前立腺縦断面（正中）
- 尿道
- TZ
- PZ
- CZ
- 射精管（矢状断面上にはない）

鑑別すべき疾患

前立腺肥大症
figure-7

触診所見では、前立腺肥大症は左右均等に発育することが多く、両側葉肥大であれば中央に浅い溝が触知される。通常の前立腺肥大症は弾性軟で、「手を軽く握ったときの母指丘の硬さ」である。通常は無痛で、圧迫感を訴えるのみである。

前立腺の一部後面を触れているにすぎないので、大きさは前立腺の横幅で推定することになる。より正確には、前立腺超音波走査による測定を要する。前立腺肥大症は、腺上皮細胞が間質の筋線維組織の影響を受けながら発育する。肥大結節では、これらの構成要素全体が成長し、結節を形成している。平均すれば、腺上皮組織は30％、筋線維組織が50％、残りが血管や腺腔などの管腔組織で構成されている。前立腺容積が50ccを超えるような大きな肥大症では、腺組織の割合が多い傾向になる。

筋組織にはα1受容体が豊富であり、α1-blockerの投与で平滑筋は弛緩する。抗アンドロゲン剤の投与で前立腺容積は30％までは萎縮するので、ホルモン剤は前立腺容積が大きいほど臨床効果がある。

前立腺癌
figure-8

前立腺癌は管腔組織が少なく、細胞密度が高いためか、一般には石様硬と表現されるほどに硬い結節として触知される。

前立腺癌は、米国の黒人に最も罹患率が高く、本邦では1／10程度にすぎない。しかし、最近の食生活の変化や前立腺特異抗原（Prostatic Specific Antigen：PSA）がスクリーニングとして導入されて以来、その頻度は着実に上昇しつつある。

多くは、前立腺の辺縁領域（peripheral zone）に発生するため、触診で発見されやすい。しかし、25％は前立腺肥大結節が発生する移行領域（transition zone）に発生する。直腸面から距離があるため、触診では初期に発見できないこともある。このために、血清PSA値が正常上限（4ng／ml以上）の場合には、前立腺針生検を1回は施行しておく必要がある。

前立腺縦断面

figure-9

前立腺の縦断面で、前立腺部尿道は精阜で約30度屈曲している。前立腺は膀胱側、精阜部ならびに尖部（外尿道口側）に移動するに従い、中心領域（central zone：CZ）、移行領域（transition zone：TZ）、辺縁領域（peripheral zone：PZ）、ならびに前部領域（anterior fibromuscular stroma）の4つの領域が入れ替わりながら尿道を囲んでいる。

前立腺肥大結節は、移行領域と中心領域から発生する。中心領域から肥大結節が大きくなると、中葉肥大として表現されるような、膀胱内に突出する前立腺肥大症となる。

神経学的検査

泌尿器科における神経学的検査には、膀胱内圧測定を除くと球海綿体反射、および挙睾筋反射がある。前者は、括約筋に関するspinal arcを簡便にチェックするうえで、排尿障害患者の鑑別に有用である。

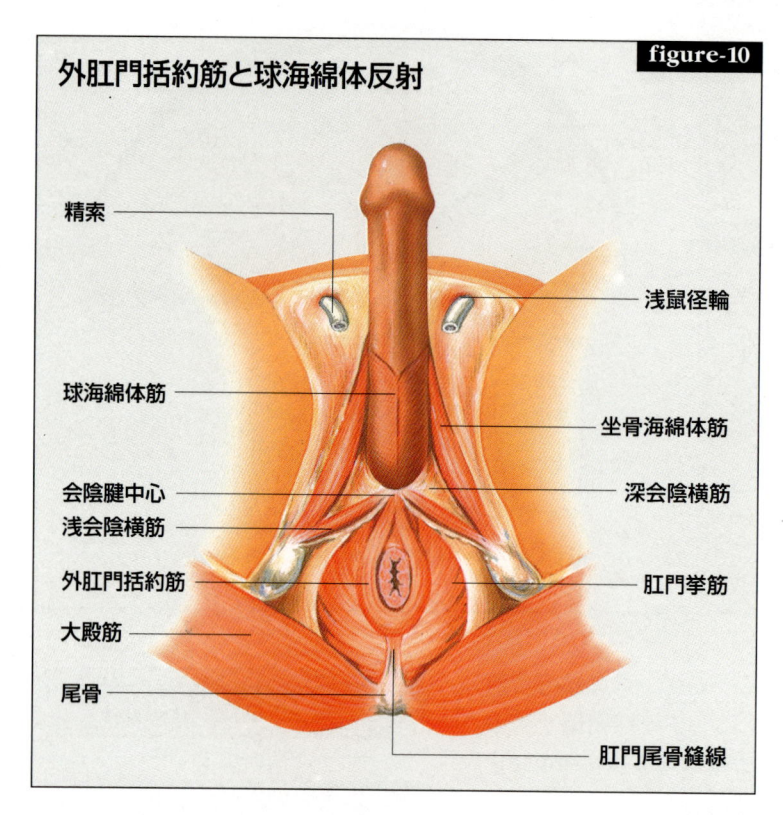

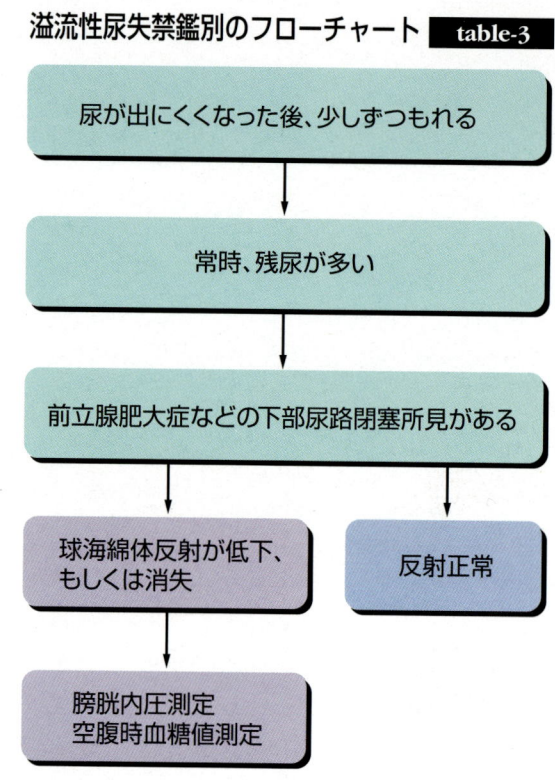

外肛門括約筋と球海綿体反射 figure-10

- 精索
- 球海綿体筋
- 会陰腱中心
- 浅会陰横筋
- 外肛門括約筋
- 大殿筋
- 尾骨
- 浅鼠径輪
- 坐骨海綿体筋
- 深会陰横筋
- 肛門挙筋
- 肛門尾骨縫線

溢流性尿失禁鑑別のフローチャート table-3

尿が出にくくなった後、少しずつもれる
↓
常時、残尿が多い
↓
前立腺肥大症などの下部尿路閉塞所見がある
↓
球海綿体反射が低下、もしくは消失 / 反射正常
↓
膀胱内圧測定
空腹時血糖値測定

figure-10

膀胱と括約筋はS2-4領域の神経支配を受けているので、括約筋の緊張の有無や肛門周囲の皮膚知覚の検査は、下部尿路神経障害の検索に有用である。球海綿体反射は、肛門内に検者の指を挿入した状態で亀頭部を強く圧迫するか、あるいは留置した尿道フォーリーカテーテルを引っ張ることにより、球海綿体筋と肛門括約筋が収縮することを確認する検査である。二分脊椎症、あるいは外傷などで完全なS領域の脊髄損傷があれば、この神経反射は消失する。しかし、不完全遮断であれば、膀胱内圧に異常を認める症例の半数には正常の神経反射が得られる。

したがって、球海綿体反射は、膀胱内圧試験の代用となるものではない。しかし、神経反射が消失しているような症例は、糖尿病による末梢神経障害などの可能性を含めて、膀胱内圧試験の適応となる。

table-3

排尿障害に併発しやすいのが、失禁である。失禁は問診により、(1)切迫性、(2)腹圧性、(3)終了後滴下、(4)反射性、という4つのタイプに、簡単に鑑別できる。

高齢の男性には、腹圧性尿失禁（咳・くしゃみなど、腹圧が加わって失禁する）は少ない。

尿意を感じて我慢できない失禁は切迫性で、膀胱刺激症状が強い場合やパーキンソン病などの核上性神経障害などの併発を疑わせる。

また、反射性失禁は、尿意がないにもかかわらず、不随意な膀胱収縮が何かの刺激で起こる失禁である。これは、比較的上位の脊髄損傷を疑わせる所見である。

溢流性尿失禁は、一般に排尿が不十分で、常時少しずつ外陰部がぬれている状態である。尿道閉鎖圧に膀胱内圧が打ち勝ったときのみに、失禁を認める現象である。球海綿体反射が正常な場合には単純な慢性尿閉状態と考え、膀胱内にカテーテルを留置して膀胱平滑筋の機能回復を待ちながら、最終的な治療法を決定する。球海綿体反射が消失している場合には、さらなる神経学的検査が必要である。

尿流量検査

尿流量検査(uroflowmetry)はI-PSSの中で、排尿遅延と尿勢に最も相関する客観的評価法で、外来で頻用される非侵襲的検査である。排尿前の膀胱内容量が100ml以下であると尿流量率は異常低値を示すので、注意が必要である。

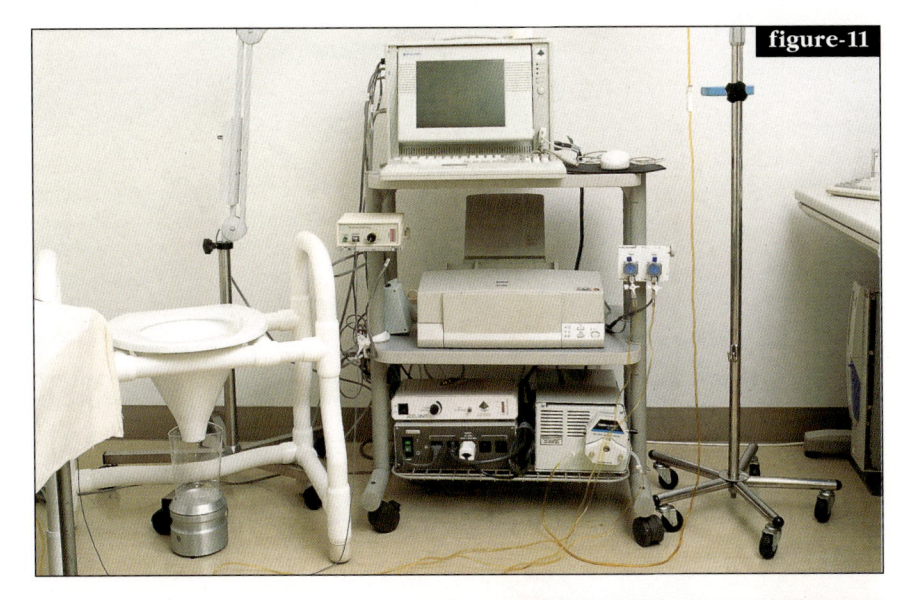

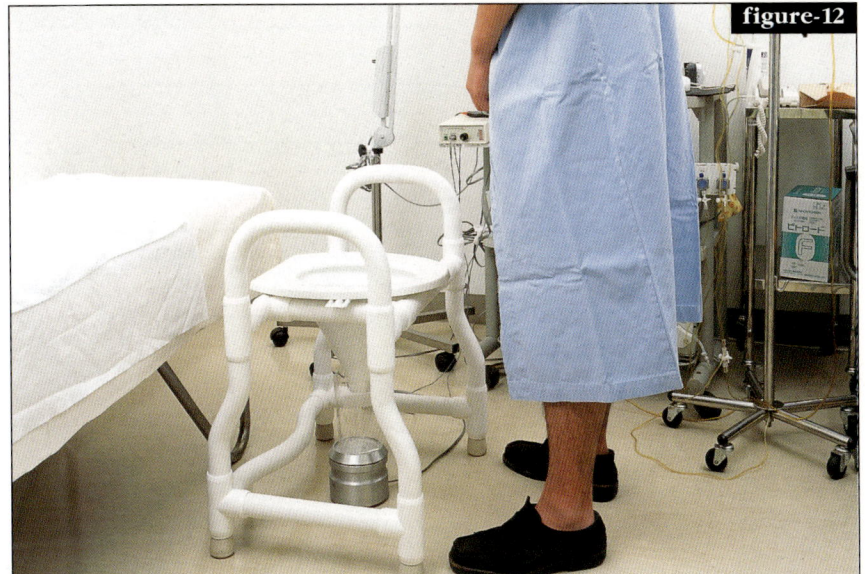

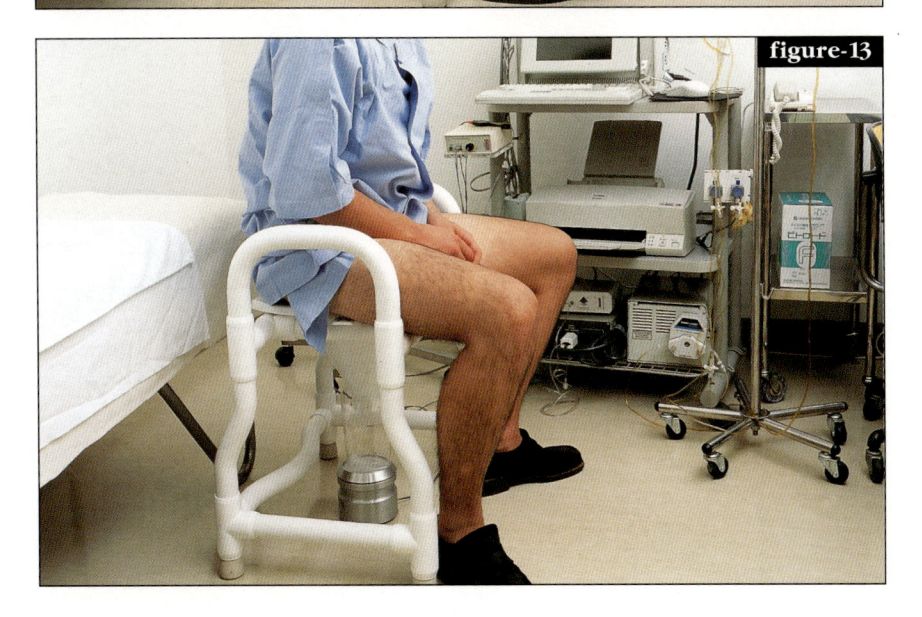

検査の実際

figure-11

尿流量は排尿量に依存するので、患者に膀胱容量が150ml以上になるように十分飲水させてから検査を行う。検査前に1時間かけて、約1リットルの飲水をさせる。
患者には事前に、検査結果が排尿量に依存していることを説明し、検査前の飲水の重要性を理解させる。
周囲から遮へいした環境で患者に「ふだんと変わらないように」測定便器内に排尿してもらう。排尿終了後に、超音波で残尿を測定する。十分な排尿量が得られない場合には、繰り返して検査を行う。

figure-12

尿流量検査は、男性の場合には通常、立位で行ったほうが自然である。尿流量には腹圧の影響が出やすいが、そのいかんは排尿終末時の尿流量が、頻繁に上下するパターンから推察される。排尿が終了した時点で、再び患者から確認をとり、尿流量計のデータ計測の終了ボタンを押して、排尿躊躇時間、最大尿流量率などを得る。

figure-13

坐位での尿流量計測は男性では一般的ではないが、歩行障害のある症例では坐位で行う。排尿の前に患者に合図してもらうか、患者自身に依頼して、尿流量計のスイッチを入れる。排尿意図があって、実際に排尿が始まるまでに時間がかかる場合は、下部尿路通過障害がある可能性のほかに、検査環境が適当でなく、患者の羞恥心による場合もある。

尿流量解析

figure-14

尿流量測定では、次のパラメーターを得る。
(1) 最大尿流量率
(2) 平均尿流量率(排尿量／排尿時間)
(3) 排尿躊躇時間
(4) 尿流曲線パターン

排尿量が100ml以上で正常の尿流量曲線は、短時間に排尿が終了し、最大尿流量(Qmax)は15ml／sec以上である。

Qmaxが10ml／sec以下であれば、治療適応のある排尿障害と判断する。ただし、Qmaxが10ml／sec以上であっても、15ml／sec以下であれば、下部尿路閉塞の可能性は60ないし70%はあるので、尿流曲線を参考に診断する。

閉塞があれば、Qmaxは高くても曲線がベル型ではなく平坦となり、終末時滴下現象が観察される。

figure-15

排尿量が50～250mlの間は、尿流量率は排尿量に依存して大きくなるので、ノモグラムを利用して判断する場合もある。

各測定値のQmaxが、その測定時の排尿量で、ノモグラム上の正常域内にあれば排尿障害がないと判断される。正常域のマイナス2SDより低い測定値であれば、排尿障害ありと判断する。

このノモグラムは、また同一症例の治療前後の比較にも使用できる。Sirokyらのノモグラムは、排尿前の膀胱容量(排尿量と残尿の加算)での集計値である。本邦では、八竹らの排尿量のみでのノモグラムが利用されている(泌尿紀要vol.27:1022,1981.)。

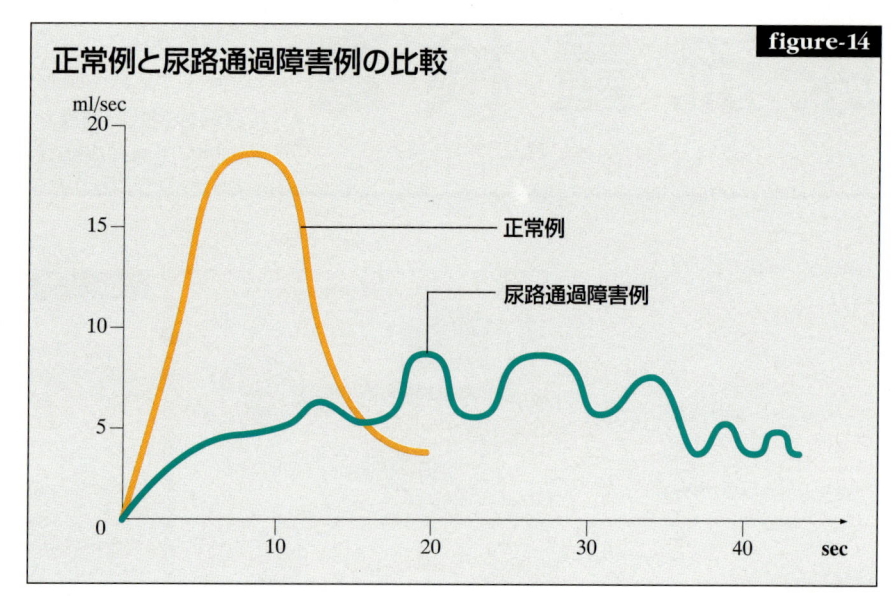

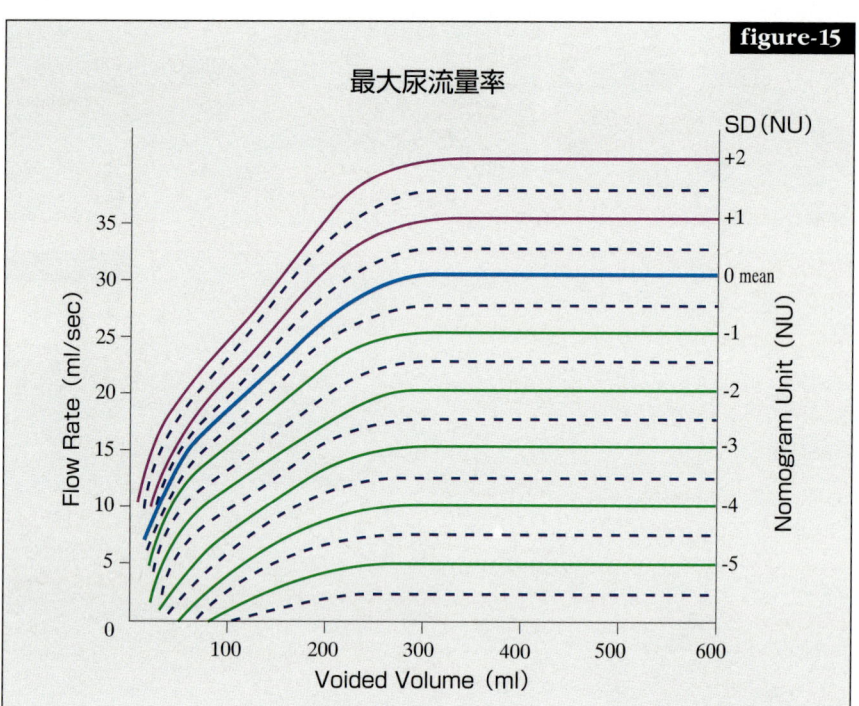

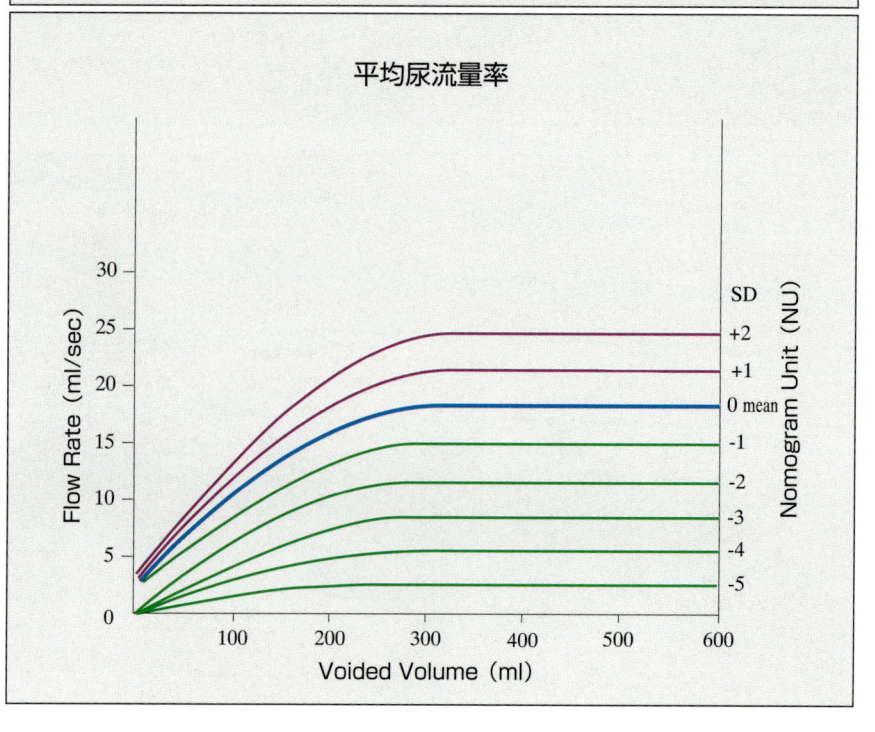

figure-14 正常例と尿路通過障害例の比較

figure-15 最大尿流量率／平均尿流量率

内圧尿流測定

内圧尿流測定は、pressure-flow studyともいう。排尿中の膀胱内圧（実測膀胱内圧から直腸内圧を差し引いた値）を尿流量率との関係から判定する。排尿障害の原因を調べるgold standardであるが、侵襲的であり、すべての症例に適応があるわけではない。

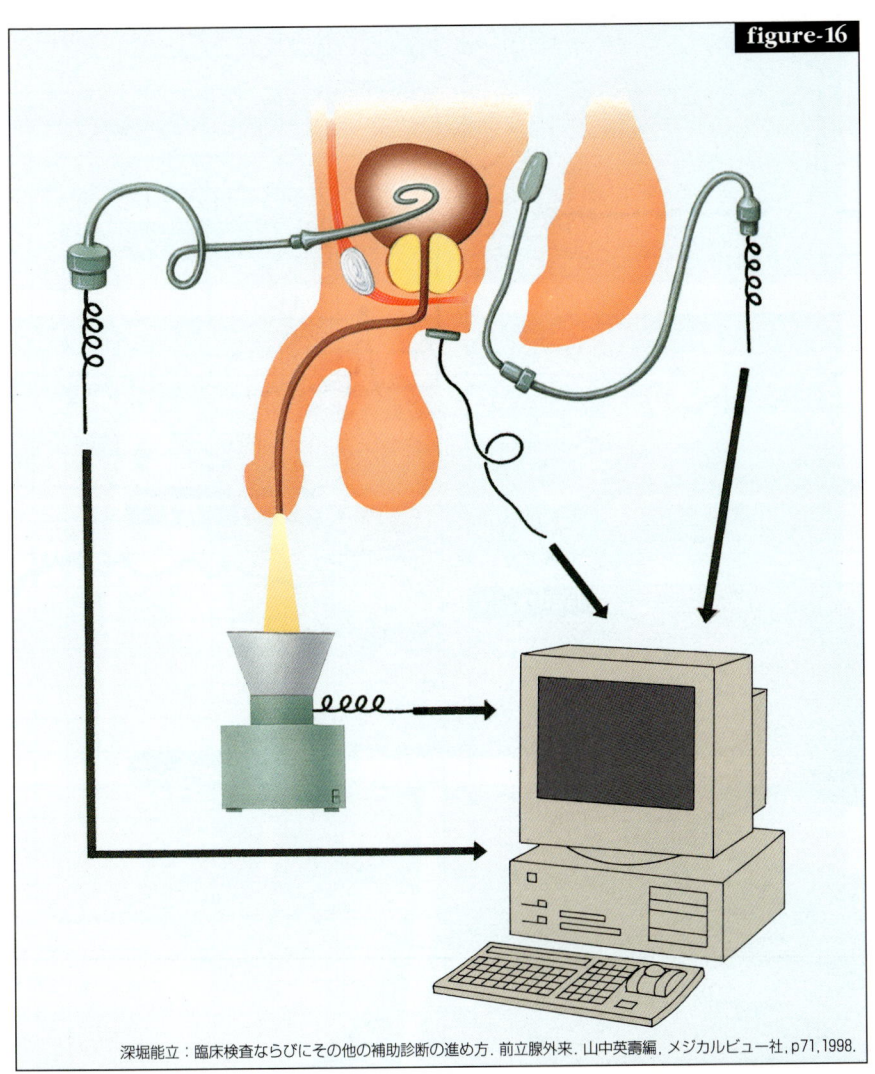

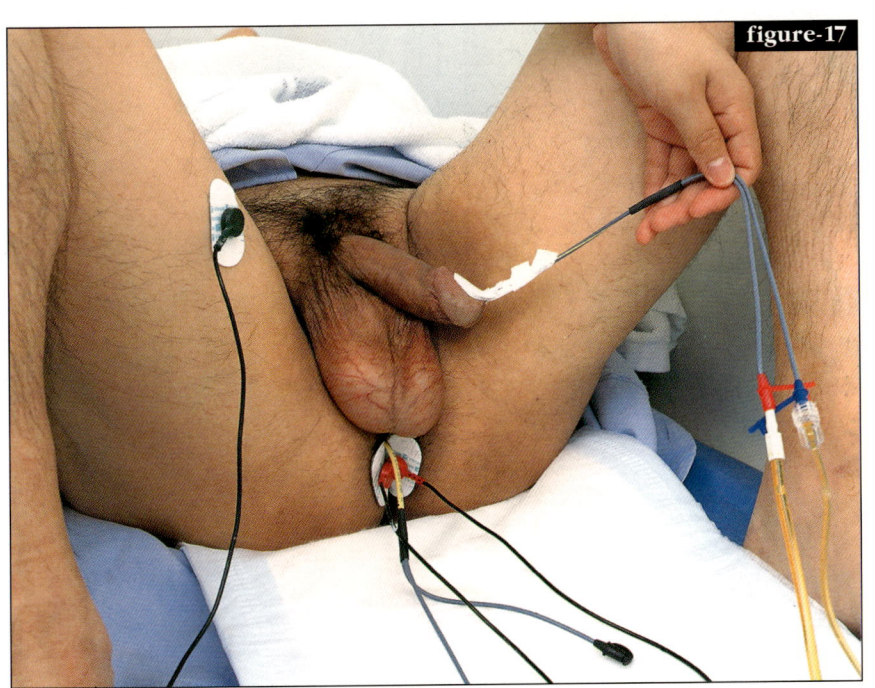

検査の実際

figure-16

内圧尿流測定とは、膀胱内に液体を注入した状態で排尿させ、尿流量率と膀胱内圧を経時的に測定する方法である。同じ尿流量率を得るのに必要な膀胱内圧を比較することにより、閉塞が下部尿路にあるのか、閉塞がなくて膀胱平滑筋の収縮力に障害があるのかを判定するために、最も信頼度の高い方法である。

膀胱内に尿道を経由して圧センサーを持ち込むか、あるいは膀胱瘻を設置せざるをえないために、侵襲的な検査となる。一般に、8Fまでの太さであれば、下部尿路に閉塞状態を起こさずに排尿させることが可能であると考えられている。

膀胱の純粋な内圧（排尿筋圧）をモニターするために、同時に直腸内圧（腹圧）を測定して、その差圧を表示する。通常は、膀胱内に滅菌生理食塩水を注入しながら、蓄尿相の内圧を始めに測定し（膀胱内圧曲線）、最大尿意で排尿を開始させて、内圧尿流測定を行う。

深堀能立：臨床検査ならびにその他の補助診断の進め方. 前立腺外来. 山中英壽編, メジカルビュー社, p71, 1998.

経尿道的方法

figure-17

尿道から膀胱内の内圧をモニターする場合の手技を示す。

準備する物は専用8F 2way tube、キシロカインゼリー、直腸圧センサー（直腸内圧測定用tube）、固定用テープなどである。

8Fのtubeは、確実に亀頭部皮膚にテープなどで固定し、排尿時に抜けないようにしておく。

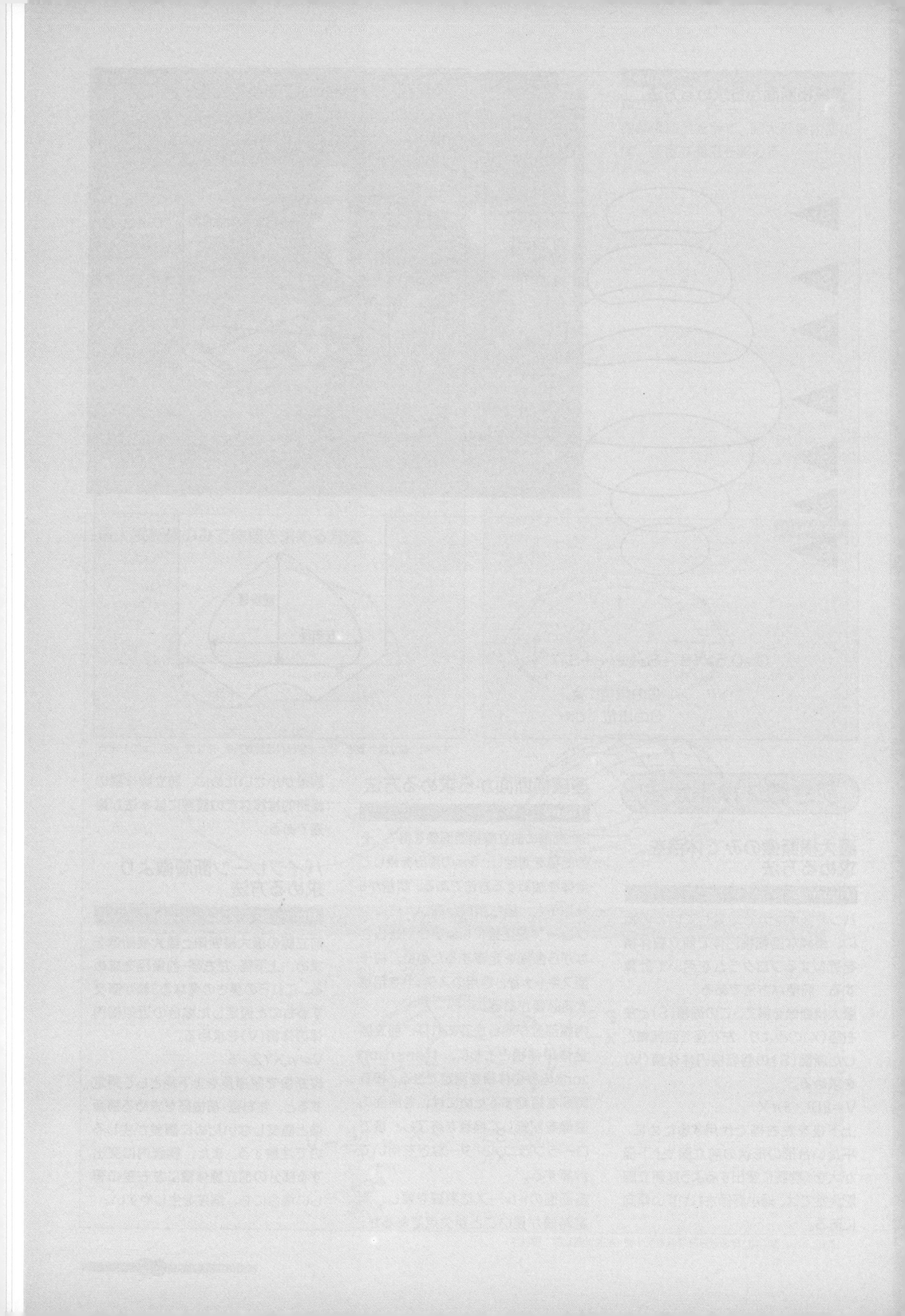

日常診療のための
泌尿器科診断学
VISUAL LECTURE FOR PRACTICE
⑫

前立腺癌の検査

東北大学大学院医学系研究科
泌尿器科学教授　荒井陽一

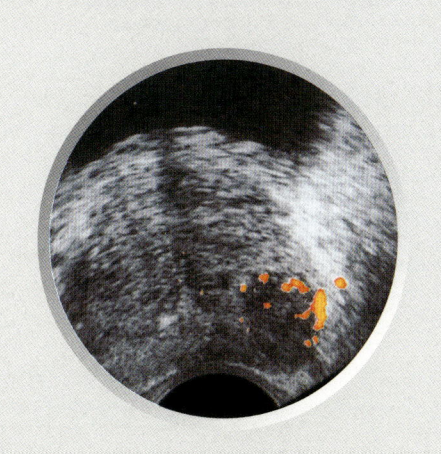

VISUAL LECTURE FOR PRACTICE

日常診療のための泌尿器科診断学 ■前立腺癌の検査

前立腺癌の動向

地域性・部位・年齢階層別にみた前立腺癌罹患率

前立腺癌罹患率は米国黒人が最も高く、わが国は世界的にみても極めて低い国のひとつである。ハワイ在住日本人の罹患率が、そのほぼ中間にあることはよく知られている事実であり、疾患の発生には遺伝的背景のほかに環境因子の関与が示唆されている。わが国では、前立腺癌は部位別癌罹患率の増加の最も著しい癌であり、その増加率は諸外国と比べても最も高いグループに属する。

また、前立腺癌は年齢依存性の高い癌であり、50歳代後半から罹患率が急激に増加する。前立腺癌スクリーニングの対象は、一般に55歳以上の男性と考えられている。

世界各地域における前立腺癌罹患率（1985年）

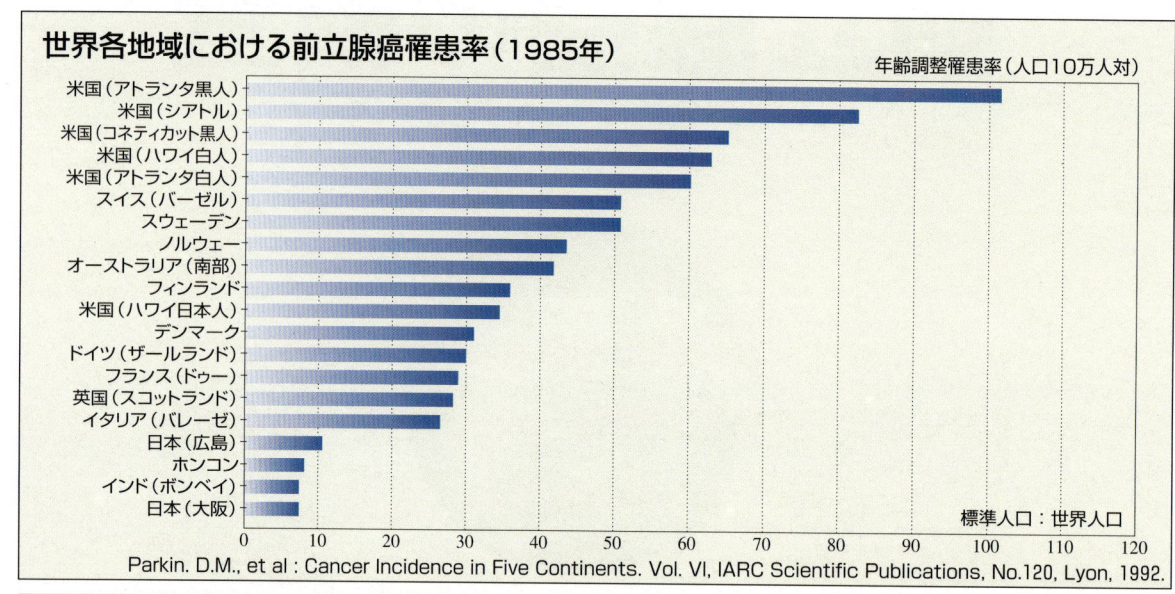

年齢調整罹患率（人口10万人対）

- 米国（アトランタ黒人）
- 米国（シアトル）
- 米国（コネティカット黒人）
- 米国（ハワイ白人）
- 米国（アトランタ白人）
- スイス（バーゼル）
- スウェーデン
- ノルウェー
- オーストラリア（南部）
- フィンランド
- 米国（ハワイ日本人）
- デンマーク
- ドイツ（ザールランド）
- フランス（ドゥー）
- 英国（スコットランド）
- イタリア（バレーゼ）
- 日本（広島）
- ホンコン
- インド（ボンベイ）
- 日本（大阪）

標準人口：世界人口

Parkin. D.M., et al : Cancer Incidence in Five Continents. Vol. VI, IARC Scientific Publications, No.120, Lyon, 1992.

わが国における部位別癌罹患率増加の予測（2015年・男性）——1985年の粗罹患率を1とした場合——

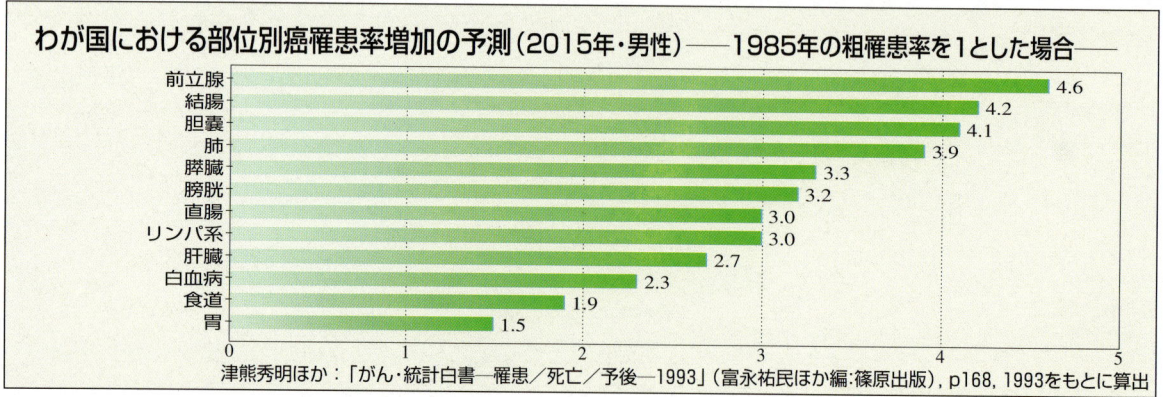

- 前立腺 4.6
- 結腸 4.2
- 胆嚢 4.1
- 肺 3.9
- 膵臓 3.3
- 膀胱 3.2
- 直腸 3.0
- リンパ系 3.0
- 肝臓 2.7
- 白血病 2.3
- 食道 1.9
- 胃 1.5

津熊秀明ほか：「がん・統計白書—罹患／死亡／予後—1993」（富永祐民ほか編：篠原出版），p168，1993をもとに算出

わが国における前立腺癌の年齢階層別罹患率（1992年の全国推計）

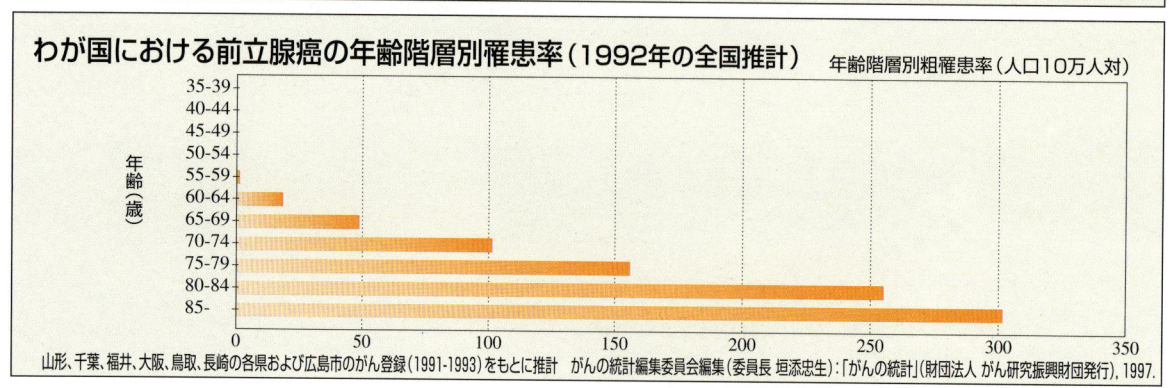

年齢階層別粗罹患率（人口10万人対）

年齢（歳）
- 35-39
- 40-44
- 45-49
- 50-54
- 55-59
- 60-64
- 65-69
- 70-74
- 75-79
- 80-84
- 85-

山形、千葉、福井、大阪、鳥取、長崎の各県および広島市のがん登録（1991-1993）をもとに推計　がんの統計編集委員会編集（委員長 垣添忠生）：「がんの統計」（財団法人 がん研究振興財団発行），1997．

VISUAL LECTURE FOR PRACTICE
日常診療のための泌尿器科診断学■前立腺癌の検査

診断手順

前立腺癌検診

BPH(Benign Prostatic Hypertrophy)

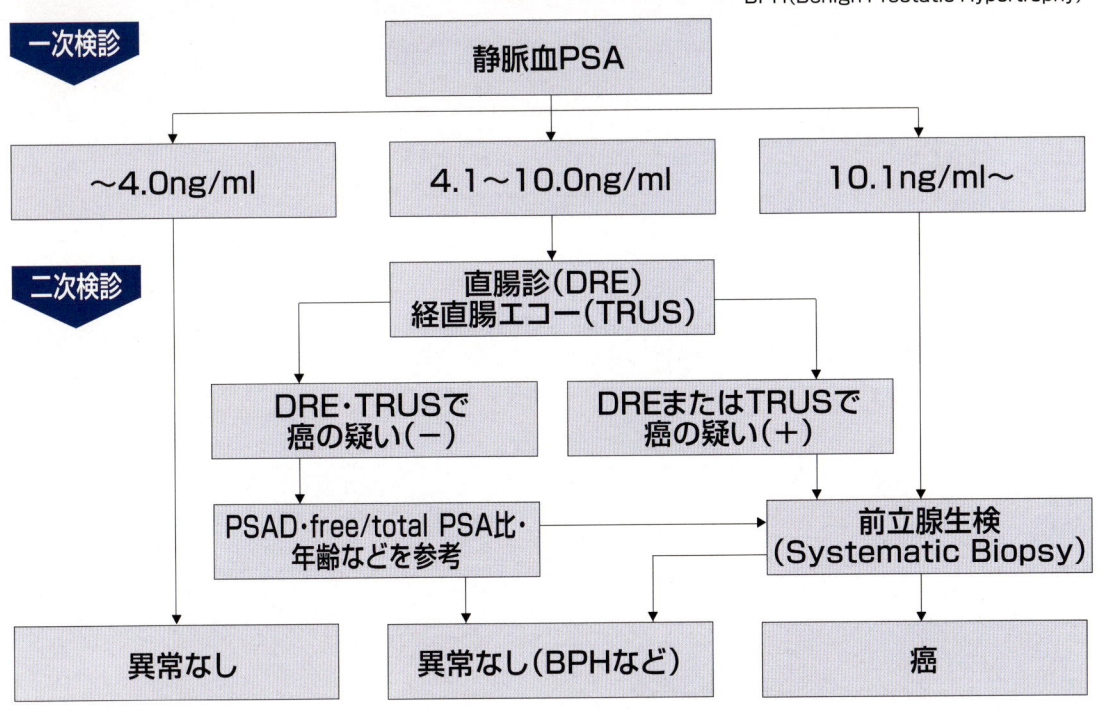

一次検診

静脈血PSA
→ ～4.0ng/ml ／ 4.1～10.0ng/ml ／ 10.1ng/ml～

二次検診

- 4.1～10.0ng/ml → 直腸診(DRE)・経直腸エコー(TRUS)
  - DRE・TRUSで癌の疑い(−) → PSAD・free/total PSA比・年齢などを参考
  - DREまたはTRUSで癌の疑い(+) → 前立腺生検(Systematic Biopsy)
- 10.1ng/ml～ → 前立腺生検(Systematic Biopsy)

結果:
- ～4.0ng/ml → 異常なし
- 4.1～10.0ng/ml (疑い−) → 異常なし(BPHなど)
- 生検 → 癌

外来診断

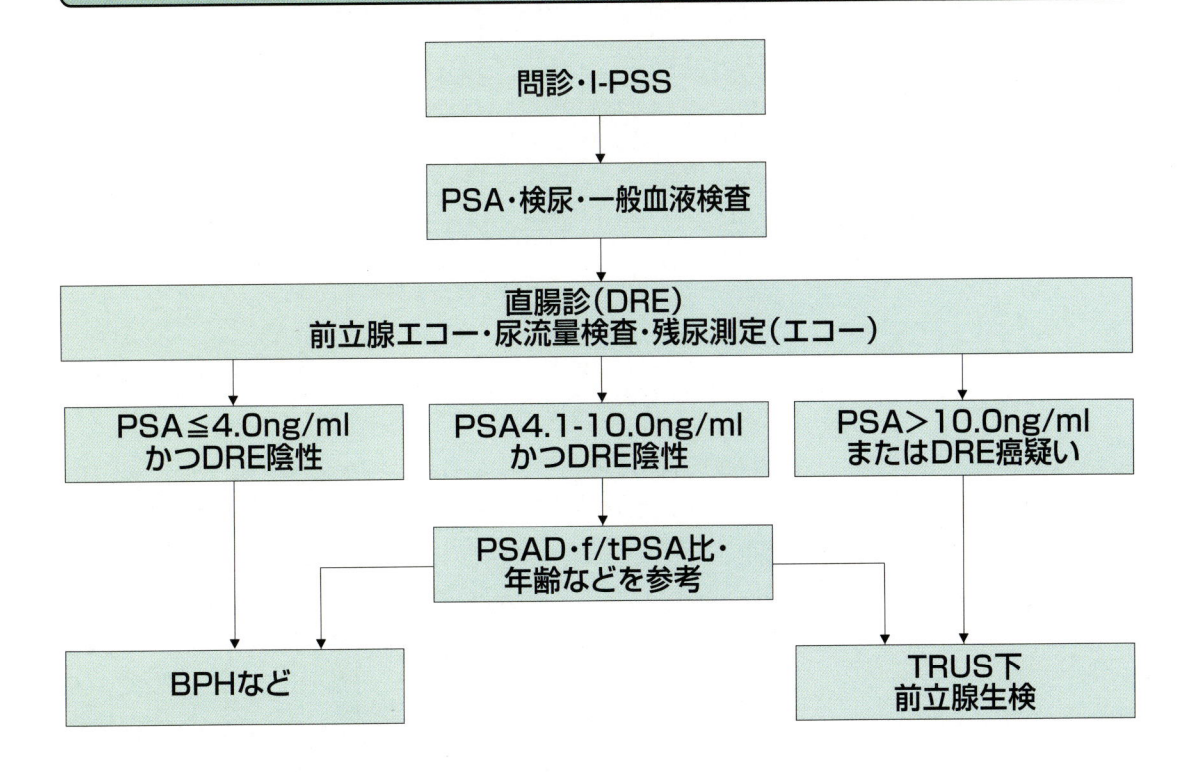

問診・I-PSS
↓
PSA・検尿・一般血液検査
↓
直腸診(DRE)・前立腺エコー・尿流量検査・残尿測定(エコー)
↓
- PSA≦4.0ng/ml かつDRE陰性
- PSA4.1-10.0ng/ml かつDRE陰性 → PSAD・f/tPSA比・年齢などを参考
- PSA>10.0ng/ml またはDRE癌疑い → TRUS下前立腺生検

結果:
- BPHなど
- TRUS下前立腺生検

PSA検査

前立腺癌診断の最大の武器は、前立腺特異抗原（PSA）である。その血中動態、各種測定法の特徴、測定に影響する因子、PSA値別癌発見率などの基本事項を把握して、正しく臨床応用したい。

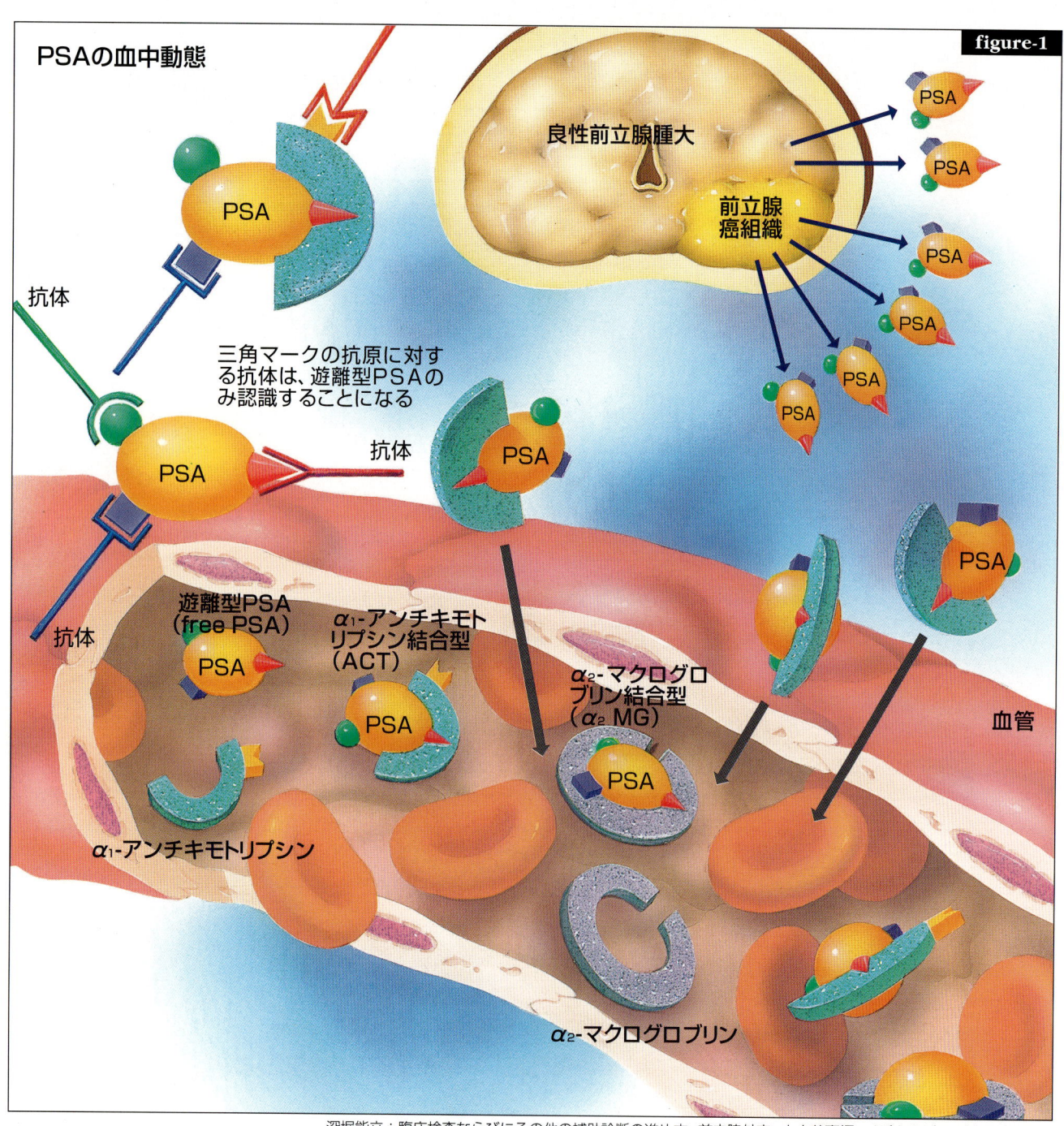

figure-1

PSAの血中動態

- 良性前立腺腫大
- 前立腺癌組織
- 抗体
- 三角マークの抗原に対する抗体は、遊離型PSAのみ認識することになる
- 遊離型PSA（free PSA）
- α_1-アンチキモトリプシン結合型（ACT）
- α_2-マクログロブリン結合型（α_2 MG）
- α_1-アンチキモトリプシン
- α_2-マクログロブリン
- 血管

深堀能立：臨床検査ならびにその他の補助診断の進め方．前立腺外来．山中英壽編，メジカルビュー社，p58, 1998.

figure-1

PSAは、kallikreinファミリーに属する分子量約34000の糖蛋白である。プロテアーゼ活性を持ち、精液の液状化に関与していると考えられている。PSAは臓器特異性の高いマーカーであるが、癌だけでなく良性疾患でも血中レベルの上昇がみられ、しばしば、その鑑別が問題となる。

血中では、主にfree PSA、α_1-アンチキモトリプシン結合型（complexed PSA, PSA-ACT）、α_2-マクログロブリン結合型などの形で存在する。

血中半減期は、その存在型によって異なっている。通常臨床で使われる「PSA」は、free PSAとPSA-ACTを一括して測定するもの（total PSA）であるが、それぞれの測定法も臨床応用されている。

PSAの血中動態については、依然不明な部分が多いが、前立腺癌症例ではfree PSAに比べてPSA-ACTの占める割合が高くなることが知られており、前立腺肥大症との鑑別に応用される。

figure-2

PSA測定キットは、多数存在する。日常、臨床で頻繁に使われるtotal PSAでは、その測定法の特徴を十分に把握しておく。

free PSAに対する認識の程度の差や標準物質の違いなどから測定キット間で値が異なることが多く、測定値を換算によって変換する場合には注意を要する。

PSA標準化がまだ行われていない現在、free PSAとPSA-ACTを等モルに認識するequimolar測定法の使用が望ましい。

前立腺全摘術後再発の早期診断には、超高感度測定法が威力を発揮する。

table-1

PSA測定のタイミングには、十分な配慮が必要である。測定に影響する因子を無視した安易なPSA採血は、測定結果の誤った解釈を生む。無駄な侵襲検査につながり、最終的には患者の不利益になる。

通常、直腸診(DRE)、経直腸エコー(TRUS)、導尿などの軽度の侵襲後では、PSA検査は数日後に行う。しかし、前立腺炎や前立腺生検などでは、PSAがbaselineに下がるまでに1か月以上かかることがあり、注意を要する。

射精による影響の有無については議論も多いが、性的活動期にある症例では、一応念頭に置く。

figure-3

血清PSA値の上昇につれて、前立腺癌発見率は上昇する。

DREやTRUS所見によっても異なるが、PSA軽度上昇(4.1-10.0ng/ml)例での癌発見率は、20-30%である。外来レベルでは大きな肥大症を持つ症例が含まれてくるため、この範囲内での発見率はやや低くなる。

10.0ng/mlを越えると高率(40%以上)に癌が発見されるため、精密検査(生検)の絶対適応と考えてよい。

4.0ng/ml以下では、大部分がDREでの癌の疑いによって発見されるが、その頻度は極めて低い。

figure-2 PSA測定法とその特徴

Total PSA	Tandem-R, Eiken E-plate, Markit M, Tosoh AIA, など
超高感度法(Total PSA)	イムライズPSA, アーキテクトPSA, など
Free PSA	Free PSA(Tandem-R, イムライズ, アキシム), γ-seminoprotein, など
Complexed PSA, (PSA-ACT)	Bayer PSA-ACT, Chugai PSA-ACT, Markit M PSA-ACT, など

table-1 PSA測定に影響する因子

- 直腸診(DRE)
- 経直腸エコー(TRUS)
- 前立腺炎(急性・慢性)
- 尿閉時
- 導尿、膀胱鏡などの経尿道的操作
- 前立腺生検
- そのほか
  射精、外来時と入院時の違い、日内変動、自転車走行

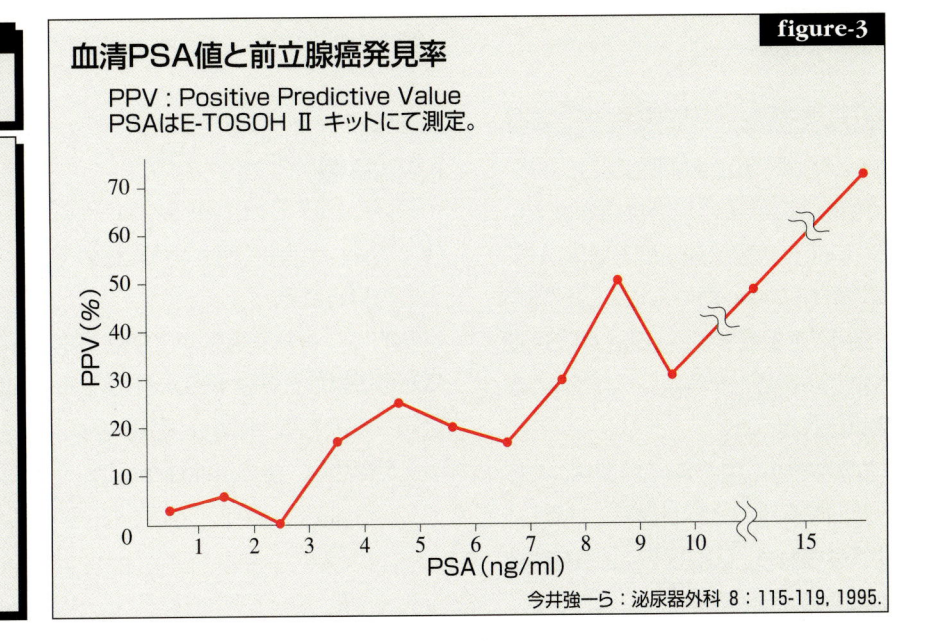

figure-3 血清PSA値と前立腺癌発見率

PPV : Positive Predictive Value
PSAはE-TOSOH II キットにて測定。

今井強ら：泌尿器外科 8：115-119, 1995.

PSA Gray Zoneの取り扱い

PSA gray zoneの範囲では、癌と良性疾患とのオーバーラップが多い。無駄な生検を少なくするため、種々の方法が考案されている。

table-2

PSA Gray Zone (4.1-10.0ng／ml)の診断精度を高めるための工夫

- PSAD(PSA Density)
- PSADT(PSA Density for Transition Zone)
- 年齢階層別PSA(Age-specific PSA)
- f/t PSA比(free／total PSA Ratio)
- PSA-ACT(PSA-α_1-Antichemotoripsin Complex)
- PSAV(PSA Velocity)

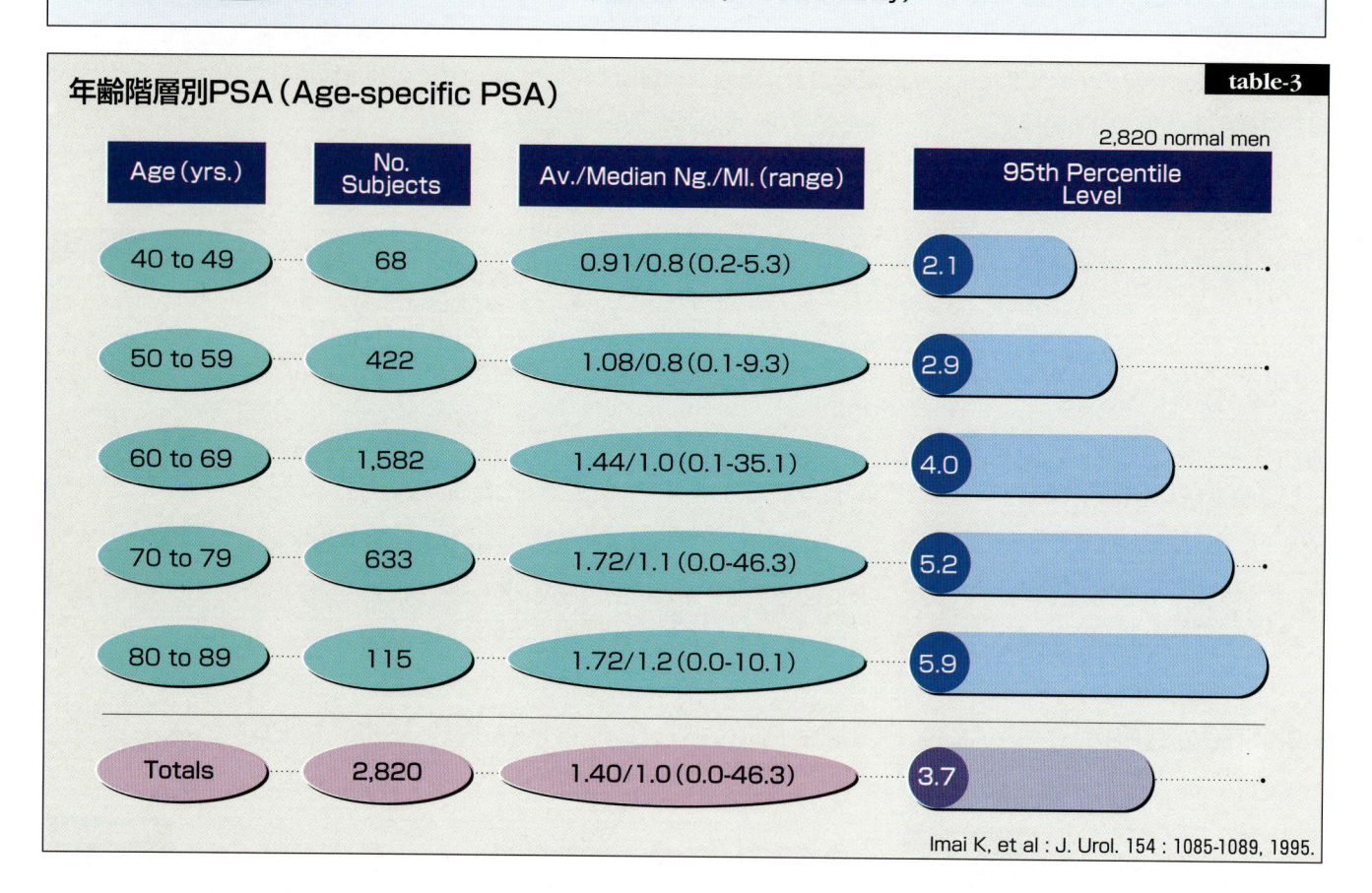

table-3

年齢階層別PSA(Age-specific PSA)

2,820 normal men

Age (yrs.)	No. Subjects	Av./Median Ng./Ml. (range)	95th Percentile Level
40 to 49	68	0.91/0.8 (0.2-5.3)	2.1
50 to 59	422	1.08/0.8 (0.1-9.3)	2.9
60 to 69	1,582	1.44/1.0 (0.1-35.1)	4.0
70 to 79	633	1.72/1.1 (0.0-46.3)	5.2
80 to 89	115	1.72/1.2 (0.0-10.1)	5.9
Totals	2,820	1.40/1.0 (0.0-46.3)	3.7

Imai K, et al : J. Urol. 154 : 1085-1089, 1995.

table-2

gray zoneでの診断精度向上のため、table-2に示す方法が提唱されている。いずれも完全なものではないが、実地臨床では目的に応じて適宜利用できる。癌組織が非癌組織よりPSA産生量が多いことを利用して、PSADが用いられる。
TZ体積を用いたPSADTでは、さらに診断特異性の上昇が期待される。いずれの場合も、TRUS下の正確な体積測定が必須である。

癌患者でfree PSAの割合が小さく、PSA-ACTの割合が大きい。
free／total PSA比やPSA-ACTは、特にgray zoneにおける特異性の向上に利用される。
定期的に行われる検診や生検陰性例の経過観察などでは、PSAVも念頭に置く。PSA0.75〜0.8ng／ml／year以上の場合は、癌の可能性が高い。

table-3

加齢とともに血清PSAは上昇する。診断効率を向上させるため、年齢階層別PSAの設定も提唱されている。
この手法を導入することにより、特に高齢者において不必要な生検を減少させることが可能となる。
試算によれば、上の図の年齢階層別PSAを用いた場合、異常所見が15.7％から10.4％に減少できるという。

直腸診

PSA時代でも直腸診(DRE)は、基本的かつ有用な診断法である。PSAは単独でも優れた診断法であるが、前立腺癌に特異的な腫瘍マーカーではなく、DREあるいはTRUSと組み合わせることで、より正確に診断することができる。

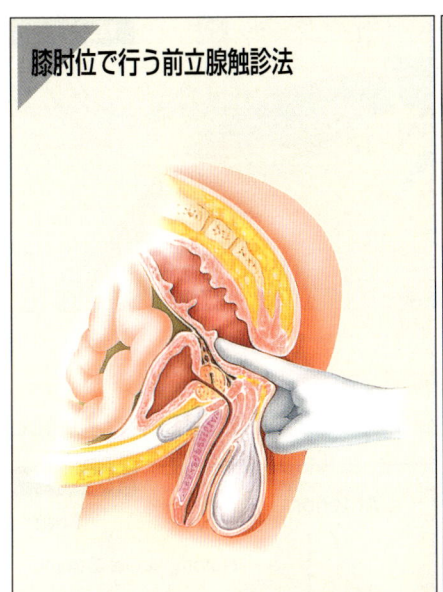

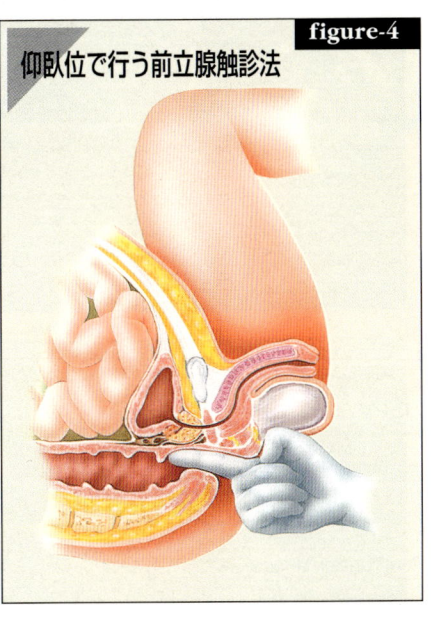

figure-4
膝肘位で行う前立腺触診法 / 仰臥位で行う前立腺触診法

DREは膝肘位か、仰臥位で軽く下肢を開き、膝を抱えるような体位で行う。医師は患者の右側に立ち、右示指または中指に指囊をかぶせる。十分に潤滑剤をつけ、静かに肛門に挿入して、触診を行う。

前立腺の大きさ、形、中央溝、表面、硬度、圧痛などを注意深く検索する。

精囊は正常では触知しにくいが、精囊浸潤がある症例では、腫瘤や索状物として触知することがある。

figure-5
前立腺癌およびそのほかの疾患の所見 (A, B, C)

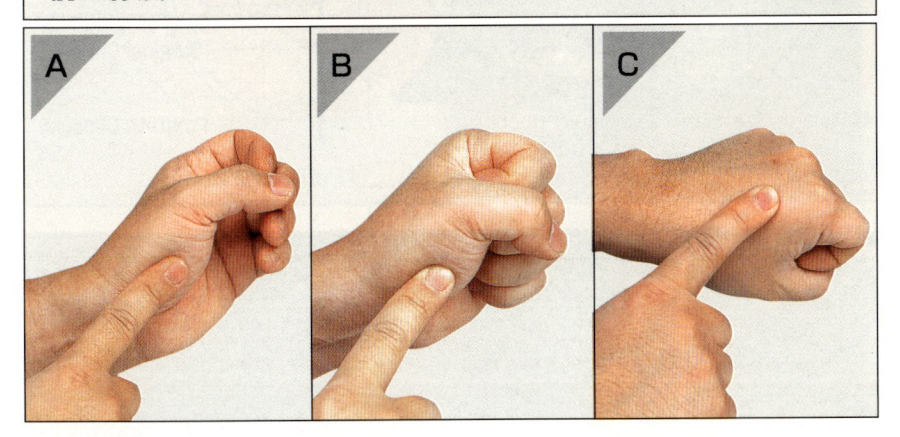

正常前立腺は「手を軽く握った時の母指球の硬さ(A)」、前立腺肥大症は「手を強く握った時の母指球の硬さ(B)」、前立腺癌は「手を強く握った時の手骨の関節を手背より触知した硬さ(C)」とすると覚えやすい。

前立腺結石でも硬結を触れることがある。急性前立腺炎の場合、前立腺は腫脹し、圧痛が強い。

table-4 直腸診(DRE)所見記載法

	0	1	2	3	4	5
①前立腺の大きさ	触知せず	くるみ大	小鶏卵大	鶏卵大	鷲卵大以上	判定不能
②触診上の性状	正常	やや硬(firm)	左右非対称(asymmetric)	結節状(nodular)	表面不整(irregular)	石様硬(stoney)
③異常部位	なし	右葉	左葉	両葉		
④圧痛	なし	あり				
⑤辺縁	明瞭	不明瞭(右・左・両側)				

前立腺肥大症の多くは、左右対称で周囲との境界は明瞭。中央溝を触知し、一般には弾性硬を示す。

前立腺癌の場合には、軟骨硬から石様硬の結節を触れる。病勢が進行すると周囲との境界は不明瞭となり、前立腺は固定され可動性を失う。

DRE所見の記載は、必要にして最小限にとどめ、他者にも容易に理解できるようにすることが大切である。

TRUS下生検とデータ管理

PSAの導入により、前立腺生検件数は急激に増加している。計画的なデータ管理のノウハウも、診療の一部である。

figure-25

泌尿器科外来では、年間相当数のTRUSや前立腺生検が行われる。データは、できればリアルタイムに管理したい。

写真では、TRUS画像をパソコンに取り込んでファイリングしている場面を示している。

典型的な画像は、スライド作成にも利用できる。後で整理し直すより、その場でデータ処理してしまうほうが便利である。

figure-26

前立腺生検およびTRUS検査結果のファイル管理の例を示す。

必要な情報をその場でインプットするとともに、作成された患者ファイルはプリントアウトして、そのままレポートとしてカルテに貼付できる。

個々のカルテにアクセスしなくても、PSA、DRE所見、前立腺体積、PSAD、生検回数、最終診断、癌陽性本数、病理番号などの情報がパソコン上で瞬時に検索できるようになる。

これらの集計結果は、自施設での生検時のインフォームドコンセントに利用できる。さらに、生検法の改良などにも大いに参考になる。

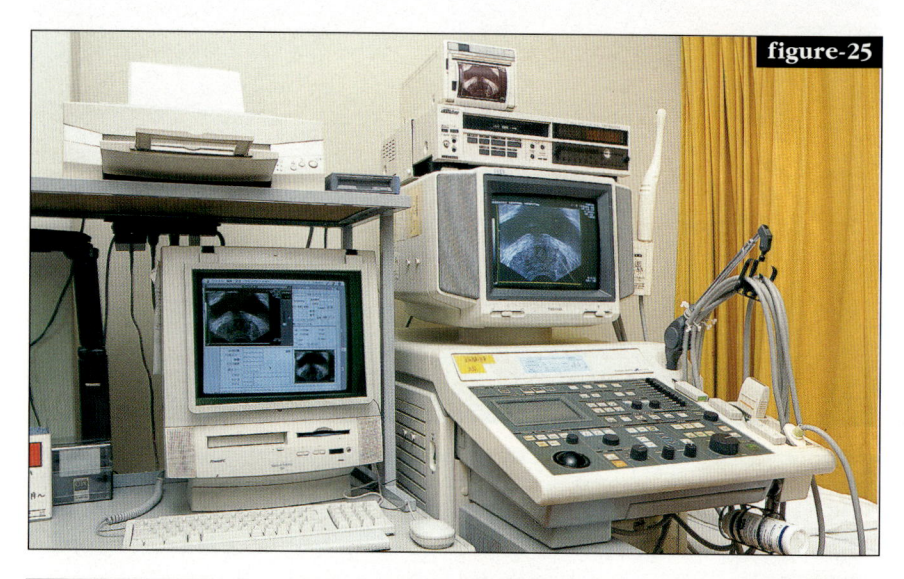

組織学的grade診断

前立腺癌の組織学的grade診断は、治療法に大きく影響する。泌尿器科医といえども、十分な知識が必要である。

本邦規約分類とWHO分類およびGleason分類との比較　table-5

本邦規約分類	高分化	中分化	低分化
WHO分類	Simple Glands： 　Small Acinar 　Large Acinar 　(with papillary structure)	Cribriform Fused Glands	Solid/Trabecular
Gleason分類	Patterns 1, 2	Patterns 3, 4	Pattern 5

GleasonのPattern癌　figure-27

腺構造の成熟度と間質との関係による5型に分類される。
PatternⅢ癌は3つの亜型からなり、PatternⅣ癌も2つの亜型に分類される。

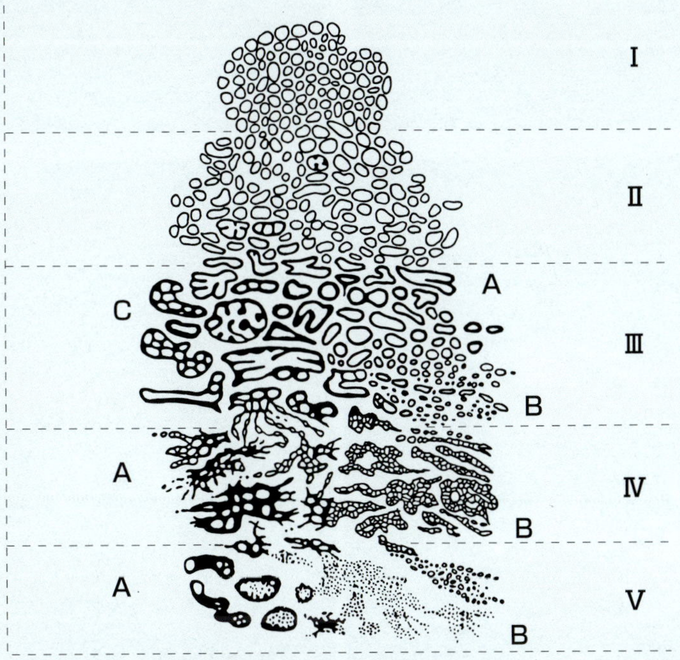

figure-28
Pre-Tutorial Quiz Case Number 2

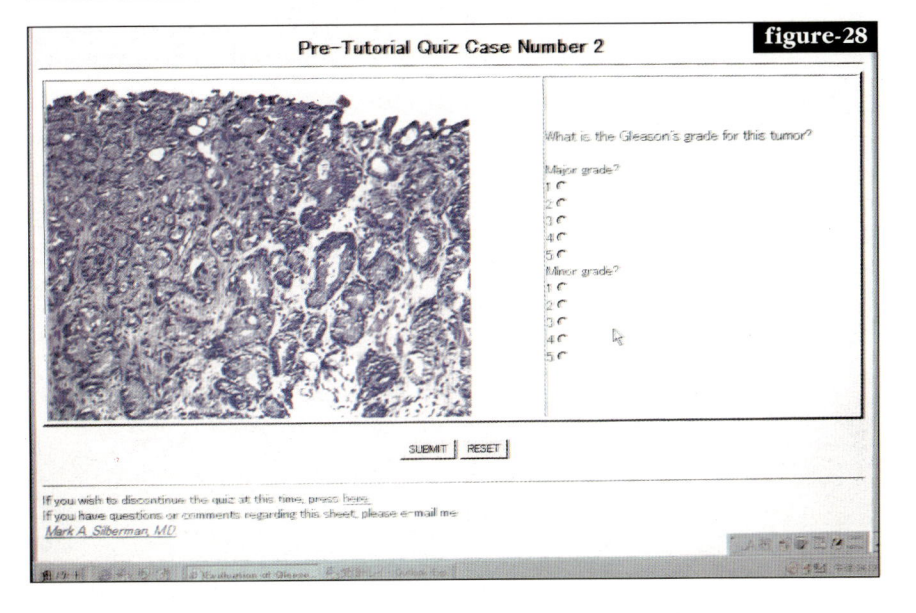

table-5
前立腺癌のgrade分類は、本邦では取り扱い規約の分化度分類に基づくが、欧米ではGleason分類が最もよく使われている。
これらは、厳密には一対一に対応するものではないが、おおまかな関係について理解しておく。

figure-27
Gleason分類は、前立腺癌の腺構造と増殖パターンを基盤としており、癌細胞個々の形態学的変化を完全に無視しているのが特徴である。
図に示すように、組織構造を1〜5までの5つの基本型に分類する。与えられた標本上で、primary patternとsecondary patternを判定し、両者の合計がGleason scoreとして表される。
Gleason scoreは患者の予後予測だけでなく、リンパ節転移や根治手術時のpT stageの予測など、さまざまな場面で利用され、その臨床的意義が大きい。
一般にスコア7以上の所見は、予後不良因子のひとつとして取り扱われることが多い。

figure-28
Gleason分類は、本邦では必ずしも一般的でないため、欧米の論文をみて戸惑うことも少なくない。
写真に示したのは、病理医の自己学習を目的にしたGleason分類のweb-site画像である。分類法の基本的な説明があり、泌尿器科医がアクセスしても大いに参考になる。
web-siteアドレス：
http://www.pathology.jhu.edu/prostate

局所進展・リンパ節転移診断

前立腺および、その隣接する局所の状態を描出しうる画像診断の中では、MRIの解像度が高く、特に前立腺全摘の適応の決定に有用である。

局在・局所進展診断

figure-29
前立腺癌病巣は、MRIのT2強調像にてlow intensity areaとして描出される。
被膜外浸潤は、low intensity areaに接した被膜の不整・断裂像として描出される。
神経血管束への浸潤も、比較的明瞭に描出され、神経温存の適応決定に威力を発揮する。

figure-30
TRUSやCTに比べ、MRIは精嚢浸潤の検出感度が高い。浸潤像は、high intensityに描出される精嚢内にlow intensity areaとして描出される。

figure-31
局在診断の難しいTZ癌では、dynamic MRIが有用である。T2強調像にてlow intensity areaとして描出される同一部位の、early enhancementによるhigh intensityとして描出されることが多い。

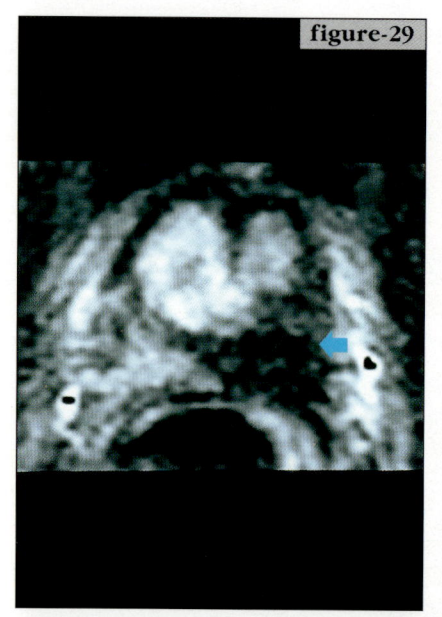

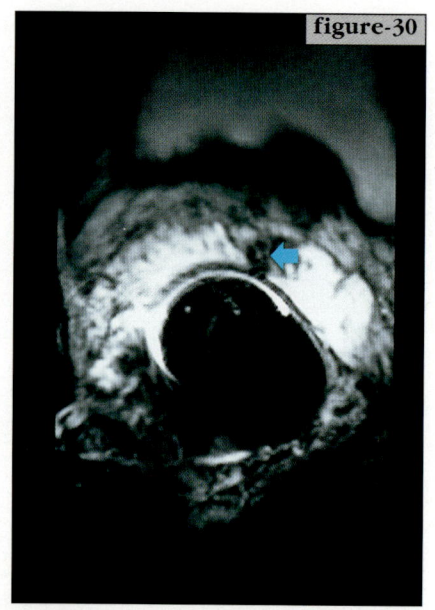

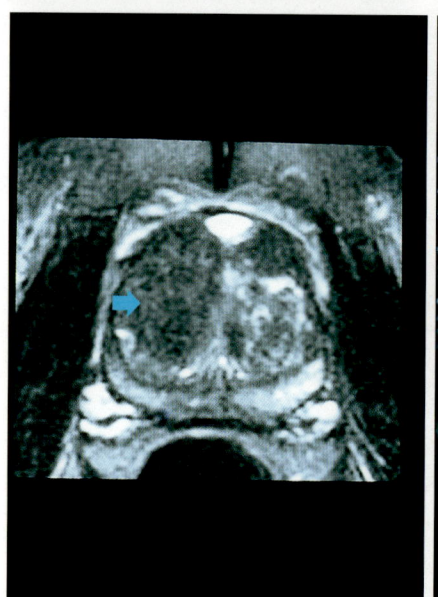

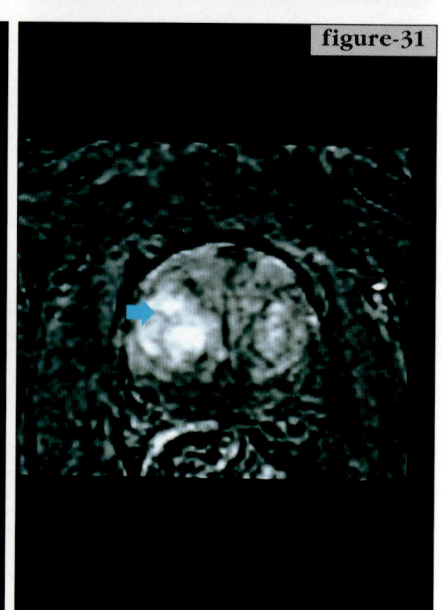

リンパ節転移診断

figure-32
リンパ節転移の診断には、CTが多用される。MRIも同様に診断価値が高い。リンパ節転移は、閉鎖リンパ節への転移頻度が最も高い。リンパ節転移の疑わしい場合は、経皮的吸引細胞診にて診断を確定することもある。

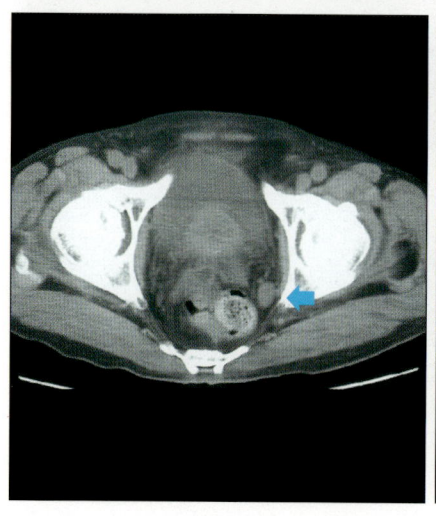

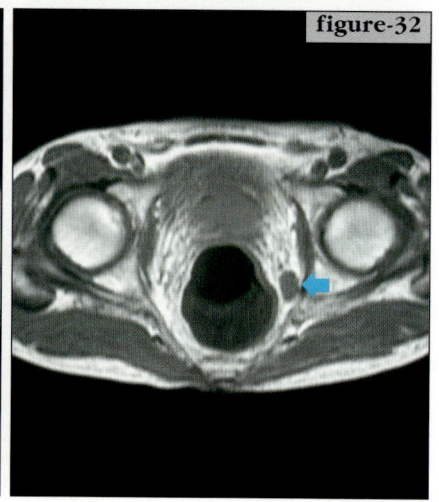

Partinノモグラム

臨床的限局癌の治療オプションは手術療法、放射線療法、経過観察、内分泌療法など、さまざまである。臨床パラメーターを組み合わせたノモグラムは、治療法決定の際の参考となる。

table-6

PSA	0.0〜4.0ng/mL							4.1〜10.0ng/mL						
臨床分類	T1a	T1b	T1c	T2a	T2b	T2c	T3a	T1a	T1b	T1c	T2a	T2b	T2c	T3a
Gleason分類	前立腺内限局							前立腺内限局						
2-4	90%	80%	89%	81%	72%	77%	−	84%	70%	83%	71%	61%	66%	43%
5	82%	66%	81%	68%	57%	62%	40%	72%	53%	71%	55%	43%	49%	27%
6	78%	61%	78%	64%	52%	57%	35%	67%	47%	67%	51%	38%	43%	23%
7	−	43%	63%	47%	34%	38%	19%	49%	29%	49%	33%	22%	25%	11%
8-10	−	31%	52%	36%	24%	27%	−	35%	18%	37%	23%	14%	15%	6%
	被膜外浸潤							被膜外浸潤						
2-4	9%	19%	10%	18%	25%	21%	−	14%	27%	15%	26%	35%	29%	44%
5	17%	32%	18%	30%	40%	34%	51%	25%	42%	27%	41%	50%	43%	57%
6	19%	35%	21%	34%	43%	37%	53%	27%	44%	30%	44%	52%	46%	57%
7	−	44%	31%	45%	51%	45%	52%	36%	48%	40%	52%	54%	48%	48%
8-10	−	43%	34%	47%	48%	42%	−	34%	42%	40%	49%	46%	40%	34%
	精嚢浸潤							精嚢浸潤						
2-4	0%	1%	1%	1%	2%	2%	−	1%	2%	1%	2%	4%	5%	10%
5	1%	2%	1%	2%	3%	3%	7%	2%	3%	2%	3%	5%	6%	12%
6	1%	2%	1%	2%	3%	4%	7%	2%	3%	2%	3%	5%	6%	11%
7	−	6%	4%	6%	10%	12%	19%	6%	9%	8%	10%	15%	18%	26%
8-10	−	11%	9%	12%	17%	21%	−	10%	15%	15%	19%	24%	28%	35%
	リンパ節転移							リンパ節転移						
2-4	0%	0%	0%	0%	0%	0%	−	0%	1%	0%	0%	1%	1%	1%
5	0%	1%	0%	0%	1%	1%	2%	1%	2%	0%	1%	2%	2%	3%
6	1%	2%	0%	1%	2%	2%	5%	3%	5%	1%	2%	4%	4%	9%
7	−	6%	1%	2%	5%	5%	9%	8%	12%	3%	4%	9%	9%	15%
8-10	−	14%	4%	5%	10%	10%	−	18%	23%	8%	9%	16%	17%	24%

PSA	10.1〜20.0ng/mL							>20.0ng/mL						
臨床分類	T1a	T1b	T1c	T2a	T2b	T2c	T3a	T1a	T1b	T1c	T2a	T2b	T2c	T3a
Gleason分類	前立腺内限局							前立腺内限局						
2-4	76%	58%	75%	60%	48%	53%	−	−	38%	58%	41%	29%	−	−
5	61%	40%	60%	43%	32%	36%	18%	−	23%	40%	26%	17%	19%	8%
6	−	33%	55%	38%	26%	31%	14%	−	17%	35%	22%	13%	15%	6%
7	33%	17%	35%	22%	13%	15%	6%	−	−	18%	10%	5%	6%	2%
8-10	−	9%	23%	14%	7%	8%	3%	−	3%	10%	5%	3%	3%	1%
	被膜外浸潤							被膜外浸潤						
2-4	20%	36%	22%	35%	43%	37%	−	−	47%	34%	48%	52%	−	−
5	33%	50%	35%	50%	57%	51%	59%	−	57%	48%	60%	61%	55%	54%
6	−	49%	38%	52%	57%	50%	54%	−	51%	49%	60%	57%	51%	46%
7	38%	46%	45%	55%	51%	45%	40%	−	−	46%	51%	43%	37%	29%
8-10	−	33%	40%	46%	38%	33%	26%	−	24%	34%	37%	28%	23%	17%
	精嚢浸潤							精嚢浸潤						
2-4	2%	4%	2%	4%	7%	8%	−	−	9%	7%	10%	14%	−	−
5	3%	5%	3%	5%	8%	9%	15%	−	10%	9%	11%	15%	19%	26%
6	−	4%	4%	5%	7%	9%	14%	−	8%	8%	10%	13%	17%	21%
7	8%	11%	12%	14%	18%	22%	28%	−	22%	24%	27%	32%	36%	
8-10	−	15%	20%	22%	25%	30%	34%	−	20%	31%	33%	33%	38%	40%
	リンパ節転移							リンパ節転移						
2-4	0%	2%	0%	1%	1%	1%	−	−	4%	1%	0%	3%	−	−
5	3%	5%	1%	2%	4%	4%	7%	−	10%	3%	3%	7%	7%	11%
6	−	13%	3%	4%	10%	10%	18%	−	23%	7%	8%	16%	17%	26%
7	18%	24%	8%	9%	17%	18%	26%	−	14%	14%	25%	25%	32%	
8-10	−	40%	16%	17%	29%	29%	37%	−	51%	24%	24%	36%	35%	42%

%：PSA、臨床分類、Gleason分類の組み合わせで予測される病期の確率（文献より中央値のみ抜粋）
−：統計上のデータ不十分

A. W. Partin, et al：JAMA 227(18)：1445, 1997.

table-6

PSA、T stage、Gleason scoreなどの術前パラメーターからpT stageを予測するのが、Partinノモグラムである。

米国における代表的施設で行われた4000例以上の前立腺全摘術のデータに基づいて作成されている。治療法決定やインフォームドコンセントの際の参考となる。会陰式前立腺全摘術では、リンパ節郭清術の適応決定にも利用できる。

ただし、PSA値の人種差やGleason scoreの再現性などの問題が残されており、解釈には注意が必要である。

骨転移の診断

PSAスクリーニングの普及により、骨転移を持つ前立腺癌の割合は減少しつつある。しかし、骨転移の有無や程度は治療法・予後を左右するため、正確な評価が必要である。骨転移診断の難しい症例では、MRIも併用する。

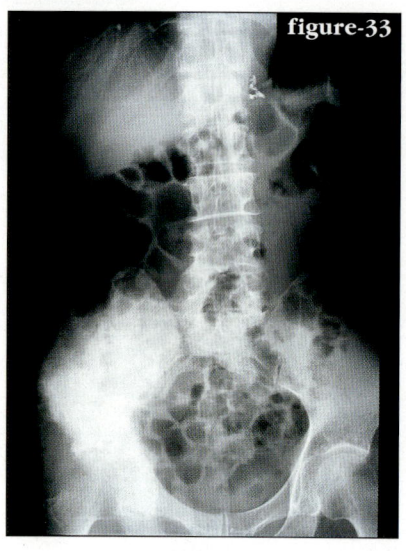

骨シンチグラムによるEOD分類　table-7

EOD 0	正常か良性疾患による異常。
EOD 1	5個以下の骨転移巣で、各転移巣の大きさは椎体の50％未満。
EOD 2	6～20個の骨転移巣で、転移巣の大きさが椎体と同じである場合は2個と考える。
EOD 3	21個以上の骨転移巣で、スーパースキャン以下。大きさについては同上。
EOD 4	スーパースキャンないし同等のもの。すなわち、75％以上の肋骨・椎骨・骨盤骨転移。

EOD：extent of disease

Soloway MS, et al：Cancer 61:195-202, 1988.

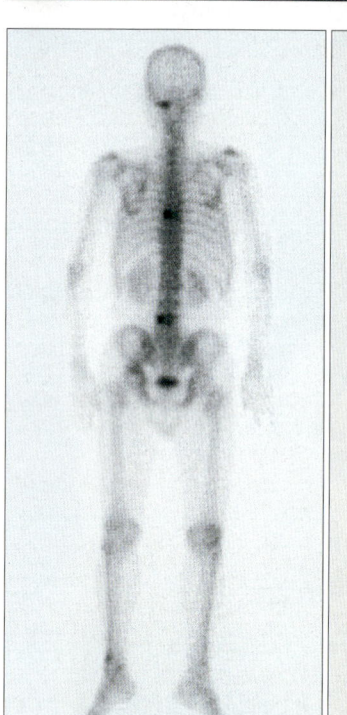

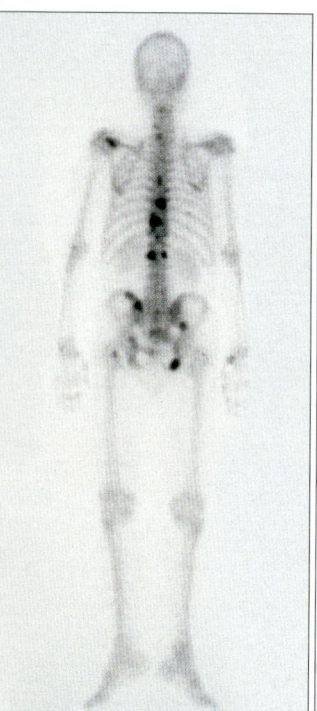

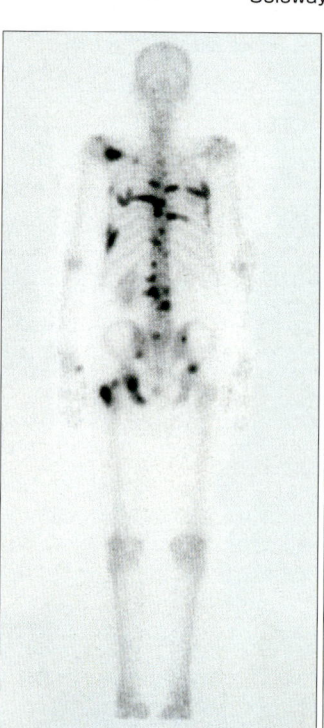

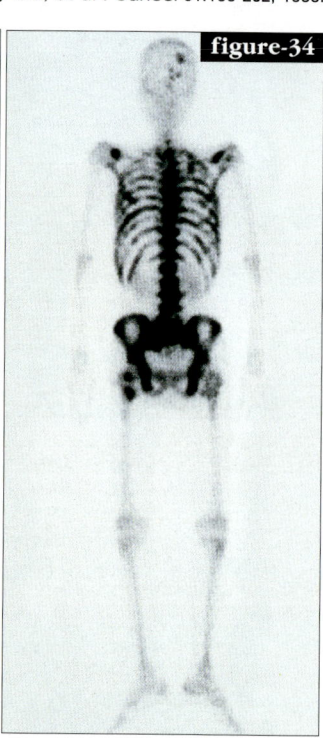

figure-33
KUBを示す。前立腺癌転移巣は一般的には骨形成像が目立つが、実際には骨破壊像も併存する。
本症例では、右腸骨に広範囲の骨形成像を認める。骨痛を主訴として、整形外科を初診することも珍しくない。椎体や関節部では、OA変化による骨硬化像との鑑別に注意する。

table-7
骨シンチグラムによる前立腺癌骨転移の程度は予後とよく相関し、大まかな分類法が提唱されている。SolowayのEOD（extent of disease）分類が代表的である。EOD1～4の2年生存率は、それぞれ94％、74％、68％、40％と報告されている。

figure-34
骨シンチグラムである。左から順にEOD1～4の像を示す。前立腺癌骨転移の骨シンチ像は、その骨形成性を反映してhot spotを呈する。EOD1では、時に外傷の既往やOA変化との鑑別が問題となるが、診断の確定にはMRIが必要である。スーパースキャンでは、骨格系全体にradioactivityの増強を示し、腎の描出がわずかとなる。

治療前QOL評価

前立腺癌の治療は、いずれもQOLへの影響が無視できない。診断とともに、ベースラインQOLの評価をすることは、今後の治療方針決定のためにも重要である。

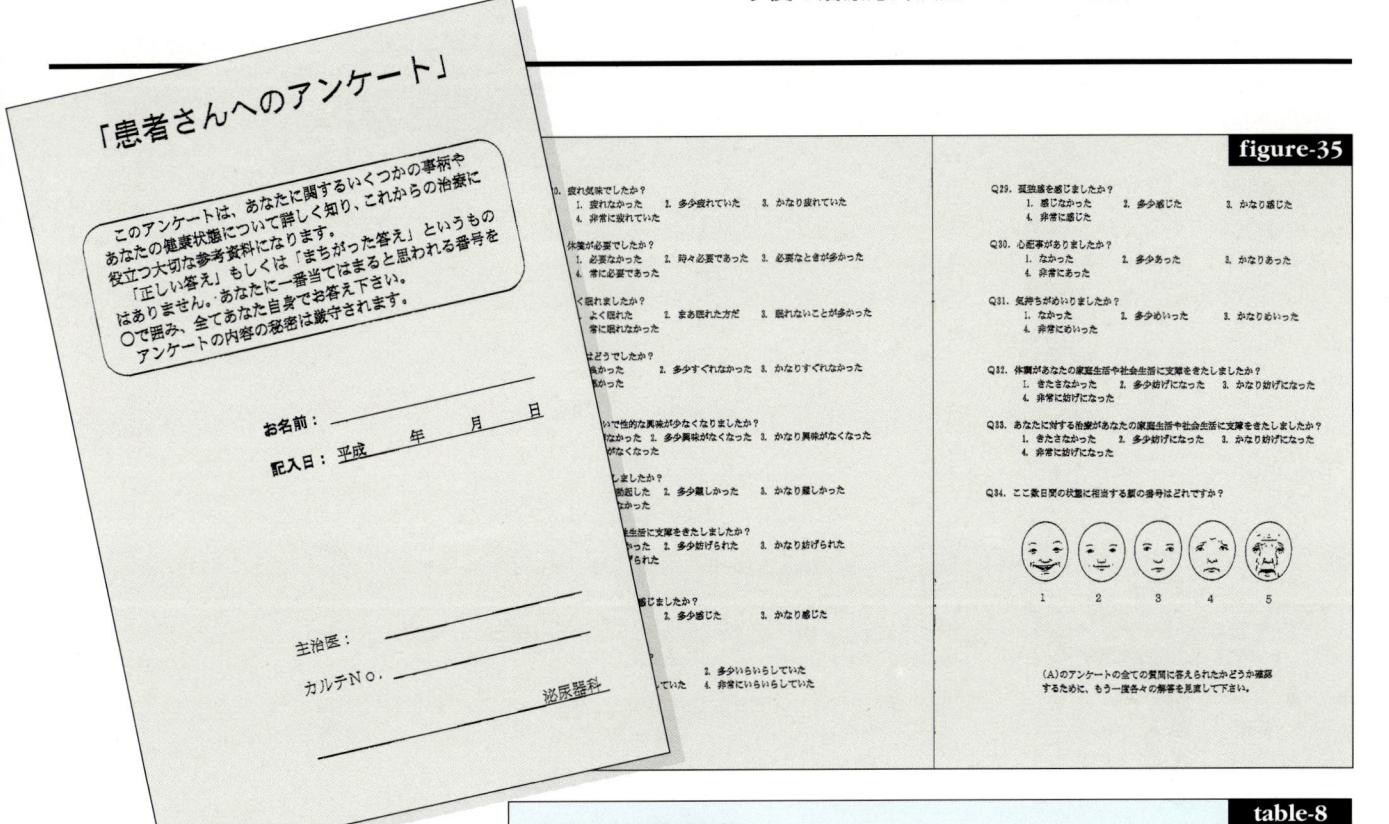

figure-35

前立腺癌の治療には、さまざまなオプションが存在し、慎重に適応が選択されればそれぞれが良好な成績を示すことも知られている。

個々の患者のQOL情報は、治療決定に有益な情報をもたらすとともに、医療を提供する側と受ける側のギャップを埋めるのに役立つ。

また、治療後に縦断的に調査することにより、治療がQOLに与える影響も知ることができる。

QOL評価はまず医療者側へ、そして最終的には患者への情報支援として、フィードバックされる。

QOLの内容には、患者が直接訴えにくい内容もあるため、原則的には自己記入式の質問票を用いるのがよい。このようにして、医療者の視点からは気づかなかった面が、理解できるようになる。

QOLの評価尺度 table-8

包括的尺度(Generic Scale)

- SF-36
- FLIC(Functional Living Index-Cancer)
- EORTC QLQ-C30…前立腺癌バージョン(EORTC QLQ-C33)あり

疾患(前立腺癌)特異的尺度(Disease Specific Scale)

- ●UCLA前立腺癌インデックス(UCLA-PCI)
  排尿・性・腸の機能や精神的苦痛など、計20項目からなる
- ●FACT-P
- ●EORTC QLQPR25
- ●そのほか
  国際勃起能スコア(IIEF),札幌医大式性機能調査票,IQOL(尿失禁)、など

table-8

前立腺癌患者の標準的QOL評価尺度は確立されていないが、有用度の高いものがすでに用いられている。

一般に、健康関連の包括的尺度と前立腺癌特異的な尺度を組み合わせて評価する。

前者は身体機能、心の健康、日常役割機能、社会生活機能、身体の痛み、活力などで構成される。

前立腺癌特異的尺度としては排尿機能、性機能、排便機能などの要素が含まれている。

共通しているのは、患者の視点で認識され、患者の言葉で表現された質問項目で構成されていることである。

日常診療のための
泌尿器科診断学
VISUAL LECTURE FOR PRACTICE
⑬

泌尿器科癌への診断的アプローチ

国立がんセンター中央病院
泌尿器科医長　藤元博行

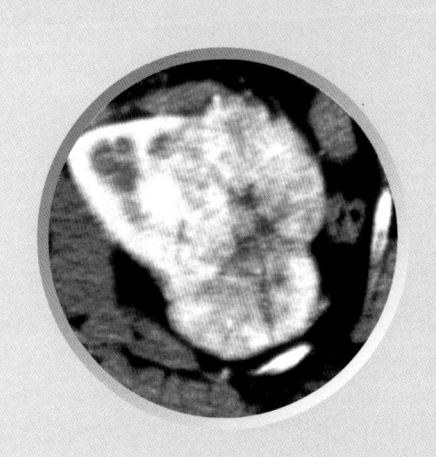

前立腺癌の診断については、すでにp.239〜257で詳細に解説されている。そこで、ここでは前立腺癌を除く泌尿器科悪性腫瘍のうち、日常診療の中で遭遇する機会の多い腎腫瘍、尿路悪性腫瘍、精巣腫瘍について、我々の診断アプローチならびにその実践的な注意点を概説したい。

腎の腫瘍性病変

日常診療の中で遭遇する腎の腫瘍性病変には腎癌、腎嚢胞、腎血管筋脂肪腫（AML）などが一般的である。治療方針の決定のためには、これらの腫瘍に対して可能な限り確定診断を得ることが必要である。

各種診断法の特徴

table-1

腎の腫瘍性病変に対する診断手技としては、超音波検査、DIP、CT、MRI、血管造影などがあげられる。

我々は、腎の腫瘍性病変に対する存在診断のためのモダリティとしてはB-mode超音波像、あるいはCTを、その質的診断のためのモダリティとしてはdynamic CTを最も重要視している。次に、B/Doppler-modeの超音波検査、さらに診断が困難な症例に対してはMRIを用いている。

DIPは腎盂癌やほかの転移性腫瘍との鑑別のために施行することがあるが、血管造影はまったく施行していない。一部の施設では、腎の部分切除術に対するアプローチとして施行されることがあるようである。

また、転移性病変が疑われる場合や、すでに転移を有する腎あるいは腎盂原発の腫瘍で診断が困難な場合には、最終手段として生検を施行することもある。

以下に診断的アプローチを示す。

腎の腫瘍性病変診断に対するモダリティの特徴　table-1

超音波検査（B-mode、Doppler-mode、造影）
- ◯ 任意の方向から撮影が可能→正確なサイズの測定が可能
- ◯ 嚢胞性病変や小さなAMLに対しては診断能力が高い
- ◯ B-mode、Doppler-modeは非侵襲的で手軽
- ◯ 静脈内腫瘍塞栓の存在と進展度の判定
- ◯ 造影超音波ではdynamic CTと同様の能力を有する可能性がある
- × 肥満、脂肪が多いと撮影は困難
- × 見にくい位置がある→腎の前面の病巣、特に腸管と接する部位
- × 検者の技術力の差がある

Dynamic CT
- ◯ 客観性に富む
- ◯ 質的診断が可能
- × 造影剤アレルギー症例、腎機能低下症例では使用不可
- × 動脈病変を有する症例では、early phaseで十分な造影効果を得ることが困難な場合がある
- × 小さな腫瘍に対しては、artifact（partial volume effect）やスライスのずれが生じる
- × 静脈内腫瘍塞栓の描出に対しては、診断能力が劣る

MRI
- ◯ 脂肪の同定が容易で、かつ診断能力が高い
- ◯ 間葉系腫瘍の情報を得ることができる場合がある
- ◯ 静脈内腫瘍塞栓の同定に対しては診断能力が高い
- × 撮像に時間がかかる
- × 金属などを有する場合、施行不可
- × 拍動性血流やchemical shiftなどのartifactを有する

DIP
- ◯ 腎盂癌との鑑別に有用
- × 存在診断、質的診断に対してはほとんど情報がない

血管造影
- ◯ superselectiveに血管の分布状態を把握できる
- × Dynamic CTとDoppler echoでほとんど代用が可能
- × 侵襲が大きい

生検
診断が困難で、かつ転移性病巣を強く示唆する場合、あるいはすでに転移を有する腎原発の腫瘍性病変で診断が困難な場合の最終手段として実施

腎の腫瘍性病変に対する診断的アプローチ

```
腎に腫瘍性病変が疑われる
        ↓
dynamic CTとB-mode echoは必須
```

- dynamic CTはvascularityの評価に有用
- B-mode echoは存在診断、嚢胞との鑑別、サイズの計測、脂肪成分の有無を確認するために有用

solid massで脂肪成分が否定できる

- dynamic CT早期相でhigh density
  ⇒ alveolar typeのclear cell RCCである可能性が高い
  ⇒ 転移の検索や血液検査で炎症反応の有無などを検索
- dynamic CT早期相でiso-low density
  ⇒ papillary, granular, chromophobe, collecting duct type, lipo成分を含まないAML、結節を形成する腎への転移性腫瘍など悪性である可能性を否定できない。
  ⇒ 転移の検索や血液検査で炎症反応の有無などを検索

solid massで脂肪成分の存在が疑われる

- MRIの脂肪抑制画像で確定診断は可能。あまりに大きな腫瘍の場合には脂肪肉腫の可能性あり

dynamic CT早期相あるいは後期相で、腎実質へのびまん性破壊を主体とする像

- 転移性腫瘍である可能性が大
- 主病巣が確認できる場合は腎内転移・進展の著明な悪性度の高い腎細胞癌

すでに転移を有している、あるいは腎への転移性腫瘍が疑われる場合で、質的診断が不可能

- 生検を考慮する

early scanで典型的な画像を呈さない腫瘍のCT画像（plain-early-late）

Papillary cell

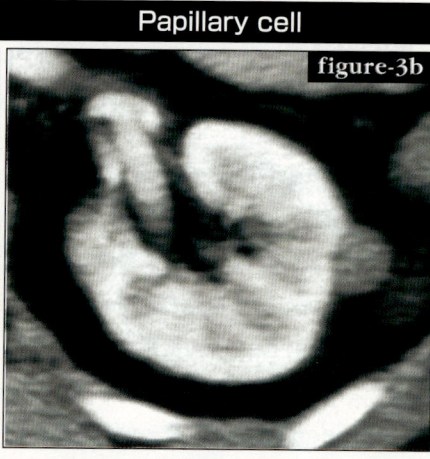

figure-3a figure-3b figure-3c

Granular cell

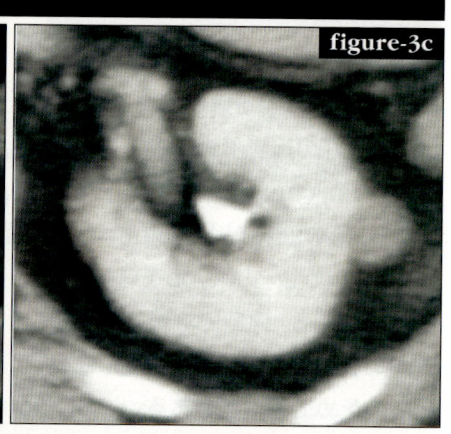

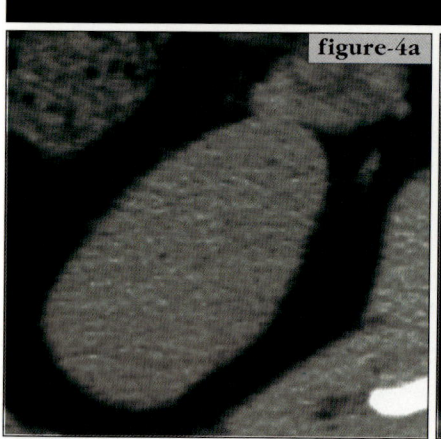

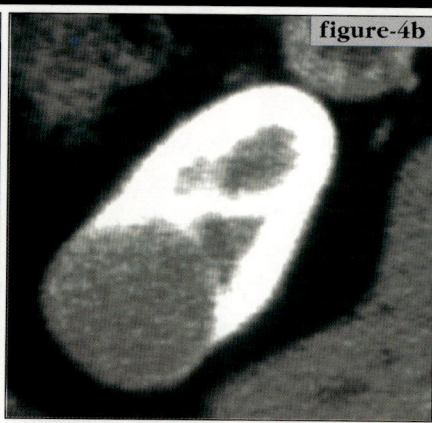

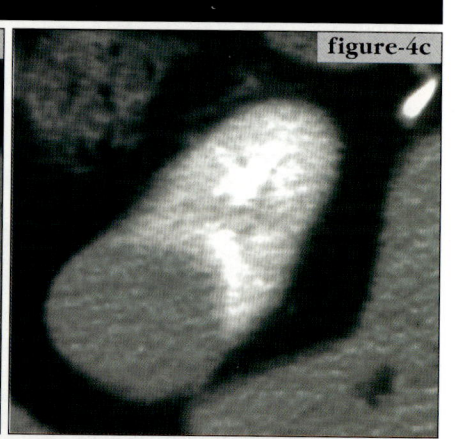

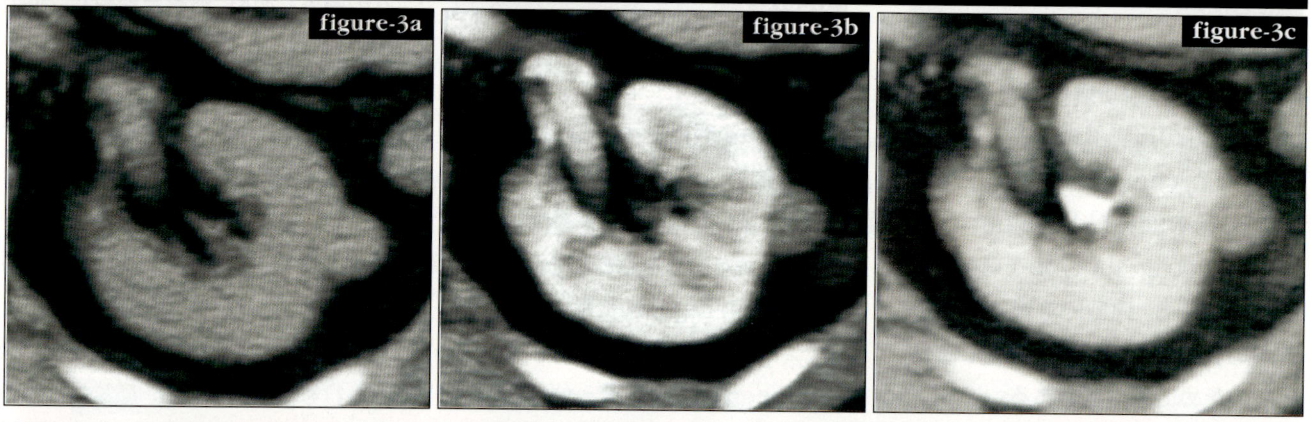

figure-4a figure-4b figure-4c

Chromophobe cell

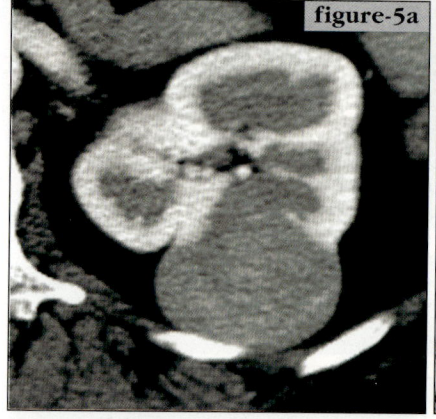

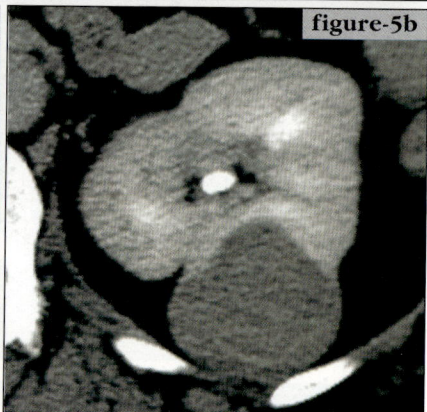

figure-5a figure-5b

Collecting duct type

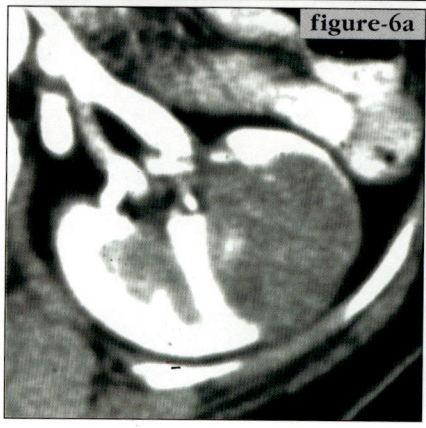

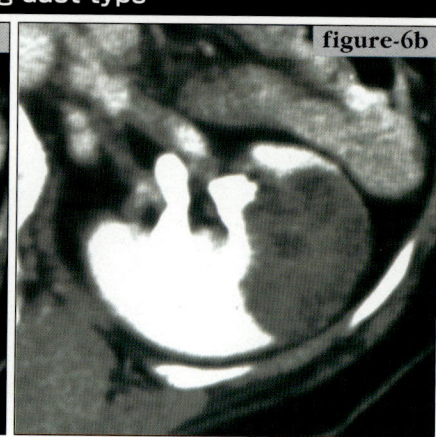

figure-6a figure-6b

典型的な画像を呈さない腫瘍

dynamic CT, early scanでhigh densityを呈さない腎腫瘍は、papillary、granular、chromophobe、collecting duct typeなど、clear cell type以外の腫瘍がほとんどである。また、腎動脈硬化などのために、そもそも造影剤の腎への注入条件が悪い場合や内部が広汎に壊死に陥った一部のclear cell typeでも、まれではあるが造影効果を受けないことがある。

figure-3

papillary renal cell carcinomaのCT像である。plain-early-lateの3フェーズの像を示す。
全体に造影効果はほとんど認めず、筋肉と同等のdensityを示す腫瘍として描出されている。papillary renal

腎細胞癌の超音波B-mode像

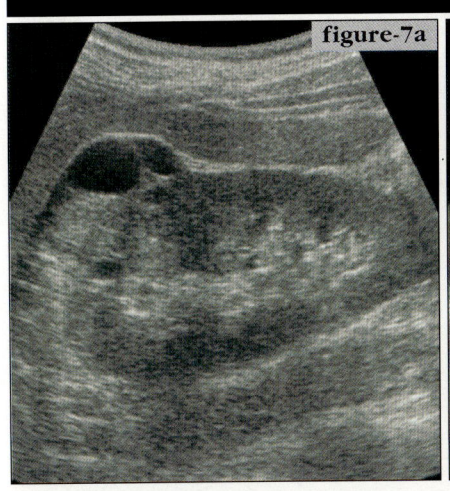

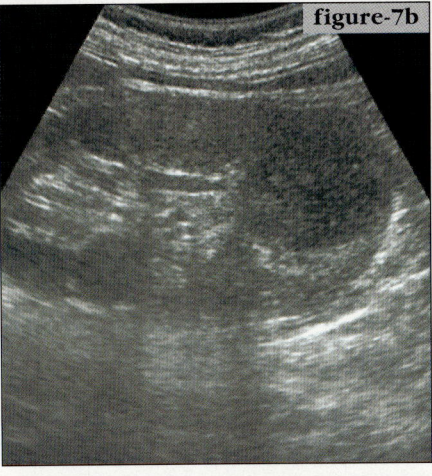

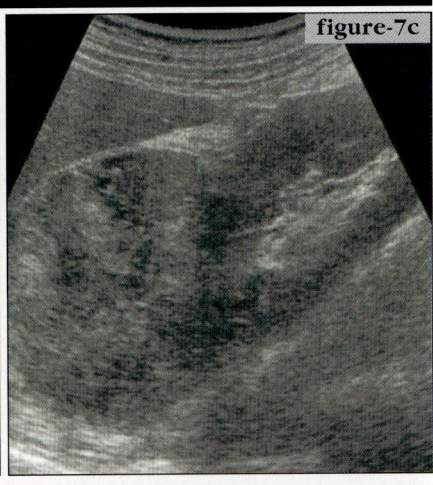

figure-7a figure-7b figure-7c

典型的な腎細胞癌の超音波B-modeとDoppler像

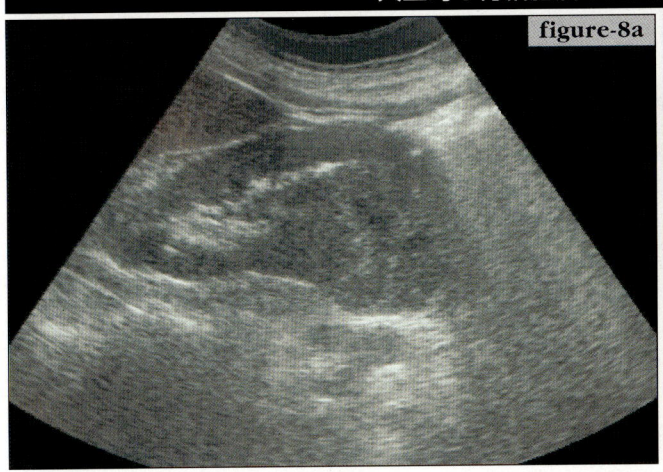

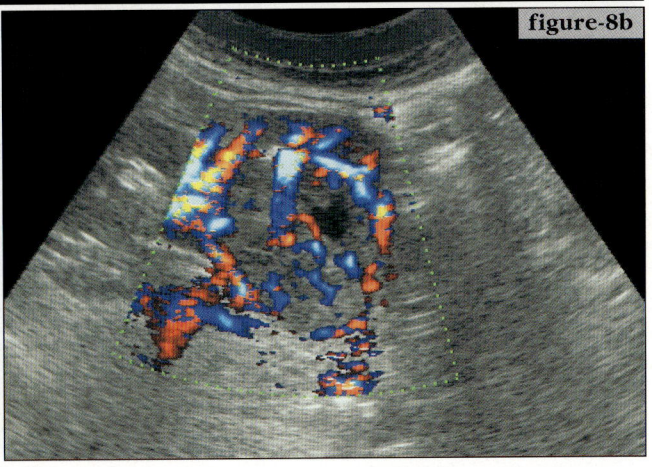

figure-8a figure-8b

cell carcinomaでは、plain CTでhigh densityに描出されることもある。

figure-4
granular renal cell carcinomaのCT像である。
plain CTでは腫瘍の存在は示唆されず、early、late scanとも均一なlow densityを呈する腫瘍として描出されている。

figure-5
Chromophobe renal cell carcinomaのCT像である。
early scanでは、腎髄質と同程度の造影効果を有する。late scanではlow densityに描出されている。

figure-6
collecting duct renal cell carcinomaのCT像である。
early、late scanともlow densityに描出されている。

figure-3〜6まで、alveolarな構造を有する典型的な腎細胞癌のCT像とは異なり、high densityを呈さない像として描出されるのが特徴である。

経腹的超音波検査

figure-7,8
小さな嚢胞性腫瘤に対しては、CTではartifactを受けやすい。例えば、全体の造影効果に伴い、実際には造影効果がないにもかかわらず、あたかも造影されたように見えることがある（partial volume effect）。
この点では、超音波のほうが腎嚢胞の診断には有用である。実際の腎細胞癌では、B-modeで腫瘍は腎洞の脂肪織と比較すると、低エコーと高エコーの混在したheterogeneousなsolid massとして描出される。
また、Doppler-modeでは典型的なalveolarな構築を有するclear cell typeで、新生血管の豊富な血流信号を検出することができる。
Doppler-modeは、血管造影の動脈相と同様に新生血管そのものを検出しているのに対して、dynamic CTはあくまで造影剤のpoolingを見ている。時にDopplerによる血流信号の存在とCTによる造影効果の解離が認められることがある。
chromophobe typeでは、Doppler-modeでは血流信号の豊富な腫瘍として描出され、dynamic CTでは腎髄質と比較してiso-densityに描出される。このような所見の解離は診断学的意義があるかもしれないと考えている。

腎細胞癌の質的診断

一般的なalveolarな構造を有するclear cell typeの腎細胞癌は、dynamic CT造影早期相で、腎髄質の造影効果と比較してhigh densityに描出されることが特徴である。

たとえ小さな腎細胞癌でも、このような特徴を有している場合には、腎細胞癌と診断できる。

また、腫瘍の形態がbuddingしているような腫瘍では、腫瘍の増殖スピードが異なることを示唆し、high gradeな要素を有している可能性が高い。

さらに悪性度が高まると、正常腎実質内への腫瘍細胞の経脈管的進展あるいは転移のために、正常腎実質がびまん性に破壊された結果、皮質の造影効果が低下したような像となる。このことは、すでに腎細胞癌が、かなりの悪性度を有していることを示唆する所見である。

alveolarな構造を有するclear cell typeの腎細胞癌の質的診断

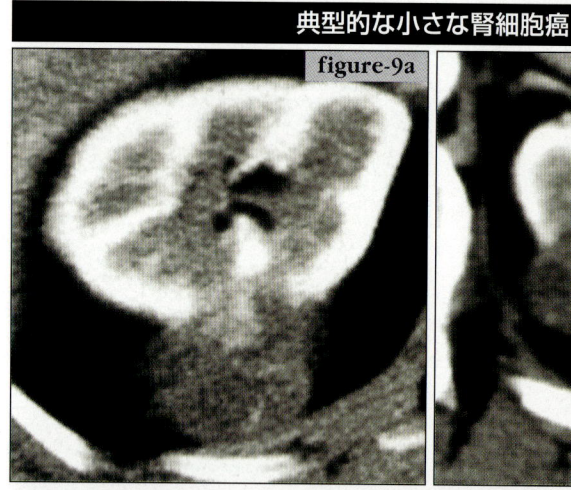

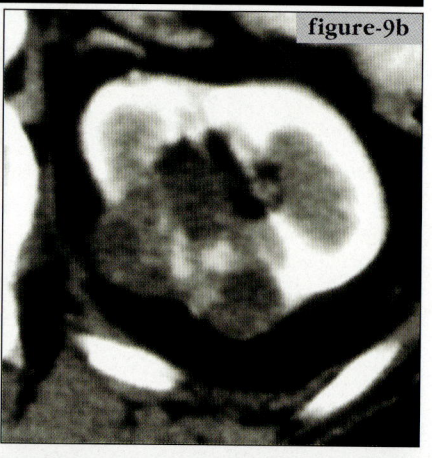

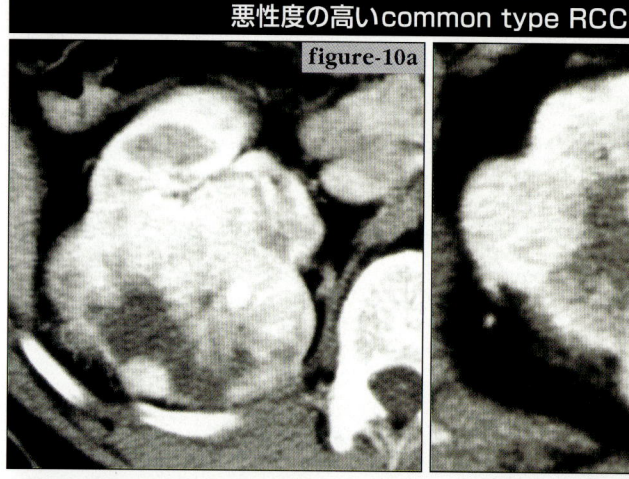

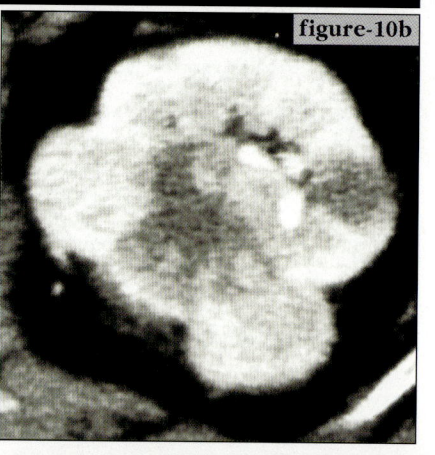

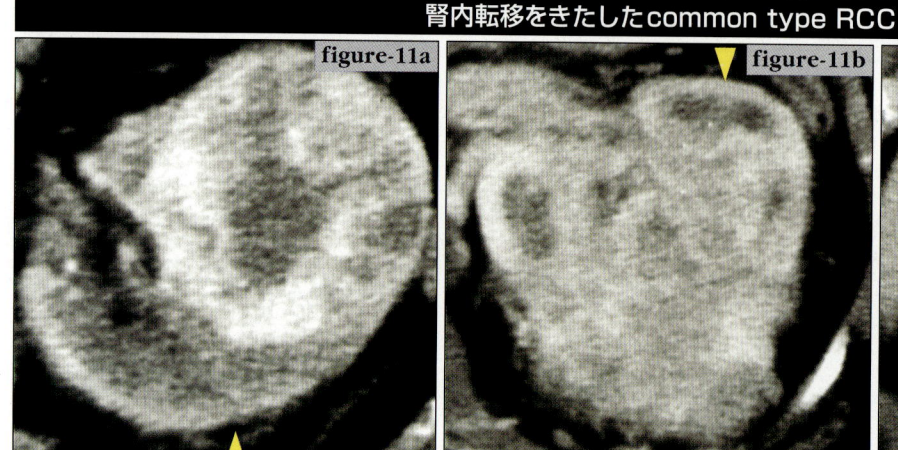

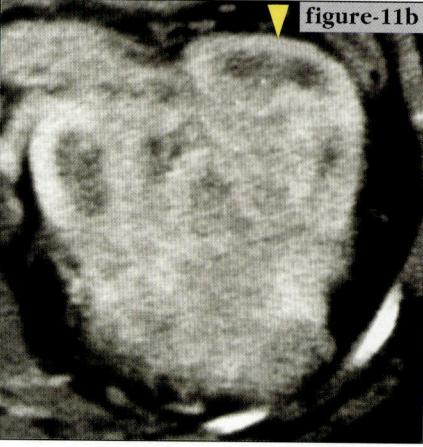

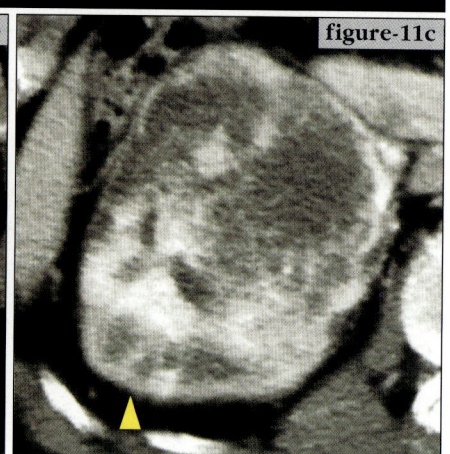

典型的な小さな腎細胞癌
figure-9a / figure-9b

悪性度の高いcommon type RCC
figure-10a / figure-10b

腎内転移をきたしたcommon type RCC
figure-11a / figure-11b / figure-11c

figure-9
figure-9のように一見cyst様に見えても、dynamic CT造影早期相で内部にhigh density fociを認めることより、一般的な腎細胞癌の診断が可能である。

figure-10
悪性度の高い、clear cell typeの腎細胞癌である。腫瘍全体の形がいびつとなり、buddingを呈するhigh density lesionを認める。

このことは、この部位の細胞増殖がほかの部位より速いために、このような形態を呈すると考えられる。

figure-11
腎内進展・転移をきたしたclear cell typeの腎細胞癌である。

一見正常に見える非癌部腎において、正常の場合に認められる腎皮質の造影効果が認められない。

このことは、びまん性の非癌部腎においても、腫瘍細胞の浸潤があることを意味する。このような症例は、いわゆるrapid typeであることが多い。

腎血管筋脂肪腫（AML）

腎細胞癌との鑑別として、比較的頻度の高い腫瘍性病変としては腎血管筋脂肪腫（Angiomyolipoma; AML）があげられる。

診断のポイントは、腫瘍内に脂肪を同定することである。

脂肪はplain CTでlow densityに、またB-mode超音波では腎洞の脂肪のechoレベルと同程度のhigh echoicに描出される。

AMLは3～5cm程度の大きさになると、いびつな形となっていることもある。腎内に多発していることもまれではない。

さらに、腫瘍内で脂肪とほかの成分との境界が唐突であることもAMLを示唆する所見である。

AMLも腫瘍によっては、angio, myo, lipoのすべての成分を含有しない、あるいは極少量のみ包含する場合もあり、画像診断では非典型的な所見となることもある。特に脂肪を同定できないAMLの診断は、腎細胞癌との鑑別が困難なことが多い。

CTでは脂肪成分が少なく、low density fociを描出されなくても、B-mode超音波では脂肪とほかの成分との間のインピーダンスの違いによりhigh echoicに描出されやすく、2つの検査手技の特徴を理解することが肝要である。

しかし、あまりに脂肪成分が少量の場合には、限界がある。逆に、血管成分の多いAMLでは、造影早期相でhigh densityに描出され、脂肪成分が同定できないと術前には腎細胞癌と診断されることもある。

AMLの画像

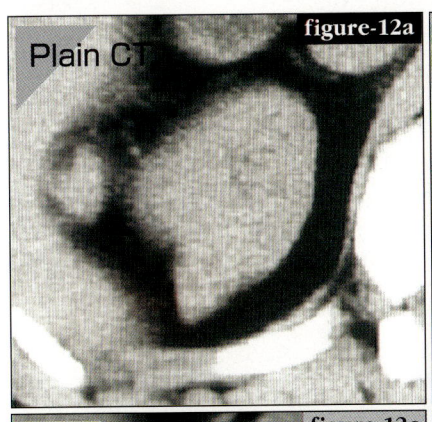

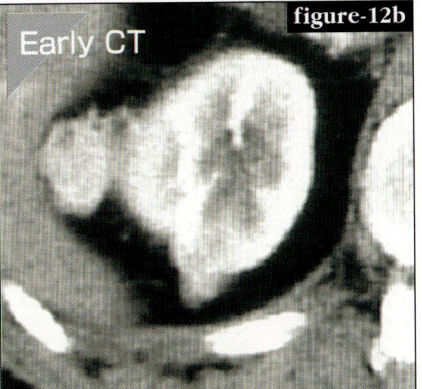

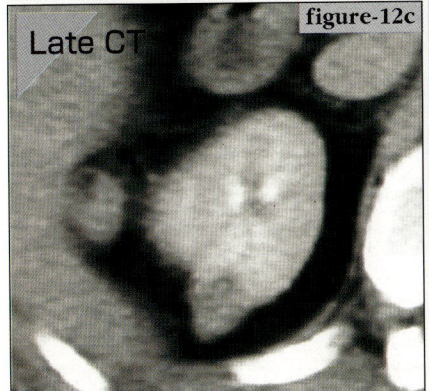

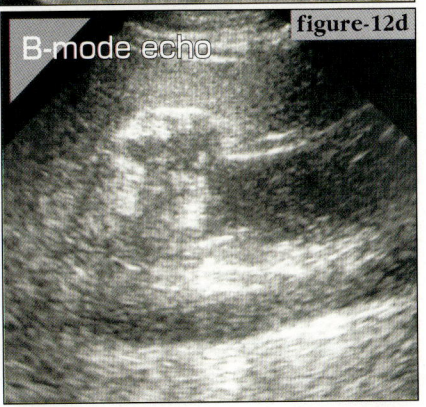

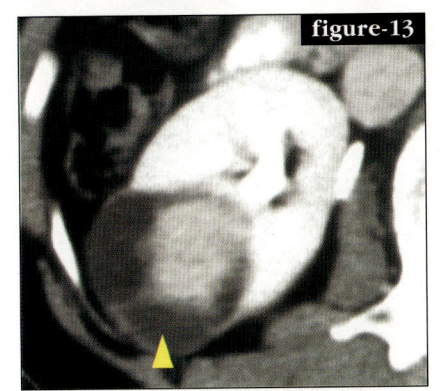

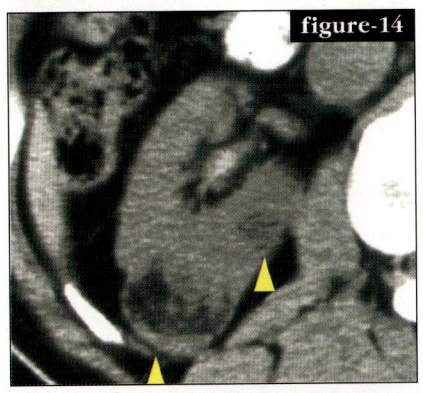

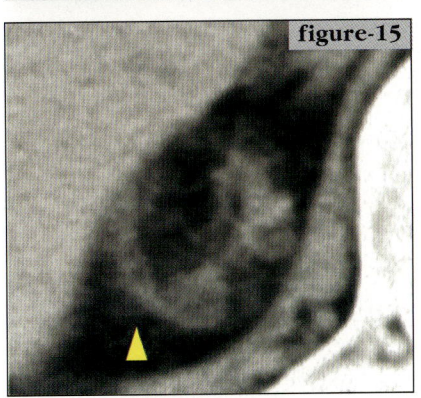

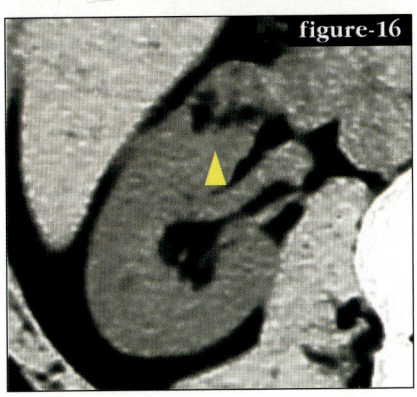

figure-12a　Plain CT
figure-12b　Early CT
figure-12c　Late CT
figure-12d　B-mode echo
figure-13
figure-14
figure-15
figure-16

figure-12

Plain CTでは、一見腎とは離れた腎上極外側に、low density fociを有する腫瘍を認める。また、後面に三角形をした腫瘍を認め、late CTではlow densityに描出されている。

超音波では明らかにhigh echoicな腫瘍として描出されており、AMLの所見である。

figure-13~16

AMLの典型的なCT像である。

いずれの腫瘍も、脂肪とほかの成分との境界が唐突な印象を受ける。

また、figure-14のように多発していたり、figure-15のような奇妙にいびつな形を呈することも特徴である。

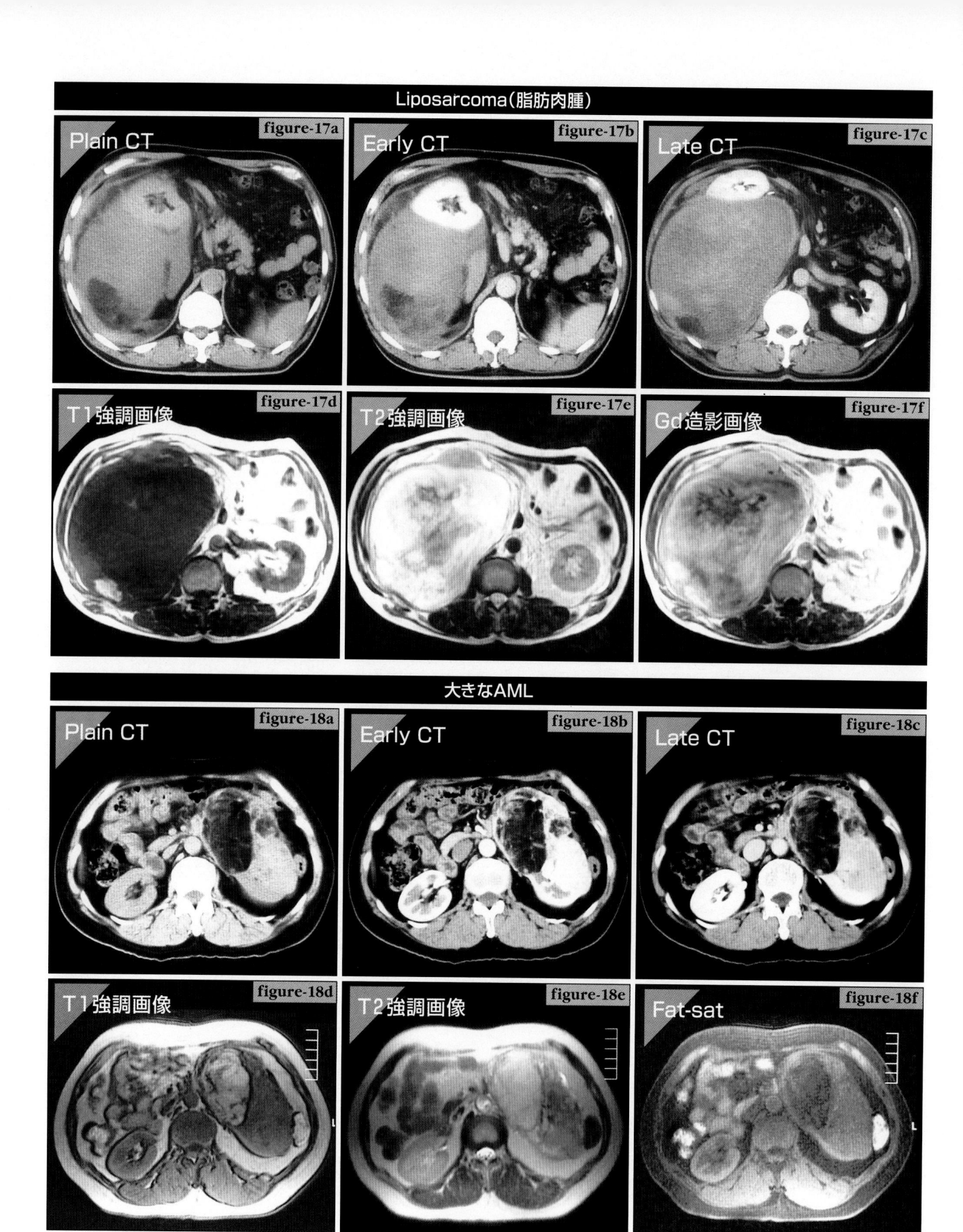

Liposarcoma（脂肪肉腫）

figure-17a Plain CT
figure-17b Early CT
figure-17c Late CT
figure-17d T1強調画像
figure-17e T2強調画像
figure-17f Gd造影画像

大きなAML

figure-18a Plain CT
figure-18b Early CT
figure-18c Late CT
figure-18d T1強調画像
figure-18e T2強調画像
figure-18f Fat-sat

AML診断のポイント

- 脂肪織が同定されれば診断は容易。
- いびつな形、多発、脂肪とほかの成分との境界が唐突などが診断のヒント。
- AMLのすべての成分が画像診断で同定できるわけではない。
- 脂肪成分が極少量の腫瘍では、確定診断は困難。
- 脂肪成分を有する場合、脂肪肉腫の可能性もある。

脂肪肉腫と大きなAML

脂肪成分を有する腎腫瘍が、すべてAMLではない。脂肪肉腫もその分化型によっては、あたかもAML様に描出される。

figure-17は結果的に脱分化型の脂肪肉腫であった症例、figure-18は結果的に大きなAMLであった症例の、CTならびにMRI像である。

figure-17

腎被膜あるいは腎筋膜内より発生したと思われる大きな腫瘍で、CTでは内部に脂肪の存在を疑わせるlow densityな部位を認める。

AMLと比較すると、angio成分が乏しいため内部に大きな新生血管を同定できないことが、単純なAMLでないことを示唆する所見と考えられる。

figure-18

内部に大きな脂肪成分を示唆するlow density lesionを有する腫瘍である。early CTでは、腫瘍内部に大きな新生血管が描出されており、また、周囲の筋肉と同様のdensityを有する部位も同定される。

angio, myo, lipoのすべての成分が同定できることより、AMLを強く疑わせる所見である。

腎への転移性腫瘍

近年、多重癌を有する患者も珍しくなく、他疾患の癌治療後の経過観察中に、腎に腫瘍を認めることがある。このような腫瘍を質的に診断し、新たに別の癌が発生したと判断するか、転移性腫瘍と判断するかは、治療法の決定において重要であることは明らかである。

腎細胞癌の診断が確定でき、先行する癌の予後が良好であると判断された場合には、新たな癌の発生として腎癌の治療を考慮する必要がある。しかし、転移性腫瘍と判断される場合、腎に対する治療を行うか否かは、全体の転移の状況、予後などにより決定する必要がある。

悪性度の高い転移性腎腫瘍は、腎実質へのびまん性・浸潤増殖を主体とすることが多い。このため、造影CT早期相では、主体となる結節病変はなく、正常腎の構造破壊が主体となるため、腎全体の造影効果が不良となり、腎が膨化したような像を示すことが多い。

他方、一部の癌では、単結節状を呈することがあり、造影CT早期相である程度の造影効果を認め、alveolarな構築を持たない非典型的な腎細胞癌との鑑別は難しいことがある。

診断には、腫瘍マーカーも参考になるが、強く転移を疑う場合には生検を行い、確定診断することもある。

figure-19

腎全体の膨化を主体とする病変で、造影CT早期相でははっきりとした結節病変は認められない。しかし、正常の腎で認められる造影CT早期相での腎柱が描出されず、腎は全体に膨化している。

造影CT後期相では、さらにこの傾向は強くなり、腎全体がびまん性かつモザイク状に造影されている。

以上の所見は、腎内に広範に血行性転移があり、このため血流障害に陥っていることを意味すると考えられる。このような変化は、腎細胞癌で腎内転移をきたした場合にも認められる像ではあるが、主病巣結節を認めないことにより、転移性腎腫瘍を疑う所見と判断できる。

病理学的には肺癌(large cell)の転移であった。

腎への転移性腫瘍診断のポイント

■ 腎実質のびまん性・破壊性増殖を認める場合は、転移性腫瘍であることが多い。

■ 結節を形成する腫瘍では、alveolarな構築を持たない腎細胞癌との鑑別診断は困難。

■ 強く転移を疑う場合には、生検を行う。

■ 時に、腎盂癌との鑑別が必要。

肺癌腎転移(large cell)のCT画像(plain-early-late)

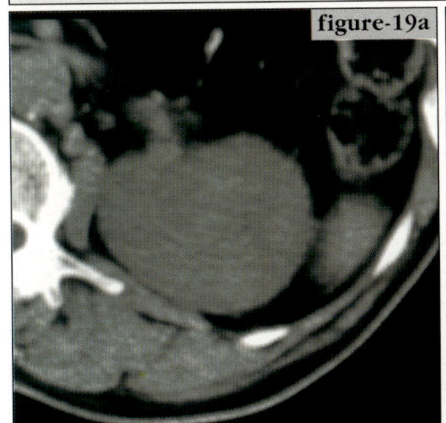

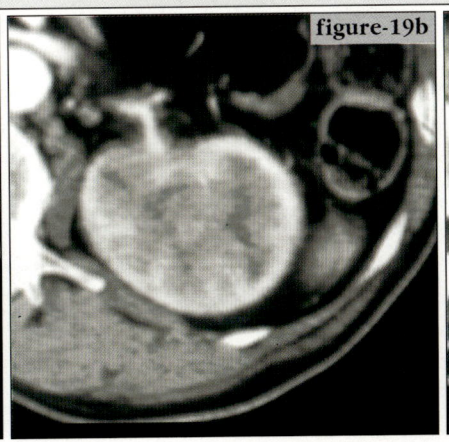

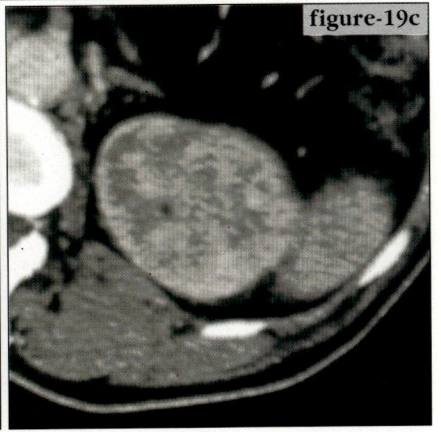

figure-19a　figure-19b　figure-19c

figure-20

肺扁平上皮癌で、左肺全摘後に肉眼的血尿を認めた症例である。plain CTで、ややhigh densityに描出される腫瘍性病変を認める。

造影CT早期相では、通常の腎細胞癌の像とは異なり、内部に腫瘍新生血管を思わせるhigh densityな索状影を認めるが、全体に造影効果は弱く、硬い印象のある腫瘍である。

造影CT後期相では腎皮質が腫瘍辺縁に確認でき、造影CT早期相と比較して腫瘍内部に造影効果を認める。このような像は、非典型的な腎細胞癌、転移性腫瘍、腎盂癌でも認められる像である。そこで、排泄性腎盂尿管造影（DIP）を施行した。

拡大像で認められるように、上腎杯は描出されておらず、その境界は比較的平滑である。通常の腎盂癌に認められる粘膜病変というより、圧排像を主体としている。

腎細胞癌が腎盂内に進展した場合、腎盂が造影欠損像として描出されることはあるが、この場合、圧排像が主体で、腎盂、腎杯がまったく造影されないことはきわめてまれである。

尿細胞診が陰性であること、欠損像が粘膜病変より圧排像と判断されることより、肺の扁平上皮癌腎転移の可能性が高いと判断できる。摘出標本の病理結果は、やはり肺癌の転移であった。

肺癌腎転移（SCC）の画像

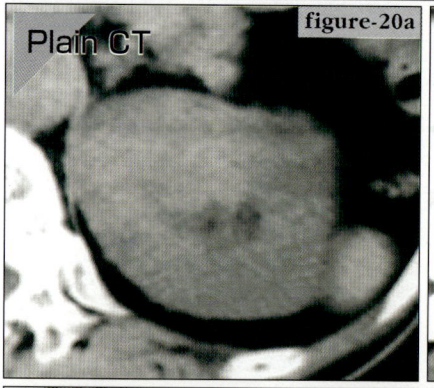

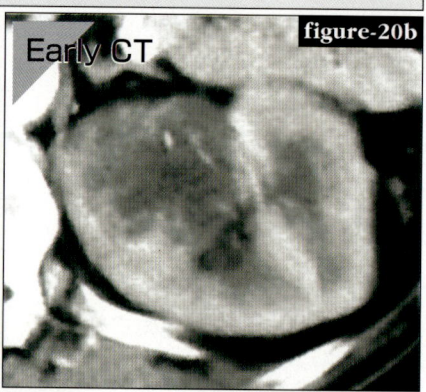

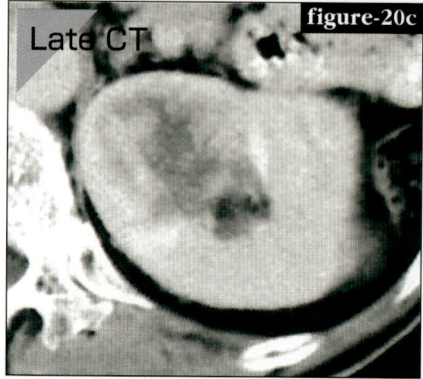

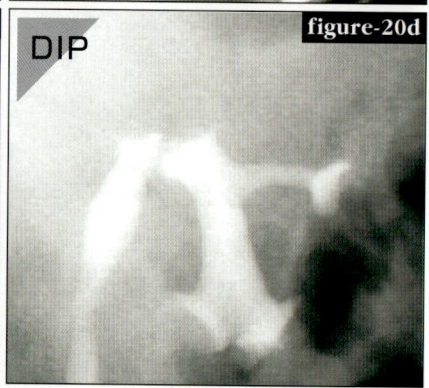

Plain CT — figure-20a
Early CT — figure-20b
Late CT — figure-20c
DIP — figure-20d

悪性黒色腫腎転移の画像

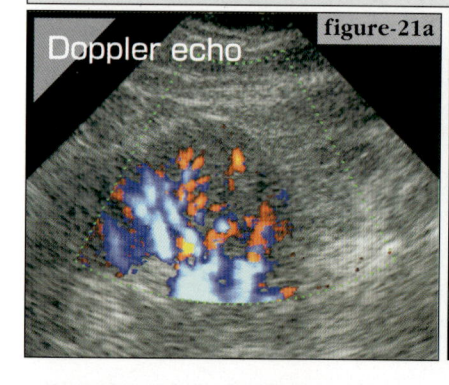

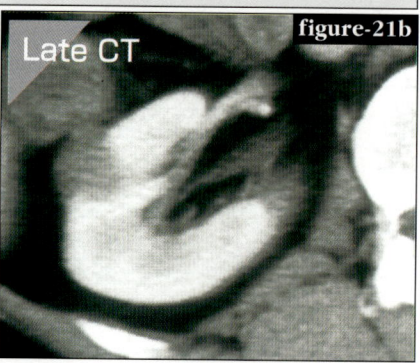

Doppler echo — figure-21a
Late CT — figure-21b

甲状腺癌腎転移の画像

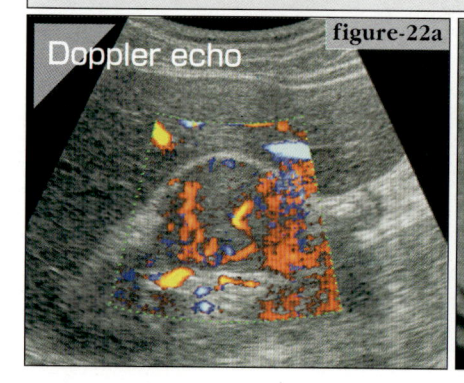

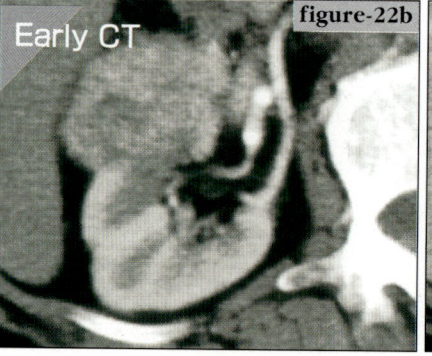

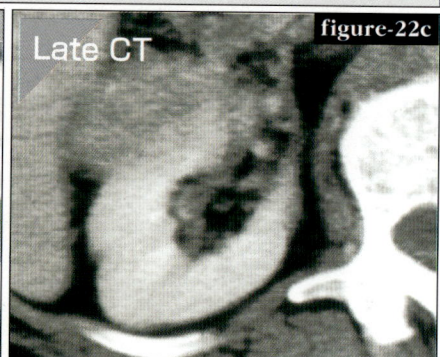

Doppler echo — figure-22a
Early CT — figure-22b
Late CT — figure-22c

figure-21,22

結節病変を形成する転移性腎腫瘍については、非典型的な腎細胞癌との鑑別は困難である。

figure-21は悪性黒色腫の腎転移、figure-22は甲状腺癌の腎転移の例である。いずれの症例も、ある程度の腫瘍血流の増加を認め、非典型的な腎細胞癌との鑑別が困難であると思われる。

手術的に摘出し、病理組織学的に診断された。

尿路悪性腫瘍

上部尿路癌の診断においてはDIPあるいはRPと、自然尿細胞診あるいはカテーテル尿細胞診が重要である。また、膀胱癌の診断には、膀胱鏡による腫瘍形態と細胞診の解釈が重要である。尿路癌は大きく分けて表在癌、浸潤癌、上皮内癌に大別される。どのタイプに当てはまるかを判断することが治療法の選択につながる。

表在性腎盂癌の画像

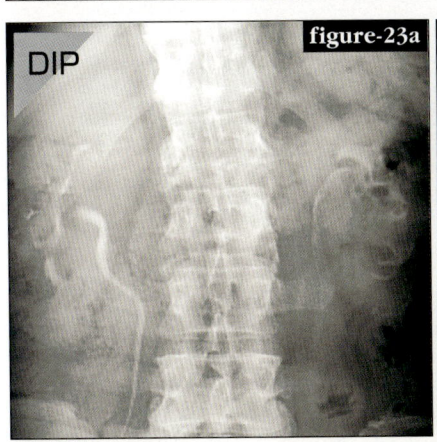

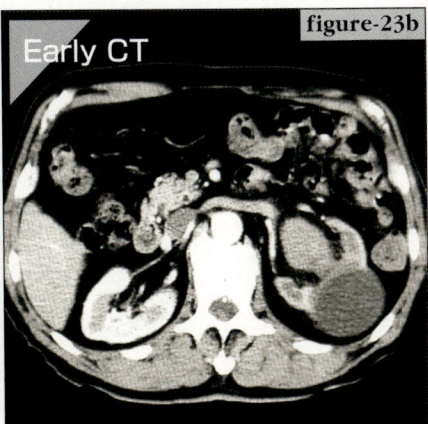

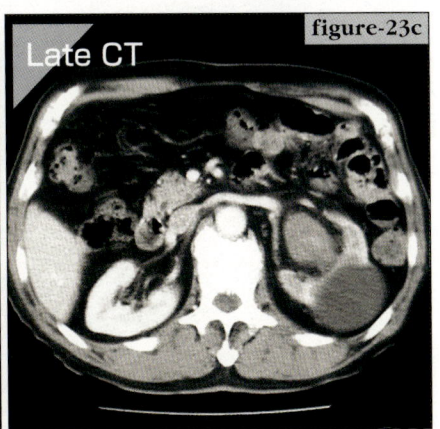

figure-23a DIP
figure-23b Early CT
figure-23c Late CT

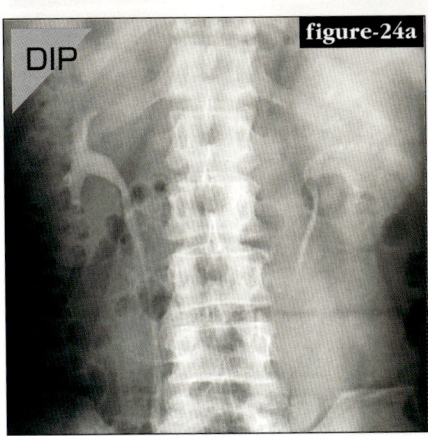

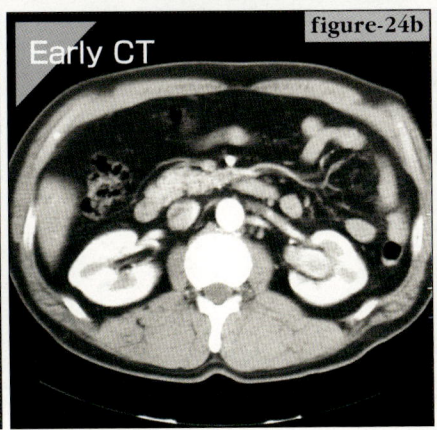

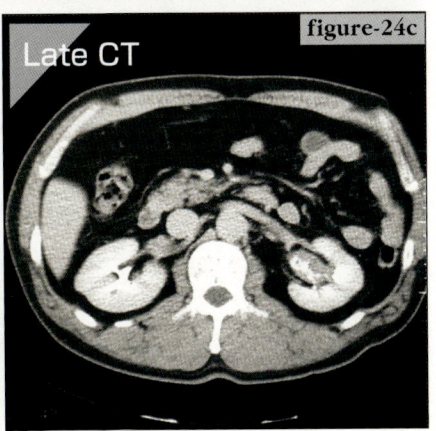

figure-24a DIP
figure-24b Early CT
figure-24c Late CT

腎盂癌

上部尿路癌の診断においては、DIP（排泄性腎盂造影）が重要である。腎盂癌の診断に必要な診断的プロセスとしては、膀胱鏡での膀胱内異常の有無、自然尿の尿細胞診による細胞異型の評価、CTでの浸潤の評価と転移の有無などの評価が必要である。さらに、診断が困難な症例に対しては、尿管カテーテル法による細胞診の評価、あるいはRP（逆行性腎盂造影）が重要である。

表在性腎盂癌
figure-23
表在性腎盂癌症例である。

DIPで陰影欠損を認めるとともに、CTでは腫大した腎盂を確認できる。右腎の造影効果と比べて、左腎は全体の造影効果が減少している。
大きな腎嚢胞のため判定しにくいが、腎実質内に不均一な造影効果は認めない。
このことは、腎盂内にpackされた腫瘍により尿の流出が低下してはいるが、明らかな腎実質への浸潤はないと判断される像である。

figure-24
同様に、表在性腎盂癌を疑わせる症例である。DIPでは腎盂粘膜辺縁が途絶しているようにも見え、また自然尿細胞診ではgrade3の異型細胞を認めたことより、早期の浸潤癌の可能性も考えられる。
CT像では腎実質の造影効果の異常は認めず、腎実質への浸潤はあったとしても軽度と考えられる。
病理学的には、腎盂全体に乳頭状腫瘍を認め、腫瘍の一部で集合管基底膜を破壊して微小浸潤を開始しており、深達度はpT3と判定された。

浸潤性腎盂癌の細胞診と画像

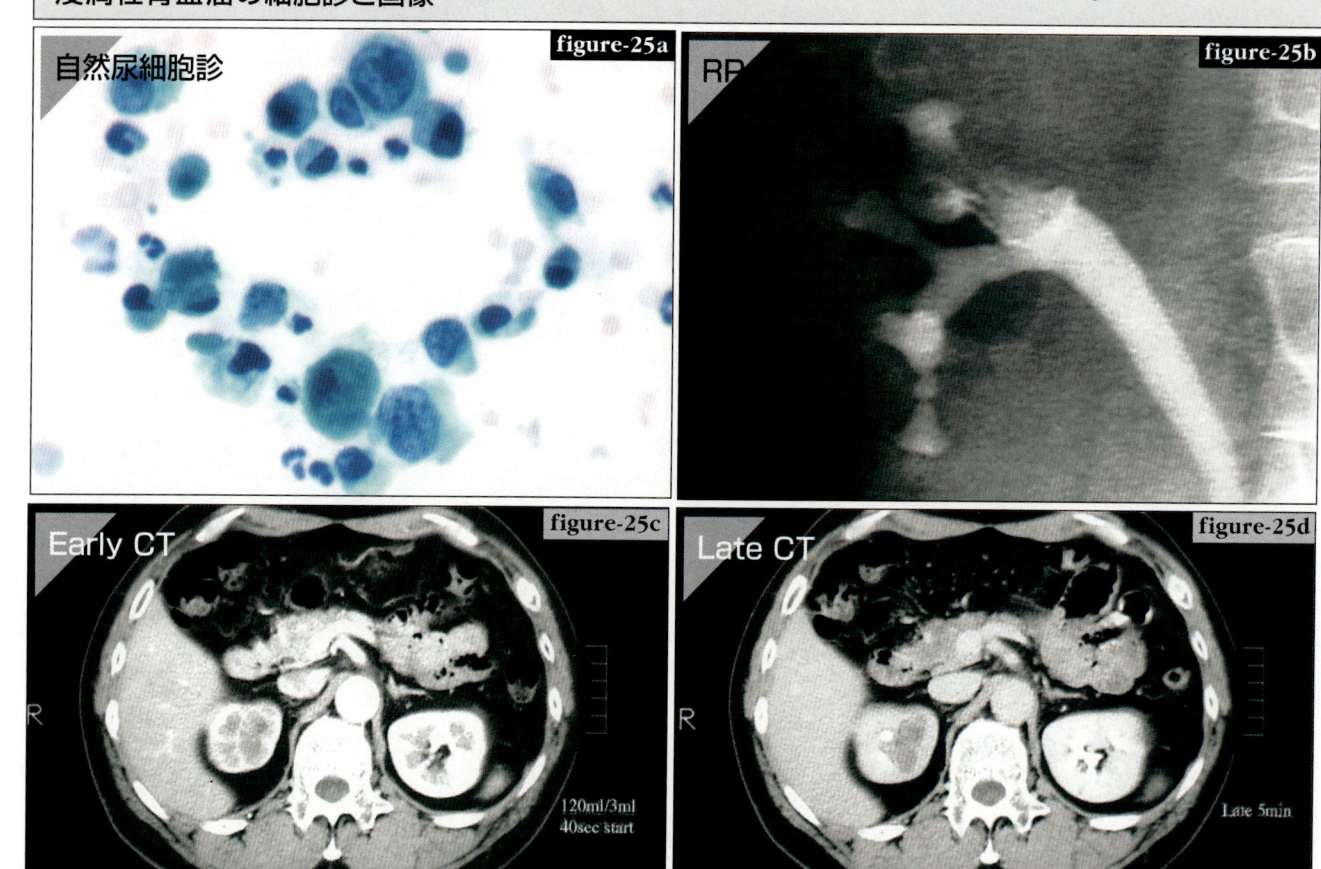

figure-25a 自然尿細胞診
figure-25b RP
figure-25c Early CT
figure-25d Late CT

浸潤性腎盂癌 リンパ節転移のCT画像

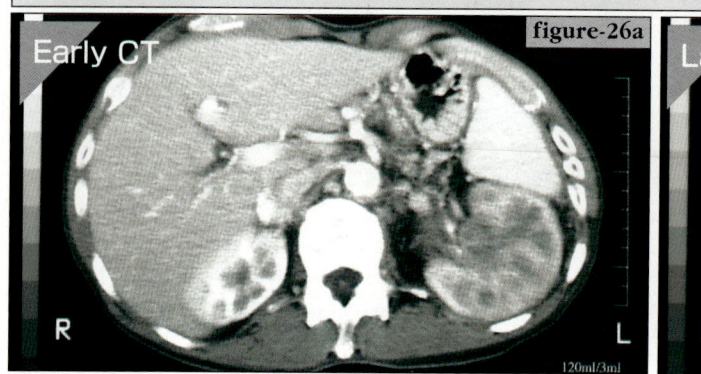

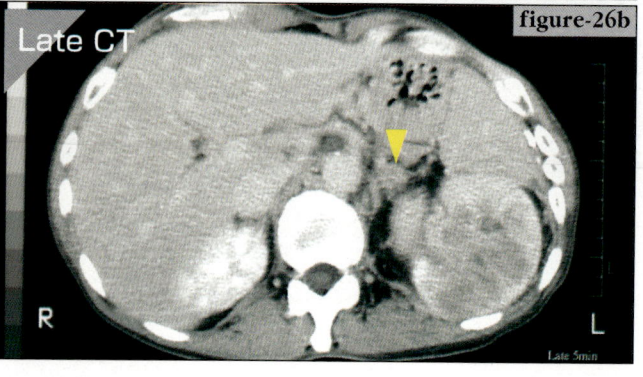

figure-26a Early CT
figure-26b Late CT

浸潤性腎盂癌
figure-25

肉眼的血尿を主訴にする症例である。自然尿細胞診では、単離性に異型細胞が無数に出現しており、grade3の移行上皮癌の存在が強く疑われた。膀胱内には異常を認めず、RPでは本来描出されるべき上腎杯が欠損している。

造影CT早期相では、左腎の血流と比較すると明らかに腎の血流の低下と描出されるべき腎柱の欠損を認める。さらに造影CT後期相では、早期相での血流の異常部位に一致して腎実質にlow density areaを認める。

以上により腎実質浸潤を伴う、明らかな浸潤性腎盂癌と診断した。

広汎な腎実質浸潤ならびにリンパ節転移を有する腎盂癌
figure-26

肉眼的血尿を主訴にする症例である。自然尿細胞診ではgrade3の移行上皮癌細胞を認めたが、膀胱内には異常を認めなかった。

造影CT早期相では、転移性腎腫瘍を疑わせるような、腎実質のびまん性構造破壊によると考えられる造影効果の異常を認めた。

さらに造影CT後期相では、腎皮質に至る広範なlow density areaを認め、別のスライスでは腎門部に累々としたリンパ節の腫脹を認めた。

以上により、リンパ節転移を有する浸潤性腎盂癌と診断した。

腎盂癌への診断的アプローチ

自然尿細胞診〈class5と評価される場合〉

- 軽度の細胞異型を有する乳頭状集塊の有無によるclass5は、papillary tumorの存在を示唆。
- 単離性の異型細胞の出現は、grade3の癌細胞の存在を示唆。

カテーテル尿細胞診

- 軽度の細胞異型を有する細胞集塊出現によるclass5の場合は、粘膜の剥離細胞の可能性も考慮する。出現した細胞集塊に匹敵する陰影欠損像が認められない場合には、false positiveの可能性がある。
- low gradeな腎盂癌では、尿管カテーテル法による尿細胞診では陰性と評価されることもある。これは、low gradeな腫瘍では細胞集塊が確認されないと陰性と評価されることと、カテーテル挿入に伴う剥離細胞集塊との鑑別が比較的困難なことに起因する。
- 採取に際しては、カテーテルを移動した当初の尿は廃棄し、その後、十分時間をかけて尿を採取。contaminationを最小限にする。

膀胱鏡

- 膀胱癌の併発の有無を確認。
- 左右の尿管口からの出血の有無や尿流出の有無を確認。

DIP、必要に応じてRPあるいはカテーテル尿細胞診

- 陰影欠損像：papillary tumorでは、腎盂内をpackしても造影剤は周囲から流出することが多い。
- 狭窄、腎杯の欠損像：high gradeの腫瘍であり、浸潤癌を疑わせる。

CTによる深達度診断と転移の有無を確認

- 造影CT早期相での腎柱や腎皮質の造影効果異常の有無、ならびに造影CT後期相で腎実質内のlow density lesionは、腎実質浸潤を示唆。

膀胱鏡により尿管口周囲に粘膜の異常が疑われる場合→経尿道的膀胱粘膜生検

- 腎尿管全摘+膀胱部分切除術時の断端が、安全に確保できるかどうかの評価

尿管癌への診断的アプローチ

腎盂癌と基本的には同様である。

DIPあるいはRP所見とその解釈

- 表在癌では、尿管拡張と尿管内にpackされた腫瘍による陰影欠損像として描出される。
- 表在癌では、腫瘍周囲に造影剤の通過が認められることが多い。
- 尿管の狭窄を認めた場合には、浸潤癌の可能性が高い。
- 尿管の蠕動異常も、筋層に到達する早期の浸潤癌を疑わせる。

表在性尿管癌の画像

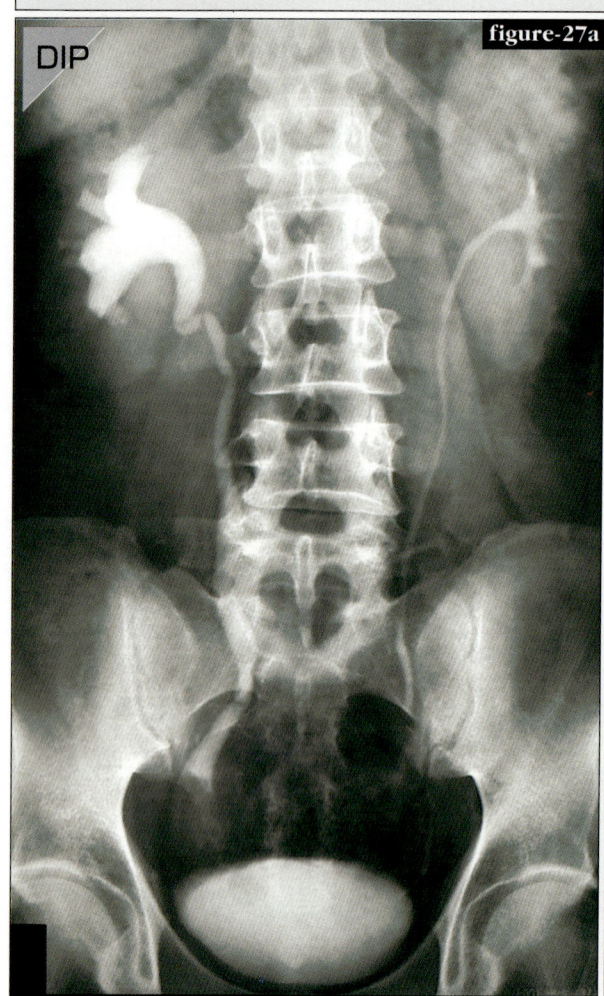

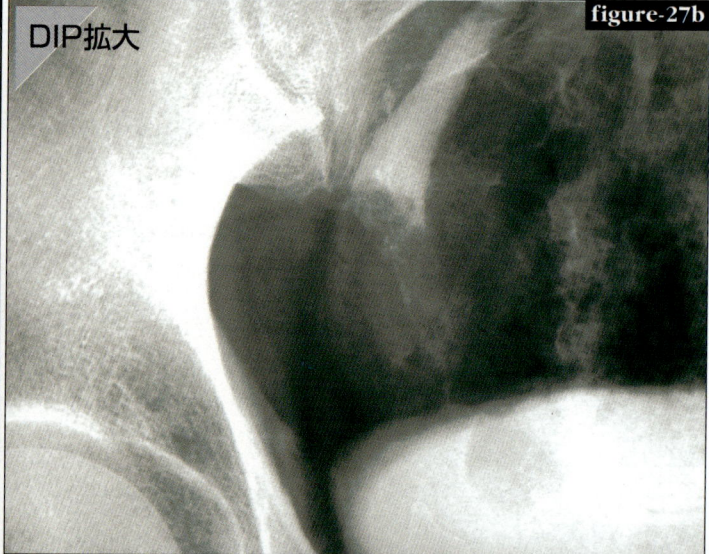

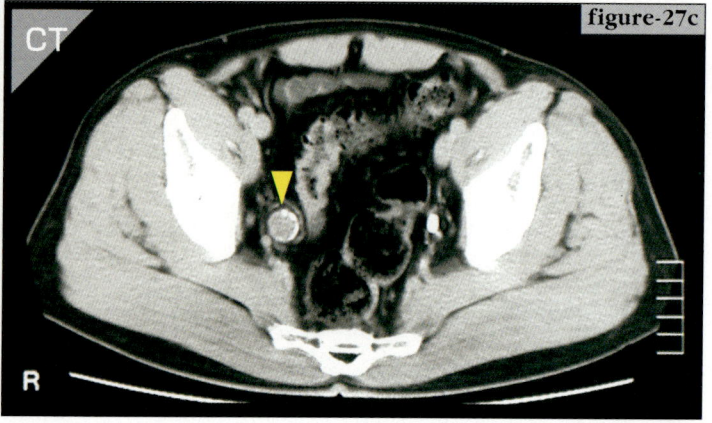

figure-27a DIP

figure-27b DIP拡大

figure-27c CT

尿管癌

診断に必要な診断的プロセスは、腎盂癌と同様である。

膀胱鏡で膀胱内の異常の有無、自然尿の尿細胞診による細胞異型の評価、排泄性腎盂造影（DIP）による陰影欠損、尿管狭窄、変形の有無、CTでの浸潤の評価と転移の有無などの検索が必要である。

診断が困難な症例に対しては、尿管カテーテル法によるカテーテル尿の採取と逆行性腎盂造影が重要である。

腫瘍の悪性度評価としては、腫瘍が大きいにもかかわらず上部尿路に中等度の水腎症があるのみで、造影剤の腫瘍部の通過が認められる場合には、乳頭状表在癌が疑われる。

一方、早期の浸潤癌では、尿管壁の蠕動異常や壁の不整がDIPの各フェーズで再現性をもって認められる。尿管は蠕動運動を行っているので、あるフェーズに蠕動異常を疑わせる所見があっても他のフェーズでは認めない場合には、異常所見とはみなされない。

表在性尿管癌
figure-27

右側腹部痛で発症。尿管結石の既往があり、結石のための症状とも思われたが、DIPで下部尿管に陰影欠損像を認めた。

また、軽度の水腎症を認める。DIPの拡大像では尿管壁の破綻や狭窄は認めず、尿管内に占拠性病変が存在することが示唆される。

CT像では肥厚した尿管を認めるが、DIP像同様、尿管辺縁に造影剤の通過を認めている。尿管壁そのものの肥厚は軽度である。

周囲リンパ節の転移は認めなかった。膀胱鏡検査では異常がなく、自然尿細胞診は陰性であった。

以上により、下部尿管に発生した乳頭状腫瘍と診断した。

浸潤性尿管癌
figure-28

肉眼的血尿を認めた症例である。

膀胱鏡検査では、膀胱の左尿管口から左側壁にかけて上皮内癌を疑わせる発赤を認めた。上皮内癌はPagetoidに広がる傾向が強いことから、上部尿路の精査を行った。DIP像とその拡大を示す。

一見、特に異常所見はないように思えるが、注意深く観察すると左腎盂はやや腫大しており、尿管は全長にわたって造影されている。

早期の浸潤性尿管癌(pT2)の画像と細胞診

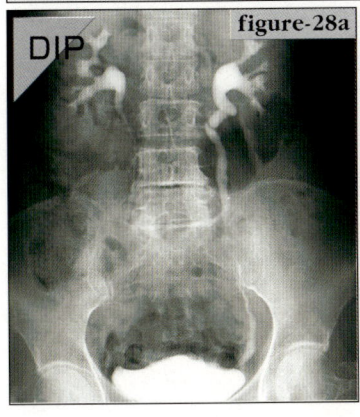

figure-28a　DIP
figure-28b　DIP拡大
figure-28c　細胞診

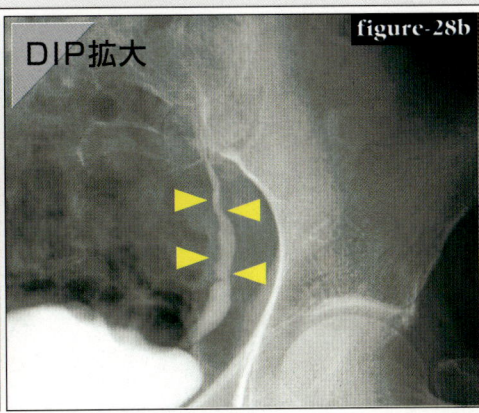

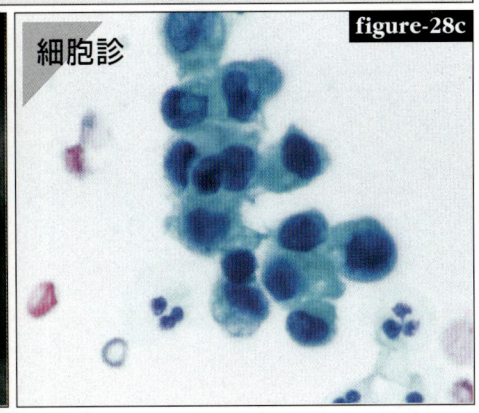

浸潤性尿管癌(pT3)の画像と細胞診

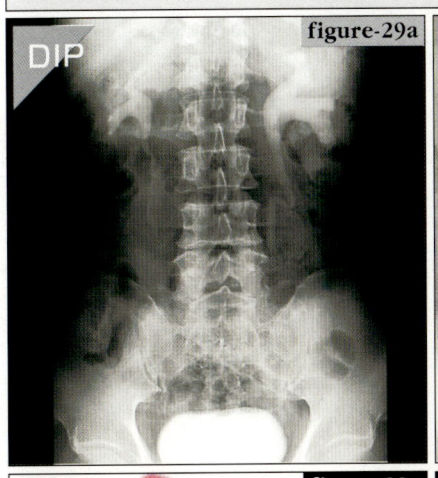

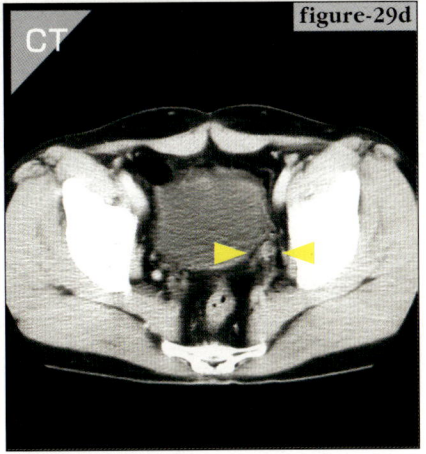

figure-29a　DIP
figure-29b　RP
figure-29c　細胞診（カテーテル尿）
figure-29d　CT

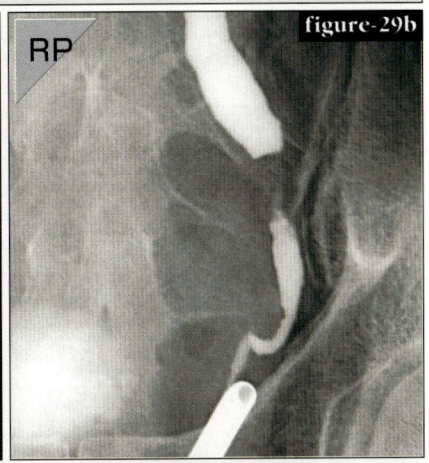

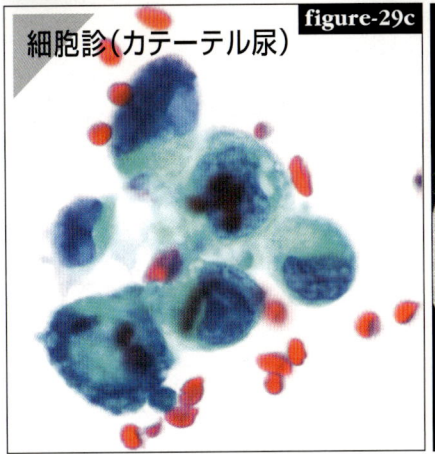

このことは、尿管の正常蠕動を妨げる何らかの病変が存在する可能性があり、尿管にも上皮内癌かそれ以上の病変が存在する可能性があると判断した。

さらに、DIPの拡大像を注意深く観察すると下部尿管壁に一部、陰影欠損像を認める。

自然尿細胞診は、N/C比が大きく粗造なクロマチンを有する腫瘍細胞が出現しており、G3の移行上皮癌と診断された。

以上により、左尿路と膀胱の上皮内癌かそれ以上の病変を疑い、膀胱生検と左右尿管から分腎尿を採取した。膀胱生検では病巣は浸潤を認めない上皮内癌であった。

右尿管尿は陰性であったが、左は陽性であった。

したがって、膀胱の上皮内癌と下部尿管を中心とする上皮内癌か、それ以上の深達度を有する病変と診断した。摘出標本の組織学的検索では、尿管の粘膜下に小胞巣状に浸潤し、筋層浅層に到達するgrade3の移行上皮癌を認めた。

figure-29

顕微鏡的血尿があり、たまたま尿細胞診を施行したところ陽性と判定された症例である。

DIP像では左の水腎症は指摘できるが、尿管の情報が乏しいため、RPならびにカテーテル尿採取、膀胱生検を行った。

左尿管口には、特に異常を認めなかった。尿管口より尿管カテーテルをwedgeさせ強圧で造影剤を注入したところ、尿管下部が造影された。尿管口から5cm程度中枢に、全長1cm程度の強い狭窄を認めた。

CT像では、狭窄部に一致して尿管の腫大を認めた。さらに尿管壁に造影効果を認め、尿管壁周囲にも造影される部位を認める。カテーテル尿細胞診では、bizarreな核を有する大型の腫瘍細胞を認めた。

以上の所見により、下部尿管の明らかな浸潤性癌と診断した。組織学的には異形の強いgrade3の細胞が筋層内へ小胞巣状に浸潤し、周囲脂肪層まで到達していた。

膀胱鏡所見

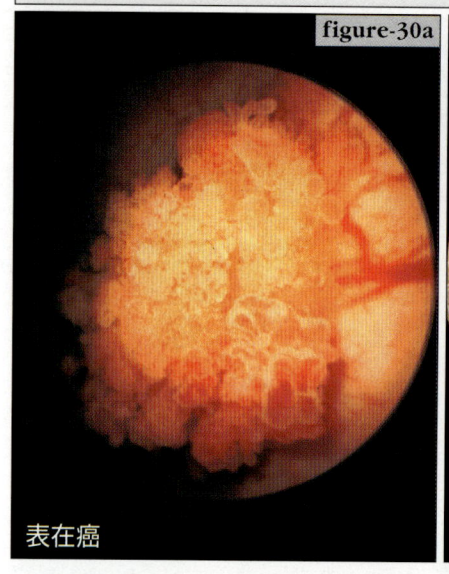

figure-30a 表在癌

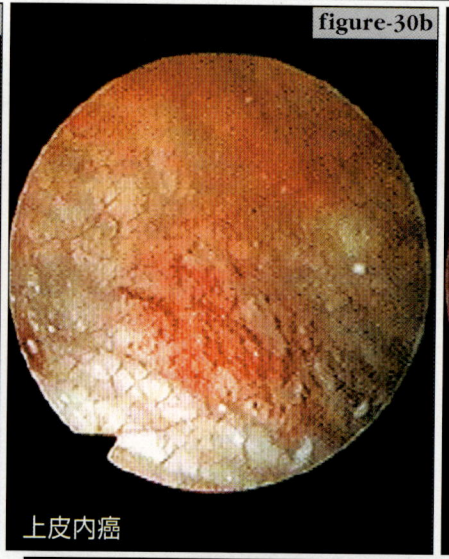

figure-30b 上皮内癌

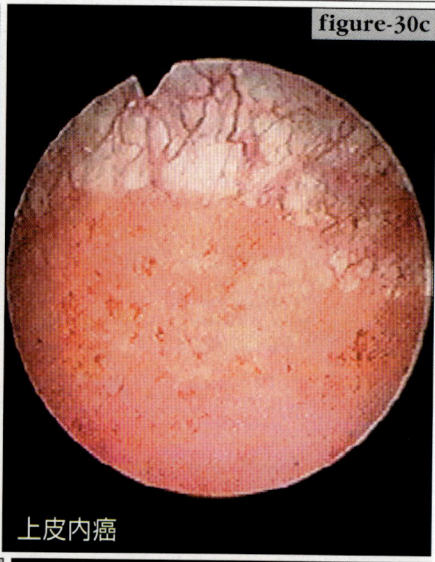

figure-30c 上皮内癌

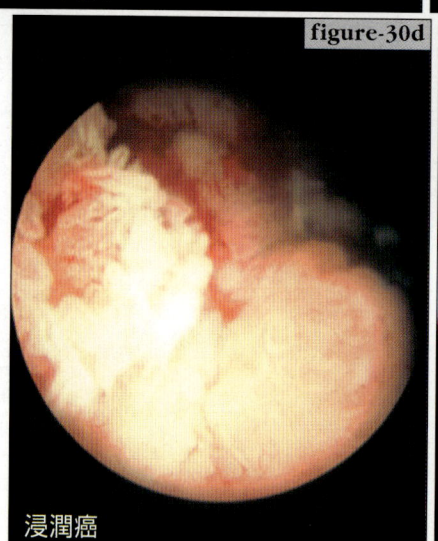

figure-30d 浸潤癌

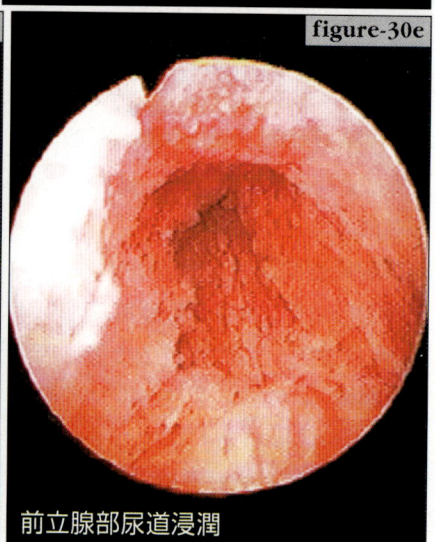

figure-30e 前立腺部尿道浸潤

膀胱癌

膀胱癌の術前診断においては、膀胱鏡による肉眼所見と尿細胞診の解釈が重要である。

膀胱癌の細胞異型でlow gradeな細胞から構成される膀胱癌は、乳頭状腫瘍の形態をとり、基本的に表在癌である。

一方、high gradeな細胞から構成される膀胱癌は表在癌の形態をとることもあるが、非乳頭状広茎性の浸潤癌や上皮内癌などの形態をとる。

したがって、膀胱鏡所見により腫瘍の形態を観察することで、ある程度の細胞異型と深達度を判断することが可能である。

また、尿路癌は全尿路に多発しやすい傾向があり、このことも治療法を考慮するうえで重要である。上部尿路の精査のためDIPや尿道の観察が必要である。

figure-30

各種の病態における膀胱鏡所見を示す。

乳頭状癌、上皮内癌、浸潤癌の特徴的な膀胱鏡所見を提示した。

粘膜の隆起を伴う平坦型では、症例によってはかなりの浸潤癌となっていることがあり、注意を要する。

膀胱鏡所見の詳細は、p.81〜87を参照されたい。

膀胱癌の深達度診断

膀胱癌の深達度診断、特に筋層浸潤の有無と程度におけるCT, MRIなどによる画像診断には限界があると考えている。

画像診断は、主にリンパ節転移の有無や膀胱外進展を判定する目的と考える。その理由を以下に示す。

figure-31

筋層浸潤を疑わせる所見としては筋層の断裂があげられるが、そもそも膀胱筋層はその走行方向が一定せず、錯綜して存在している(figure-31a)。

早期の浸潤癌では、これらの一部の筋層内を浸潤することがあり、このような浸潤形態ではとても画像診断で判定できる大きさを有していないことがある(figure-31b)。

また、肉眼形態が平坦型をとる場合には、粘膜下筋層間をぱらぱらとinfγタイプで胞巣状病巣を形成せず、脈管中心に浸潤する。筋層の断裂を伴わず、画像診断ではとらえられないため、容易にunderestimationにつながりやすい。

このような浸潤様式をとる腫瘍の病理像を示す(figure-31c)。

さらに、炎症を伴う粘膜はそもそも肥厚しており、血流の増加を認めるため、癌の浸潤か炎症所見に伴うもの

かの判断が困難である。
figure-31d, eに、結果的に単純性膀胱炎であった症例のCT像と、明らかな浸潤癌である症例のCT像を示す。特に右膀胱側壁の脈管の造影効果増加の所見はほぼ同様である。
したがって、浅筋層浸潤と深筋層浸潤の違いを画像診断で鑑別することは、膀胱癌のタイプによってはまったく不可能と考えている。
一方、膀胱周囲の脂肪織の毛羽立ちなどは、膀胱壁外浸潤を示唆する所見として理解される。
figure-31fは、他院で頻回にTURを受けた症例である。膀胱前腔に1cm大のhigh density fociを認め、脈管侵襲による膀胱外進展であった。
figure-31gは、膀胱全摘を拒否し続け、経過観察された後に受診した症例である。膀胱全体に壁の肥厚を認め、膀胱周囲脂肪織まで到達する腫瘍と、さらには腹膜の肥厚も認める。

開腹所見では、明らかに膀胱を覆う腹膜外への進展を認めている。
実際の治療にあたっては、診断と治療をかねて経尿道的切除が行われる。最終的な深達度診断は膀胱鏡所見、画像所見、TURによる病理所見を総合して判定し、治療にあたる。

膀胱癌の深達度診断における画像診断の有用性と限界

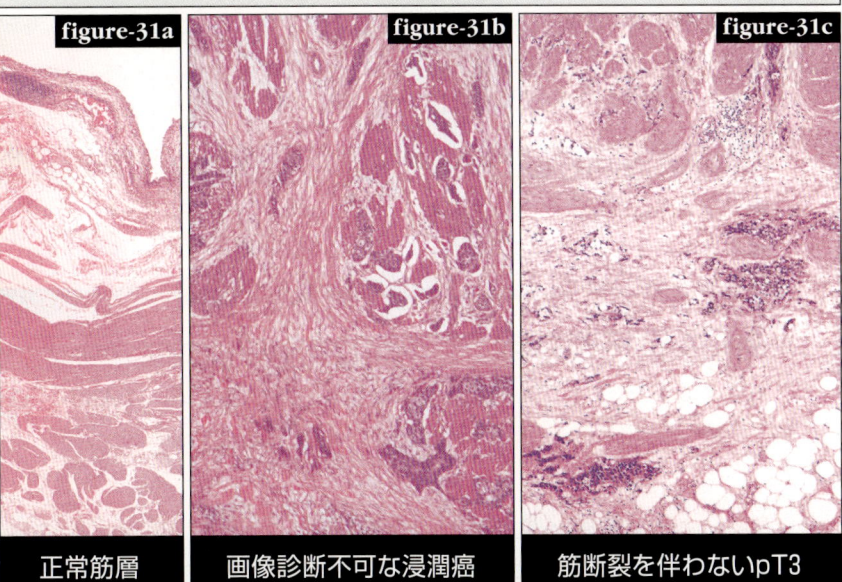

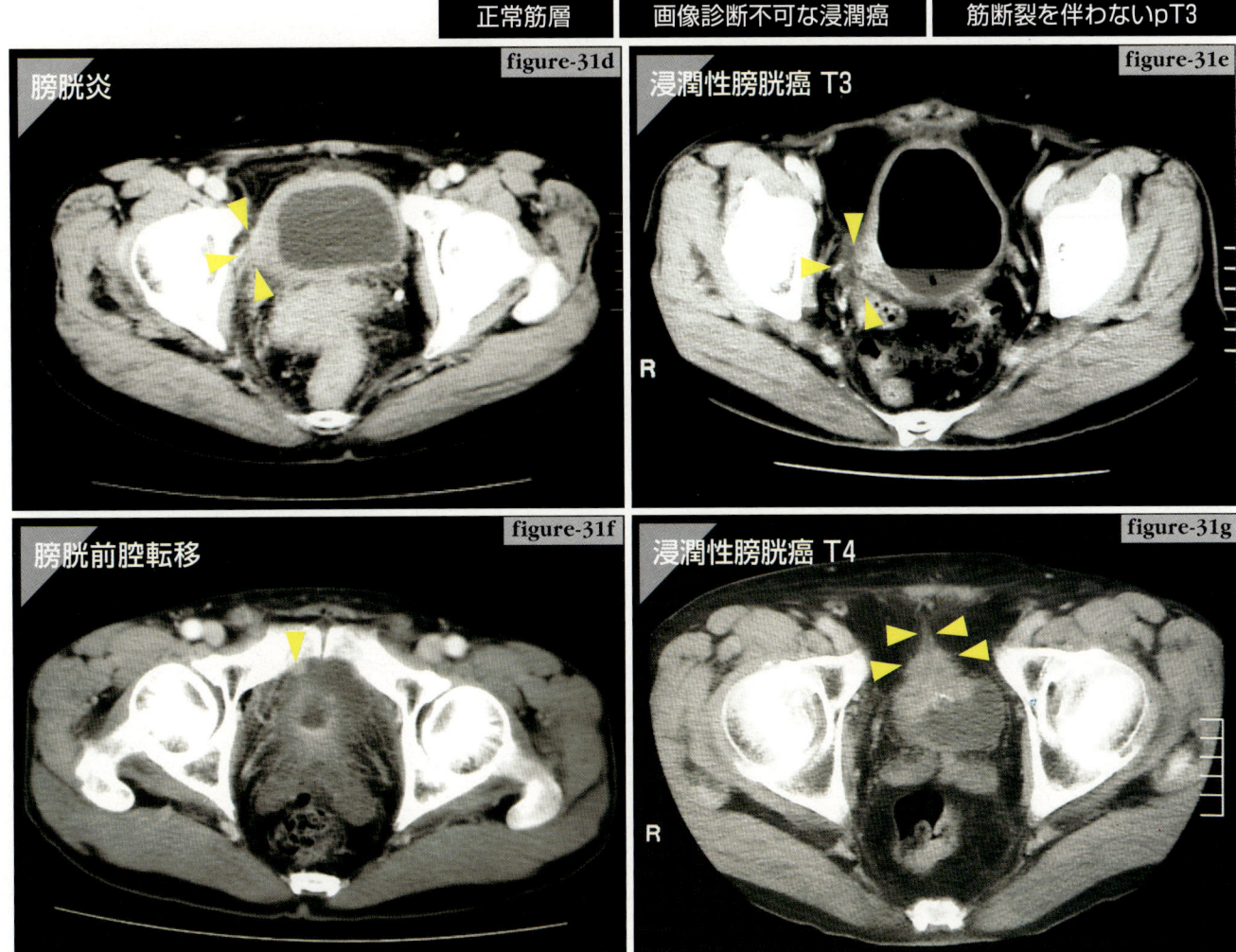

figure-31a 正常筋層
figure-31b 画像診断不可な浸潤癌
figure-31c 筋断裂を伴わないpT3

figure-31d 膀胱炎
figure-31e 浸潤性膀胱癌 T3
figure-31f 膀胱前腔転移
figure-31g 浸潤性膀胱癌 T4

膀胱癌への診断的アプローチ

膀胱鏡
- 腫瘍の形態診断や存在診断のため必須。

尿細胞診
- gradeの判定に非常に有用。

DIP
- 上部尿路における病変の有無を確認。
- 水腎症、あるいは無機能腎の所見の有無。
- 尿管口付近の大きな腫瘍にもかかわらず、水腎症ではあるが造影剤の流出が認められる場合には、表在性の可能性が高い。浸潤癌の場合には、無機能腎となっていることが多い。

CT，MRI
- 膀胱癌浸潤の程度や、リンパ節転移の有無については有用。
- 筋層浸潤の有無や程度の判定に対する限界を理解する。
- ※ 腫瘍の浸潤形態によっては、筋層の断裂などを示さず、かなりの浸潤癌となっていることもある。

TUR
- 筋層浸潤の有無やリンパ管侵襲、血管侵襲の有無、浸潤形態などをある程度把握することができ、診断と治療を兼ねて実施。

精巣腫瘍への診断的アプローチ

精巣の触診
- 絨毛癌では、一見触診では触れないくらい小さな病巣でも、大きな転移を形成していることがある。

超音波検査
- 触診で明らかな場合は不要であるが、小さな病巣の検索ならびに、陰嚢水腫などとの鑑別に有用。

マーカーの確認
- LDH，AFP，β-HCGの上昇の有無を確認。

組織診ならびに治療を兼ねた高位精巣摘除術
- 精巣腫瘍を疑った場合には、速やかに実施する。
- 鼠径輪を開放し、確実に内鼠径輪の位置で精索を離断する。
- 診断が困難な症例では、精索を阻血して開放生検を実施することもある。

転移診断のための画像診断
- 頸部から骨盤内まで、確実にスクリーニングする。
- 化学療法により病巣が速やかに消失することがあり、後の治療法の選択のために、必ず化学療法前に初期の病巣を確認する。

後腹膜原発の胚細胞腫瘍とほかの腫瘍との鑑別
- 悪性リンパ腫との鑑別が特に重要。
- マーカー上昇を伴わない後腹膜原発のセミノーマと悪性リンパ腫との鑑別は、生検によるしかない。なるべく体表のリンパ節腫脹を生検する。開腹生検は、あくまで最終手段である。後腹膜原発のほかの間葉系腫瘍などのこともあり、必要最小限にとどめ、医原性の腹膜播種の阻止に細心の注意を払う。

精巣の腫瘍性病変

精巣腫瘍は無痛性の精巣の腫脹を主訴とすることが多く、触診で精巣は非常に硬く、また表面も不整になっており、精巣腫瘍を疑うことはそれほど難しくない。陰嚢水腫も同様の症状を呈するが、年齢や超音波検査で容易に診断できる。

小さな精巣腫瘍（絨毛癌）超音波像と転移巣

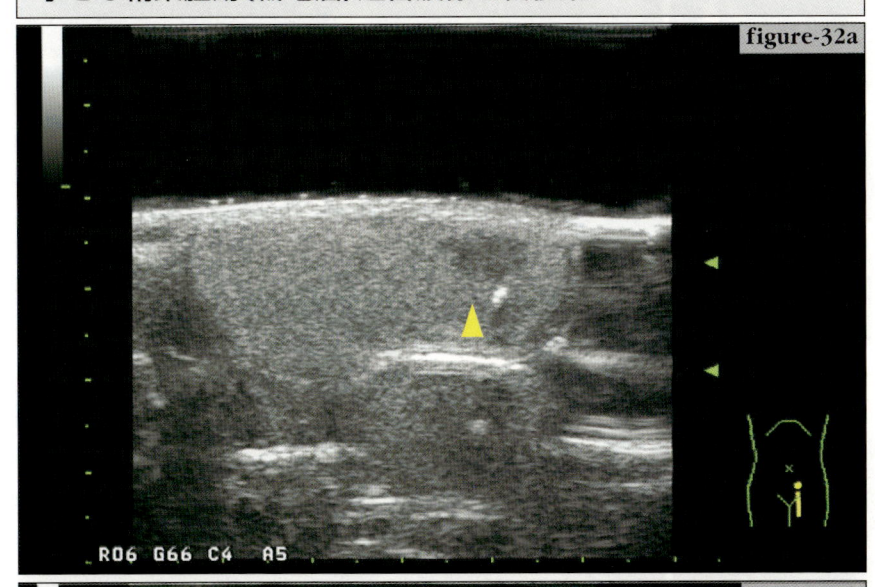

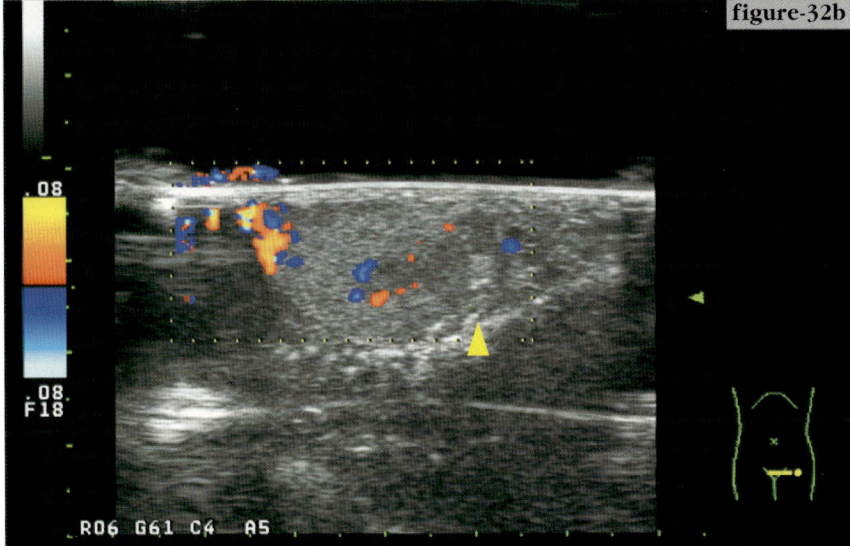

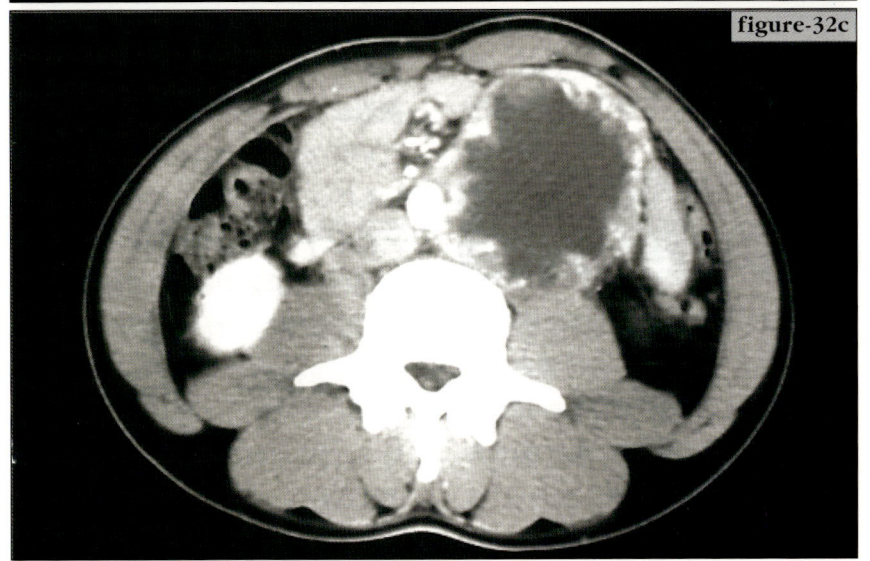

figure-32a

figure-32b

figure-32c

精巣腫瘍と後腹膜腫瘍

精巣腫瘍を疑った場合には精巣腫瘍の特異的腫瘍マーカーであるAFP、β-HCGの測定は必須である。また、セミノーマの場合にはLDHのみの上昇が認められることが多いが、まれにβ-HCGの上昇が認められることがある。

20-40歳の成年男子で、多発性の肺転移や後腹膜のbulky tumorを有する場合には、まず、鑑別診断にあげられる疾患は精巣腫瘍である。

原発不明癌として他科で対応されていたり、外科で開腹手術が行われたりしている場合がある。泌尿器科医としては、この疾患の可能性を常に念頭に置く必要があることは言うまでもない。

また、この疾患の治療に際しては、診断・治療過程を適切に遂行することが、何よりも大切と考えている。

原発が小さな精巣腫瘍
figure-32

触診ではほとんどわからず、若干硬結が触れるかどうかという症例である。超音波検査で、精巣内に1cm大のhypoechoic lesionを認めた。

診断時における後腹膜リンパ節転移の状態をCTで示す。このような後腹膜リンパ節の大きさと原発巣の大きさに、差異がある症例もまれではない。

高位精巣摘除術を施行した。病理学的にはmixed typeのgeum cell tumorであった。

索引

欧文

3D腎 133
3D前立腺 133

▼A
AIMAH 44
ALPP測定 144
Ambulatory urodynamics 109
AVSS 210

▼B
Blaivasの分類 146
Bosniakの分類 40

▼C
Chromophobe cell 264
clear cell type 263
Collecting duct type 264
common type RCC 266
CT（Chlamydia trachomatis）診断法 14

▼D
DICC 215
DIP 260
Doppler signals grade（DS） 127

▼E
ED 200
ED診断手順 201
ED専用カルテ 204
ED問診票（IIEF5） 202
EIA法 15
EOD分類 256
ESWL 169

▼F
fecal-perineal-urethral hypothesis 61

▼G
Gleason分類 253
Granular cell 264

▼H
Harmonic US 132
high flow priapismの検査 217
HOSテスト 190

▼I
IVP 159

▼J
Jewettの分類 119
Johnsen's Score 193

▼K
Klinefelter's syndrome 123

▼L
leak point pressure（漏出時圧） 100
Liposarcoma 268

▼M
Makler計算盤 185
multiplex PCR 61

▼N
non-visualizing kidney 163

▼P
Papillary cell 264
Partinノモグラム 255
PCAR（仮想円面積比） 120
PCR法 15, 63
PGE_1テスト 213
polycystic disease 38
Pressure-flow study 105
Prostatitis 123
PSA検査 242

▼Q
Qチップテスト 140

▼R
RI 130
RigiScan 210
RIアンギオグラフィ 197
RT-PCR 65

▼S
Sjögren症候群によるnephrocalcinosis 42
SNP 68
STD 62
Strict Criteria 186

▼T
TRUS下前立腺生検 249

▼V
Video-urodynamics 108
von-Hippel-Lindau病 36, 60

▼W
Waveforms 214

和文

▼あ
アイポイント 74
悪性褐色細胞腫 113
悪性黒色腫腎転移 270
悪性リンパ腫（後腹膜原発） 281
アクロビーズテスト 190
アンプリコアSTD-1キットの測定原理 62
溢流性尿失禁鑑別のフローチャート 228
遺伝暗号 68
遺伝子診断 56
陰茎背神経伝導速度 212
陰茎弯曲症の術前評価 216
陰嚢水腫 124
ウロシスチンテスト 177
黄色肉芽腫性腎盂腎炎 41
オンコサイトーマ 117

▼か
外肛門括約筋と球海綿体反射 228
外尿道括約筋筋電図 98
海綿腎 161
海綿体内圧測定および造影 215
過活動型神経因性膀胱 100
下垂体機能検査 194
家族歴 57
褐色細胞腫 113
下部尿管結石 115
下部尿路閉塞症状 223
カラードプラ検査 122, 214
カラードプラ超音波断層法 197
簡易夜間陰茎勃起検査（NPT測定） 207, 211
奇形癌 125
気腫性腎盂腎炎 29, 41
機能性副腎腫瘍 113
球海綿体筋反射潜時測定 212
急性腎盂腎炎 23, 28
急性膀胱炎 23
鎖尿道膀胱造影 147
クラミジア 14
クラミジア性尿道炎 10
グラム染色検鏡 26
経会陰的超音波ガイド下生検 131
経会陰的パワードプラガイド下生検 131
頸管粘液貫通テスト 190
経直腸エコー（TRUS） 246
経直腸的超音波検査 196
経尿道的内圧尿流測定 231
経腹的超音波検査 265
結石成分分析 172
結石成分別X線透過性 165
甲状腺癌腎転移 270
硬性膀胱尿道鏡 73
後腹膜線維症 52
国際前立腺症状スコア（I-PSS） 222
骨シンチグラム 256

▼さ
サーモグラフィ 197
左腎結石 160
サンゴ状結石 115, 161
残尿測定 128
酸負荷試験 177

視床下部機能検査	194
シスチン結石	166
漆喰腎	160
視野角と視野方向	75
射精管拡張症	196
絨毛癌	125
手術中超音波	132
消化管造影後のバリウム残存	160
静脈石と子宮石灰化	159
シルデナフィル処方	208
腎盂癌	38, 116
腎盂腎炎	41
腎外傷	42, 118
腎癌	37
腎結核	29
腎血管筋脂肪腫（AML）	39, 116, 267
腎結石	115, 167
腎梗塞	42
腎細胞癌	116, 263
腎周囲悪性リンパ腫	52
腎周囲膿瘍	29
腎腫瘍	116
腎腫瘍の鑑別診断	40
浸潤性腎盂癌	272
浸潤性尿管癌	274
浸潤性膀胱癌	277
振動覚検査	212
腎動脈瘤石灰化	159
腎内の微小結石	167
腎尿細管性アシドーシス	162
腎嚢胞	36
腎膿瘍	118
腎の腫瘍性病変診断	260
水腎症	114
推定膀胱重量	128
ストレスUPP（腹圧負荷尿道内圧測定）	104, 149
精液検査	183
精液自動分析装置	186
精管造影	195
性器ヘルペス	17
精子運動率	185
精子機能検査	190
精子形態	186
精子濃度	184
精巣（陰嚢）・陰茎・尿道病変	51
精巣機能のホルモン調節	189
精巣腫瘍	125, 279
精巣静脈瘤	125
精巣垂捻転	124
精巣生検	191
精巣捻転症	124
生理的勃起機能検査	210
切迫性尿失禁	136
セミノーマ	125
尖圭コンジローム	17
先天性腎盂尿管移行部狭窄（UPJ stenosis）	50
前立腺エコー	235
前立腺炎	18
前立腺癌	51, 121, 240, 248
前立腺結石	164
前立腺触診法	226, 245
前立腺体積測定法	237
前立腺縦断面	227
前立腺肥大結節頻度	223
前立腺肥大症	120, 220
造影ドプラ	133

▼た

多発性嚢胞腎	114
男性STDの疾患別頻度	8
男性尿道炎	8
男性不妊症	180
男性不妊症クリニック問診表	182
蓄尿相	99
膣分泌物自己採取	16
恥毛の成熟段階（タナーの分類）	181
中間尿採取手順	24
中部尿管結石	115
直腸診（DRE）所見記載法	245
直腸内圧測定	98
直腸内触診	226
低活動型神経因性膀胱	100
低コンプライアンス膀胱	101
テロメラーゼ活性	67

▼な

内圧尿流測定	231
内分泌検査	188

軟性膀胱尿道鏡	78
尿・前立腺圧出液（EPS）採取法	21
尿アミノ酸定量	177
尿化学	173
尿管癌	46, 273
尿管結石	50
尿細菌培養	176
尿細胞診	157
尿酸結石	166
尿失禁定量テスト（パッドテスト）	141
尿失禁問診票	138
尿沈渣	157
尿道内圧測定	103, 148
尿道分泌物採取法	11
尿道分泌物染色検鏡	11
尿道分泌物塗抹法（スタンピング法）	11
尿による膀胱癌の分子診断	67
尿膜管癌	49
尿流量検査	229
尿流測定	94
尿路感染症	22
尿路結石	152
尿路変更術後の結石	165
年齢階層別PSA	244
嚢胞性腫瘤	40

▼は

肺癌腎転移	269
胚細胞腫瘍（後腹膜原発）	281
梅毒	17
排尿時TRUS	129
排尿時経腹的DSE	129
排尿相	102
排尿チャート	225
排尿日誌	142
馬蹄鉄腎に合併した腎結石	162
ハムスターテスト	190
パルスフィールド電気泳動法	61
パワードップラー法	122, 248
非機能性副腎	112
非機能性良性皮質腫瘍	112
泌尿器科関連遺伝性疾患	59
泌尿器内視鏡・製品と仕様	88
表在性腎盂癌	271
表在性尿管癌	274
腹圧性尿失禁	136
複雑性尿路感染症の基礎疾患	27
副腎褐色細胞腫	44
副腎骨髄脂肪腫	112
副腎腫瘍の鑑別	45
副腎腺腫	43
副腎転移（大腸癌）	45
副腎嚢胞	112
副腎皮質癌	113
腹部石灰化像	158
ベリニ管癌	117
膀胱炎	277
膀胱癌	48, 276
膀胱結石	164, 167
膀胱腫瘍	119
膀胱前腔転移	277
膀胱穿刺	233
膀胱造影	146
膀胱内圧曲線	99
膀胱内圧測定	96, 143
膀胱内撮影法	80
膀胱尿管逆流症	28
膀胱尿道鏡検査	72
勃起機能アンケート	203
勃起のメカニズム	201
ホルモン負荷試験	194

▼ま

マイクロサテライト解析	64
慢性腎盂腎炎	28
右尿管結石	161
無抑制収縮	100

▼ら

ライディッヒ細胞機能検査	194
リレーレンズ	74
淋菌	13
淋菌性尿道炎	10
リンパ節腫脹による尿管圧排性狭窄	115
リンパ節転移診断	254

日常診療のための泌尿器科診断学
VISUAL LECTURE FOR PRACTICE

2002年4月1日　初版第1刷発行

監　修　吉田 修

発行人　赤土正幸

発　行　株式会社インターメディカ
　　　　〒102-0072　東京都千代田区飯田橋2-14-2

電　話　03(3234)9559

印　刷　相互印刷紙器株式会社

定価:本体7000円(税別)
ISBN4-89996-070-0